女性生殖器官诊断病理学丛书

Diagnostic Pathological of Female Reproductive Organs

子宫体诊断病理学图谱

Atlas of the Uterine Corpus Pathology

主　编　张建民　张祥盛　曹登峰

副主编　赵　明　杨幼萍　朱杨丽

北京科学技术出版社

图书在版编目（CIP）数据

子宫体诊断病理学图谱 / 张建民 , 张祥盛 , 曹登峰
主编 . -- 北京 : 北京科学技术出版社 , 2024.10
（女性生殖器官诊断病理学丛书 / 张建民 , 张祥盛
主编 ; 2）
ISBN 978-7-5714-3345-1

Ⅰ . ①子… Ⅱ . ①张… ②张… ③曹… Ⅲ . ①子宫疾
病—诊断学—病理学—图谱 Ⅳ . ① R711.74-64

中国国家版本馆 CIP 数据核字 (2023) 第 211576 号

责任编辑：杨　帆		网　　址：www.bkydw.cn	
责任校对：贾　荣		印　　刷：北京顶佳世纪印刷有限公司	
责任印制：吕　越		开　　本：889 mm×1194 mm　1/16	
图文制作：北京永诚天地艺术设计有限公司		字　　数：550千字	
出 版 人：曾庆宇		印　　张：27.5	
出版发行：北京科学技术出版社		版　　次：2024年10月第1版	
社　　址：北京西直门南大街16号		印　　次：2024年10月第1次印刷	
邮政编码：100035		ISBN 978-7-5714-3345-1	
电　　话：0086-10-66135495（总编室）			
0086-10-66113227（发行部）			

定　　价：338.00元

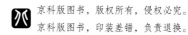

编委会名单

前　言

我国人口众多，女性约占半数。女性生殖器官疾病为困扰女性的常见和重要疾病。众所周知，正确的治疗首先取决于正确的诊断，目前对绝大多数女性生殖器官疾病的诊断仍以病理诊断为"金标准"。目前，在女性生殖器官疾病中，除子宫颈癌外，子宫内膜癌的发病率也有所增高，且类型多样。子宫间叶性肿瘤的病理学，特别是分子病理学发展较快。为此，笔者编写了这本《子宫体诊断病理学图谱》，希望它能成为非妇产科病理学专业的病理医师，特别是低年资和基层的病理医师，在诊断女性子宫体疾病方面的实用参考书。

本书的编写内容按解剖学分为子宫内膜病变、子宫间叶性肿瘤以及妊娠滋养细胞疾病三篇，第一篇和第二篇包括对炎性病变、肿瘤和瘤样增生病变的发生机制、临床表现、病理改变、鉴别诊断和预后的相关描述，重点介绍了恶性肿瘤和常见且重要的炎性病变。第三篇着重介绍了妊娠滋养细胞疾病。鉴于病理诊断主要依据显微镜下观察到的病变组织和细胞改变，本书重点介绍以子宫内膜病变、子宫间叶性肿瘤的显微镜下组织学改变为基础的病理诊断和鉴别诊断，并纳入了近年诊断病理学的重要辅助手段——免疫组化检测和一些分子遗传学检查。本书以大量彩色的显微镜下组织学图像对子宫体病变的特点进行了直观、形象的形态描述。笔者期望本书对读者，特别是基层病理医师，在准确理解和掌握女性子宫体病变的组织学改变、诊断要点和提高显微镜下观察能力方面有所裨益，并且能为提高我国广大女性的健康水平略尽绵薄之力。

本书的编写得到许多同道的热情帮助、鼓励和支持，笔者在此谨致谢忱。学海无涯，限于笔者的学术水平，本书肯定有很多不足之处，恳请各位读者进行批评和提出改进意见。

张建民　张祥盛　曹登峰

主编简介

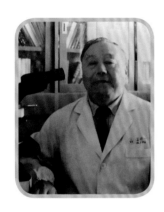

张建民

1942 年出生。1963 年毕业于南京铁道医学院（现东南大学医学院）医疗系。历任东南大学医学院病理教研室助教、讲师、副教授、教授，东南大学附属中大医院病理科副主任医师、主任医师、科主任和硕士研究生导师。曾三次获得世界卫生组织和美国圣约翰慈善医疗中心提供的学术奖金赴美国研修，师从国际闻名的妇产科病理学家斯库利（Scully）教授和克劳斯（Kraus）教授。主要研究领域为妇产科疾病的病理学，如卵巢肿瘤、滋养细胞疾病、HPV 感染与女性生殖道湿疣和肿瘤、胎盘感染等。曾率先在国内报道卵巢硬化性间质瘤、卵巢幼年性粒层细胞瘤、子宫胎盘部位滋养细胞肿瘤、胰腺实性假乳头状肿瘤、免疫类晶团聚体性肾病和上皮样滋养细胞肿瘤等疾病和常规 HE 染色切片诊断细小病毒 B19 感染。在美国期间，曾两次在国际病理学会北美地区学术大会上发表有关胎盘感染和滋养细胞肿瘤方面的学术论文，先后在国内外学术杂志上发表论文上百篇。参编和主编包括《中华外科病理学》《卵巢病理学》《女性生殖道病理学》《女性生殖系疑难病例临床病理讨论》在内的十余部学术专著，曾获铁道部科学技术进步奖二等奖和江苏省科学技术进步奖二等奖，享受国务院政府特殊津贴。国际病理学会中国会员和国际妇科病理学家协会首位中国正式会员。曾任学术团体职务包括中华医学会病理学分会委员（第 5~7 届）、江苏省科学技术进步奖评审委员会委员、江苏省医学会病理学分会副主任委员（多届）、南京市病理学会主任委员、南京市医学会病理学分会名誉主任委员、中国铁道医学会病理学专业委员会名誉主任委员、《中华病理学杂志》第 7 届编委、《临床与实验病理学杂志》编委、《诊断病理学杂志》编委、中华医学会妇产科分会病理学组成员和中国抗癌协会妇科肿瘤专业委员会委员兼病理组组长。现为国家卫生健康委员会数字病理远程诊断与质控平台会诊专家。

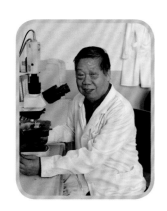

张祥盛

1949 年出生，1974 年毕业于青岛医学院，后留校任教。1992 年被评为山东省中青年重点培养对象，1996 年破格晋升为教授。历任滨州医学院病理学教研室主任、教授、硕士生导师，滨州医学院人才工程成员，滨州医学院附属医院病理科主任医师、主任，山东省医学会病理学分会副主任委员，中国病理学工作者委员会常务委员，滨州市医学会病理学专业委员会主任委员，中国医疗保健国际交流促进会病理学分会首届副主任委员，中华医学会妇产科学分会病理学组顾问，山东省医师协会临床病理科医师分会名誉主任委员，中国抗癌协会乳腺癌专业委员会委员，山东省病理质量控制中心名誉主任委员和特聘专家，山东省教育厅 2000—2004 年教学改革试点课程（病理学）、精品课程（病理学）课题组负责人，麦克奥迪（厦门）医疗诊断系统有限公司和济南丹吉尔电子有限公司终端专家，中国公安大学司法鉴定中心特聘专家。

主要研究方向为肿瘤病理学，擅长乳腺病理学、女性生殖系统病理学、甲状腺病理学等，在国内外学术期刊上发表论文 200 余篇（SCI 期刊收录 12 篇，《中华病理学杂志》专家论坛收录 2 篇），完成院级以上科研课题 20 余项（含合作性课题），主编和参编专著、教材近 40 部（其中主编 8 部），主编和制作电子出版物光盘 2 张，2009 年出版了《女性生殖系疑难病例临床病理讨论》，2014 年 5 月出版了"乳腺诊断病理学丛书"的第一本，即《乳腺病理诊断和鉴别诊断》，2015 年出版了该系列丛书的第二本，即《乳腺病理诊断病例精选》，2018 年出版了《外阴、阴道和宫颈诊断病理学图谱》。共获山东省教学成果三等奖 3 项，院级以上科研成果奖、教学优秀奖、优秀教师奖等奖励 40 余项。常年从事病理科临床外检工作，负责科内的会诊工作，有较强的临床病理诊断能力；尸检病例 400 余例，熟悉尸检技术。

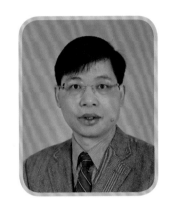

曹登峰

现任上海康湾病理诊断中心有限公司首席病理专家和美国圣路易斯华盛顿大学医学院病理系教授。1988年就读于北京协和医学院八年制临床医学专业，1996年毕业时获得医学博士学位，2002年获美国匹兹堡大学理学博士学位。2001—2007年在美国约翰斯·霍普金斯医院任病理科住院医师并完成了外科病理学及妇科病理学亚专科训练，先后师从国际闻名的病理学家罗伯特·库尔曼（Robert Kurman）教授，乔纳森·爱泼斯坦（Jonathan Epstein）教授和拉尔夫·赫鲁班（Ralph Hruban）教授系统地学习妇产科病理学、泌尿生殖系统病理学和胰腺病理学，其间获得约瑟夫·埃格尔斯顿外科病理学奖。2007年起在美国圣路易斯华盛顿大学医学院阿克曼外科病理学部工作，2018年晋升为正教授，并被评为圣路易斯华盛顿大学医学院2017—2018年度优秀教师。2011—2014年回国担任北京大学肿瘤医院病理科主任，带领科室获得2013年"国家临床重点专科"称号。多年来一直从事妇产科病理学和外科病理学的临床、科研和教学工作，尤其是妇产科病理学、泌尿生殖系统病理学和胰腺病理学，在肿瘤病理学方面有很高的造诣。2009年发现SALL4是最敏感的生殖细胞肿瘤标志物，解决了卵黄囊瘤的病理诊断难题。已经发表SCI论文上百篇，论文被引用超过6000次。受世界卫生组织邀请，参与编写了2014年第4版《世界卫生组织女性生殖器官肿瘤分类》和2016年第4版《世界卫生组织泌尿系统及男性生殖器官肿瘤分类》，并担任这两个分类的核心专家，之后参与编写了2020年第5版《世界卫生组织女性生殖器官肿瘤分类》。

副主编简介

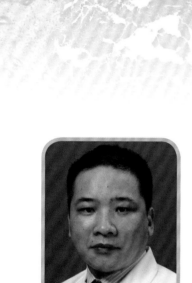

赵　明

浙江省人民医院（杭州医学院附属人民医院）病理科副主任医师、主任助理，浙江大学医学院肿瘤学在职博士研究生。2004年毕业于武汉大学医学院，获临床医学学士学位；2009年毕业于武汉大学医学院，获病理学与病理生理学专业硕士学位。2009—2014年于宁波市鄞州第二医院病理科工作，2014年8月被引进至浙江省人民医院病理科工作。研究方向为外科诊断病理学，研究重点为泌尿系统肿瘤、男性生殖器官肿瘤和女性生殖系统肿瘤以及软组织肿瘤的病理学和分子病理学。2016年3—9月于美国圣路易斯华盛顿大学医学院病理系研修泌尿和妇产科诊断病理学。2018年被浙江省卫生健康委员会授予"病理诊断技术能手"荣誉称号，被浙江省总工会授予"浙江金蓝领"荣誉称号。近年来，作为第一作者或通讯作者发表论文48篇（SCI期刊收录17篇，中华系列期刊收录31篇），参与编译的学术著作有3部，主持省级、厅级科研课题3项。现任中华医学会病理学分会泌尿及男性生殖病理学组（筹）委员兼工作秘书、国际泌尿病理协会（ISUP）会员、中国研究型医院分子诊断专业委员会青年委员、中国医疗保健国际交流促进会病理学分会委员、浙江省医学会病理学分会青年委员、浙江省医师协会病理科医师分会委员兼秘书、浙江省医师协会泌尿生殖系肿瘤专业委员会委员、浙江省中西医结合学会乳腺病专业委员会青年委员、《中华病理学杂志》特邀审稿专家。第5版《世界卫生组织泌尿系统及男性生殖器官肿瘤分类》章节撰稿人。

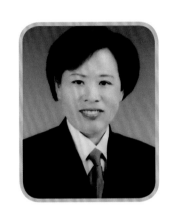

杨幼萍

1960 年出生，历任温岭市第一人民医院病理科主任、科教科主任，台州市肿瘤医院党委书记兼院长，现任温岭市第一人民医院党委书记兼副院长。

从事病理诊断工作 30 余年，具有扎实的理论基础和丰富的病理诊断经验，是温岭市"杨幼萍病理名医工作室"领衔人、浙江省医学会病理学分会常委、台州市医学会病理学组副组长、台州市病理学重点学科的带头人、台州市病理质控中心副主任、温岭市病理质控中心主任。参编《卵巢病理学》《女性生殖道病理学》和《女性生殖系疑难病例临床病理讨论》3 部学术专著；发表论文 37 篇（含 SCI 期刊收录文章），获浙江省自然科学优秀论文二等奖和台州市自然科学优秀论文三等奖；主持浙江省、台州市、温岭市科研课题 6 项，获得浙江省自然科学基金立项。曾获台州市科学技术进步奖三等奖及温岭市科学技术进步奖一等奖；被评为台州市首届"优秀科技工作者"、温岭市专业技术拔尖人才和台州市重点学科带头人，曾被评为浙江省"巾帼建功标兵"，2009 年获得"全国三八红旗手"荣誉称号，2012 年获得"全国最具惠民精神的基层医院院长"荣誉称号及台州市"创先争优优秀党务工作者"荣誉称号，2013 年获得温岭市"十大女杰"荣誉称号。

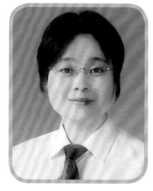

朱杨丽

温岭市第一人民医院病理科主任、主任医师，1995年7月毕业于浙江大学医学院临床医学专业，有扎实的专业理论基础和丰富的病理诊断经验，曾任妇产科医师多年，擅长结合临床工作经验诊断妇产科病理疑难病例。参编《卵巢病理学》《女性生殖道病理学》和《女性生殖系疑难病例临床病理讨论》3部学术专著；发表论文10余篇，其中4篇被收录进一级期刊，主持市级科研课题2项，参与省级、市级科研课题8项，率先在当地开展TCT宫颈细胞学检查，被多次评为当地卫生健康委员会"病理质控先进个人"及医院"优秀管理干部"。

目 录

第一篇

子宫内膜病变

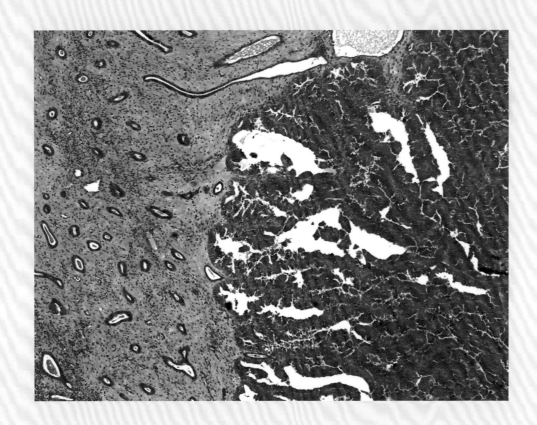

第一章

子宫内膜良性病变

第一节 子宫内膜炎性病变

张祥盛　张建民

- 子宫内膜炎在大多数患者中不是一种独立的疾病，而是女性上生殖道感染的一部分，常继发于输卵管炎及盆腔炎，为更广泛的炎性疾病在子宫内膜的表现。

- 子宫内膜炎分为感染性和非感染性，下生殖道病原体上行感染是主要的感染途径。

- 子宫内膜炎根据浸润的炎症细胞类型的不同分为急性和慢性两种类型。这种分类不一定与病程相关。

- 正常的子宫内膜可见淋巴细胞聚集，甚至出现有（或无）生发中心的淋巴滤泡，也可见到少量散在的中性粒细胞及巨噬细胞和肥大细胞，一般不会见到浆细胞，所以，浆细胞的出现是诊断慢性子宫内膜炎的必要条件。

- 慢性子宫内膜炎根据病因的不同分为特殊性和非特殊性两种类型。特殊性子宫内膜炎是由特定的病原体感染引起的，可出现相应的具有诊断意义的特征性形态学改变，可借此判断相关的病原体。非特殊性子宫内膜炎最常见，病因不明确，与多种病原体有关。

一、急性子宫内膜炎

- 在临床病理学检查中，急性子宫内膜炎（acute endometritis）远比慢性子宫内膜炎和输卵管炎少见，其原因有三：一是子宫内膜具有周期性剥脱的特点和强大的再生能力；二是子宫颈管具有天然屏障作用；三是急性盆腔炎时，不进行刮宫检查或子宫切除。

- 急性子宫内膜炎常见于人工或自然流产及足月产后，称为流产后或产后急性子宫内膜炎，患者多既往有流产史或分娩史。

- 包块（如子宫肌瘤、子宫内膜样癌等）或宫颈管狭窄阻碍引流，常引起急性化脓性子宫内膜炎。严重者表现为发热、下腹痛、血液内中性粒细胞升高，轻者可无症状。病原体常为链球菌、厌氧菌、葡萄球菌及大肠埃希菌；产后急性子宫内膜炎的病原体还有解脲支原体和厌氧性阴道加德纳菌。

- 病变较轻时，子宫内膜充血、水肿，间质中可见多量中性粒细胞浸润或微脓肿，腺腔内充满白细胞、坏死的上皮细胞及渗出物。

- 病变严重时，子宫内膜表面形成纤维素性伪膜，并可发生坏死甚至坏疽（图 1-1-1-1，1-1-1-2）。病程长者，可见肉芽组织增生（图 1-1-1-3~1-1-1-5）。

- 炎症可累及子宫肌层及外膜，甚至可导致子宫及盆腔的血栓性静脉炎。在衣原体感染性子宫内膜炎中，较常见显著的淋巴滤泡。

- 革兰氏染色通常可确定有无普通性细菌感染。

- 值得注意的是，月经期诊断急性子宫内膜炎要慎重，因为正常的月经期子宫内膜也可见多量中性粒细胞浸润。仔细观察子宫内膜是否存在分泌性腺体及前蜕膜改变，结合临床病史可帮助区分两者。

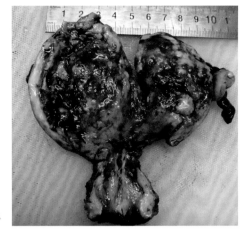

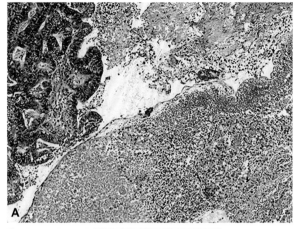

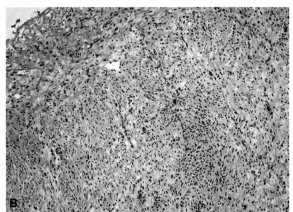

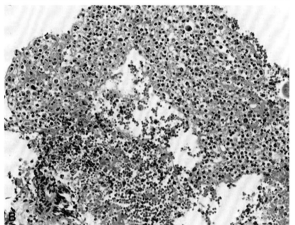

图 1-1-1-2　急性化脓性子宫内膜炎。A. 图左上可见增生的子宫内膜，右下间质中可见多量中性粒细胞浸润。B. A 图中倍

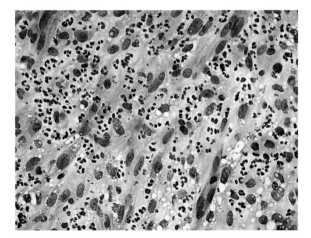

图 1-1-1-1　急性化脓性子宫内膜炎。A. 宫腔内充满脓液，呈苔样附着于子宫内膜。B. 子宫内膜上皮消失，可见多量中性粒细胞浸润。C. 炎症累及肌层

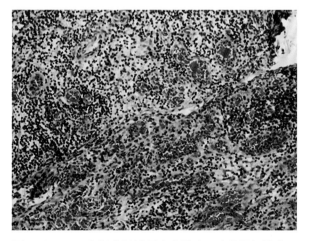

图 1-1-1-3　急性化脓性子宫内膜炎。肉芽组织增生

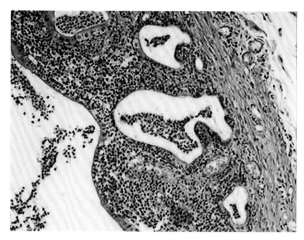

图 1-1-1-4 急性化脓性子宫内膜炎。腺腔内可见多量脓细胞

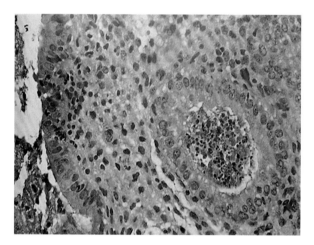

图 1-1-1-5 急性化脓性子宫内膜炎。腺腔内可见多量脓细胞

二、慢性子宫内膜炎

（一）慢性非特异性子宫内膜炎

• 常发生于流产后、产后、输卵管炎、盆腔炎、黏膜下平滑肌瘤及放置宫内节育器（intrauterine device, IUD）和进行宫内器械操作后。

• 慢性子宫内膜炎往往由急性子宫内膜炎迁延而来。轻型急性子宫内膜炎通常仅累及功能层，由于引流畅通和月经周期性来潮，功能层的病变将被排出子宫，假如不再存在致病因子，炎性病变可逐渐消失，子宫内膜再生恢复正常。

• 重型急性子宫内膜炎，如前所述，可累及子宫内膜深层，炎症持续存在，并将演变为慢性。急性炎症的某些变化，如水肿、血管充血、腺上皮及间质坏死、淋巴细胞浸润等将延续下来。但浸润细胞中不再以急性期的中性粒细胞和其他炎症细胞为主，而且存在浆细胞。

• 慢性子宫内膜炎的诊断基于浆细胞的检出，浆细胞最常见于子宫内膜表面上皮下、腺体周围、淋巴滤泡周围和间质较深处的血管或血窦周围。严重时可见于基底层，甚至浅肌层（图1-1-1-6~1-1-1-14）。

• 甲基绿 - 派洛宁染色或 CD138 免疫组化染

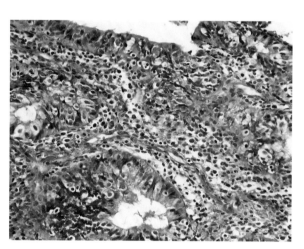

图 1-1-1-6 慢性非特异性子宫内膜炎。子宫内膜表面上皮完整，间质中可见多量浆细胞浸润，腺体的衬覆细胞内可见凋亡小体

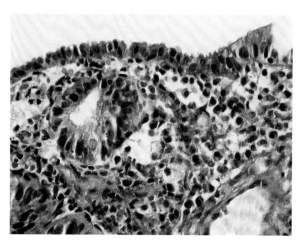

图 1-1-1-7 慢性非特异性子宫内膜炎。子宫内膜表面上皮完整，间质中可见多量浆细胞浸润

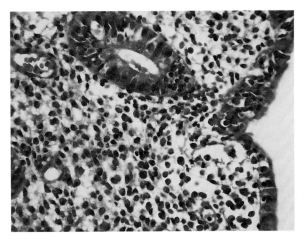

图 1-1-1-8 慢性非特异性子宫内膜炎。子宫内膜间质中可见多量浆细胞及淋巴细胞浸润

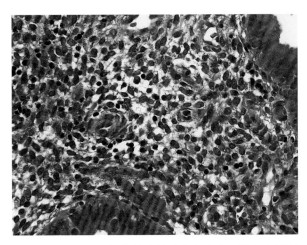

图 1-1-1-11 慢性非特异性子宫内膜炎。子宫内膜间质中可见多量浆细胞及淋巴细胞浸润

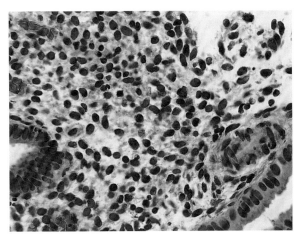

图 1-1-1-9 慢性非特异性子宫内膜炎。子宫内膜间质中可见多量浆细胞及淋巴细胞浸润

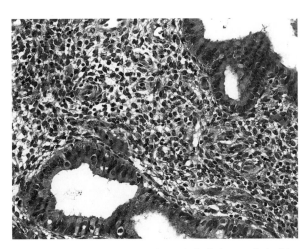

图 1-1-1-12 慢性非特异性子宫内膜炎。子宫内膜间质中可见多量浆细胞及淋巴细胞浸润

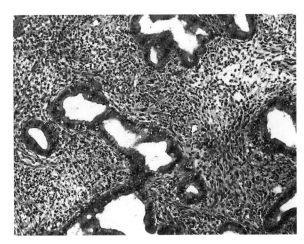

图 1-1-1-10 慢性非特异性子宫内膜炎。子宫内膜间质中可见多量浆细胞及淋巴细胞浸润

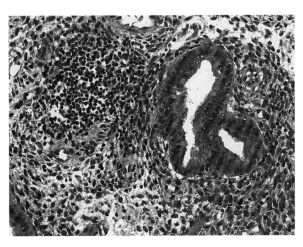

图 1-1-1-13 慢性非特异性子宫内膜炎。子宫内膜间质中可见多量浆细胞及淋巴细胞浸润

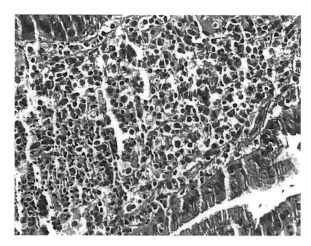

图 1-1-1-14 慢性非特异性子宫内膜炎。子宫内膜间质中可见多量浆细胞及淋巴细胞浸润

色有助于寻找浆细胞。

• 前蜕膜的内膜间质细胞和大颗粒淋巴细胞可有偏心的细胞核，易被误认为浆细胞，但无核旁空晕和钟表样的核染色质排列，有别于浆细胞。

• 有研究发现浆细胞的数量与淋巴滤泡、淋巴细胞和嗜酸性粒细胞的数量呈正相关。也有研究提示，子宫内膜中仅发现浆细胞的情况很少或无临床意义。只有淋巴细胞而没有浆细胞不能诊断为慢性子宫内膜炎。

• 严重慢性子宫内膜炎时，腺上皮亦受影响，对性激素的反应性降低，腺上皮细胞不活跃，既不出现典型的分泌迹象，亦不发生典型的增生期改变，其形态改变不能反映性激素水平。因此，慢性子宫内膜炎不需要根据月经周期的具体分期划分。这种腺体改变也是诊断慢性子宫内膜炎的线索。

• 腺体一般为弱增生性，腺上皮可出现复层、胞质增多和嗜酸性，核仁明显，可见到核分裂象和鳞状化生等反应性改变。

• 慢性子宫内膜炎的内膜间质常有反应性改变，表现为间质细胞变长呈纤维母细胞样并围绕腺体排列为涡纹状。低倍镜下，这种改变以及腺腔中有炎症细胞和间质中有嗜酸性粒细胞等可作为寻找浆细胞的线索。

• 类似慢性胃炎，慢性子宫内膜炎如有中性粒

细胞浸润可视为活动性慢性子宫内膜炎。

附：流产后（产后）子宫内膜炎

• 确诊时，既要观察到子宫内膜炎的表现，又要确认是流产后或产后（图 1-1-1-15）。无论是流产还是引产病例，均常见流产后（产后）子宫内膜炎（endometritis after abortion），因为流产和引产为外来病原体入侵子宫提供了机会，所以轻度的子宫内膜炎几乎是不可避免的。

• 大多数流产后子宫内膜炎病例会有不等量的胎盘组织滞留，因此，对于子宫刮出物呈慢性子宫内膜炎表现的病例，必须查明有无妊娠产物滞留。

• 存活的绒毛容易辨认，而退变的绒毛仅留骸影，但只要仔细观察，确认其周围有退变的滋养层上皮，就不会遗漏。

• 有时不见绒毛，只见蜕膜，若蜕膜的特点已很明显，且呈大片状，则提示妊娠；若仅见散在的片块状蜕膜组织，多见于血管周围，血管壁有明显的玻璃样变，且其旁有弥漫的纤维蛋白样物质，也提示妊娠，如果在纤维蛋白样物质中找到中间滋养细胞则可确定妊娠。

• 仅见蜕膜组织不能作为诊断宫内妊娠的依据，因为异位妊娠和孕激素治疗也会出现间质蜕膜改变。

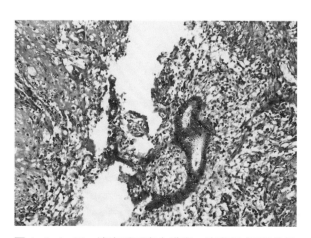

图 1-1-1-15 流产后子宫内膜炎。流产后 17 天的子宫内膜除炎症细胞浸润外，还有蜕膜组织滞留

附：老年性子宫内膜炎

- 老年性子宫内膜炎（senile endometritis）的发病机制是，老年女性的子宫内膜因萎缩而菲薄，抵抗力低，易受病原体入侵，表现为内膜间质中有多量淋巴细胞和浆细胞浸润。

- 慢性子宫内膜炎病程长的患者，内膜可发生鳞状化生。偶尔，大部分或整个子宫的立方上皮完全被鳞状细胞代替，称为子宫鱼鳞癣样改变。

- 老年性子宫内膜炎的内膜表面常发生溃疡，进而引起出血。

附：局灶性坏死性子宫内膜炎

- 局灶性坏死性子宫内膜炎（focal necrotic endometritis）是一种不常见的临床意义不明的子宫内膜炎，常见于有异常出血的绝经前女性。

- 病变中可见局灶性腺体周围淋巴细胞和中性粒细胞浸润，无浆细胞。通常仅累及很少量的腺体，浸润的炎症细胞典型地扩散入腺腔，伴腺体破坏或部分腺体（或次全腺体）坏死，外观有点类似隐窝脓肿（图1-1-1-16）。

（二）特异性慢性子宫内膜炎

1. 结核性子宫内膜炎

- 结核性子宫内膜炎（tuberculous endometritis）由结核分枝杆菌引起，是全身性结核的一部分，发生率仅次于结核性输卵管炎，占女性生殖道结核发生率的第二位。结核性子宫内膜炎常继发于结核性输卵管炎，而结核性输卵管炎由原发性肺结核或胃肠道结核血行播散而来，占女性生殖道结核的1/2~3/4，常伴不孕，表现为经量减少或闭经。

- 病变可为灶性散在的结核结节，或为弥漫性伴广泛的干酪样坏死。典型者可见病变中心部干酪样坏死，并见多量上皮样细胞和散在的郎汉斯巨细胞，且被许多淋巴细胞围绕着（图1-1-1-17~1-1-1-21）。

- 在子宫刮出物中，结核结节往往为1~2个肉芽肿性病变，有上皮样细胞集聚。子宫内膜结核结节常无干酪样坏死。

- 其周围的子宫内膜上皮可出现增生性反应，表现为复层化，呈轻度核非典型性，甚至有鳞状化生，严重者甚至可被怀疑为肿瘤。

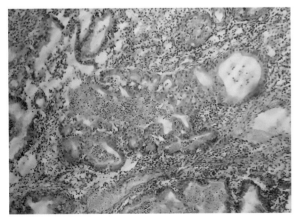

图1-1-1-16 局灶性坏死性子宫内膜炎。腺体周围可见淋巴细胞和中性粒细胞浸润，部分腺体被破坏

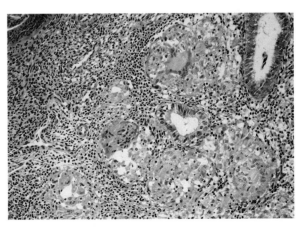

图1-1-1-17 结核性子宫内膜炎。子宫内膜中散在多个结节状病变。结节主要由上皮样细胞及多核巨细胞组成，未见干酪样坏死

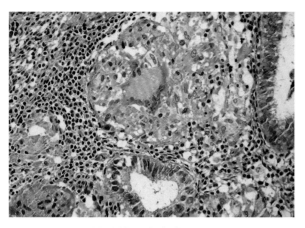

图 1-1-1-18 结核性子宫内膜炎。图 1-1-1-17 的高倍镜下观

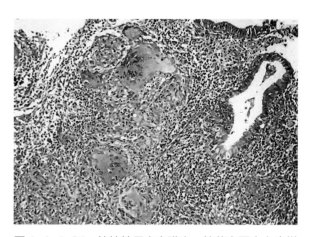

图 1-1-1-21 结核性子宫内膜炎。结节主要由上皮样细胞及多核巨细胞组成，未见干酪样坏死，周边围绕着较多淋巴细胞

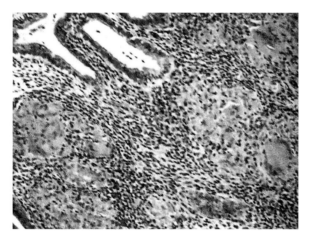

图 1-1-1-19 结核性子宫内膜炎。子宫内膜中散在多个结节状病变。结节主要由上皮样细胞及多核巨细胞组成，未见干酪样坏死

2. 结节病

· 子宫内膜结节病（sarcoidosis）属于肉芽肿性子宫内膜炎，类似结核性肉芽肿，其组成成分以上皮样细胞为主，形成边界清楚的结节，结节周围有少量增生的纤维细胞，但结节中心无干酪样坏死，有时可见星形小体（schaumann body），如找不到结核分枝杆菌，可通过星形小体鉴别。

· 病变形态不典型时鉴别结节病与结核性肉芽肿非常困难。结节病往往是一种全身性疾病，身体其他部位无结节病表现时，宜谨慎诊断。

3. 放线菌病

· 子宫内膜放线菌病（actinomycosis）由衣氏放线菌（Actinomyces israelii）感染引起，该菌是一种生长缓慢的丝状革兰氏阳性厌氧菌。正常情况下，在女性下生殖道不会见到该菌。该菌在子宫内膜的感染常与应用 IUD 有关。

· 在宫颈涂片细胞学检查中发现放线菌的病例约有半数无症状。

· 组织学表现为在子宫内膜炎的背景下，散在分布着放线菌丛。后者在涂片中为密集的菌丝，形似棉花团，周边菌丝呈放射状排列，特点是菌丝的末端呈杵状。在组织切片中，可见到放线菌丛－硫黄样颗粒，为密集的缠绕成团的革兰氏阳

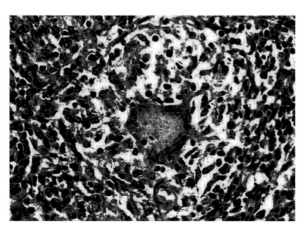

图 1-1-1-20 结核性子宫内膜炎。结节主要由上皮样细胞及多核巨细胞组成，未见干酪样坏死，周边围绕着较多淋巴细胞

性的菌丝,位于中性粒细胞形成的化脓性病灶中（图1-1-1-22）。

· 子宫内膜的放线菌病可进展为盆腔的放线菌病。

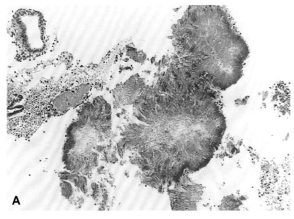

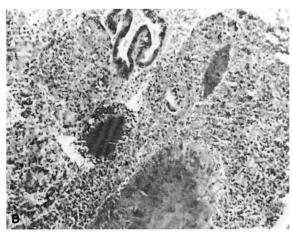

图1-1-1-22 放线菌病。炎性子宫内膜中有大量由菌丝组成的菌落

4. 衣原体感染

· 衣原体感染（chlamydial infection）导致的子宫内膜炎常伴有输卵管炎,是一种性传播疾病。在豚鼠的输卵管中注入含衣原体的液体,可引起输卵管炎和输卵管积脓,从而导致输卵管阻塞。

· 衣原体感染常引起重度的子宫内膜炎,出现多种炎症细胞的混合性浸润,包括浆细胞、淋巴细胞及中性粒细胞。可伴有间质坏死,以及腺上皮与子宫腔表面被覆上皮的修复性非典型性（图1-1-1-23）。

· 上述这些变化是非特异性的,除非发现其病

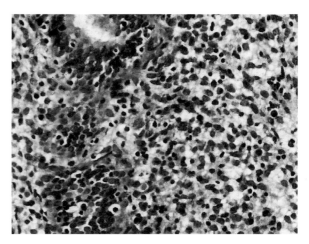

图1-1-1-23 衣原体感染性子宫内膜炎

原体,否则无法确诊。衣原体在涂片中为上皮细胞核旁胞质内的一种包涵体样结构,为一球形小体,外绕以空晕环。显微镜下观察组织切片不易辨认衣原体,因此有赖于免疫组化染色或免疫荧光检测,或者可应用对检测衣原体敏感性更高的PCR技术。

5. 支原体感染

· 子宫支原体感染（infection of mycoplasma）的病原体通常为解脲支原体,可罕见地导致子宫内膜炎。

· 典型的炎性浸润是局灶性的,称为亚急性局灶性子宫内膜炎（subacute focal endometritis）。

· 炎症细胞主要为淋巴细胞和组织细胞,中性粒细胞和浆细胞很少,多集中在表面上皮下、邻近腺体和螺旋动脉周围,也可罕见地出现肉芽肿。

6. 病毒性子宫内膜炎

· 病毒性子宫内膜炎（viral endometritis）少见,除巨细胞病毒（cytomegalovirus, CMV）外,可由单纯疱疹病毒和人乳头状瘤病毒（human papilloma virus,HPV）等引起。

· 单纯疱疹病毒性子宫内膜炎由病毒上行感染子宫颈所致,或见于应用免疫抑制剂的患者的病毒播散。子宫内膜发生广泛急性炎症伴坏死。腺上皮及间质细胞内均能见到特殊的细胞学改变,表现为上皮细胞的核呈毛玻璃样,染色质聚集在

核膜下，核内出现致密的嗜酸性包涵体，核被空晕环或透明带围绕，此即考德里包涵体，核相互嵌合形成多核的上皮细胞。

• HPV 在子宫内膜的感染主要显示为慢性炎症细胞浸润，以淋巴细胞为主。罕见情况下可表现为"子宫内膜尖锐湿疣"，应将其与疣状癌和子宫内膜高分化鳞癌相区别。

• 巨细胞病毒性子宫内膜炎（cytomegalovirus endometritis）少见，见于妊娠期及存在免疫缺陷的患者，或伴有全身性 CMV 感染的患者。表现为上皮细胞胞体及核明显增大，呈巨细胞的形态。其核内或胞质内有巨大的圆形嗜碱性包涵体，包涵体周围有窄的透明间隙与核膜隔开（图1-1-1-24）。

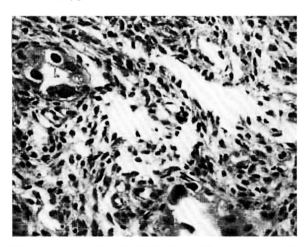

图 1-1-1-24 巨细胞病毒性子宫内膜炎。左上和中下部腺上皮内可见包涵体

7. 梅毒性子宫内膜炎

• 梅毒是一种由梅毒螺旋体引起的慢性传染病，为性传播疾病中较为严重的一种，发病机制复杂，病程漫长。

• 梅毒性子宫内膜炎（syphilitic of endometritis）罕见。笔者仅遇到过 1 例。患者为 78 岁女性，有不洁性生活史。

• 实验室检查：银染色示梅毒螺旋体（＋）、TPHA（＋）、RPR（＋）、TTDNA（＋）、梅毒螺旋体抗体（＋）。

• 组织学主要表现为子宫内膜间质内出现大量浆细胞浸润，血管增生（图 1-1-1-25~1-1-1-27）。

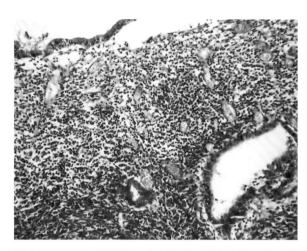

图 1-1-1-25 梅毒性子宫内膜炎。子宫内膜萎缩，间质内可见大量浆细胞浸润

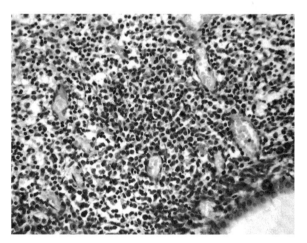

图 1-1-1-26 梅毒性子宫内膜炎。间质内可见大量以浆细胞为主的炎症细胞浸润，血管增生

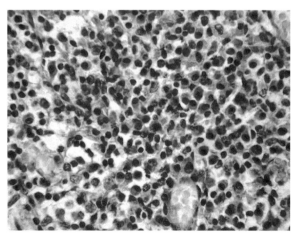

图 1-1-1-27 梅毒性子宫内膜炎。间质内可见大量浆细胞浸润

8. 肉芽肿性子宫内膜炎

• 肉芽肿性子宫内膜炎（granulomatous endometritis）是描述性术语，表示子宫内膜中有肉芽肿性病变出现，为少见病变。

• 上文中的结核病、结节病就是其例，真菌、寄生虫性病原体也可为病因。

• 除感染性因素外，通常与先前的手术有关，或为特发性。子宫内膜异物性肉芽肿可继发于与滑石粉或其他物质的接触，并且和 IUD 有关，或由子宫内膜鳞状细胞病变产生的角化物质引起。

• 透热疗法和激光治疗可导致坏死性肉芽肿性炎症，坏死区带周围有呈栅栏状排列的组织细胞和巨细胞，坏死组织中有棕色含铁血黄素样色素和（或）黑色碳性色素。

• 在子宫内膜中发现肉芽肿性病变时，应努力寻找其病因，尽量确定有无可治疗的感染性病因。各种真菌或寄生虫有其特有的形态特点，但为了便于寻找，亦可用 PAS 染色或 Grocott 银染法使病原体显现。

• 如无法证实感染性病因或无法找到病原体的特征性表现，则诊断为肉芽肿性子宫内膜炎。

• Kelly 等（2006）描述了一种发生于子宫肌层和子宫颈间质的特发性肉芽肿，为多发性，与薄壁血管相关，发病机制不详，为显微镜下偶然发现，且无血管炎证据。这种改变与异物、系统性肉芽肿病、先前的手术及感染无关，抗酸染色和相关霉菌染色呈阴性。

9. 黄色肉芽肿性或组织细胞性子宫内膜炎

• 黄色肉芽肿性子宫内膜炎（xanthomatous endometritis）为一种不常见的子宫内膜炎，常伴有由子宫颈狭窄导致的子宫腔积脓或积血。

• 组织学改变为，子宫内膜间质部分或完全被胞质内充满细小空泡的巨噬细胞（泡沫细胞）片巢取代，其中混合不等量的淋巴细胞、浆细胞和

中性粒细胞（图 1-1-1-28~1-1-1-30）。

• 常有间隙状胆固醇结晶和多种细胞退变的色素性产物，如脂褐素、含铁血黄素和橙色血晶等，也可见钙化及组织坏死碎片。

• 鉴别诊断需考虑子宫内膜增殖症的间质泡沫

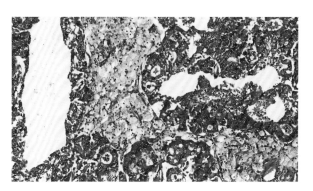

图 1-1-1-28　黄色肉芽肿性子宫内膜炎。内膜呈增殖期状态，间质中可见多量泡沫细胞

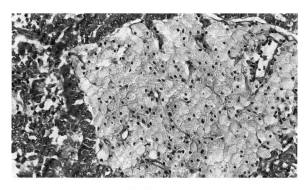

图 1-1-1-29　黄色肉芽肿性子宫内膜炎。图 1-1-1-28 的中倍镜下观

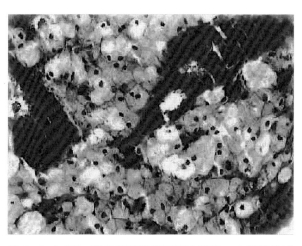

图 1-1-1-30　黄色肉芽肿性子宫内膜炎。内膜腺体蜕变，间质中为泡沫细胞

细胞聚集，但增殖症的泡沫细胞聚集灶常较小，且仅含有泡沫细胞，不伴炎症细胞。

• 与软斑病的区别为聚集的巨噬细胞中无Michaelis-Gutmann 小体。

• 刮宫标本中有时可见到的组织细胞结节状聚集为非泡沫细胞性组织细胞聚集，不伴色素性物质。

10. 子宫内膜软斑病

• 子宫内膜软斑病（malacoplakia）与革兰氏阴性细菌感染有关，特别是大肠杆菌。软斑病常见于膀胱，累及子宫内膜者罕见，可出现阴道出血。

• 病灶内以组织细胞为主，呈泡沫状，胞质丰富，呈颗粒状、淡染，其间有浆细胞和淋巴细胞。在细胞内或细胞外见到嗜碱性的同心圆形小体（Michaelis-Gutmann 小体）对诊断很有帮助（图 1-1-1-31）。

• 革兰氏染色、嗜银染色或电镜检查，在组织内见到多量棒状革兰氏阴性细菌即可确诊。

• 软斑病是对细菌的一种异常免疫反应，尤其是大肠杆菌，细菌可留存于组织细胞的吞噬溶酶体内而不被分解，Michaelis-Gutmann 小体就是未完全分解的细菌被钙化包裹而形成的。

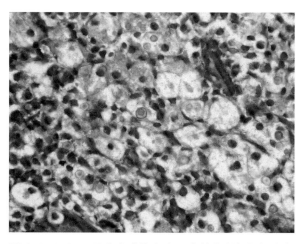

图 1-1-1-31　子宫内膜软斑病。病灶内以组织细胞为主，并见蓝色圆形无结构小体（软斑病小体）

11. 木样子宫内膜炎

• 木样子宫内膜炎（ligneous endometritis）或称木样病，为一种常染色体隐性遗传病。

• 木样子宫内膜炎在女性生殖道罕见，大多数累及子宫颈、阴道或外阴，发生于子宫内膜者罕见，仅见个例报道。木样子宫内膜炎可致月经失调及不孕。

• 组织学上可见无定形嗜酸性物质，类似淀粉样物质，呈刚果红染色阴性而纤维素染色阳性，表明为纤维素。木样子宫内膜炎有轻度炎症表现，或没有炎症表现，偶见多核巨细胞。如果子宫内膜表面有溃疡形成，则炎性浸润较严重。

• 木样子宫内膜炎的发生是由于纤维蛋白溶解酶原水平下降或缺失，引起了纤维素的不断累积。

12. 气肿性子宫内膜炎

• 气肿性子宫内膜炎（pneumopolycystic endometritis），也称多囊气性子宫内膜炎，是指子宫内膜间质内存在充满气体的囊腔，罕见。仅局限于子宫内膜或同时累及子宫颈的病变均有发生。

• 镜检时，充有气体的囊腔位于子宫内膜间质中，大小不等、形态不一，腔面衬覆扁平的间质细胞，偶见组织细胞和（或）巨细胞。病变通常可以自发性消退。

• 气肿性子宫内膜炎的鉴别诊断包括制片中的人为假象、扩张的脉管腔隙和子宫气性坏疽。

13. 子宫内膜血吸虫病

• 子宫内膜血吸虫病（endometrial schistosomiasis）是由血吸虫虫卵沉于子宫内膜引起的炎性改变，发生于血吸虫疫区。

• 发现血吸虫虫卵是诊断的要点，虫卵可散在或成簇分布，可新鲜，但往往已经发生钙化（图 1-1-1-32，1-1-1-33），并形成结核样肉芽肿性病变，淋巴细胞、浆细胞及嗜酸性粒细胞弥漫性

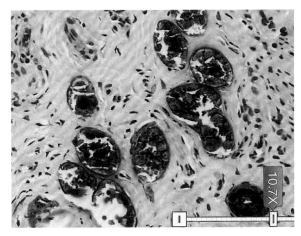

图 1-1-1-32 子宫内膜血吸虫病。虫卵已钙化，间质纤维组织增生

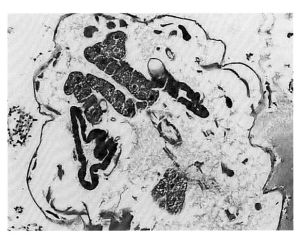

图 1-1-1-34 子宫内膜蛲虫病。内膜间可见完整虫体

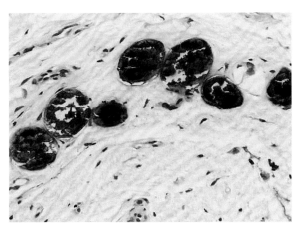

图 1-1-1-33 子宫内膜血吸虫病。虫卵已钙化，间质纤维组织增生

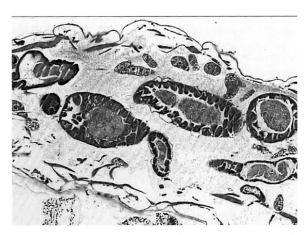

图 1-1-1-35 子宫内膜蛲虫病。图 1-1-1-34 的中倍镜下观

浸润。陈旧性病变及结节性病灶可完全纤维化。

14. 子宫内膜蛲虫病

- 子宫内膜蛲虫病（endometrial enterobiasis）是由蛲虫虫体进入子宫内膜所引起的炎性改变，罕见。肠道中的蛲虫移行到肛周，而后通过阴道进入子宫腔。

- 发现蛲虫虫体是诊断的要点。笔者遇见过 1 例患者，为 38 岁女性，因阴道不规则流血就诊，追问病史，曾有肛周痒感。刮宫标本中查见完整虫体（图 1-1-1-34~1-1-1-36）。

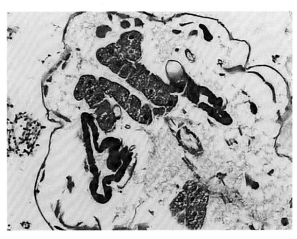

图 1-1-1-36 子宫内膜蛲虫病。图 1-1-1-34 的高倍镜下观

精粹与陷阱

• 慢性子宫内膜炎的诊断依据是浆细胞而不是淋巴细胞聚集或淋巴滤泡，但浆细胞也可出现于间质崩解的增生期内膜、子宫内膜息肉、紊乱性增生，甚至在正常早增生期内膜中偶可见到少量浆细胞。因此，诊断慢性子宫内膜炎，除有浆细胞存在外，宜结合腺体和间质的相关改变。

• 慢性子宫内膜炎的内膜间质细胞变长，呈纤维母细胞样，围绕腺体，排列为涡纹状。低倍镜下，这种改变夹杂炎症细胞可作为寻找浆细胞的线索。

• 刮宫标本中找到的浆细胞要确定是子宫内膜中的，而非子宫颈内膜中的，因为刮宫标本中常有子宫颈内膜夹杂。

• 中分泌期子宫内膜腺体的腺腔中有富含中性粒细胞的渗出物，但无其他子宫内膜炎的证据，为不寻常的非特异性改变，无临床意义，不应诊断为急性子宫内膜炎。

• 放线菌颗粒应与假放线菌放射状颗粒（pseudoactinomycotic radiate granules）相鉴别，后者核心非颗粒状，为毛玻璃样均质，其周边无革兰氏阳性薄层丝状物。

• 嗜酸性粒细胞常作为混合性炎症细胞成分出现于子宫内膜炎中，也可为对局部手术的反应性改变，因而在刮宫后数天或数周的子宫切除标本的子宫内膜和肌层中，显微镜下可见到嗜酸性粒细胞。

第二节　功能失调性子宫出血的子宫内膜

张祥盛　陶　祥　张建民

一、病因和分类

【概述】

• 功能失调性子宫出血（dysfunctional uterine bleeding）属于临床诊断术语，指未发现特殊病因的异常出血，最多见的类型是无排卵性出血。这是一个排除性诊断，只有在明确不存在器质性疾病的前提下才可以做此诊断。

• 无排卵性出血的病例，虽然最初可能没有器质性病变，但随着时间的延长，最终也可出现器质性病变，如一系列的癌前病变和子宫内膜样腺癌。因此，单纯以功能性和器质性来划分子宫出血的病因并不科学。

• 目前，临床上采用异常子宫出血（abnormal uterine bleeding，AUB）来描述非正常月经周期或经期出血量的出血，避免了上述争议。病理医师需要做的就是从形态学出发，结合相关的临床资料，分析推导出具体病例的病因，指导临床实践。

【临床表现】

• 异常子宫出血可由各种子宫体和子宫颈的器质性病变造成，也可由激素水平的异常造成。表1-1-2-1列举了异常子宫出血的常见病因。

• Singh（2018）对116例异常子宫出血的诊刮标本进行了分析，结果见表1-1-2-2。

• 无论是功能性（激素紊乱）还是器质性病因造成的子宫内膜改变，诊断性刮宫都是最为有效的诊断方法。对于出血量大而药物治疗无效的患者，刮宫还可以起到止血的作用。

表 1-1-2-1　异常子宫出血的常见病因

疾病类型	疾病名称
全身性疾病	凝血功能障碍性血液病
	肝疾病
	肾疾病
	医源性抗凝药物治疗
子宫、卵巢疾病	子宫肌瘤
	子宫腺肌病（瘤）
	子宫内膜息肉
	子宫颈息肉
	子宫颈癌前病变及宫颈癌
	感染
	节育器
	子宫内膜肿瘤
	卵巢功能性肿瘤
妊娠相关疾病	流产
	异位妊娠
	胎盘残留
	剖宫产憩室
	滋养细胞疾病和肿瘤
其他内分泌疾病	甲状腺功能亢进和减退
	糖尿病
	肾上腺疾病
	高催乳素血症
功能失调性子宫出血	无排卵性出血
	黄体功能不足
	黄体萎缩不全
	排卵期出血

- 对于不同的疾病，选择正确的刮宫时机有助于准确诊断（表 1-1-2-3）。

- 无排卵意味着血液循环中只有雌激素发挥作用，雌激素在血液中浓度的波动影响子宫内膜功能层的稳定性，导致不同程度的剥脱。此时的出血通常表现为无固定周期、出血量不等、出血时间长短不等。这种临床表现称为子宫不规则出血（metrorrhagia）。

- 还有一些因素，如多次妊娠导致的子宫腔增大、子宫肌瘤、子宫腺肌病、含有功能层的子宫内膜息肉，均可以因子宫内膜有效面积的增加而出现经期出血量增多。患有凝血功能障碍的女性也有相似的表现。然而，这几类患者出血的周期是正常的，这种临床表现称为月经过多（menorrhagia）。

- 大多数临床异常子宫出血患者在不规则出血的同时，伴有经期出血量增多，称为月经频多（menometrorrhagia）。

- 在子宫内膜的病理学诊断中，病史的准确性显得尤为重要，包括既往月经史、妊娠史、末次月经、刮宫日期与月经周期时相的关系、是否接受过激素治疗、是否有全身性疾病。临床体征、体格检查、影像学检查和实验室检查均可能提供重要的参考信息。

表 1-1-2-2 116 例异常子宫出血病例内膜标本的组织病理学改变

子宫内膜改变	病例数（百分比）
增生期子宫内膜	27（23.28%）
分泌期子宫内膜	21（18.10%）
子宫内膜紊乱性增生	18（15.52%）
非周期性变化的子宫内膜	11（9.48%）
慢性子宫内膜炎	8（6.90%）
萎缩	2（1.72%）
伴有非典型性的简单型增生	1（0.86%）
无非典型性的简单型增生	5（4.31%）
伴有非典型性的复杂型增生	1（0.86%）
无非典型性的复杂型增生	0（0.00%）
恶性肿瘤	3（2.59%）
妊娠相关疾病	1（0.86%）
其他	2（1.72%）
无法诊断	16（13.79%）
总数	116（100%）

表 1-1-2-3 诊断性刮宫的时机选择

临床诊断	诊断性刮宫的最佳时机
不孕症、黄体功能不足、无排卵性月经	紧邻下次月经或月经最初期
月经量少	紧邻下次月经或月经第 5 天
月经稀发	月经第 1 天
月经量多，考虑不规则脱卸的可能	月经第 5~10 天
闭经，已经排除妊娠可能	短时期内多次子宫内膜活检
不规则出血	尽早行诊断性刮宫

• 送检标本量也会影响诊断，标本量越小，则准确诊断的可能性越小。造成送检标本量不足的原因有临床医师诊刮不充分以及由长期出血造成的内膜丢失。

二、无排卵性子宫内膜出血

（一）发生机制、病理改变和鉴别诊断

【发生机制】

• 无排卵性子宫内膜出血（uterine bleeding without ovulation）这一术语用于描述无排卵性月经周期导致的子宫内膜出血的情况。最常见于更年期女性，也可见于青春期女性的功能性出血，在正常的育龄期女性中也可出现，正常月经周期中可以出现偶发性或暂时性的无排卵情况。

• 无排卵导致子宫内膜出血，主要是因为缺乏对抗雌激素的孕激素，导致子宫内膜生长而不分泌孕激素，最终出现子宫内膜崩解、出血和脱落（图 1-1-2-1）。

• 无排卵性子宫内膜出血常发生于月经初潮阶段和绝经前，此时尚未形成或已经失去规律性的排卵周期。

• 出现无排卵性子宫内膜出血的另一重要原因

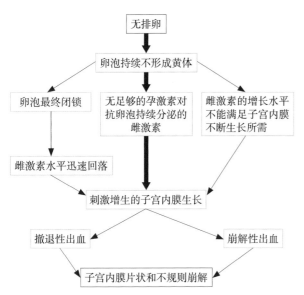

图 1-1-2-1 无排卵性子宫内膜出血的发病机制示意图

表 1-1-2-4 子宫内膜崩解的特征

腺体改变
腺细胞基底部细胞质出现核碎片（凋亡性）
乳头状合体细胞化生
腺体拥挤
间质改变
间质塌陷
间质细胞聚集
间质内出现核碎片（凋亡性）
纤维素性血栓
含铁血黄素沉积
泡沫细胞聚集
间质纤维化和玻璃样变性
其他特征

是多囊卵巢综合征（polycystic ovary syndrome, PCOS），它导致了多达 75% 的无排卵性不孕症。

• 排卵时间间隔过长可造成长期的无孕激素对抗的雌激素的暴露，子宫内膜在雌激素的作用下过度生长，表现为紊乱性增生或子宫内膜增殖症，如果突然出现大量卵泡闭锁，则雌激素水平迅速下降，引发雌激素撤退性出血，此时内膜脱落较多，出血量较大。

• 如果仅仅是由卵泡分泌雌激素的小幅度波动造成的子宫内膜出血（称为雌激素突破性出血），则内膜脱落较少，出血量较少。

【病理改变】

• 无排卵性出血的子宫内膜，形态改变主要基于子宫内膜的出血和崩解（表 1-1-2-4）。

间质改变（无排卵性子宫内膜出血的基础）

• 小血管破裂出血后会继发伊红染色血栓，以致间质内形成伊红染色斑块，这提示子宫内膜非诊刮出血（图 1-1-2-2）。

• 无排卵性出血的子宫内膜间质类似增生期子宫内膜间质。由于血供出现障碍，内膜间质细胞分泌松弛素，网状纤维被破坏，间质细胞之间的连接崩解，这也是出血的证据。此时，崩解和塌

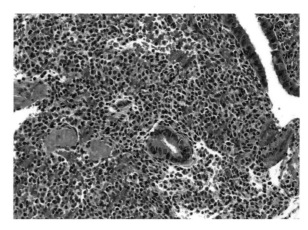

图 1-1-2-2 异常子宫出血的内膜活检标本。间质中出现透明血栓

陷的内膜间质细胞簇集，呈球团状，有的内膜间质细胞球团外可有腺体上皮包绕（图 1-1-2-3）。

• 在部分异常子宫出血患者的诊刮标本中，子宫内膜崩解并不明显，这是由于在较低剂量的雌激素作用下，内膜间质细胞内合成的松弛素不足，当雌激素出现波动，一过性地降低时，螺旋小动脉痉挛，导致内膜缺血性坏死，此时间质细胞之间的连接崩解不明显（图 1-1-2-4）。

• 含铁血黄素沉积（图 1-1-2-5）、泡沫细胞聚集（图 1-1-2-6，1-1-2-7）、间质纤维化和玻璃样变性（图 1-1-2-8）均提示长期的子宫出血。

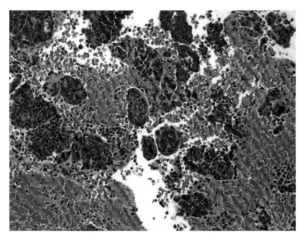

图 1-1-2-3 异常子宫出血的内膜活检标本。间质崩解，可见腺体包绕着一团间质

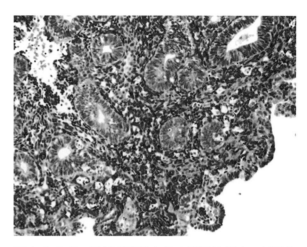

图 1-1-2-6 异常子宫出血的内膜活检标本。长期出血的子宫内膜可出现泡沫细胞聚集

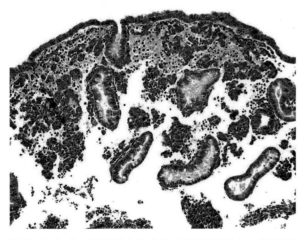

图 1-1-2-4 异常子宫出血的内膜活检标本。间质崩解，间质细胞聚集

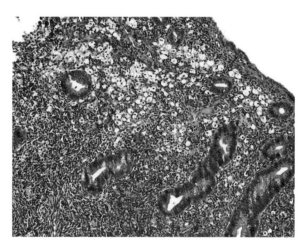

图 1-1-2-7 异常子宫出血的内膜活检标本。长期出血的子宫内膜可出现泡沫细胞聚集

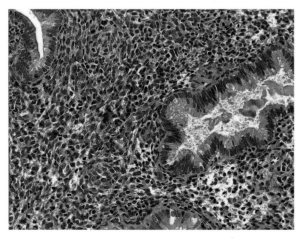

1-1-2-5 异常子宫出血的内膜活检标本。长期出血的子宫内膜可出现含铁血黄素沉积

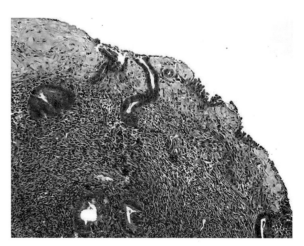

图 1-1-2-8 异常子宫出血的内膜活检标本。长期出血的子宫内膜可以出现间质纤维化和玻璃样变性

- 慢性子宫内膜炎，间质中浆细胞的出现，也是由子宫内膜长期出血造成的。
- 约 17% 的患者子宫内膜表面上皮下可见到层状的胶原沉积（图 1-1-2-9），其形成机制和导致不孕的机制尚不清楚。

腺体改变（诊断无排卵性出血病因的线索）

- 无排卵性出血的内膜为增生性内膜，腺体形态取决于病因。然而，由于失去间质的支持，增生性腺体的形态往往发生变化，呈梅花形、三角形或不规则形等（图 1-1-2-10），腺上皮细胞胞质内可出现凋亡小体和核碎片，长期出血的子宫内膜还可以出现继发性的表面上皮乳头状合体细胞化生（又称为嗜酸性合体细胞改变）（图 1-2-3-11~1-2-3-14）。
- 子宫内膜萎缩时腺体减少，呈直管状，衬覆单层扁平或立方状上皮细胞，胞核小，胞质少，可囊状扩张，表面上皮呈立方状。子宫内膜薄，间质较疏松，功能层不明显，上皮细胞和间质细胞无核分裂象。
- 休止性内膜的腺体稍多于萎缩内膜，呈直管状，管腔圆，衬覆单层立方状或低柱状上皮，间质较致密，可有灶性水肿，上皮细胞和间质细胞核分裂象罕见。
- 与正常内膜相比，增生不足内膜的月经周期

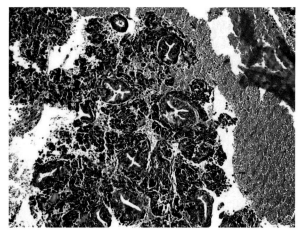

图 1-1-2-10 异常子宫出血的内膜活检标本。间质塌陷，腺体呈梅花形

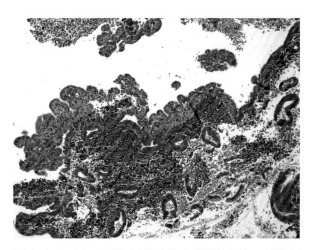

图 1-1-2-11 异常子宫出血的内膜活检标本。长期出血的子宫内膜还可以出现继发性的表面上皮乳头状合体细胞化生

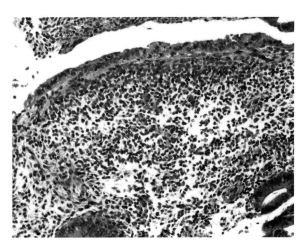

图 1-1-2-9 不孕症患者的刮宫标本。表面上皮下可见一层菲薄的胶原带

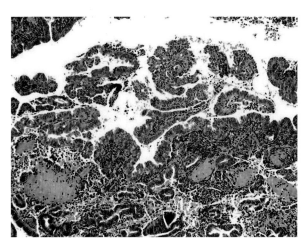

图 1-1-2-12 异常子宫出血的内膜活检标本。表面上皮乳头状合体细胞化生

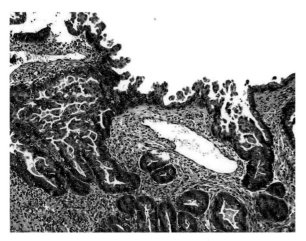

图 1-1-2-13　异常子宫出血的内膜活检标本。表面上皮及腺腔内乳头状合体细胞化生，乳头缺乏纤维脉管轴心

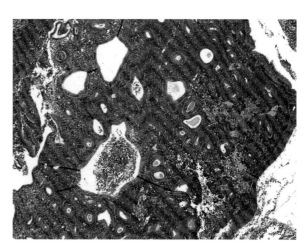

图 1-1-2-15　无排卵性月经。子宫内膜呈紊乱性增生，说明血雌激素处于较高水平

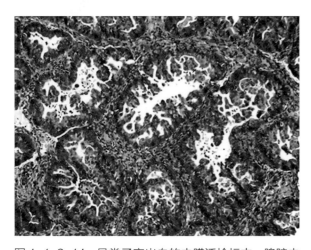

图 1-1-2-14　异常子宫出血的内膜活检标本。腺腔内乳头状合体细胞化生，乳头纤细，缺乏纤维脉管轴心

时相改变推迟，内膜为中等厚度，腺管小而直，衬覆柱状上皮，间质水肿可较休止性内膜更明显，上皮细胞和间质细胞可有少量核分裂象。

- 紊乱性增生内膜较厚，腺体局灶性扩张且形状不规则，腺体与间质之比基本正常，腺上皮细胞呈柱状，为假复层排列，间质较富含细胞（图1-1-2-15），可有灶性水肿，上皮细胞和间质细胞的核分裂象较多（详见本节"紊乱性增生"部分）。

- 多囊卵巢综合征的内膜改变与紊乱性增生内膜的相似。

- 子宫内膜增殖症内膜的腺体较密集，腺体与间质之比增高，腺体扩张、形状不规则，腺上皮细胞呈柱状，为假复层或复层排列，核增大且密集，间质致密，上皮细胞和间质细胞的核分裂象多（详见本节"子宫内膜增殖症"部分）。

- 增生不足和紊乱性增生内膜伴流产性分泌时，内膜的腺上皮细胞可有少量核上空泡或核下空泡，但这种改变仅存在于 50% 以下的腺上皮细胞（图1-1-2-16），这是由于卵泡持续性不闭锁，血中少量的黄体生成素（luteinizing hormone, LH）导致卵泡膜细胞部分黄素化而分泌少量孕激素（图1-1-2-17）。

【鉴别诊断】

诊刮出血

- 仅有红细胞，无透明血栓，也无间质崩解和塌陷的球团状改变。

- 月经期子宫内膜出血和崩解时，刮宫标本的内膜改变与月经周期的相应日期符合。

- 子宫内膜为弥漫性崩解，而非片块状崩解。

- 腺体和间质有分泌改变，至少是局灶性改变，如腺上皮胞质丰富且透明，有空泡及前蜕膜碎片。

- 全身性疾病和凝血性疾病。

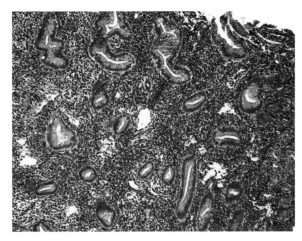

图 1-1-2-16 无排卵性月经。持续性不排卵的卵泡在少量 LH 的作用下出现黄素化，子宫内膜细胞核变圆，少量腺上皮细胞出现核下空泡

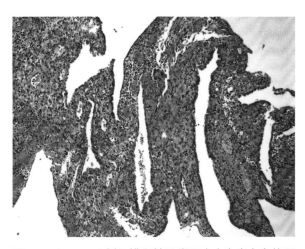

图 1-1-2-17 1 例无排卵性异常子宫出血患者在使用孕酮治疗后的诊刮标本。腺体小而直，间质呈显著的蜕膜样变，提示前期增生不足

- 全身性疾病无法在刮宫标本中表现出来，需要结合临床检查、实验室检查和子宫内膜的形态进行综合分析。

子宫内膜腺癌

- 崩解和退变的子宫内膜腺上皮细胞及间质细胞可有核非典型性，有时可显著到类似子宫内膜腺癌，因此，必须注意其退变性质，如核虽深染但染色质模糊不清，以及组织为碎屑状等，以避免误诊。

- 子宫内膜腺癌不仅有明显的细胞非典型性，还有明确的结构非典型性。

- 对于少量退变、崩解伴出血的异型子宫内膜腺体，勿轻易诊断为腺癌。

（本文部分图片采自周先荣教授课件）

（二）常见病变

1. 子宫内膜萎缩

- 子宫内膜弥漫性萎缩是未采用激素替代治疗的绝经后女性的预期子宫内膜改变，但也可见于卵巢早衰、医源性孕激素压制性治疗、激素反应性差的子宫内膜，以及抗雌激素治疗等。

- 局灶性萎缩为子宫内膜受到局部因素压迫后出现的改变，如黏膜下平滑肌瘤可压迫其表面的子宫内膜使之萎缩。因此，如刮宫标本中见到局灶性子宫内膜萎缩，提示其为压迫性，而非功能性。

- 萎缩的子宫内膜变薄，因此刮宫标本中子宫内膜的量少。

- 子宫内膜中的腺体小且曲折少，腺体和表面上皮衬覆单层扁平到立方状上皮细胞，一般无核分裂象。腺体数量较少，其长轴可与子宫内膜表面平行而非像正常增生期和分泌期那样与子宫内膜表面垂直（图 1-1-2-18~1-1-2-21）。

- 萎缩内膜的间质细胞较稀疏，常部分或完全胶原化，类似正常子宫下段内膜的。

- 在一些子宫内膜萎缩病例中，腺体或表面上

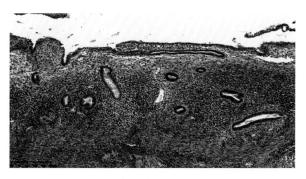

图 1-1-2-18 子宫内膜单纯性萎缩。子宫内膜变薄，腺体数量少、体积小且曲折少，腺体和表面上皮衬覆单层扁平到立方状上皮细胞，一般无核分裂象

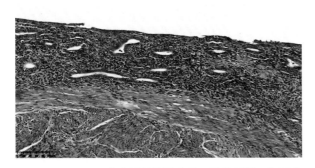

图 1-1-2-19 子宫内膜单纯性萎缩。腺体长轴可与子宫内膜表面平行而非像正常增生期和分泌期那样与子宫内膜表面垂直

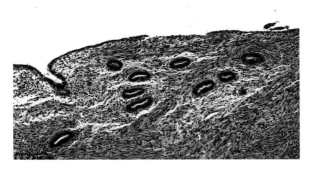

图 1-1-2-20 子宫内膜单纯性萎缩。腺体数量少、体积小且曲折少，腺体和表面上皮衬覆单层扁平到立方状上皮细胞

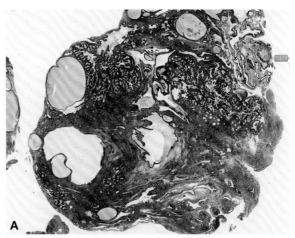

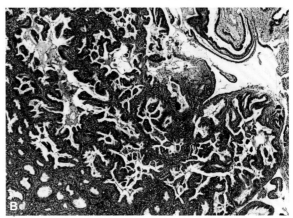

图 1-1-2-21 子宫内膜萎缩伴浆液性腺癌。A.部分为息肉结构，部分为乳头状癌。B.图 A 中的浆液性乳头状癌的高倍镜下观

皮可为柱状细胞且偶有纤毛，但子宫内膜仍菲薄，子宫内膜和间质的特点依然为萎缩性，核分裂象不活跃。

- 在子宫内膜萎缩病例的刮宫标本中，可仅见不多的表面上皮条索，附少量间质，勿轻易定论为"子宫内膜量少，不足以进行组织学评估"。应仔细观察有无反映萎缩的细小组织学改变，如有，则提示临床医师结合临床考虑子宫内膜萎缩的可能。

- 虽然子宫内膜萎缩常见于绝经后出血的女性，但这可能仅为一表象，出血的原因可能为肌层动脉硬化及小静脉因子宫内膜脱垂或囊状扩张腺体的压迫而扩张、充血和破裂等。

- 镜检萎缩的子宫内膜时一定要在高倍镜下仔细观察内膜上皮细胞，以避免漏诊子宫浆液性癌的前驱病变——上皮内癌（图 1-1-2-21，1-1-2-22）。

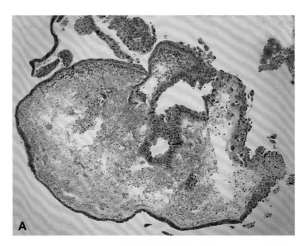

图 1-1-2-22 子宫内膜萎缩伴浆液性腺癌。A.部分为息肉结构，部分为癌组织

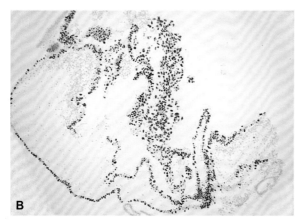

图 1-1-2-22（续） B. 癌组织 P53 染色呈弥漫阳性

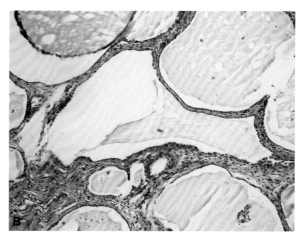

图 1-1-2-23（续） B. 图 A 的高倍镜下观

- 刮宫标本中萎缩的子宫内膜易发生弯卷这一人为假象，使腺上皮密度可类似子宫内膜增殖症。

- 囊性萎缩（cystic atrophy）为子宫内膜萎缩的一种常见变异型，表现为衬覆单层扁平且核分裂象不活跃上皮的扩张腺体聚集，其间为纤维性间质。子宫内膜可增厚且切面呈瑞士干酪状（图 1-1-2-23，1-1-2-24）。

- 囊性萎缩虽结构上与简单型子宫内膜增殖症类似，但囊状扩张腺体的上皮扁平、无核分裂象，不同于子宫内膜增殖症的呈柱状和核分裂象活跃的上皮。近年来，有些研究者认为，囊性萎缩可能是简单型增殖的子宫内膜退化和萎缩后的改变。

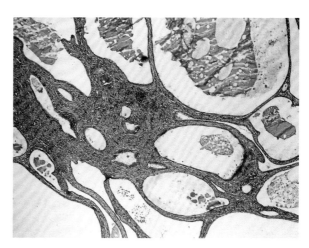

图 1-1-2-24 子宫内膜囊性萎缩。间质为纤维性

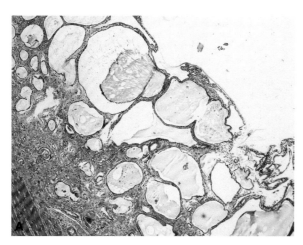

图 1-1-2-23 子宫内膜囊性萎缩。A. 内膜腺体呈囊状，内衬单层扁平上皮，扩张腺体聚集

2. 紊乱性增生

- 紊乱性增生（disorderd proliferation）又称不规则增生（irregular pro-liferation）或持续增生（persistent proliferation），1980 年由 Hendrickson 和 Kempson 提出，被认为是正常增生期子宫内膜和子宫内膜简单型增殖之间的"缓冲带"。

- 发生机制为非对抗性雌激素作用于子宫内膜的时间较短，常见于患有多囊卵巢综合征和接受非对抗性雌激素治疗（现已少用）的患者，也是绝经前女性因偶有无排卵周期，子宫内膜向绝经后改变移行的常见组织学改变。

- 患者多为围绝经期女性，主要临床表现是子宫不规则出血。

- 紊乱性增生可发生于子宫内膜增殖症前，或伴随子宫内膜增殖症。
- 紊乱性增生的特征为随机分布的形态多样化的腺体混杂，有的呈囊状扩张，有的呈不规则扩张，有的呈不规则分枝状或出芽状，这些腺体轻度拥挤，但腺体间的间质仍丰富，腺体与间质之比接近正常（表1-1-2-5，图1-1-2-25~1-1-2-27）。
- 紊乱性增生的腺上皮的核分裂象和核特征类似正常增生期子宫内膜腺上皮的。
- 腺体形态虽多样，但多样化程度不及复杂型增殖，局部的腺体与间质之比可接近2：1。
- 紊乱性增生的子宫内膜改变可为局灶性，也可为弥漫性，而有些研究者将紊乱性增生定义为局灶性改变。
- 子宫内膜紊乱性增生常出现间质片状崩解，有时可有含纤维蛋白性血栓的扩张的薄壁小静脉。
- 当存在紊乱性增生结构和相关核特征，但腺体与间质之比非局灶性地超过2：1时，可诊断为子宫内膜简单型增殖（图1-1-2-28）。

表1-1-2-5 子宫内膜紊乱性增生的组织学特征

重要特征
局灶性病变
腺体与间质之比大约为1：1
腺体
结构特征
局灶性腺体大小和形状异常
局灶性腺体轻度拥挤
局灶性腺体呈分枝状伴内折或出芽
局灶性单个或数个腺体扩张
细胞特征
细胞丰富呈假复层排列
核呈卵圆形或长杆状，大小和形状尚一致，染色质
细而均匀，核仁小而不明显，核分裂象多少不一
间质
与晚增生期同样丰富或比晚增生期更丰富些
间质细胞大小和形状一致，核分裂常活跃
表浅小静脉明显，螺旋小动脉不明显

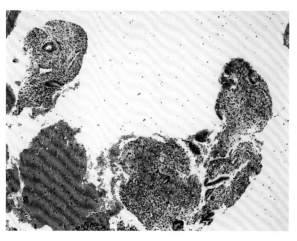

图1-1-2-25 无排卵性月经。在卵泡发育不良的情况下，由于雌激素水平低，子宫内膜仅呈现弱的增生性反应

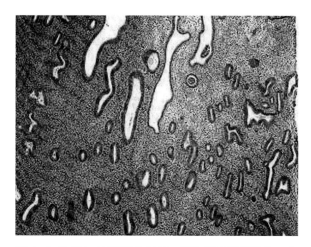

图1-1-2-26 无排卵性月经。腺体有不规则增生，内衬细胞呈假复层排列

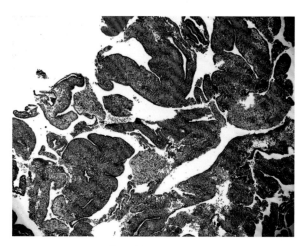

图1-1-2-27 无排卵性月经。图1-1-2-26的高倍镜下观

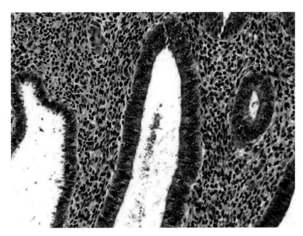

图 1-1-2-28　1 例无排卵性异常子宫出血患者使用孕酮治疗后的诊刮标本。腺体出现扭曲、扩张，提示前期有紊乱性增生

- 目前，尚无证据表明紊乱性增生会增加发生子宫内膜腺癌的风险。
- 80% 的紊乱性增生可消退，约 20% 可进展为子宫内膜增殖症（Huang 等，2008）。
- 正常增生期子宫内膜、伴间质崩解的增生期子宫内膜、因刮宫而腺体拥挤的人为假象、基底层内膜碎片和子宫内膜简单型增殖等被误诊为紊乱性增生的情况并不少见。因此，紊乱性增生的诊断宜在较完整和定向好的子宫内膜标本中做出。
- 因刮宫而广泛碎裂的增生期子宫内膜可显示腺体排列失调，这种改变不是紊乱性增生造成的。

（三）子宫内膜增殖症

- 子宫内膜增殖症也是无排卵性阴道流血的一个常见原因（详见本篇第二章第一节"子宫内膜增殖症总论"部分）。

三、有排卵的子宫内膜出血

（一）黄体功能不足和相关异常

【概述】

- 黄体功能不足（inadequate luteal function）又称黄体期缺陷（luteal phase defect, LPD），其明确特点、临床意义和存在形式等均有争议。
- 黄体功能不足是不孕症和异常子宫出血的一类少见原因，卵巢黄体产生的孕激素不足，在一些病例中可能与子宫内膜对激素的反应性不足有关。
- 黄体功能不足通常被界定为子宫内膜的分泌改变较正常相应改变推迟至少 2 天，并持续 2 个月经周期。
- 目前，有不少研究者认为，把分泌期推迟 3 天而非 2 天作为诊断黄体功能不足的阈值，可提高诊断的特异性。

【病理改变】

巨检

- 无特殊改变。

镜检

- 黄体功能不足中子宫内膜分泌延迟的异常改变有多种模式，与激素失衡相关。
- 第 1 种模式为子宫内膜腺体和（或）间质的分泌改变在同一内膜层次的同一区域内同步，但在不同区域的改变不一，或在同一区域内也不同步，且相关改变存在超过 2 天，以致无法确定子宫内膜具体的排卵后天数。这种模式称为成熟不均衡（uneven maturation），表现为早分泌期的子宫内膜与中晚分泌期的子宫内膜混合存在。
- 第 2 种模式为腺体与间质不同步（glandular-stromal asynchrony），表现为同一区域的腺体与间质的分泌改变不同步，例如，早分泌期腺体周围的间质为有螺旋动脉簇集的晚分泌期间质。
- 第 3 种模式为子宫内膜发育不足，表现为子宫内膜腺体呈分泌性，但腺腔狭窄，腺体曲折程度不足（图 1-1-2-29~1-1-2-32）。这种子宫内膜一致性的分泌推迟，可能与孕激素水平较低有关。然而，诊断需结合临床病史，因为口服避孕药可引起类似的改变。
- 上述模式的黄体功能不足可伴（或不伴）间

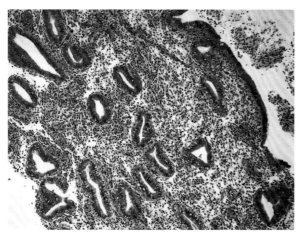

图 1-1-2-29　黄体功能不足的子宫内膜。月经前期的刮宫标本显示早分泌期的核下空泡，腺体小而直，间质细胞呈短梭形

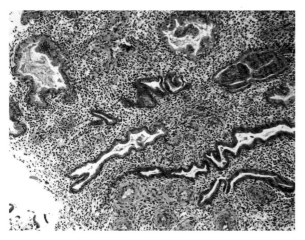

图 1-1-2-30　黄体功能不足的子宫内膜。在孕激素水平稍高的患者中，腺体因距离血管远近不同而表现出分泌和增生相间的特征

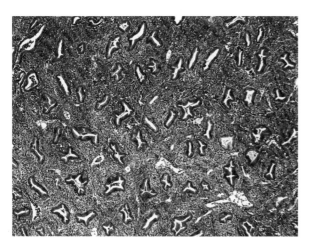

图 1-1-2-31　1 例黄体萎缩患者在月经期第 5 天的刮宫标本。星状的子宫内膜腺体呈分泌性改变，周围的间质细胞较致密

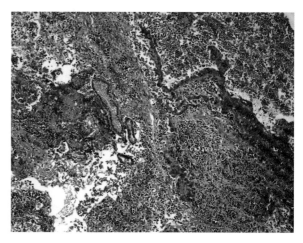

图 1-1-2-32　1 例黄体萎缩患者在月经期第 5 天的刮宫标本。一些区域的子宫内膜间质显著崩解

质崩解，通常临床无明显的病因。然而，识别出这些模式有助于判断患者的症状不是由子宫内膜器质性病变引起的。

- 值得注意的是，近年有研究表明，依据子宫内膜来判定处于月经周期中的某一日缺乏准确性，且内膜分泌期成熟存在固有变异，这些可能使一些原先被认为异常的分泌改变划归到正常范畴内。

（二）子宫内膜不规则脱卸

- 这种少见的异常子宫出血是黄体退化不全的表现，黄体在排卵 14 天以后没有正常退化，继续分泌孕激素，导致子宫内膜分泌期延长，不能正常进入月经期。子宫内膜的退化推迟、脱卸时间延长和不规律，导致异常出血。

- 发生机制不清，可能与垂体促性腺激素的过度刺激有关，也可能是由未及时发现的异位妊娠或生化妊娠的胎盘分泌的 hCG 所致。

- 临床上可能出现月经来潮推迟，或月经期正常但出血量大和月经期延长的情况。患者可能每个月经周期均如此或仅仅于隐匿性的自然流产之后出现此情况。

- 子宫内膜不规则脱卸被界定为在子宫出血第 5

天后，表现为增生期和分泌期子宫内膜混合存在。

• 子宫内膜不规则脱卸的早期改变为片状出血，其间的内膜仍有腺体，但因皱缩而腺腔切面呈星形。腺上皮细胞核皱缩、染色质致密，胞质仍较丰富且呈淡染。腺体周围的间质由密集堆砌的虽皱缩但仍呈圆形的间质细胞和通常在月经前出现的胞质含有颗粒的细胞组成。这表明松弛素释放功能紊乱，网状纤维仍存在，内膜未塌陷。内膜小血管常有血栓存在。

• 晚期（子宫出血第 5 天后）子宫内膜较大片坏死和脱卸，但仍有完整片块存留，其中腺体切面呈星形但不如先前明显，腺上皮细胞核皱缩且深染，胞质较少，但局灶可有较丰富和透明的胞质（图 1-1-2-33，1-1-2-34）。子宫内膜深部

的腺体可出现再生和增生性改变，腺体小而直，间质致密，螺旋动脉细小。

• 由于子宫内膜的再生一般需要在旧的子宫内膜完全脱卸后才开始，因此不规则脱卸后的子宫内膜再生期常延长且有缺陷。

（三）内膜异常分泌伴其他病因明确和病因不明的崩解

• 多种其他因素可与异常分泌模式一起加重出血（表 1-1-2-6）。例如，流产、异位妊娠、对外源性孕激素的反应、邻近息肉的内膜和炎症及粘连累及的内膜均可有异常分泌发生并加重出血。

• 有些目前了解其少的卵巢功能紊乱，例如，黄素化的未破裂卵泡也可能导致内膜异常的分泌改变，可能是由于虽无排卵，但黄素化的粒层和卵泡膜细胞有孕激素产生。

• 虽然有些异常分泌伴出血的内膜改变不能做出准确的关于病因的病理诊断，然而识别异常分泌伴出血的内膜改变的一般模式，有助于排除其他较特异的器质性病变。如果没有其他病理情况的临床表现，则提示黄体期功能异常。

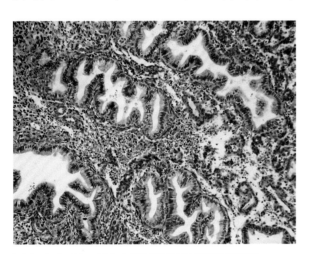

图 1-1-2-33　子宫内膜异常分泌伴不规则脱卸

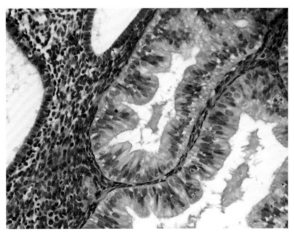

图 1-1-2-34　子宫内膜异常分泌伴不规则脱卸。子宫内膜异常分泌不同步

表 1-1-2-6　内膜非月经性异常分泌伴出血的可能病因

黄体功能不足
黄体期持续（不规则脱卸）
器质性病变
黏膜下肌瘤
宫内粘连
炎症
息肉附近内膜
妊娠（包括异位妊娠）并发症
孕激素效应
卵巢卵泡形成和排卵异常
子宫内膜对孕激素反应异常

（四）分泌性肥厚

- 分泌性肥厚仅见于绝经前期，内膜可厚达1 cm。分泌性肥厚有两型：腺型和蜕膜型，可混合存在。
- 分泌性肥厚的原因可能是绝经前垂体促性腺激素分泌过多导致的黄体功能亢进或黄体囊肿。
- 腺型分泌性肥厚的内膜各层均有密集的、曲折的分泌性腺体，直达表面上皮。腺上皮细胞核圆，胞质丰富透明，腺腔呈锯齿状，充满分泌物。大腺体间可有分泌性稍差的腺体。间质中有密集的前蜕膜细胞和颗粒间质细胞，螺旋动脉明显。
- 蜕膜型分泌性肥厚的腺体改变同上，但腺体较分散，其间有较多的由前蜕膜细胞和颗粒间质细胞组成的致密间质。不同于月经前的内膜，前蜕膜细胞仅位于子宫内膜上半层，蜕膜型分泌性肥厚的前蜕膜细胞可斑片状散布于内膜各层。
- 分泌性肥厚必须与宫内早孕和宫外早孕的蜕膜相区别，分泌性肥厚无滋养细胞和早孕绒毛，腺体无阿－斯反应，并且临床无妊娠史和相关改变。

精粹与陷阱

- 子宫内膜不规则脱卸被界定为在子宫出血第5天后，表现为增生期和分泌期子宫内膜混合存在。
- 无排卵性出血的镜下诊断标准为增生性子宫内膜腺体（无核下空泡或仅有少量核下空泡）伴凋亡小体、小血管血栓和间质球状改变。
- 诊断分泌异常的内膜时，判断腺体与腺体不同步或腺体与间质不同步需注意对比在同一内膜层次的腺体和间质，因为正常内膜基底层和功能层（海绵层和致密层）的分泌改变并不相同。
- 诊断内膜功能性出血必须结合月经周期的长短、末次月经日期、刮宫日期镜下内膜腺体及间质改变进行综合分析。在不知道月经周期的长短、末次月经日期、刮宫日期的情况下，仅依据镜下形态改变，可能做出错误诊断。

第三节　药物和医源性因素对子宫内膜的影响

张祥盛　江庆萍　熊中堂　张建民

一、药物对子宫内膜的影响

【概述】

- 外源性激素类药物是妇科的常用药，用于多种情况，如治疗不孕症、异常子宫出血、子宫内膜异位症、子宫内膜增生甚至子宫内膜癌及乳腺癌，以及围绝经期或绝经后激素替代疗法等。

- 外源性激素类药物种类繁多，各类药物的成分不尽相同，使用剂量和使用时间长短也不同，可引起内膜多种多样且形态复杂的变化。
- 临床医师常在使用激素治疗的情况下刮宫，以评价子宫内膜对药物的反应，所以病理医师只有准确掌握不同激素治疗下子宫内膜的形态变化，方能对送检内膜做出准确判断，指导临床用药及判断预后。

（一）雌激素对子宫内膜的影响

• 雌激素虽然能缓解女性由围绝经期、绝经早期或卵巢早衰导致的雌激素水平下降而产生的一些相关不适症状，但单独应用会刺激子宫内膜增殖，长期应用存在导致子宫内膜增生症甚至非典型增生及子宫内膜样癌的风险。后者绝大多数为 FIGO 分期 1 期和浅表浸润，但高级别癌也可出现。

• 在治疗中使用孕激素，雌激素的作用受拮抗，可以保护子宫内膜，降低子宫内膜发生增殖及癌变的风险。

• 无对抗的雌激素会引起子宫内膜增生，其改变的多样化取决于用药的剂量和持续时间。

• 常见的模式为增生期改变，腺体呈小管状到曲折状，间质丰富。有些可类似无排卵周期内膜改变，甚至可伴有内膜崩解和出血。

• 一些与雌激素相关的内膜改变，如鳞状化生和纤毛化生也会发生。

• 持续应用雌激素较长时间可导致紊乱性增生和子宫内膜增殖症等。

• 随着应用时间的延长，非典型增生和腺癌发生的危险增高。子宫内膜腺癌患者通常至少使用了 2 年无对抗的雌激素。使用 10 年或更长时间的患者，癌变的发生风险更高。

（二）孕激素对子宫内膜的影响

• 随着生育要求的增加和生活质量的提高，大剂量孕激素治疗更频繁地被应用于临床，如治疗不孕症、子宫内膜增殖症不伴非典型增生、子宫内膜非典型增生和限于内膜的高分化低级别癌等，所以掌握孕激素治疗后的子宫内膜改变对正确诊断非常有必要。

• 孕激素类药物，如醋酸羟孕酮和醋酸炔诺酮，既可抑制排卵和子宫内膜生长，也可导致内膜分泌性成熟和孕酮撤退性出血，有内科性"刮宫"的功效。因此，孕激素对处理排卵紊乱特别有帮助，如用于不规则、非周期性内膜生长导致的不规则出血。

• 孕激素与雌激素联合应用是口服避孕药的基础，多数口服避孕药由少量的这两种激素组成。

• 孕激素对内膜的作用是复杂的，其效应可分为三种模式：蜕膜样模式、分泌模式和萎缩模式（表 1-1-3-1）。

• 长期使用孕激素可使内膜腺体萎缩，长期高剂量使用可使间质保持蜕膜样外观。罕见的病例甚可出现令人惊讶且易混淆的增殖和假肉瘤样外观，间质富含细胞，细胞和核大小不一，核深染，核仁增大。

• 间质还可出现一些其他改变，其中一种为偶可见增大的间质细胞簇集，使蜕膜样细胞的外观呈上皮细胞样，其间为水肿或黏液样变区。

• 蜕膜样间质细胞也可出现核偏位和胞质空泡化，类似转移癌的印戒细胞，但核无显著非典型性。

• 有些使用孕激素的病例，间质可有淋巴细胞或中性粒细胞浸润，类似子宫内膜炎。长期使用孕激素的患者，内膜间质中可有中等量的大颗粒淋巴细胞和单核细胞，但缺乏浆细胞，这与慢性子宫内膜炎不同。

• 良性增生期过长患者短期应用孕激素可以诱

表 1-1-3-1　孕激素效应的内膜形态学特征

蜕膜样模式
内膜增厚、量多，常可呈息肉样 　腺体分泌活动显著 　间质蜕膜样变，有淋巴细胞浸润 　血管扩张
分泌模式 　内膜量中等或少 　分泌性腺体轻度曲折，被覆柱状细胞 　间质细胞为前蜕膜细胞样（较胖而圆） 　血管扩张
萎缩模式 　内膜量少 　腺体小且萎缩，不盘曲 　间质量不等，间质细胞可从较胖到梭形

导内膜腺体向分泌方向改变和间质蜕膜样变,类似正常分泌期子宫内膜。持续用药,内膜腺体对孕激素的敏感性降低,出现萎缩,数量进行性减少;间质出现蜕膜样变,呈分泌反应不同步改变(图1-1-3-1)。继而间质也变得稀疏、萎缩,内膜呈萎缩状态(图1-1-3-2)。

- 非典型增生或低级别癌在孕激素治疗后的早期改变:结构上依然保持复杂性,但腺体与间质之比降低,腺上皮细胞减少,核分裂象减少或缺失,细胞非典型性降低(核质比降低、核变圆、染色质均匀、胞质丰富红染),并且出现分泌改变、多种化生(如黏液性化生、嗜酸性化生、桑葚样化生)和囊状扩张(图1-1-3-3,1-1-3-4)。

- 结构复杂性降低比细胞非典型性降低出现得晚。随着治疗的持续进行,内膜腺体和间质出现分泌反应不同步改变,继而萎缩(图1-1-3-5~1-1-3-10)。少数情况下,持续孕激素治疗可引起内膜腺体的过度分泌现象(图1-1-3-11)。

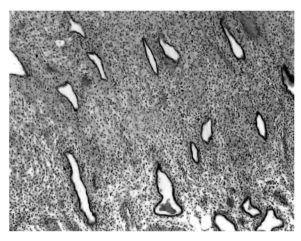

图1-1-3-1 孕激素作用下,腺体萎缩,间质蜕膜样变

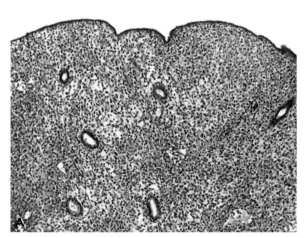

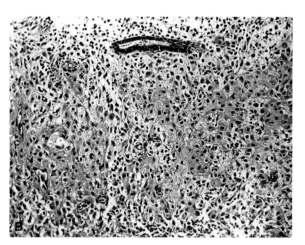

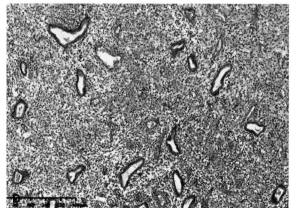

图1-1-3-2 持续孕激素治疗,图A和图B来自同一患者,图C和图D来自另一患者。A.内膜腺体和间质呈萎缩状态。B.腺体呈间隙状。C.内膜腺体和间质蜕膜样变。D.腺体内衬上皮细胞呈扁平及低立方状

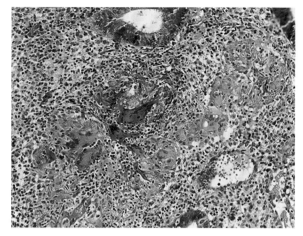

图 1-1-3-3　持续孕激素治疗，内膜腺体和间质呈萎缩状态

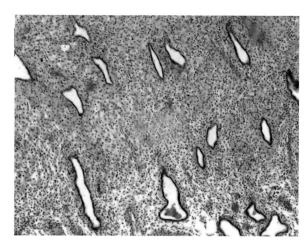

图 1-1-3-6　持续孕激素治疗，内膜腺体和间质蜕膜样变

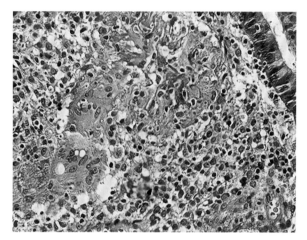

图 1-1-3-4　持续孕激素治疗，内膜腺体和间质呈萎缩状态

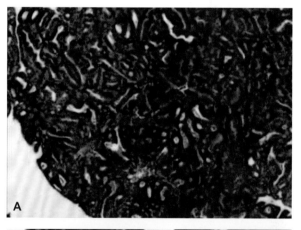

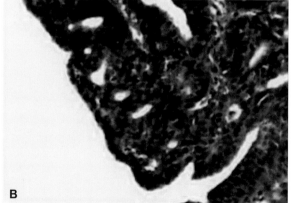

图 1-1-3-7　子宫内膜样癌孕激素治疗前后。A. 治疗前，低倍镜下可见子宫内膜结构复杂，腺体拥挤，呈筛孔状。B. 治疗前，核复层排列，核质比增高

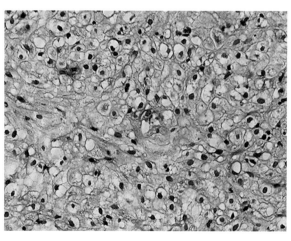

图 1-1-3-5　持续孕激素治疗，内膜间质蜕膜样变

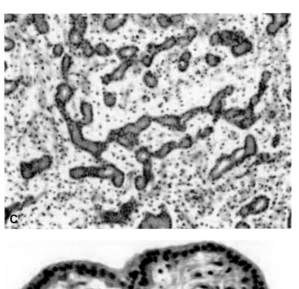

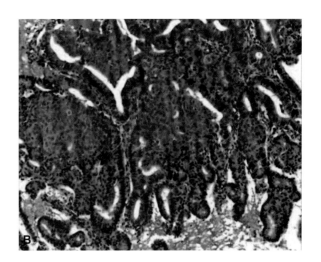

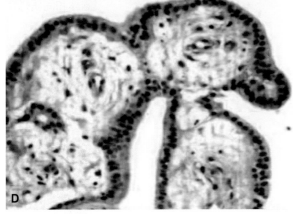

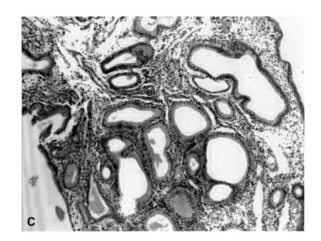

图 1-1-3-7（续） 子宫内膜样癌孕激素治疗前后。C. 治疗后，低倍镜下可见腺体密度降低，腺体间距增宽。D. 治疗后，高倍镜下可见核单层排列，体积小，核质比降低

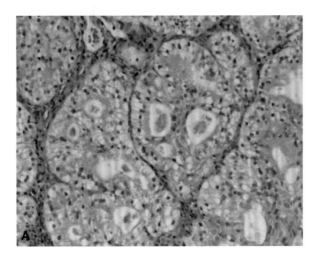

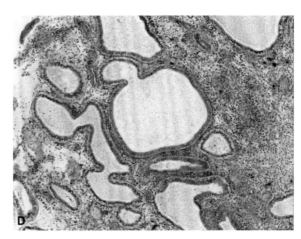

图 1-1-3-8 孕激素治疗后的改变。A. 腺体分泌反应

图 1-1-3-8（续） 孕激素治疗后的改变。B. 腺体桑葚样化生。C. 黏液性化生。D. 腺体囊状扩张

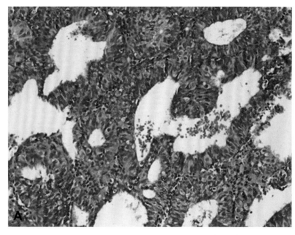

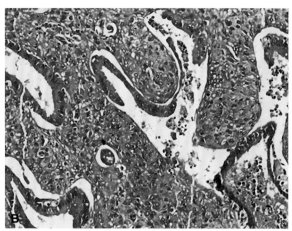

图 1-1-3-9 子宫内膜上皮癌治疗前后。A.孕激素治疗前。B.孕激素治疗 2 个月后

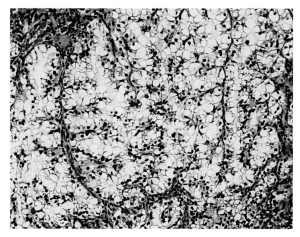

图 1-1-3-10 患者 36 岁，结婚 11 年未孕，子宫内膜呈良性增生状态，孕激素治疗后内膜腺体过度分泌

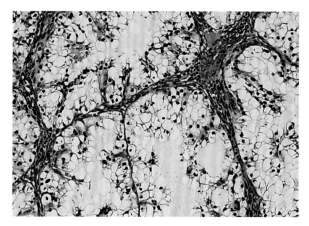

图 1-1-3-11 与图 1-1-3-10 为同一患者，孕激素治疗后内膜腺体过度分泌

（三）联合应用雌孕激素对子宫内膜的影响

• 联合应用雌孕激素主要用于治疗青春期或育龄期女性体内激素水平较低，避孕以及缓解老年女性的绝经期症状。

• 一种方案为周期性或序贯性应用雌孕激素，人工模拟月经周期，在周期的前半段使用雌激素，后半段加用孕激素，停药 3~5 天后出现撤退性出血。此方案已被弃用多年。

• 另一种方案为复合性应用雌孕激素，是目前最常用的方案，即在每个周期中联合使用 21 天固定剂量的雌激素和孕激素，间隔 7~8 天。

• 在雌孕激素的联合作用下，内膜呈增生性和分泌性：腺体小而狭窄，类似增生早期内膜腺体，但上皮细胞呈立方状而非柱状，核分裂象罕见，可见类似分泌早期的核下空泡；表面上皮下可见增生的薄壁小血管（图 1-1-3-12）。

• 间质水肿，可出现蜕膜样变，且随着用药时间的延长，趋于明显，但蜕膜样变一般在螺旋小动脉不明显（图 1-1-3-13）。

• 因所用制剂的雌孕激素含量、使用时间，刮宫时间，以及患者身体基础内分泌条件的不同，内膜表现有所差异。

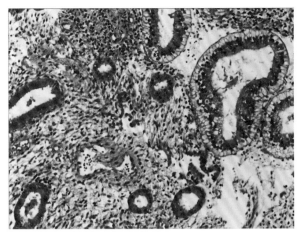

图 1-1-3-12 雌孕激素联合作用下的内膜改变。腺体变小，并可见核下空泡；间质内可见薄壁小血管

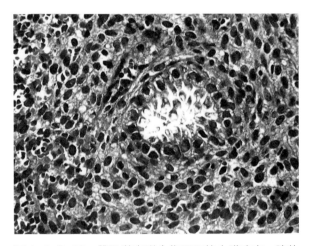

图 1-1-3-13 雌孕激素联合作用下的内膜改变。腺体内衬细胞萎缩，间质出现弱蜕膜样变

（四）其他药物对子宫内膜的影响

1. 他莫昔芬

- 他莫昔芬（tamoxifen）是非激素类三苯乙烯复合物，又称三苯氧胺，是一种用于预防和治疗乳腺癌的抗雌激素药物，为选择性雌激素受体调节剂，通过雌激素受体发挥其调节作用。内膜改变取决于用药剂量、药物使用时间，以及患者的月经状态。

- 他莫昔芬既可为雌激素的对抗剂，又可为雌激素的增效剂。当体内雌激素水平较高时，如育

龄期女性，该药可产生抗雌激素作用；当体内雌激素水平较低时，如绝经后女性，该药可发挥雌激素增效作用，对子宫内膜产生异常的弱雌激素刺激作用（图 1-1-3-14~1-1-3-18）。大多数服用他莫昔芬的绝经后女性的子宫内膜呈萎缩改变，但少数长期服用者的子宫内膜可出现不同程度的增生（图 1-1-3-19）。

- 无症状的绝经期女性使用他莫昔芬后，最常见的内膜改变为萎缩。

- 经他莫昔芬治疗后接受孕激素治疗的患者，内膜可呈蜕膜样变。

- 无论是子宫内膜增殖症还是子宫内膜腺癌，都偶可发生于他莫昔芬治疗者，腺癌多为高分化和低级别，但也有高级别者。

- 该药可引起子宫内膜息肉甚至子宫内膜癌（FIGO Ⅰ期），他莫昔芬组癌变的风险比对照组

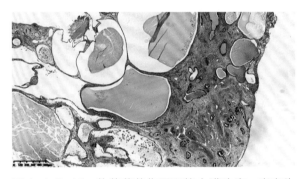

图 1-1-3-14 他莫昔芬作用下的内膜改变。患者为绝经后女性，体内雌激素水平较低，内膜腺体呈囊状扩张，间质稀少，未扩张的腺体体积变小，呈萎缩状态

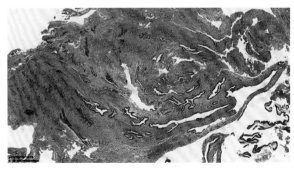

图 1-1-3-15 他莫昔芬作用下的内膜改变。患者为绝经后女性，体内雌激素水平较低，内膜腺体呈间隙状，间质稀少

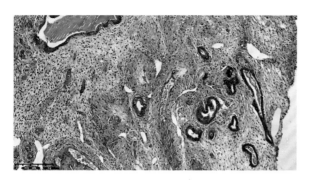

图 1-1-3-16 他莫昔芬作用下的内膜改变。患者为绝经后女性，体内雌激素水平较低，腺体呈弱增生状态，间质细胞胞质透明，似蜕膜前改变

的高 2.5 倍。

• 子宫内膜息肉是使用他莫昔芬的患者最常见的病变之一。息肉常较大，多发，也可复发，间质黏液样变或水肿，偶有间质蜕膜样变；腺体长轴常与息肉长轴平行且可呈鹿角形，多为轻度增生状态，腺上皮可发生多种化生，特别是黏液性化生和透明细胞化生，偶可有灶性分泌改变，腺体周围间质细胞密度可增高，如同形成层。一些息肉腺体显著增生，一些息肉腺体囊状扩张伴局灶非典型性，少数息肉甚至可发生非典型增生和腺癌（图 1-1-3-20）。

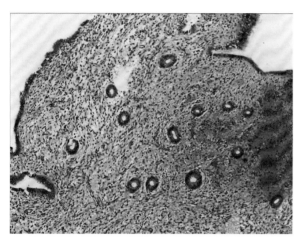

图 1-1-3-17 他莫昔芬作用下的内膜改变。患者体内雌激素水平较低，腺体呈弱增生状态

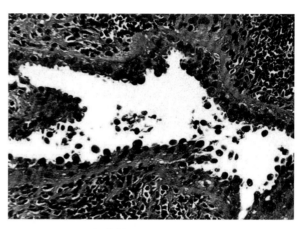

图 1-1-3-19 他莫昔芬作用下的内膜改变。子宫内膜呈增生状态

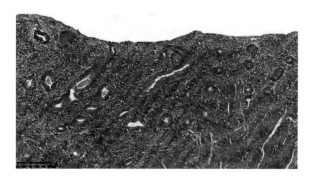

图 1-1-3-18 他莫昔芬作用下的内膜改变。患者体内雌激素水平较低，内膜呈弱增生状态

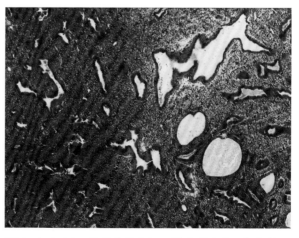

图 1-1-3-20 他莫昔芬作用下的内膜改变。长期接受他莫昔芬治疗的女性，内膜有息肉形成

2. 雷洛昔芬

- 雷洛昔芬（raloxifene）也是一种选择性雌激素受体调节剂，作为一种较新的雌激素拮抗剂用于乳腺癌的治疗，也用于绝经后女性骨质疏松的预防。
- 雷洛昔芬是一种较纯的雌激素拮抗剂，无他莫昔芬的弱雌激素增效作用。
- 用药后内膜通常为萎缩状态，似不增加内膜病理改变，子宫内膜增殖症和子宫内膜癌的发生率未见增高，但有发生子宫内膜息肉的报道。

3. 米非司酮

- 米非司酮（mifepristone）是一种与内膜中孕激素受体有高亲和力的抗孕激素药。大剂量时可用于终止早孕，低剂量可用于避孕。长期大剂量可用于治疗子宫肌瘤和子宫内膜异位症。
- 米非司酮可抑制内膜腺体的分泌活性，伴内膜腺体退变和血管改变。间质改变多样，有研究报道间质仍较致密且有核分裂活性。用药稍久可使内膜分泌期发育迟滞，内膜改变与黄体功能不足的内膜相似。
- 米非司酮也有刺激雄激素受体和拮抗雌激素并促进内膜生长的作用，因此对绝经后女性有弱孕激素作用。
- 长期大剂量用于治疗子宫肌瘤和子宫内膜异位症时，可使内膜增生，与无对抗雌激素作用时的内膜相似。

4. 枸橼酸氯米芬

- 枸橼酸氯米芬（clomiphene citrate）作为一种雌激素拮抗剂，可诱导排卵，既可用于治疗无排卵性不孕症，也可用于治疗黄体功能不足。但它与他莫昔芬一样既有抗雌激素作用，又有弱雌激素增效作用。
- 目前认为该药可竞争性结合下丘脑的雌激素受体，引起卵泡刺激素（follicle-stimulating

hormone, FSH）和 LH 水平增高，诱发排卵。
- 用药后内膜改变较难评估，在诱导排卵周期的黄体期活检评估内膜发育，通常为正常发育的内膜分泌期模式，但有些病例的内膜显示明显的发育迟滞。

5. 达那唑

- 达那唑（danazol）是一种弱的雄激素，结构类似睾酮，其主要代谢产物乙炔基睾酮有弱孕酮作用。主要用于治疗子宫内膜增殖症和子宫内膜异位症，也可用于治疗月经过多。
- 达那唑抑制内膜生长，用药后的内膜改变类似孕激素治疗后的内膜，腺体显示不规则的弱分泌改变，腺体轻度曲折，核位于细胞基底，有些细胞存在胞质空泡，间质较富含细胞。
- 长期用药可致腺体萎缩、分泌活性降低或消失、间质血管扩张。偶可有显示增生活性与间质和腺体出现核分裂象的病例。

6. 促性腺激素释放激素激动剂

- 促性腺激素释放激素激动剂（gonadotropin-releasing hormone agonist）又称黄素化激素释放激素增效剂，用于腹腔镜手术前抑制内膜生长和术前减小平滑肌瘤大小。
- 对于体外受精和配子体移送输卵管的患者，为改善卵泡发育情况和防止在取卵前发生自发性 LH 高潮也可使用此类激素。
- 此类激素与孕激素联合使用有避孕作用。
- 用于抑制内膜生长时，此类激素可引起内膜显著萎缩。
- 如果与孕激素联合使用，则内膜显示分泌改变，符合孕激素作用。

7. 人绝经期促性腺激素和人绒毛膜促性腺激素

- 人绝经期促性腺激素（human menopausal gonadotropin, HMG）包括 FSH 和 LH，用于诱

发排卵和治疗无排卵性不孕症，如多囊卵巢综合征。

• 人绒毛膜促性腺激素（human chorionic gonadotropin, hCG）的结构及生物学特征与LH类似，用于刺激排卵和改善伴排卵的月经中期LH高潮。

• HMG与hCG常联合使用，亦可与枸橼酸氯米芬联合应用诱发排卵。

• HMG与hCG对内膜的作用在形态学上很难界定。有些研究认为HMG/hCG可使内膜发育推迟2天以上，使内膜发育阶段不适当，内膜改变类似黄体功能不足；有些研究提示内膜发育提前，分泌改变较同期更明显，腺体与间质不同步或腺体发育正常。

二、医源性因素对子宫内膜的影响

（一）子宫腔粘连综合征

【概述】

• 子宫腔粘连综合征（Asherman syndrome）是指由于增生的瘢痕组织部分或全部占据子宫腔而发生的子宫腔内粘连。

• 与外伤破坏了子宫内膜基底层后的继发性炎症有关（如诊刮后继发炎症），尤其是在过期流产、产褥期刮宫、腹腔镜子宫肌瘤摘除、剖宫产及双角子宫和间隔子宫切除后。

【临床表现】

• 常引起月经失调（62%）和不孕症（43%）。
• 子宫内膜结核是最常见的原因。

【病理改变】

• 子宫刮出物往往是纤维肌性组织碎片，有些呈纤维化或玻璃样变性，偶有萎缩的内膜腺体。没有特异性。

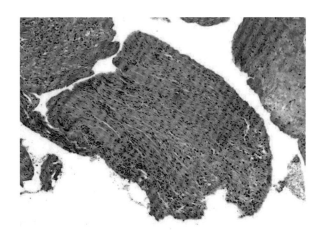

图 1-1-3-21　剖宫产后的瘢痕子宫粘连带

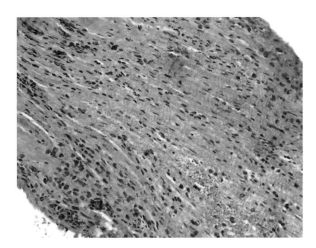

图 1-1-3-22　剖宫产后的瘢痕子宫粘连带

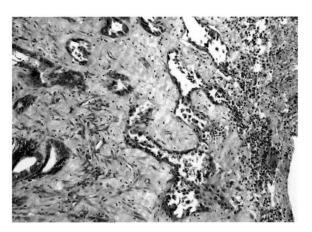

图 1-1-3-23　子宫内膜纤维化

• 在切除的子宫标本中，偶可见子宫内膜广泛纤维化，并填塞子宫腔（图1-1-3-21~1-1-3-23）。
• 病变较轻且发生妊娠时，胎盘粘连甚至胎盘植入均是常见的并发症。

（二）放射治疗后子宫内膜的改变

【概述】

· 若子宫颈癌或盆腔肿瘤患者接受放射治疗（简称放疗），卵巢功能可有不同程度的损坏，导致子宫内膜常呈萎缩状态等形态学改变，称放射治疗后子宫内膜的改变（post radiotherapy endometrial changes radiation effect）。

【病理改变】

· 由于放疗的剂量、应用方式及放疗后标本获取时间的不同，内膜的形态学改变差别很大。

· 放疗 1~2 个月后，内膜腺体和表面上皮细胞的胞核大小不一且形状不规则，核可有非典型性，腺体轮廓不规则，也可发生嗜酸性合体细胞改变（图 1-1-3-24）。间质可见奇异核细胞、中性粒细胞和组织细胞浸润。

· 在放疗 6 周后获取的标本中，可见硬化和玻璃样变性。如果在子宫腔内局部放疗，则损伤较重，子宫内膜和浅肌层可见坏死，而后发生纤维化和玻璃样变性，酷似瘢痕。

· 当腺体或表面上皮出现非典型性核，间质内出现具有奇异核的细胞时，要注意与癌相鉴别。放疗后，细胞核的染色质常模糊、有退行性变、

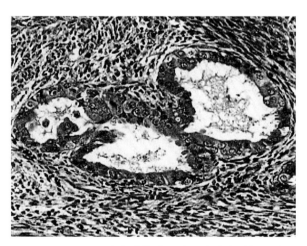

图 1-1-3-24 子宫内膜放疗反应。腺体内衬细胞的胞质内可见空泡，胞核增大，呈非典型性

缺乏核分裂象，腺体也不出现复杂的结构或筛状排列、腺体无紊乱性增生及分布不密集等表现，可与癌相鉴别。

（三）子宫腔内放置 IUD 引起的内膜改变

· 不同放置 IUD 的子宫内膜改变不同。

· 接触部位可见子宫内膜局部受压，子宫内膜受压的表现也有差别，从内膜表面呈轻微的锯齿状到内膜几乎被穿透，甚至内膜被肌层深度植入。少数情况下，在 IUD 接触部位的附近，纤维母细胞增生过度并包裹 IUD。

· IUD 接触部位的表面上皮也可显示非典型性特点，伴有细胞极性丧失及核增大和多形性。偶可见到表面上皮鳞状化生及靴钉样细胞。间质可见局部水肿和血管扩张。

· IUD 对子宫内膜最重要的作用是引起炎症，尤其是含铜的 IUD，在 IUD 接触部位附近的表浅子宫内膜间质中，常可以见到少数局灶散在的中性粒细胞。此外，腺腔内也可见到炎性改变，这很可能是 IUD 刺激的结果而非感染。

· 少见的比较广泛而严重的炎性改变则为感染，表现为急性或慢性子宫内膜炎，伴有间质中性粒细胞、浆细胞和淋巴细胞浸润，腺腔内有脓液，以及激素周期性反应受到抑制，少数患者出现间质弱蜕膜反应（图 1-1-3-25，1-1-3-26）。

· 目前使用的 IUD 多含激素，IUD 中激素对内膜的影响与上述激素的影响类似。

· 衣氏放线菌（Actinomyces israelii）感染与应用 IUD 有关，85% 的布氏放线菌感染发生在 IUD 应用 3 年或 3 年以上时。布氏放线菌是一种生长缓慢的丝状革兰氏阳性厌氧菌。正常情况下，在下生殖道不会见到这种放线菌。

· 当在子宫颈涂片或刮宫标本中见到放线菌时，半数的女性缺乏症状。刮出物的组织学检查显示密集缠绕的革兰氏阳性菌丝，通常伴有某种

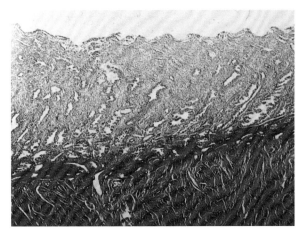

图 1-1-3-25　子宫腔内放置 IUD。非特异性改变

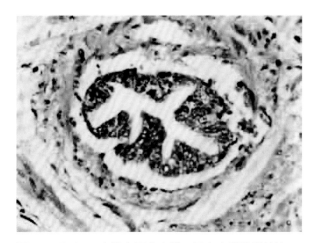

图 1-1-3-27　血管内子宫内膜。子宫内膜腺样结构

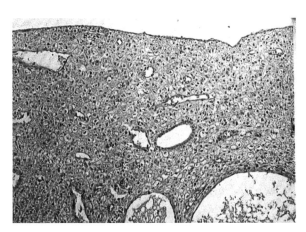

图 1-1-3-26　子宫腔内放置 IUD。弱蜕膜反应

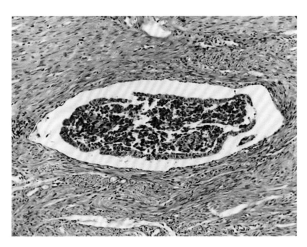

图 1-1-3-28　血管内子宫内膜。周围为上皮，上皮下类似子宫内膜间质

程度的子宫内膜炎及密集的中性粒细胞浸润。如果存在硫黄颗粒，则出现在窦道的脓液内。感染可进展为盆腔放线菌病。

典型性，游离在管腔内，结合病史及免疫组化染色进行综合分析有助于鉴别两者。

（四）血管内子宫内膜

• 血管内子宫内膜（intravascular endometrial）罕见，主要见于子宫全切的标本，常伴有子宫内膜异位症，镜检在子宫旁组织或月经期的子宫内膜血管内可见到小片状子宫内膜上皮或融合的间质细胞（图 1-1-3-27，1-1-3-28）。

• 免疫组化检测，血管内的上皮和间质细胞呈 vimentin 和上皮性标志物阳性。主要与血管内子宫内膜癌栓相鉴别，血管内子宫内膜细胞缺乏非

（五）热疗后子宫内膜的改变

• 热疗后子宫内膜的改变（postablation thermal endometrial changes）是指应用透热疗法或激光气化治疗子宫内膜病变引起的炎症反应。随着子宫内膜切除术的广泛使用，使用透热疗法或激光气化的子宫内膜标本逐年增加。

• 热疗可使腺体变形，腺细胞核拉长，有一定极性（图 1-1-3-29）。由于术后间隔时间的不同，病理变化差异很大。

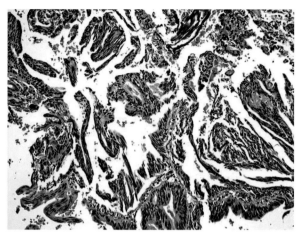

图 1-1-3-29 热疗后子宫内膜的改变。腺体变形,有一定极性

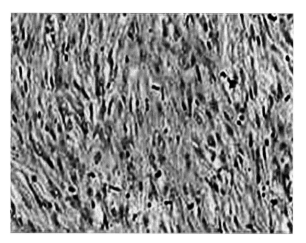

图 1-1-3-30 手术后梭形细胞结节

- 术后 3 个月内,可见消融区下部的子宫内膜和浅表肌层存在不同程度的坏死。
- 术后 6 个月,可见肉芽肿反应和纤维化,肉芽肿性炎症可表现为异物巨细胞围绕组织碎片,或分化不充分且难以与感染起源相鉴别的肉芽肿。
- 1 年后,可见瘢痕组织。
- 术后 2 个月 ~ 2 年,约半数患者发生子宫腔内部分或完全粘连,后者子宫腔消失。

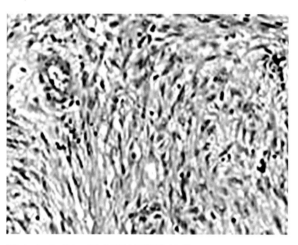

图 1-1-3-31 手术后梭形细胞结节

(六)手术后梭形细胞结节

- 手术后梭形细胞结节(postoperative spindle cell nodule)是手术后的一种纤维母细胞 / 肌纤维母细胞性增生,多发生于成年人,两性均可发生,通常发生于泌尿生殖道和下生殖道手术后不久(5 周 ~ 3 个月),子宫内膜手术后的梭形细胞结节罕见,但是随着腹腔镜子宫肌瘤剔除术的广泛应用会逐渐增多。
- 巨检包块最大者可达数厘米(范围为 0.4~3.0 cm),表面呈灰红色,质脆,易出血。
- 镜下主要由增生的纤维母细胞 / 肌纤维母细胞组成,可见许多核分裂象,间质内可见水肿、外渗的红细胞和程度不一的炎症细胞浸润(图 1-1-3-30,1-1-3-31)。

- 免疫组化检测,呈低分子 CK、actin、vimentin、desmin 阳性,EMA 阴性。由于细胞缺乏非典型性,核分裂象少见,病变局限且患者有手术史,可与纤维肉瘤、平滑肌肉瘤等相鉴别。

精粹与陷阱

- 外源性激素的应用会对子宫内膜的形态产生影响,因此在诊断无明显器质性病变的功能失调性子宫内膜出血时,一定要了解患者是否有激素类药物使用史。

　　•对应用孕激素治疗子宫内膜增殖症的病例进行定期活检判断疗效时，一定要与使用激素前的内膜做对比。

　　•诊断放疗后和热疗后的子宫内膜时，

只有了解活检与治疗的具体间隔时间，才能较准确地做出诊断。

　　•血管内子宫内膜可见于无显著病变的子宫切除标本，其发生机制尚不清楚。

第四节　子宫内膜化生性改变

张祥盛　张建民　江庆萍　熊中堂

【概述】

　　•化生是指一种分化成熟的细胞被另一种分化成熟的细胞所取代的过程，但在子宫内膜腺上皮，此术语引起了争议。因为内膜腺上皮的许多"化生"并不符合此定义，譬如合体细胞化生、透明细胞化生、嗜酸性化生等，它们实际上是由各种刺激，如激素、异常出血、药物、增生过长以及肿瘤等引起的退行性、分泌性或修复性改变，不同于正常子宫内膜腺体，也不产生分化成熟（正常）的细胞类型。

　　•许多研究者提出用"改变""分化"等名词代替"化生"，虽然习惯上依然称为"化生"，但使用"改变"的也不少见。

　　•化生或细胞分化的改变大多起源于异常内膜，如子宫内膜异常出血、子宫内膜炎、子宫内膜息肉、子宫内膜增殖症、子宫内膜非典型增生过长或癌变。此外，雌激素水平增高或孕激素治疗也常出现各种化生性改变。

　　•Hendrickson 将化生分为上皮性化生、间叶化生和神经胶质化生。

　　•有研究者将化生分为上皮性化生及相关病变和非上皮化生及相关病变。在 WHO2014 年发布的分类中，上皮性化生包括乳头状合体细胞化生、嗜酸性化生、纤毛细胞化生、黏液性化生、鳞状化生、分泌性化生（核上下出现空泡）和乳头状增生。

　　•间质化生性改变比较少见，但可能被误诊为恶性病变，从而造成过度治疗。

　　•同一标本中可同时存在数种化生类型。

　　•子宫内膜化生性改变，有时可有核的反应性非典型性和（或）腺样结构的复杂性，如不熟悉则可能误诊为子宫内膜腺癌和癌前病变。不仅如此，子宫内膜腺癌和癌前病变也可伴化生性改变。

　　•子宫内膜化生常反映无对抗性雌激素刺激，如鳞状化生和纤毛化生，可伴子宫内膜增殖症或子宫内膜腺癌。

　　•关于子宫内膜化生与子宫内膜癌的关系尚未明确。郭丽娜在 2001 年报道，大约 50% 的子宫内膜癌和癌周的子宫内膜伴有不同程度的上皮性化生。有研究者观察到子宫内膜也存在化生 – 增生 – 癌的移行现象。

　　•重要的是，要识别各种子宫内膜化生性改变和确定是否伴子宫内膜增殖症，因为这些化生就其本身而言，并无进展为肿瘤的可能。

一、上皮性化生（改变）

（一）鳞状化生

- 鳞状化生（squamous metaplasia）的形态一般表现为良性，但也可以表现为恶性。鳞状化生常见于子宫内膜增殖症或子宫内膜腺癌等病例，而很少见于正常子宫内膜。

- 鳞状化生主要见于绝经期女性、接受雌激素治疗的患者及患有多囊卵巢综合征的雌激素水平过高者，也可见于存在机械刺激、慢性炎症和维生素 A 缺乏的患者以及接受孕激素治疗的患者。

- 鳞状化生主要有 2 种表现形式：桑葚样鳞状化生及成熟型鳞状化生。其中，桑葚样鳞状化生更多见。

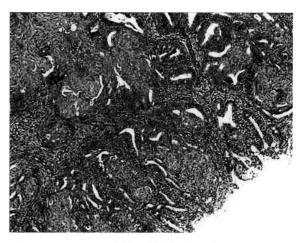

图 1-1-4-1　子宫内膜桑葚样鳞状化生。小而圆的、境界清晰的卵圆形和梭形细胞聚集，可位于腺腔中央（由柱状上皮生成），也可以位于腺体间（由储备细胞生成）

1. 桑葚样鳞状化生

- 桑葚样鳞状化生常见于子宫内膜增殖时，表现为圆形的上皮细胞巢团，细胞呈圆形或梭形，大小和形态较一致，胞质中等量，呈嗜酸性，胞界不清，核无多形性，核分裂象罕见或无，无角化物质形成，也无明确的细胞间桥。

- 桑葚样鳞状化生结构通常与腺体上皮相连，突入腺腔中，并且常常充满腺腔，宛似实性巢团。腺腔中的桑葚样鳞状化生细胞与腺上皮桥接可形成一些圆形间隙，易被误认为腺癌的筛状结构。

- 有时邻近腺体的桑葚样鳞状化生相互融合，呈实性片块状，可被误认为实性癌。

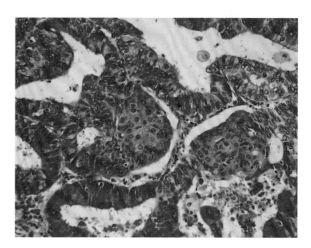

图 1-1-4-2　鳞状化生。化生的鳞状上皮呈桑葚样

- 比较大的桑葚样鳞状化生结构会因缺血出现中央坏死。有时其中混杂有筛状增生的腺体，可被误认为腺癌（图 1-1-4-1~1-1-4-5），而实际上这些改变并无病理意义。

- 一般决定病变性质（子宫内膜增殖症或子宫内膜腺癌）的不是桑葚样鳞状化生，而是腺体成分，桑葚样鳞状化生偶可见于正常内膜和紊乱性增生的内膜。

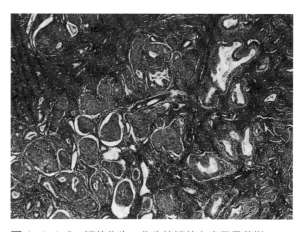

图 1-1-4-3　鳞状化生。化生的鳞状上皮呈桑葚样

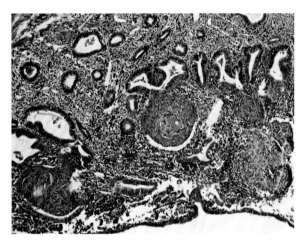

图 1-1-4-4 鳞状化生。化生的鳞状上皮呈桑葚样

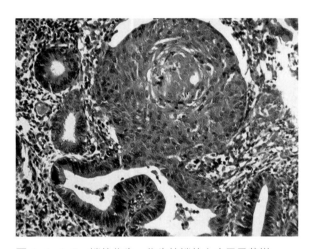

图 1-1-4-5 鳞状化生。化生的鳞状上皮呈桑葚样

• 肉芽肿有时可与桑葚样鳞状化生相混淆，但前者常有多核巨细胞，且周围有淋巴细胞围绕，而后者多伴增殖性或恶性腺性病变，必要时可通过 CK 等免疫组化染色区别两者。

• 大部分研究者认为桑葚样化生为不成熟鳞状化生，但也有很多研究者提出异议，因其在免疫组化上虽然表达 CK，但并不表达 EMA 以及鳞状上皮标志物 p63，且特异性表达 β-catenin，并表达 CDX2 和 CD10，而 ER 和 PR 表达缺失（图 1-1-4-6，1-1-4-7）。

• 有研究者提出桑葚样化生与鳞状化生是两个独立的过程，桑葚样化生代表功能上的惰性成分，与 wnt 信号通路相关。桑葚样化生常与非对抗性雌激素相关，也可与孕激素治疗有关。

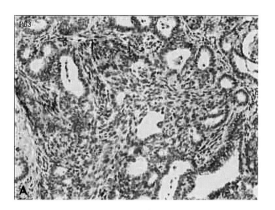

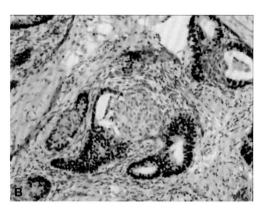

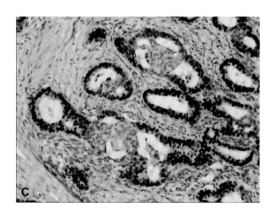

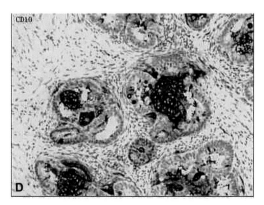

图 1-1-4-6 子宫内膜桑葚样化生的免疫组化染色。A. p63 呈阴性。B. PR 呈阴性。C. ER 呈阴性。D. CD10 呈阳性

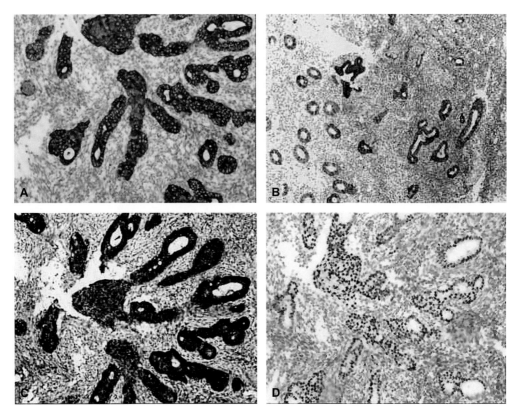

图 1-1-4-7 子宫内膜桑葚样化生的免疫组化染色。A. CK 呈阳性。B. EMA 呈阴性。C. β-catenin 呈阳性。D. CDX2 呈阳性

2. 成熟型鳞状化生

• 成熟型鳞状化生的表现为细胞境界清楚，胞质可较丰富，呈嗜酸性，可出现角化及细胞间桥，无明显核非典型性，类似正常的鳞状上皮。这种成熟型鳞状化生可与桑葚样鳞状化生混合存在。

• 这种类型的化生在子宫内膜少见，多为良性、非癌的鳞状分化。可以是局灶性的，也可以是弥漫性的（子宫鱼鳞癣），是身体对慢性刺激性情况的反应，如慢性子宫内膜炎（结核、积脓等）、子宫颈阻塞等（图 1-1-4-8~1-1-4-12）。

• 子宫内膜样腺癌中出现这种类型化生的情况并不少见，而且这种类型化生可发展为鳞状细胞桑葚样化生。

• 在极少数情况中，成熟化生的鳞状细胞团中心发生坏死或旺炽性增生（旺炽性鳞状化生）（图 1-1-4-13，1-1-4-14）。

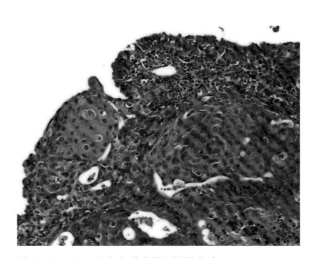

图 1-1-4-8 子宫内膜成熟型鳞状化生

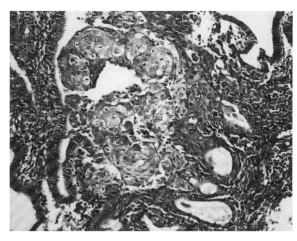

图 1-1-4-9 子宫内膜成熟型鳞状化生。化生的鳞状上皮明显角化

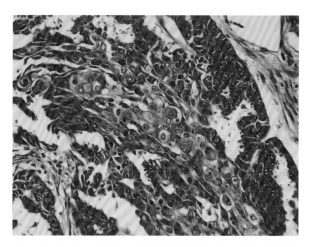

图 1-1-4-12 子宫内膜成熟型鳞状化生。化生的鳞状上皮明显角化

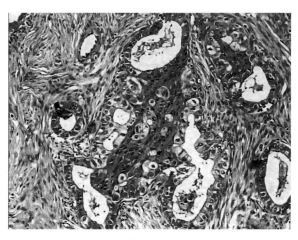

图 1-1-4-10 子宫内膜成熟型鳞状化生。化生的鳞状上皮散在单个细胞角化

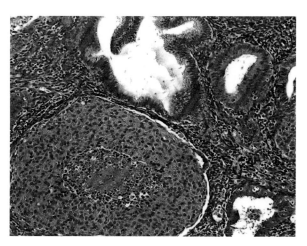

图 1-1-4-13 鳞状化生伴坏死。化生的鳞状细胞团中心有凝固性坏死

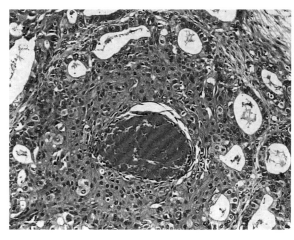

图 1-1-4-11 子宫内膜成熟型鳞状化生。化生的鳞状上皮明显角化

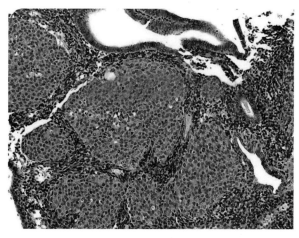

图 1-1-4-14 旺炽性鳞状化生。化生的鳞状上皮细胞酷似基底或副基底细胞，呈团块状分布

（二）纤毛细胞化生（改变）

· 纤毛细胞化生（ciliated cell metaplasia）或称输卵管上皮化生（tubal metaplasia）并不是真正意义上的化生，正常情况下，增生期的子宫内膜表面上皮存在纤毛细胞。

· 在无对抗的雌激素刺激下的子宫内膜腺上皮、子宫内膜增殖症或子宫内膜癌，都会出现纤毛细胞（图 1-1-4-15~1-1-4-19），在绝经后萎缩的内膜、子宫内膜息肉和子宫内膜异位症中，也常见纤毛细胞。

· 纤毛细胞化生也可以与其他类型的化生同时存在。

· 只有当纤毛细胞在非纤毛细胞间簇集时，才可诊断为纤毛细胞化生。纤毛细胞化生可累及表面被覆上皮，也可见于腺上皮。化生细胞呈柱状，细胞游离端有清晰的成簇纤毛，细胞质较丰富，呈淡染到轻度嗜酸性，有些细胞核周胞质透明，腔缘纤毛基底部有一层薄的致密的胞质，胞核呈卵圆形或圆形，可呈单层或复层排列，染色质均匀，常有小核仁，一般无核分裂象。化生的纤毛细胞核可变圆且稍增大，不应视为非典型增生。

· 化生的纤毛细胞呈 p16 阳性，而分泌细胞呈 Bcl-2 和 PAX2 阳性、p16 阴性（图 1-1-4-20）。

· 纤毛细胞化生的纤毛应与腺腔内稀疏分泌物黏附于腺上皮细胞表面的情况相区别，后者疏密不一，长度也不一致。

· 纤毛细胞化生常发生于一些结构异常和细胞轻度不典型的腺体，如这些腺体有增殖特征，并且范围超过 1 mm，应称为化生性增殖。

· 纤毛细胞化生可有结构和细胞非典型性（非典型增生伴纤毛细胞），需与纤毛细胞癌相鉴别。Simon 等在 2011 年报道，细胞呈非典型性的纤毛细胞化生显示低 p53 和 Ki-67 水平，与典型的纤毛细胞化生类似，不伴子宫内膜增殖症和癌两者的发生风险增高。

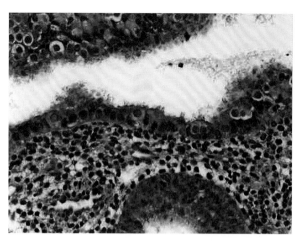

图 1-1-4-15　纤毛细胞化生。腺体内衬细胞表面可见明显纤毛

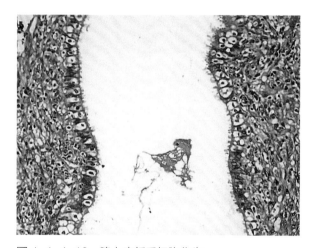

图 1-1-4-16　腺上皮纤毛细胞化生

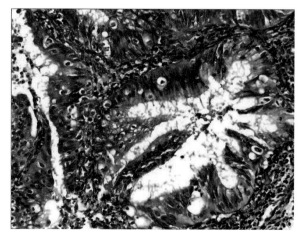

图 1-1-4-17　腺上皮纤毛细胞化生

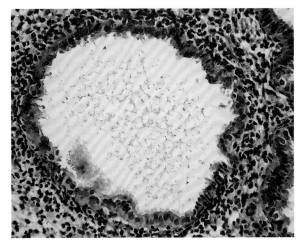

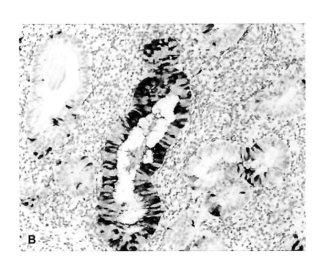

图 1-1-4-18 腺上皮纤毛细胞化生

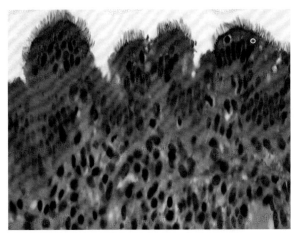

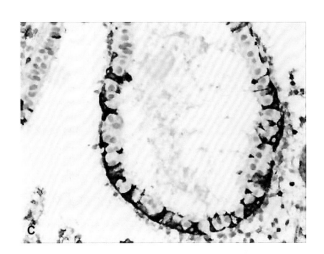

图 1-1-4-19 子宫内膜表面上皮纤毛细胞化生

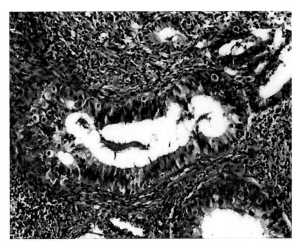

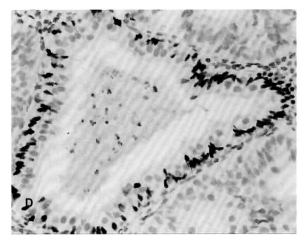

图 1-1-4-20 纤毛细胞化生，免疫组化染色。A. 纤毛细胞化生，HE 染色。

图 1-1-4-20（续）B. 纤毛细胞呈 p16 阳性。C. 分泌细胞呈 Bcl-2 阳性。D. 分泌细胞呈 PAX2 阳性

（三）乳头状合体细胞化生（改变）

· 乳头状合体细胞化生（改变）［papillary syncytial cell metaplasia (change)］恒定出现于异常出血的非生理性崩解内膜中，它其实是一种组织退变和修复再生的反应，而非化生。

· 这种改变也可出现于受到雌激素长期刺激的内膜、月经期内膜和梗死息肉表面。多位于子宫内膜表面上皮，但偶尔会在腺腔内，特别是近表面的腺体。

· 细胞簇集形成无纤维血管轴心的乳头状结构，所以称乳头状合体细胞改变。由于这种改变的细胞排列杂乱，胞质呈嗜酸性，细胞边界不清楚，相互融合，呈合体状，故又称嗜酸性合体性改变或嗜酸性表面上皮合体性变。

· 高倍镜下，常可见两种细胞，一种细胞的核染色过深，呈煤球样，核膜不整齐，为退变的核；另一种细胞的核增大，呈空泡状，有明显核仁，核膜平滑，为增生的修复反应性核，无或罕见核分裂象，无病理性核分裂象，细胞 Ki-67 增殖指数低，呈 Ki-67 阳性的细胞约占细胞总数的 1.3%（图 1-1-4-21~1-1-4-24）。偶可见反应性非典型性、靴钉样细胞外观和核分裂象，常可伴少量中性粒细胞聚集。

· 值得注意的是，在免疫组化表达上，因为缺血和 DNA 损伤，子宫内膜产生自我保护机制，常表达 p53 和 p16，而不表达 ER，易被误认为 EIC/浆液性癌。这种化生一般出现在出血或缺血的子宫内膜表面，细胞无明显非典型性，呈 p53 弱阳性，并且不是每一个细胞都表达 p53，Ki-67 增殖指数很低。EIC 细胞非典型性明显，呈 p53 强阳性，Ki-67 增殖指数高（图 1-1-4-25）。

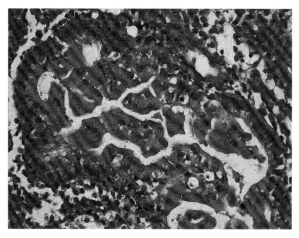

图 1-1-4-21　表面上皮乳头状合体细胞化生

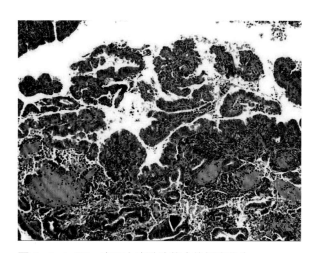

图 1-1-4-22　表面上皮乳头状合体细胞化生

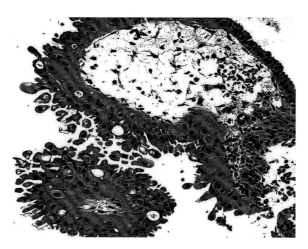

图 1-1-4-23　表面上皮乳头状合体细胞化生

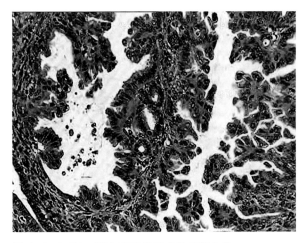

图 1-1-4-24　腺上皮乳头状合体细胞化生

附：乳头状增生

- 乳头状增生（papillary proliferation）是一种乳头状的子宫内膜非肿瘤性增生（Lehman 和 Hart，2001），患者平均年龄为 63 岁（23~82 岁），近 2/3 为绝经后女性，部分为激素治疗者。主要临床表现为异常阴道出血。
- 镜下表现为表面上皮或腺腔内出现乳头状结构，乳头有纤维血管轴心，被覆单层立方状和低柱状上皮细胞，无细胞非典型性。乳头状增生可分为 2 种类型：①表面上皮或腺体内有 1~2 个

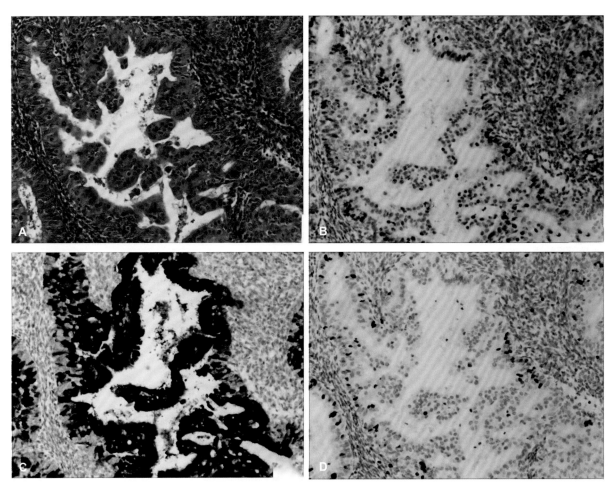

图 1-1-4-25　子宫内膜乳头状合体细胞化生。A. HE 染色。B. p53 呈阳性。C. p16 呈弥漫强阳性。D. Ki-67 增殖指数为 10%

病灶，乳头短且一般无分支（偶可有二级分支或脱落乳头）（图 1-1-4-26）；②病灶超过 3 个，或乳头状增生超过 50%，复杂性乳头状增生的乳头短或长，有二级或复杂分支。然而，在小标本中区分这两型通常是困难的。

• 免疫组化染色，乳头状增生的上皮细胞呈 ER 阳性、PR 阴性或弱阳性、p53 阴性、Ki-67 增殖指数低。

• 多数患者伴子宫内膜息肉，且乳头状增生常发生于息肉内。乳头状增生常伴化生性改变，最常见的是黏液性化生（图 1-1-4-27），也可有其他类型的化生，如纤毛细胞化生、嗜酸性化生、乳头状合体细胞化生和鳞状化生。

• 随访表明，伴发或继发于乳头状增生的子宫内膜增殖症、非典型增生和 1 级子宫内膜样癌的发生率分别为 17%、13% 和 13%。有广泛复杂性乳头状增生的病例可命名为"复杂性乳头状增殖"，等同于复杂性非典型增生。

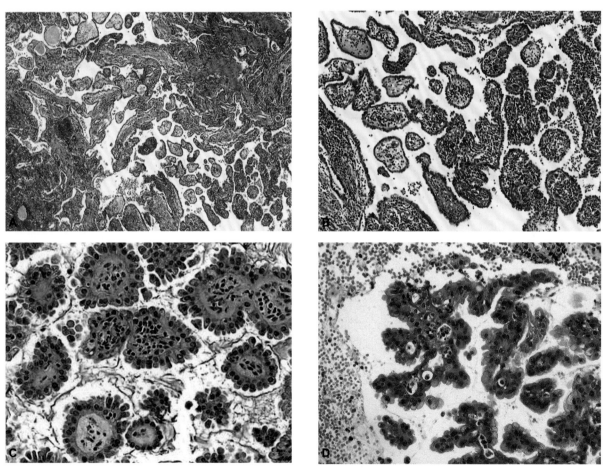

图 1-1-4-26　子宫内膜乳头状增生。A. 内膜腺体呈细小的乳头状。B. 乳头纤维血管轴心位于内膜间质细胞，并有脱落乳头。C. 乳头外被覆细胞呈靴钉样。D. 有二级分支乳头

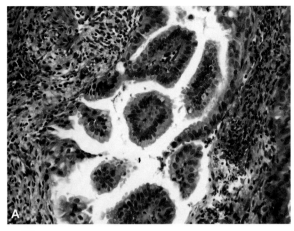

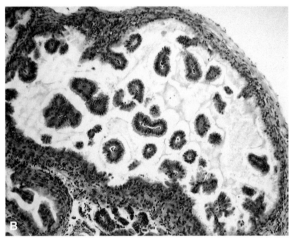

图 1-1-4-27 子宫内膜乳头状增生和黏液性化生。A. 乳头外被覆细胞含有黏液。B. 乳头间可见黏液

（四）黏液性化生（改变）

• 黏液性化生（mucinous metaplasia）可以在多种情况下出现，如围绝经期、绝经后、激素治疗后、息肉和子宫内膜样癌等。在分布上，常为局灶性，偶尔呈弥漫性或累及生殖道多部位（黑斑息肉综合征）。

• 内膜黏液性化生可罕见地作为黑斑息肉综合征女性生殖道多发性黏液性病变的组成成分。

• 患者常出现子宫不规则出血，黏液性化生在活检和切除标本中常为偶然发现。

• 形态学上子宫内膜的表面上皮和部分或全部腺体腺上皮被类似子宫颈管的黏膜上皮所取代。

后者呈高柱状，胞核位于细胞基底部，一般无非典型性，胞质丰富、透亮、富含黏液。子宫内膜黏液性化生与子宫颈管黏膜的区别是，前者的化生腺体间分布着子宫内膜的间质，而非子宫颈管黏膜的间质（图 1-1-4-28~1-1-4-32）。

• 偶尔还可见到杯状细胞，若有则为肠上皮化生，但此种类型的化生罕见，若出现，需要警惕外源性可能，如子宫颈癌或肠腺癌转移。

• 有两种分类方法，其中一种是由 Nucci 提出的，他将黏液性化生分为 3 种类型：A 型显示散在的黏液腺和小的黏液上皮簇，无明显细胞非典型性和结构复杂性；B 型显示上皮的结构复杂性增加（例如，筛状、微腺性、复杂乳头或绒毛状结构）；C 型则是在 B 型的基础上增加了细胞非典型性。这 3 种类型的黏液性化生的腺癌发生率分别为 0%、64.7% 和 100%。

• 有一种二级分类法，将黏液性化生分为简单型和复杂型。当刮宫标本中出现复杂型黏液性化生时，一定要多取材，警惕癌的可能。

• 复杂型黏液性化生呈 *PAX2* 失表达和 *KRAS* 突变，但简单型黏液性化生则无。这类改变提示获得性遗传性改变与结构复杂性之间有关联，因此简单型黏液性化生为良性病变，复杂型则不能排除癌前病变。

• 区分良性黏液性化生、非典型黏液性化生和分化好的黏液腺癌是诊断的难点。在区分这 3 种病变时，评估腺体的结构尤为重要，因为黏液腺癌可有欺骗性的良性细胞学。当黏液性增生的腺体形状介于增殖症和癌之间时，可诊断复杂型黏液性增生或非典型黏液性增生。

• 在诊刮标本中，对细胞学温和的黏液上皮增生应小心诊断，特别是伴随大量细胞外黏液者，重复取材不一定能得到诊断性组织，诊断为"非典型黏液性增生，黏液腺癌不能除外"是合适的（Fujiwara 和 Longacre，2011）。

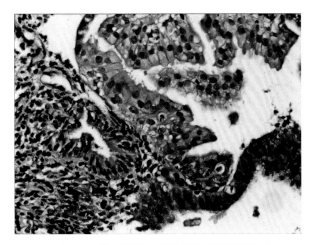

图 1-1-4-28　绝经后子宫内膜简单型黏液性化生

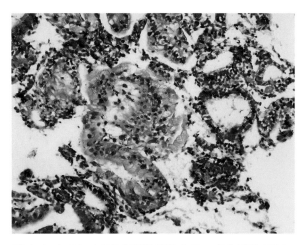

图 1-1-4-31　子宫内膜黏液性化生。化生腺体呈局灶性

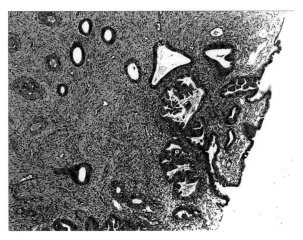

图 1-1-4-29　子宫内膜息肉伴黏液性化生

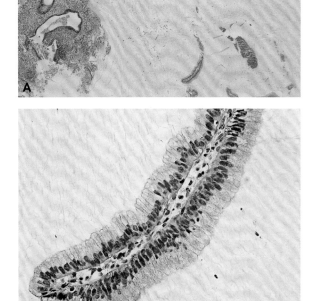

图 1-1-4-32　子宫内膜黏液性化生。A. 化生腺体呈弥漫性，间质中有大量黏液。B. 乳头被覆黏液上皮

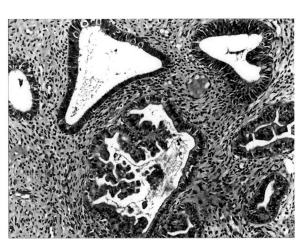

图 1-1-4-30　子宫内膜息肉伴黏液性化生

附：良性胃（胃肠）型黏液性病变

• Wong 和 McCluggage（2020）报告 6 例子宫内膜良性胃（胃肠）型黏液性病变［benign gastric (gastrointestinal)-type mucinous lesion］，其中 1 例为腺癌中的良性成分。在这 6 例中，4 例有子宫颈腺样小叶结构，2 例有细胞非典型性，5 例细胞有胃型形态特点（核位于基底部、胞质呈伊红淡染或透亮、细胞边界清楚），5 例有杯状细胞，1 例有帕内特细胞（又称潘氏细胞）。

• 免疫组化染色，该病变呈 CK7（5/5）阳性、CDX2（5/6）阳性、MUC6（4/5）阳性、ER（4/5）阳性、PAX8（3/5）阳性、CEA（2/4）阳性、CgA（4/4）散在阳性、Napsin A 阴性，p53 呈野生型，p16 呈阴性。

（五）嗜酸性细胞化生（改变）

• 嗜酸性细胞化生（eosinophilic metaplasia）严格意义上是细胞的反应性改变，以嗜酸性胞质或颗粒状嗜酸性胞质为特点（图 1-1-4-33~1-1-4-36），可出现于任何类型的化生中，尤其是乳头状合体细胞化生及纤毛细胞化生，也可出现于老年萎缩的子宫内膜，还可见于非典型增生及低级别癌中。

• 发生子宫内膜腺上皮细胞胞质嗜酸性改变的病变谱系宽广，包括良性、增殖性和恶性腺上皮病变。

• Moritani 等（2005）认为其经常伴黏液性化生，且发生于子宫内膜增殖症和子宫内膜癌者多于发生于非增殖症内膜者。

• 嗜酸性细胞化生主要累及腺体，这是因为腺体的一部分或全部由嗜酸性化生细胞组成。嗜酸性化生细胞胞质含量一般较丰富，大部分呈立方状和柱状，有时呈高柱状，胞质边界不清。核圆而大、规则，核仁可见，无核膜不整齐、染色质

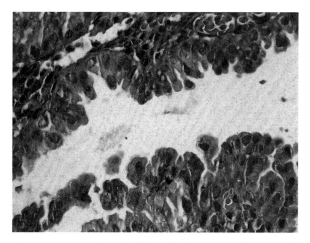

图 1-1-4-33 子宫内膜腺上皮嗜酸性细胞化生。腺体内衬细胞的胞质呈嗜酸性，核无非典型性

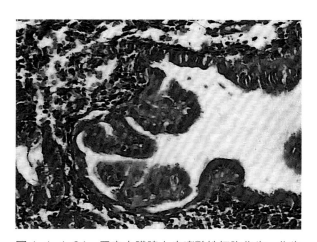

图 1-1-4-34 子宫内膜腺上皮嗜酸性细胞化生。化生的腺体呈灶状，内衬细胞的胞质呈嗜酸性

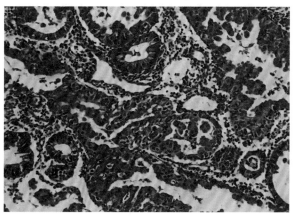

图 1-1-4-35 子宫内膜腺上皮嗜酸性细胞化生。化生的腺体呈弥漫性，内衬细胞的胞质呈嗜酸性

粗及核仁不规则等非典型性改变，核位于细胞中央，核分裂象罕见。

- 嗜酸性化生细胞胞质常呈 MUC5AC 阳性，

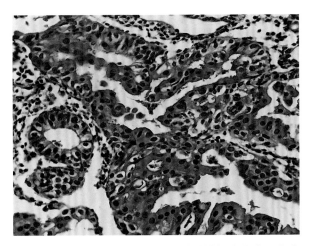

图 1-1-4-36　子宫内膜腺上皮嗜酸性细胞化生。化生的腺体呈弥漫性，内衬细胞的胞质呈嗜酸性

有研究者认为可能是不成熟的黏液性化生亚型。

- 嗜酸性化生细胞核可有反应性非典型性，但无非典型性的结构和细胞学特征，可根据该特点与有嗜酸性胞质的非典型增生和嗜酸细胞癌相鉴别。

- 免疫组化呈 ER、PR 和 P16 阳性；Ki-67 增殖指数较高，可达 30%~40%（图 1-1-4-37）。

- 在增生性病变中，嗜酸性化生细胞可形成腺腔内乳头状细胞簇或腔内桥接结构，但没有纤维血管轴心。

- 嗜酸性化生细胞的颗粒状嗜酸性胞质在电镜下实为大量线粒体。

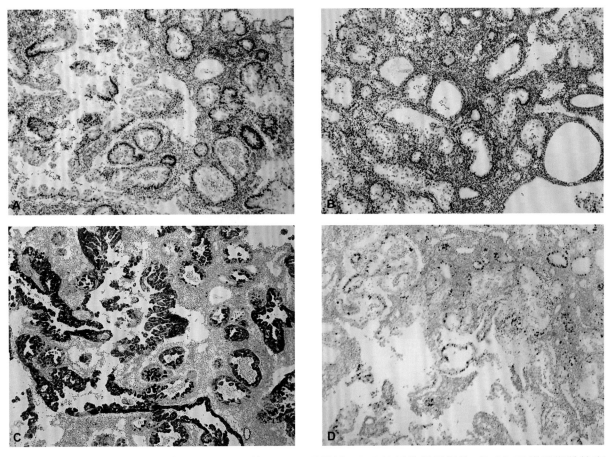

图 1-1-4-37　嗜酸性细胞化生。A. ER 呈阳性。B. PR 呈阳性。C. P16 呈弥漫强阳性。D. Ki-67 增殖指数较高（30%~40%）

（六）靴钉样细胞化生（改变）

• 靴钉样细胞化生（hobnail cell metaplasia）不常见，是一种反应性改变，可见于长期出血的子宫内膜、刮宫后的子宫内膜、梗死的息肉内膜和经孕激素治疗或妊娠期的子宫内膜，在子宫内膜异位症中也常见，勿误认为非典型增生或透明细胞癌。偶尔，宫腔镜手术时的高渗液冲洗也会导致这种人为假象。

• 这种化生细胞的胞质少，核呈球形、染色较深，胞核位于细胞的游离端，突入腺腔内，多见于表面上皮。

• 此种化生与阿－斯反应有相似之处（图1-1-4-38~1-1-4-40），但后者伴蜕膜样变和高分泌腺体，且患者有妊娠史或孕激素治疗史。

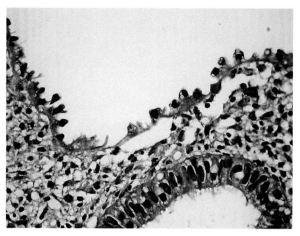

图 1-1-4-39 子宫内膜腺上皮靴钉样细胞化生。化生腺体内衬细胞的核位于外缘，细胞外形酷似靴钉

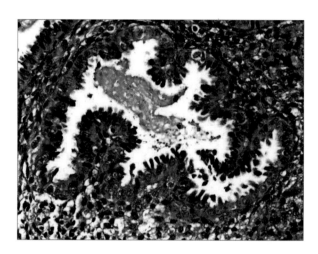

图 1-1-4-40 子宫内膜腺上皮靴钉样细胞化生。化生腺体内衬细胞的核位于外缘，细胞呈靴钉样

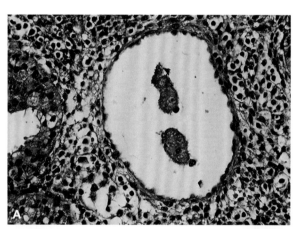

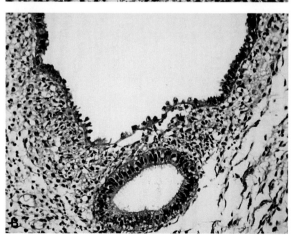

图 1-1-4-38 子宫内膜靴钉样细胞化生。化生腺体内衬细胞的核位于外缘，变细的胞质附着于基底膜，酷似靴钉

• 靴钉样细胞化生与浆液性癌和透明细胞癌的鉴别要点在于前者无高级别核，无核分裂象，无透明细胞癌的实性、腺囊性及乳头状的生长方式且无浸润，多为局灶性改变，化生的靴钉样细胞数量也少于后两者，肉眼观察无包块。

（七）透明细胞化生（改变）

• 透明细胞化生（clear cell metaplasia）又称透明细胞改变（clear cell change），这种改变较少见，多见于妊娠期的子宫内膜，与大量应用孕激素有关，偶可为无明显原因的孤立性改变。有研究者认为这种改变属于分泌性化生。

• 组织学表现为局灶性子宫内膜表面被覆上皮或单个（或多个）簇集腺体的上皮胞质透亮且丰富，没有明显的黏液但富含糖原，细胞形态温和，细胞核呈球形、均匀、无非典型性，核位于细胞的中部（图 1-1-4-41~1-1-4-47）。

• 透明细胞化生与透明细胞癌和分泌性子宫内膜癌的区别是前者为局灶性改变，无结构非典型性和细胞非典型性。

• 阿 – 斯反应的胞质可丰富且透亮，但其有核较大且呈深染等改变；而透明细胞化生则核温和，无此类改变。

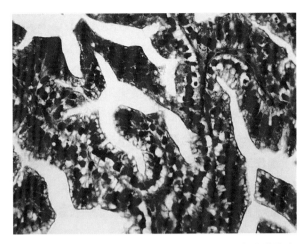

图 1-1-4-42　子宫内膜透明细胞化生。化生腺体的内衬细胞胞质透亮

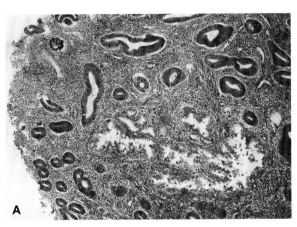

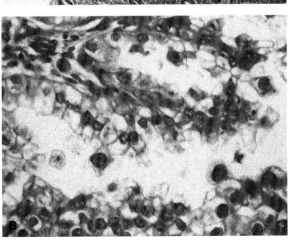

图 1-1-4-41　子宫内膜透明细胞化生。A. 化生腺体的内衬细胞胞质透亮。B. 高倍镜下，胞质附着于基底膜，细胞呈靴钉样

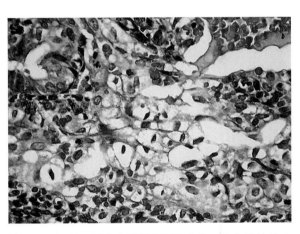

图 1-1-4-43　子宫内膜透明细胞化生。化生腺体的内衬细胞胞质透亮

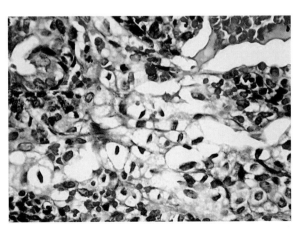

图 1-1-4-44　子宫内膜透明细胞化生。化生腺体的内衬细胞胞质透亮

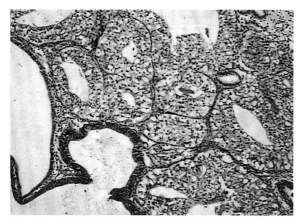

图 1-1-4-45 子宫内膜透明细胞化生。化生腺体的内衬细胞胞质透亮

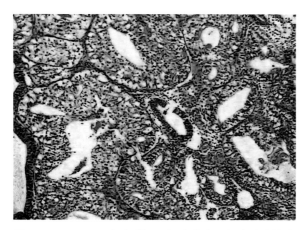

图 1-1-4-46 子宫内膜透明细胞化生。化生腺体的内衬细胞胞质透亮

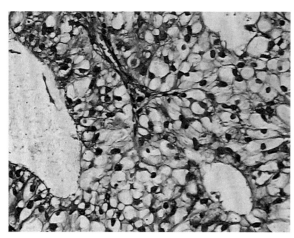

图 1-1-4-47 子宫内膜透明细胞化生。化生腺体的内衬细胞胞质透亮

（八）阿 - 斯反应

• 阿 - 斯反应为一种表现为子宫内膜腺上皮核增大、染色质过多的细胞改变。增大的细胞核位于细胞的游离端，突向腺腔内，细胞外形酷似靴钉，胞质较丰富且透亮或呈嗜酸性。可伴分泌亢进及其他妊娠现象，如蜕膜样变等改变（图1-1-4-48~1-1-4-51）。

• 阿 - 斯反应主要见于妊娠期子宫内膜，也可见于导致孕激素增高的其他情况。

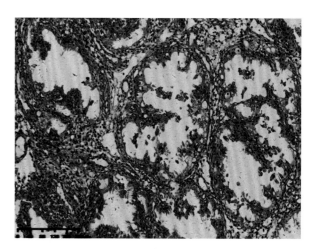

图 1-1-4-48 阿 - 斯反应。细胞核位于细胞的游离端，突向腺腔内，细胞外形酷似靴钉，胞质较丰富且透亮或呈嗜酸性，核无非典型性，无核分裂象

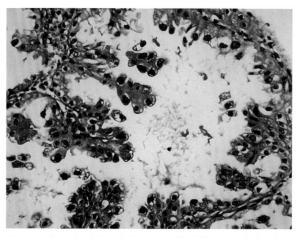

图 1-1-4-49 阿 - 斯反应。细胞核位于细胞的游离端，突向腺腔内，细胞外形酷似靴钉，胞质较丰富且透亮或呈嗜酸性，核无非典型性，无核分裂象

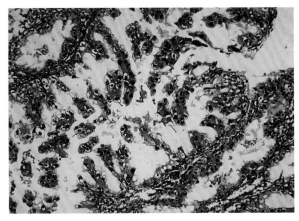

图 1-1-4-50　阿－斯反应。细胞胞质呈嗜酸性且透亮，核无非典型性，无核分裂象

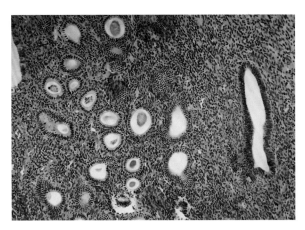

图 1-1-4-52　中肾管样化生。腺管衬覆立方上皮，腔内含有嗜酸性分泌物

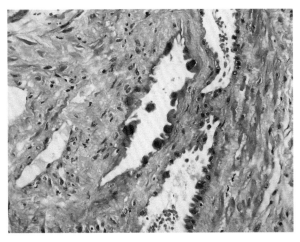

图 1-1-4-51　阿－斯反应。肌层内的腺体内衬靴钉样细胞

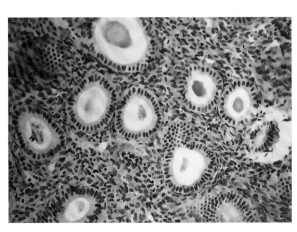

图 1-1-4-53　中肾管样化生。图 1-1-4-52 的中倍镜下观

（九）中肾管样化生

• 中肾管样化生（mesonephric-like metaplasia）表现为子宫底和子宫下段的内膜中出现形态一致的圆形小管，小管由立方状或柱状上皮组成，管腔内有呈伊红染色阳性的分泌物，核温和或有轻度非典型性，常有核分裂象。这种小管类似子宫颈的中肾管增生（图 1-1-4-52，1-1-4-53）。

• Pan 等（2012）的研究纳入了 14 例有这种改变的病例，其中 8 例伴癌，6 例伴增殖症，6 例伴良性病变。

（十）刮宫后再生内膜

• 刮宫后裸露的子宫内膜表面出现再生的子宫内膜表面上皮，其排列有些乱，可不同程度地复层化，核增大且深染，核仁明显，细胞甚可呈靴钉样。

• 刮宫后再生内膜（regeneration endometrium of postcurettage）的这种改变可类似子宫内膜上皮内癌（endometrial intraepithelial carcinoma，EIN），但如果患者近期有刮宫史，病变的核分裂象不活跃，无病理性核分裂象，可与 EIN 相鉴别，必要时可行 p53 免疫组化染色帮助区别，刮宫后再生内膜不显示 p53 弥漫强阳性。

二、子宫内膜间质化生

（一）骨化生和胎儿骨存留

• 子宫内膜中见成熟骨组织的情况有两种，一种为骨化生（osseous metaplasia），另一种为胎儿骨存留（retention of fetal bone）。后者主要见于有过3个月以上妊娠史的女性，前者可见于慢性子宫内膜炎、子宫颈锥切术后及IVD刺激等炎症或外伤。

• 如果在子宫内膜中见到骨组织首先要排除妊娠终止后的胎儿骨存留。骨化生与子宫内膜间质或平滑肌相延续，而胎儿骨组织常可伴其他幼稚组织，并且患者有妊娠史。另外，应注意鉴别骨化生与恶性米勒混合瘤中的异源性骨肉瘤，骨化生为良性形态，无癌和肉瘤背景。

• 基因检测发现子宫内膜间质内的骨化生细胞与子宫内膜间质细胞相似，提示骨组织是由子宫内膜间质化生而来的（图1-1-4-54，1-1-4-55）。

附：子宫结石

• 子宫结石（uterine lithiasis）为罕见的子宫腔中有结石形成的情况，结石一般很小（0.2~0.5 cm），色白，为碳酸钙组成的星状结构。

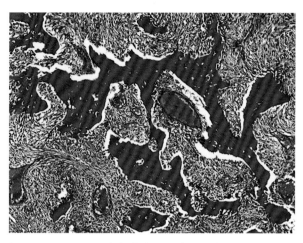

图1-1-4-55 子宫内膜癌骨化生，化生骨与子宫内膜癌内梭形细胞有移行

附：Monckeberg 动脉中层钙化

• 这种改变常见于老年女性子宫的中等大小动脉，被认为没有任何临床意义。

• 表现为子宫壁中等大小动脉的管壁中层有显著的硬化和钙盐沉着。

（二）软骨化生及胎儿软骨存留

• 软骨化生（cartilaginous metaplasia）及胎儿软骨残留（retention of fetal cartilage）罕见，主要发生在流产后，也可继发于子宫内膜炎、分娩过程中的外伤或子宫内膜癌（图1-1-4-56）等。

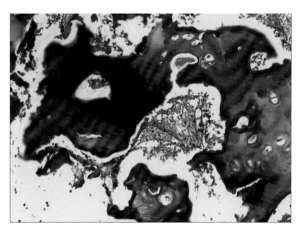

图1-1-4-54 子宫内膜骨化生

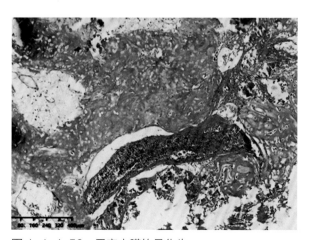

图1-1-4-56 子宫内膜软骨化生

- 镜检化生软骨位于子宫内膜间质，孤立性或多灶性分布，分化成熟。
- 如在内膜中见到软骨成分，则首先要排除胎儿软骨存留、恶性米勒混合瘤中的异源性软骨肉瘤及转移性乳腺化生性癌中的软骨成分。软骨化生与内膜间质或平滑肌相延续，而胎儿软骨组织常可伴其他幼稚组织，并且患者有妊娠史。

（三）平滑肌化生

- 平滑肌化生（smooth muscle metaplasia）是指在子宫内膜间质中出现岛状的平滑肌，为最常见的间质化生。
- 化生平滑肌细胞呈结节状，被子宫内膜包绕或压迫周边子宫内膜。以前该改变被认为是子宫内膜内微小平滑肌瘤，然而由于子宫内膜间质具有平滑肌分化的潜能，故最可能为化生起源。
- 在刮宫标本中，平滑肌化生易被误诊为癌的肌层浸润，尤其是伴有子宫内膜非典型增生时，但刮宫标本一般很少刮下肌层组织，且化生平滑肌多为岛状和不规则束巢状，与子宫内膜间质有移行（图 1-1-4-57）。

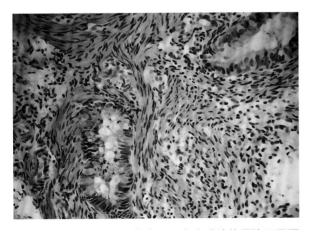

图 1-1-4-57 平滑肌化生。子宫内膜腺体周边可见平滑肌细胞

（四）脂肪细胞化生

- 脂肪细胞化生（adipocyte metaplasia）是指在子宫内膜间质内见到灶状成熟的脂肪细胞，罕见，位于肌层（图 1-1-4-58）。主要发生在流产后女性，流产时间与就诊时间间隔数周以上，甚至可达 14 年。
- 其特点是脂肪细胞被正常的子宫内膜或肌层完全包绕，且伴有炎症反应。基因检测发现同骨化生一样，子宫内膜间质内的脂肪细胞与子宫内膜间质细胞相似，提示脂肪细胞是由子宫内膜间质细胞化生而来的。
- 此外，在子宫穿孔致子宫外脂肪细胞移入、子宫脂肪瘤或脂肪平滑肌瘤刮宫带入等情况中也可见到脂肪组织，因此在刮宫标本中见到脂肪组织应警惕子宫穿孔。

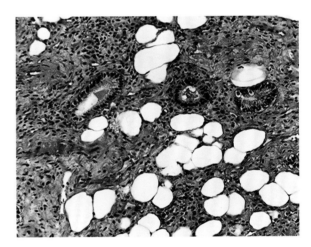

图 1-1-4-58 脂肪细胞化生

（五）胎儿神经胶质残留

- 子宫内膜内见到的神经胶质主要是临床上无症状性流产的胎儿神经胶质残留（retention of fatel glial tissue）（图 1-1-4-59，1-1-4-60），偶可为畸胎瘤内的神经胶质成分。

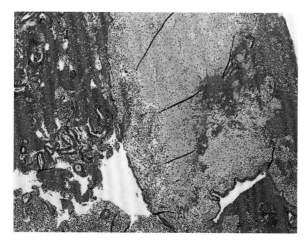

图 1-1-4-59　子宫内膜内神经胶质

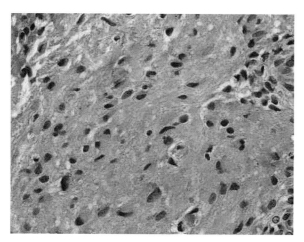

图 1-1-4-60　子宫内膜内神经胶质。图 1-1-4-59 的高倍镜下观

（六）滑膜样化生

· 滑膜样化生（synovial-like metaplasia）由 Stewart 等于 2015 年报道，发生于 11 例使用释放左炔诺孕酮的宫内避孕器的病例。

· 滑膜样化生呈栅栏状、扁平排列，与内膜表面垂直，呈 CD68 斑片状阳性，ER、PR 和 CK 阴性。

· 这种内膜改变的临床意义尚未被详细阐述。

（七）性索样化生

· 郑文新等在其专著［2019 年出版的《妇产科病理学》（第 2 版）］中描述了 1 例性索样化生，为内膜间质中边界清楚的小细胞结节，免疫组化染色 CD10 呈阳性，但 inhibin 呈阴性。

（八）髓外造血

· 在罕见情况中可见内膜中出现髓外造血灶，患者常有造血系统疾病，或偶可为胎儿组织残留。

精粹与陷阱

· 当桑葚样鳞状化生位于腺腔中央、与周边腺上皮的连接不规则（或规则）、存在一些圆形或卵圆形的间隙时，勿将之误诊为腺癌的筛状结构。广泛的桑葚样鳞状化生可相互挤压甚至融合，并且可出现鳞化灶中央坏死，低倍镜下可类似癌，但高倍镜下观察，细胞并无明显非典型性。

· 对诊断胞核呈轻微非典型性或细胞呈靴钉样的乳头状合体细胞化生时，应注意与 EIN 相鉴别。鉴别要点为前者有内膜崩解背景，核非典型性较低，无或罕见核分裂象，呈 p53 非弥漫强阳性且 Ki-67 阳性细胞少。

· 诊断绝经后女性的无内膜间质崩解，且仅少量表面上皮显示乳头状合体细胞化生的刮宫标本时，要仔细观察并与临床医师联系考虑再次刮宫。因为低级别子宫内膜样腺癌可伴乳头状合体细胞化生。

· 在黏液性化生内膜的刮宫标本中，如有微腺样增生改变和复杂的乳头结构，应注意与分化好的黏液腺癌相鉴别，并按非典型增生处理。

· 子宫内膜标本中存在脂肪组织（排除制片过程中污染）应被认为是子宫穿孔的证据，但要先排除假性脂肪瘤病（气泡改变）。如伴有肠、膀胱和其他盆腔及腹腔组织等子宫外组织（排除制片污染）则更能佐证为子宫穿孔，需及时与临床医师沟通。

• 发生内膜腺上皮细胞胞质嗜酸性改变的病变谱系宽广，包括良性、增殖性和恶性

腺上皮病变。重要的是要确定是否伴随肿瘤性病变。因此，既要注意腺上皮的细胞学改变，又要注意腺样结构特点，不仅要观察有胞质嗜酸性改变的区域，还要观察未发生嗜酸性改变的区域。

第五节　子宫内膜息肉性病变和其他良性增生性病变

张祥盛　陶　祥　张建民

一、子宫内膜息肉性病变

（一）子宫内膜息肉

【概述】

• 目前认为子宫内膜息肉与某些原因引起的雌激素过多相关，其发生是由局限性的子宫内膜基底层因对雌激素的反应过度而增生所致。

• 这种反应也可由外源性的具有雌激素作用的药物引起，如激素替代治疗使用的他莫昔芬（具有弱的雌激素作用），子宫内膜息肉是该类治疗最常见的子宫内膜病变（也会增高腺肉瘤的发病率）。

• 子宫内膜息肉患者可能存在6号染色体异常。

• 临床上，内膜息肉常造成异常子宫出血，在宫腔镜检查时，内膜息肉可带蒂或为无蒂宽基底，一般可以完整取出，但其碎片混杂在诊刮的内膜碎片中的情况并不少见。

• 良性息肉可伴息肉外子宫内膜增殖症甚至子宫内膜癌。

• 一些分泌期的子宫内膜也可以局部隆起呈息肉样外观，临床上常将之误认为子宫内膜息肉。

【临床表现】

• 发病年龄广，自青春期至绝经后女性均可发生。但常发生于绝经前后的女性，大多数发生于40~60岁，60岁以后则发病率降低，而在青春期前则罕见。

• 主要临床症状为异常子宫出血，表现为月经中期出血、不规则出血、月经过多。多数患者白带增多，可出现不孕症，较大的息肉可以脱入子宫颈管，导致子宫颈口开放，从而引发子宫内膜炎。

• 部分病例缺乏临床症状，较小的息肉在宫腔镜检查和诊刮时可遗漏。

【病理改变】

巨检

• 普通的子宫内膜息肉大小不一，一般较小，通常为单发，但也可以多发；可无蒂（或广基）、有蒂或通过细长的茎附于子宫内膜（图1-1-5-1）。

• 通常表面光滑，切面为纤维性质地，可见小囊。可有灶性出血，特别是顶端，如发生蒂扭转或梗死，可造成出血。

• 他莫昔芬治疗诱发的子宫内膜息肉常较大和

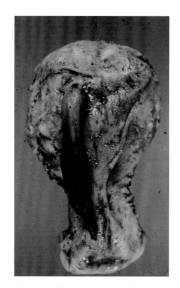

图 1-1-5-1 子宫内膜息肉。
息肉位于子宫底，突入子宫腔，
表面光滑

表 1-1-5-1　子宫内膜息肉的组织学类型

增生/增殖性子宫内膜息肉
萎缩性子宫内膜息肉
功能性子宫内膜息肉
子宫内膜—子宫颈内膜混合性息肉

表 1-1-5-2　子宫内膜息肉的组织学特点

为大的组织片块，三面被覆表面上皮，呈息肉样外观
间质致密，可纤维化
有厚壁血管
腺体较正常腺体形状不规则、曲折和扩张
息肉表浅腺体的长轴常与息肉表面平行
腺体呈增殖性或与息肉外子宫内膜的月经周期改变不 　一致
刮宫标本中与其他子宫内膜碎片外观不同的碎片

多发，且容易复发。

• 子宫内膜息肉可发生于子宫的任何部位，包括子宫下段，但以底部最多见。息肉可以大到充满子宫腔，并且延伸到子宫颈管。

镜检

• 由于子宫内膜息肉的组织学改变呈多样化，因此息肉被分为以下：组织学类型（表 1-1-5-1）。不同类型的息肉的组织学改变有以下共同点：息肉样外观及相似的腺体改变和间质改变（表 1-1-5-2）。

• 这些改变与息肉外的内膜有相似之处，但不同处更多，因此在刮宫标本中与内膜的形态差异可作为诊断息肉碎片的线索。

1. 子宫内膜息肉的组织学改变

• 息肉样外观，蒂宽窄不一（图 1-1-5-2、1-1-5-3），三面被覆表面上皮（图 1-5-2-4、1-1-5-5）。

• 腺体的极向和大小不规则，有时可见局灶的腺体排列拥挤，类似子宫内膜紊乱性增生。接近息肉表面的腺体的长轴常与息肉表面平行（图1-1-5-6）。

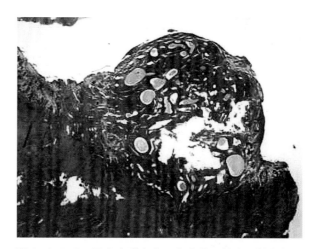

图 1-1-5-2 子宫内膜息肉。息肉体积较小，基底部宽

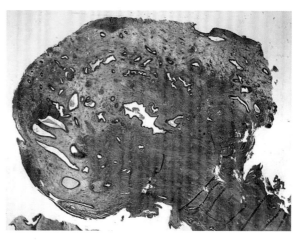

图 1-1-5-3 子宫内膜息肉。有蒂，基底部较窄

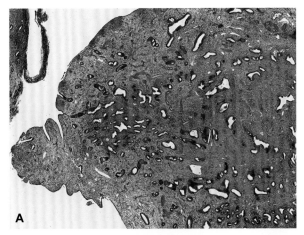

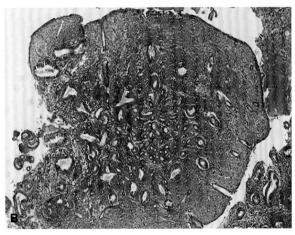

图 1-1-5-4　子宫内膜息肉。低倍镜下组织的三面为表面上皮

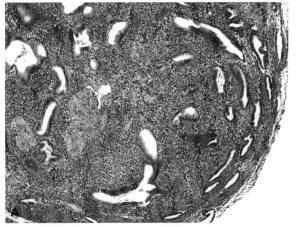

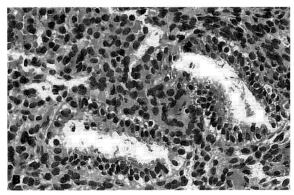

图 1-1-5-5　子宫内膜息肉。A. 息肉上的腺体对激素不敏感，腺体呈萎缩状态。B. 息肉周围的子宫内膜

- 息肉中的腺体密集并不少见，但很少诊断为简单型增殖。

- 其腺体对激素反应不佳，类似正常的子宫内膜基底层的腺体，分泌期的改变常不足，无正常内膜分泌期相应的变化，以致"偏离"了相应月经周期。

- 间质改变为间质致密，间质细胞排列紧密，似增生期内膜间质，核分裂象可增加。间质的另一变化为常出现纤维化，表现为间质细胞变长，类似纤维母细胞，细胞外的基质增多（图 1-1-5-7）。

- 内膜息肉的间质中偶可有核非典型性或多核的间质细胞，类似外阴和阴道的纤维上皮瘤或息肉中所见，无临床意义（图 1-1-5-8）。

- 有的息肉间质可发生水肿、黏液样变或玻璃样变性，这种改变常见于他莫昔芬相关息肉。

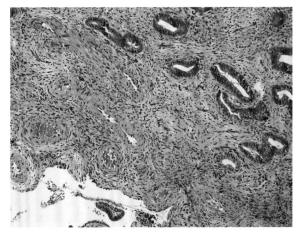

图 1-1-5-6　子宫内膜息肉。间质细胞有别于正常子宫内膜间质细胞，细胞细长，存在呈均质红染的胶原性基质

- 息肉间质中偶可有灶性平滑肌、蜕膜（可能由于妊娠或孕激素）、性索样成分，以及钙化灶。

- 息肉脱垂入子宫颈管处时，间质常有致密淋巴细胞和浆细胞浸润。

- 息肉中的部分间质细胞呈 p16 阳性，阳性细胞占 10%~90%，平均 47%，多为腺体周围的间质细胞（Moritani 等，2012）。

- 簇集的厚壁血管，常在息肉一端较明显（图 1-1-5-9~1-1-5-11）。较表浅间质中的小静脉可扩张。

- 息肉的腺体和间质改变常与周围正常或非息肉性的子宫内膜明显不同。

- 除了上述病理改变外，其他一些病理改变也可以偶尔见到，如炎症细胞浸润，即使出现浆细胞浸润，如果周围子宫内膜没有，就不应该诊断为慢性子宫内膜炎。

- 在外源性激素的影响下，息肉的腺体也可以出现分泌，间质细胞出现蜕膜反应，但较周围正常内膜仍较弱。

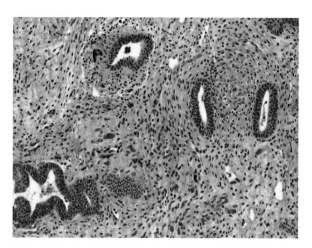

图 1-1-5-9 子宫内膜息肉。间质中可见奇异核细胞

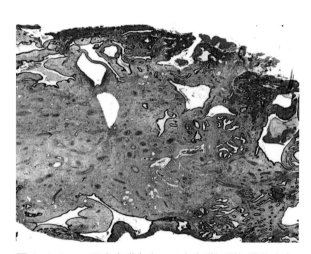

图 1-1-5-7 子宫内膜息肉。子宫内膜间质纤维化改变

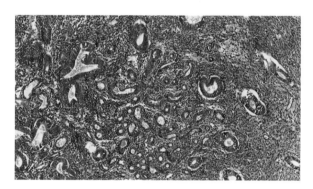

图 1-1-5-10 子宫内膜息肉。间质富含厚壁螺旋动脉样血管

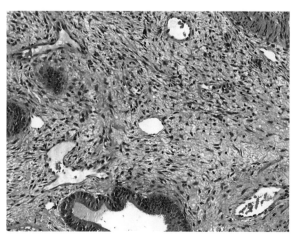

图 1-1-5-8 子宫内膜息肉的形态学。腺体排列较紊乱、大小不一，间质细胞呈梭形

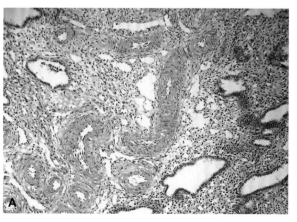

图 1-1-5-11 子宫内膜息肉。A. 间质血管壁增厚，分布不规则

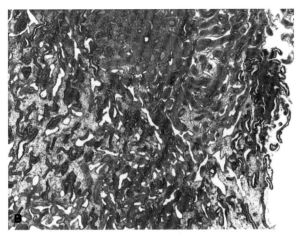

图 1-1-5-11（续）　子宫内膜息肉。B. 成簇分布的厚壁血管，常在息肉一端较明显

2. 子宫内膜息肉的常见组织学类型

增生性 / 增殖性子宫内膜息肉

· 这是最常见的息肉类型，特点是息肉内腺体为增生性，形态不规则，大小不一，腺上皮为假复层排列，存在核分裂象。

· 腺体间有中等量间质，但有时腺体可紧密排列，类似紊乱性增生、无非典型增生的简单型（或复杂型）增殖（图 1-1-5-12，1-1-5-13）和微小乳头状增生（图 1-1-5-14，1-1-5-15）。

· 同一标本中的非息肉性内膜常为增生性、萎缩性，也可为分泌性（绝经前患者），对诊断增生性息肉有帮助。

萎缩性子宫内膜息肉

· 常见于绝经后患者，息肉中的腺体为萎缩性，衬覆无核分裂象的低柱状或立方上皮，腺体常扩张，可呈囊性，囊衬覆扁平上皮。

· 间质致密、少细胞，呈纤维性，至少局灶性者如此。

· 有些此类息肉可能为不再显示增生活动的增生性 / 增殖性息肉（图 1-1-5-16~1-1-5-19）。

功能性子宫内膜息肉

· 这类息肉发生于绝经前患者，对激素有反应，显示增生期或分泌期改变（图 1-1-5-20~1-1-5-23），给诊断带来困难。

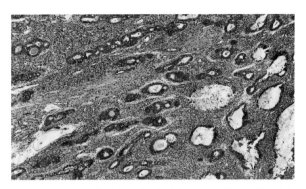

图 1-1-5-12　增生性 / 增殖性息肉。腺体呈早期增生期改变

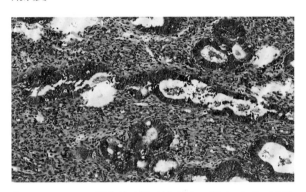

图 1-1-5-13　增生性 / 增殖性息肉。图 1-1-5-12 的高倍镜下观

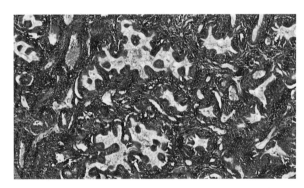

图 1-1-5-14　增生性 / 增殖性息肉。腺腔内上皮呈微小乳头状增生

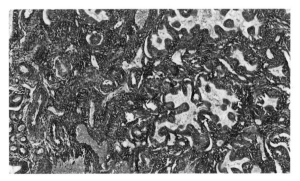

图 1-1-5-15　增生性 / 增殖性息肉。腺腔内上皮呈微小乳头状增生

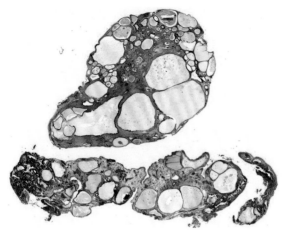

图 1-1-5-16　囊性萎缩性息肉。患者最后一次月经是排卵性月经

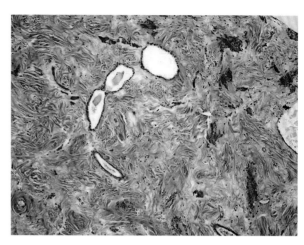

图 1-1-5-19　萎缩性息肉。间质纤维化，腺体稀少，内衬扁平上皮

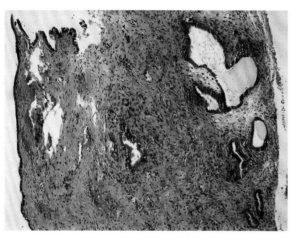

图 1-1-5-17　萎缩性息肉。腺体稀少，无明显扩张，间质明显纤维化，患者最后一次月经是排卵性月经

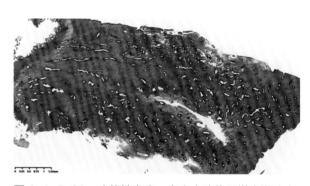

图 1-1-5-20　功能性息肉。息肉内腺体呈增生期改变

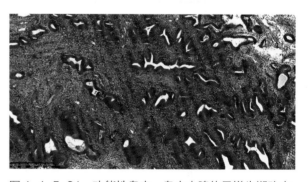

图 1-1-5-21　功能性息肉。息肉内腺体呈增生期改变

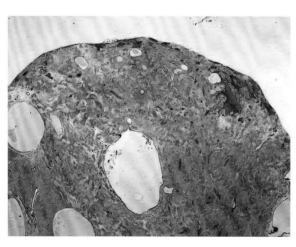

图 1-1-5-18　萎缩性息肉。间质纤维化，腺体稀少，内衬扁平上皮

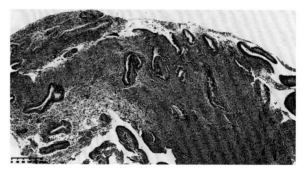

图 1-1-5-22　功能性息肉。息肉内腺体呈分泌期改变

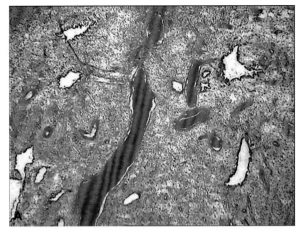

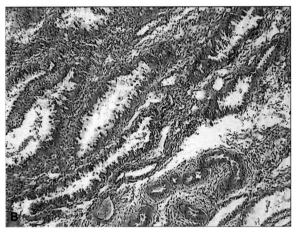

图 1-1-5-23　息肉伴蜕膜样变及阿-斯反应。A. 间质蜕膜样变。B. 内膜腺体过度分泌，呈阿-斯反应

- 与正常子宫内膜腺体不同的是，息肉中的腺体与表面上皮之间的定向排列缺失，腺体随机分布，腺体可向表面发出分支，呈叶脉状。

- 息肉的间质常致密和不活跃，但也可出现水肿或前蜕膜改变。

- 一般而言，功能性息肉中的腺体分泌性发育不充分，间质水肿和前蜕膜改变的程度较低，因此与非息肉性内膜相比，"偏离"了相应的正常分泌期改变。

- 在刮宫标本中，有些不规则成熟的分泌性内膜可能是功能性息肉的碎片，但碎片太小以致无法诊断。

子宫内膜-子宫颈内膜混合性息肉

- 位于子宫颈管上部和子宫下段的息肉，既有子宫内膜型腺体，又有子宫颈内膜型腺体。

- 间质常呈纤维性，类似子宫下段内膜的间质（图 1-1-5-24，1-1-5-25）。

他莫昔芬相关息肉

- 常较大和多发，息肉中腺体的长轴与息肉的长轴一致，可有鹿角状腺体、小腺体和化生性腺体（图 1-1-5-26）。

- 间质多呈纤维性和少细胞性，可有灶性富细胞性间质，间质也可发生水肿和黏液样变。

腺肌瘤样息肉

- 子宫内膜息肉间质中有少量平滑肌束，通常位于厚壁血管周围，这是息肉的间质细胞发生的平滑肌化生，如平滑肌明显且分布稍弥漫，则称为腺肌瘤样息肉（图 1-1-5-27~1-1-5-29）。

- 腺肌瘤样息肉中的腺体通常为增生性/增殖性或功能性。腺体周围一般有子宫内膜间质，其外有平滑肌围绕。腺体也可发生纤毛细胞化生、黏液性化生和鳞状化生等。

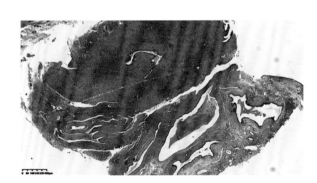

图 1-1-5-24　子宫下段息肉。既有子宫内膜型腺体，又有子宫颈内膜型腺体

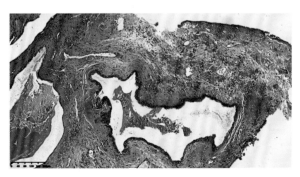

图 1-1-5-25　子宫下段息肉。息肉内腺体类似子宫颈内膜型腺体，间质呈纤维性

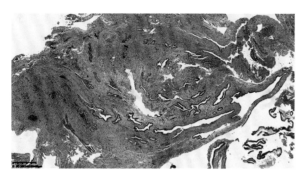

图 1-1-5-26 他莫昔芬相关息肉。患者应用他莫昔芬数年，息肉内腺体形态各异，有些体积小，有些呈鹿角状，而腺体的长轴均与息肉的长轴一致

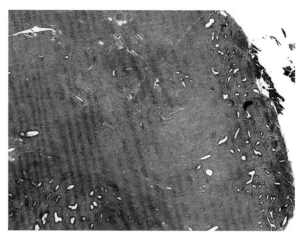

图 1-1-5-28 腺肌瘤样息肉。间质中有少量腺体和广泛的平滑肌化生

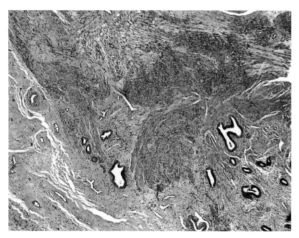

图 1-1-5-27 腺肌瘤样息肉。间质中有少量腺体和广泛的平滑肌化生

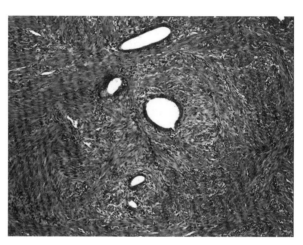

图 1-1-5-29 腺肌瘤样息肉。间质中有少量腺体和广泛的平滑肌化生

• 腺肌瘤样息肉与黏膜下平滑肌瘤的区别在于，前者的腺体散在于平滑肌之间，而后者则是肿瘤表面被覆子宫内膜。

3. 子宫内膜息肉的表面上皮和腺体的化生性改变

• 息肉中的化生性改变并不少见，包括嗜酸性细胞化生、黏液性化生、纤毛细胞化生和鳞状化生。

• 嗜酸性乳头状合体细胞化生可发生于息肉内的腺体和（或）表面上皮，其乳头缺乏纤维血管轴心，乳头的上皮胞质呈嗜酸性，细胞边界不清，核无非典型性（图 1-1-5-30）。

• 息肉中的腺体也可出现黏液性化生，在围绝经期女性和绝经后女性的息肉中这种情况并不少见（图 1-1-5-31）。

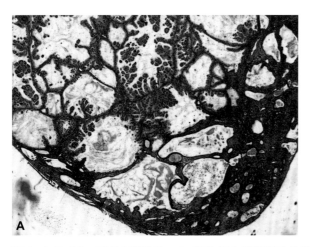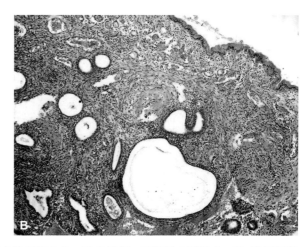

图 1-1-5-30　子宫内膜息肉。A. 腺体发生嗜酸性乳头状合体细胞化生，乳头纤细，无纤维血管轴心。B. 绝经后息肉表面上皮伴黏液性化生

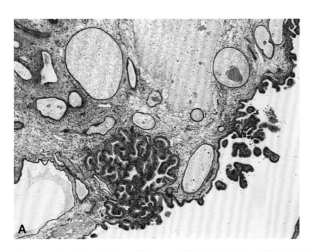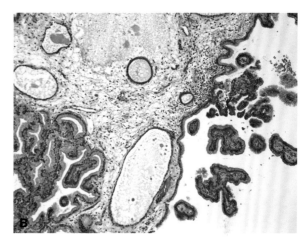

图 1-1-5-31　子宫内膜息肉。腺体和表面上皮发生黏液性乳头状化生，乳头纤细，无纤维血管轴心。A. 低倍镜下观。B. 高倍镜下观

4. 子宫内膜息肉伴增生及癌

- 子宫内膜息肉（endometrial polyp）内的腺体可发生增殖症，甚至可罕见地发生复杂型非典型内膜增殖症和腺癌，增殖症和腺癌的发生率分别为 11%~30% 和 0.5%~3.0%。在他莫昔芬相关息肉中，癌的发生率为 3.0%~10.7%。

- 子宫内膜息肉内增生的腺体类似简单型增生时不宜诊断为简单型增殖，因为增殖活性伴腺体扩张是子宫内膜息肉本身所具有的一个特征。

- 增生的腺体可仅限于息肉内，通常为局灶性，多位于息肉的表层（图 1-1-5-32），约半数病例伴发非息肉性的子宫内膜增生。

- 如息肉中出现复杂型增生和非典型增生以及腺癌，则诊断标准与非息肉性子宫内膜一样。

- 如果息肉内有非典型增生或腺癌，则息肉外的子宫内膜有相当高的复杂型非典型增殖或子宫内膜癌的危险。在息肉内有复杂型增殖的病例的子宫切除标本中，息肉外的子宫内膜增生症和腺癌的发生率分别为 72% 和 31%（Mittal 等，2008）。

- 发生于子宫内膜息肉的腺癌多为子宫内膜样腺癌，少数为浆液性癌（偶尔还可见到其他类型的恶性病变），癌变可仅限于息肉中，这种情况通常预后较好。

- 浆液性癌尤其好发于子宫内膜息肉中或与之相关（图 1-1-5-33），浆液性子宫内膜上皮内癌

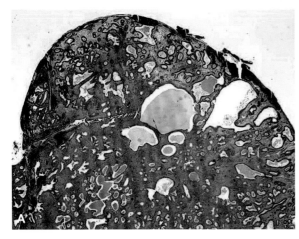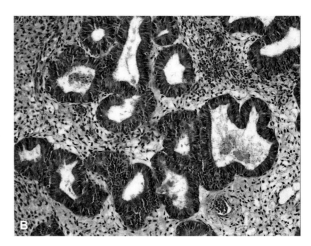

图 1-1-5-32 子宫内膜息肉伴腺体非典型增生。A. 低倍镜下观。B. 高倍镜下观

（浆液性 EIC）也是如此（图 1-1-5-34）。p53 免疫组化染色有助于浆液性增生性病变的诊断。

• 子宫内膜息肉中偶可发生癌肉瘤。

• 乳腺小叶癌转移至子宫内膜息肉中的病例已有报道。

【鉴别诊断】

• **正常增生期或紊乱性增生内膜** 腺体形状和分布不规则，腺体长轴与腺体表面平行，有致密的间质，纤维性间质和厚壁血管等可作为诊断息肉的线索。完整或较大的息肉碎片容易诊断，但如果息肉碎片很小，则很难与增生或分泌期内膜相鉴别。正常或紊乱性增生内膜的基底层腺体可扩张或不规则，易与息肉碎片相混淆，但其表面上皮下腺体极性存在，且与之平行，另外，基底层螺旋动脉的壁可稍厚，但不如息肉中血管那么明显。

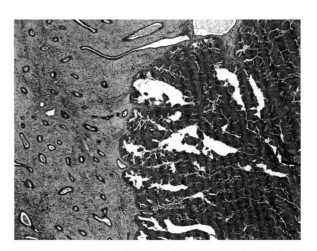

图 1-1-5-33 子宫内膜息肉伴浆液性癌。部分腺体出现显著的核非典型性，诊断为子宫内膜息肉伴息肉浆液性癌

• **息肉样正常分泌期内膜** 外观可呈息肉样，但腺体和间质的分泌改变较充分且同层次具有一致性，而功能性息肉的腺体和间质分泌改变常不充分和不一致。分泌期螺旋动脉的壁增厚，但达不到息肉血管的厚度。

• **子宫颈管息肉** 某些子宫内膜息肉发生于子宫下段与内膜的交界处，部分腺体类似子宫颈的黏液性腺体，需要与子宫颈发生的息肉相鉴别。子宫颈息肉通常有大量的炎症细胞浸润，间质水

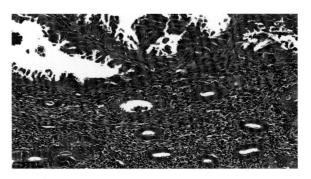

图 1-1-5-34 子宫内膜息肉伴浆液性子宫内膜上皮内癌

肿，厚壁血管常不明显，而表现为丰富的肉芽组织样毛细血管。子宫颈息肉的腺体常可有鳞状化生和微腺样增生。

• **子宫腺肌瘤**　如果息肉有少量平滑肌成分，则应与子宫腺肌瘤相鉴别，后者一般较大，多位于肌层，常不呈息肉样，为边界清楚的平滑肌性结节，其中散布一些有（或无）内膜间质的内膜腺体，可伴子宫腺肌病，而息肉中化生的平滑肌一般为局灶性。

• **子宫腺纤维瘤和子宫腺肉瘤**　子宫腺纤维瘤和子宫腺肉瘤一般较大，间质相对丰富，过度增生的间质常突向腺腔内生长，外观呈叶状。子宫腺纤维瘤的间质细胞无非典型性，子宫腺肉瘤的间质细胞比子宫腺纤维瘤的丰富，并且在腺体周围更为密集，形成袖套状结构，有较多的核分裂象。子宫内膜息肉与子宫腺肉瘤的鉴别要点见表1-1-5-3。少数子宫内膜息肉的间质也可以因过度增生而表现为叶状和袖套状结构，但一般为局灶性（Howitt 等，2012）。

• **子宫内膜间质肿瘤**　富含间质细胞，腺体少，息肉碎片中有非典型间质细胞，需要与子宫内膜间质肿瘤相鉴别。有厚壁血管和较多腺体成分以及核分裂象不活跃，为息肉有别于子宫内膜间质肿瘤之处。

• **不规则息肉样的孕激素效应内膜**　肉眼观可类似息肉，但含萎缩的腺体和蜕膜样间质，无簇集的厚壁血管。若能发现正常子宫内膜与息肉样组织混合存在，则有助于确定息肉碎片。

• **异常分泌内膜**　异常分泌内膜（黄体功能不足）的分泌改变与月经周期的具体日期"偏离"，而功能性息肉的分泌改变也与月经周期的具体日期"偏离"，二者有相似之处。不同的是，功能性息肉中有簇集的厚壁血管，异常分泌内膜中则无（即使孕激素的作用可使螺旋动脉壁增厚一些）。此外，异常分泌内膜为弥漫性改变，而功能性息肉碎片周围围绕的是正常分泌期内膜碎片。

• **弥漫增殖症的内膜**　弥漫增殖症的内膜中腺体密集且不规则，在增生性/增殖性息肉中也如此，且增殖症的内膜常可为息肉样。然而，增生性息肉的间质一般较密，可呈纤维性，不同于周围的内膜碎片，且有簇集的厚壁血管。

在内膜少的小活检标本中，二者有可能无法鉴别，需进行宫腔镜检查和诊刮内膜以获得正确诊断。

• **斜切的正常内膜**　特别是基底层斜切的内膜，可与小的息肉碎片相混淆，这是因为基底层内膜的腺体常可不规则且间质致密，螺旋动脉突出。在连切蜡块标本中可发现斜切的正常内膜与功能层内膜有移行，而在息肉碎片连切蜡块标本中则可见表面上皮，至少呈局灶性。此外，在横切面上基底层内膜中聚集的小螺旋动脉通常至少有6根，但其管壁不如息肉血管的管壁厚。

表 1-1-5-3　子宫内膜息肉与子宫腺肉瘤的鉴别要点

特征	子宫内膜息肉	子宫腺肉瘤
大小	一般小于 3.0 cm（平均 2.3 cm）	一般大于 3.0 cm，并充满子宫腔
叶状特征	不明显，即使有也呈局灶性	弥漫的典型叶状结构
腺体内乳头状结构	可有，但间质成分少	腺体内有富含间质成分的粗乳头
间质细胞的非典型性	无或仅有非常轻微的核增大，罕见奇异核细胞	细胞的非典型性常弥漫出现，核增大，染色质粗，核膜不规则
	腺体周围无间质细胞袖套	腺体周围有间质细胞袖套
核分裂象	可见	可见，一般 >2 个 /10HPF

精粹与陷阱

• 除了厚壁血管、间质改变和腺体改变外，拉长的与表面上皮平行的腺体也是息肉的诊断线索。

• 梗死的息肉的表面上皮可有乳头状合体细胞化生和反应性细胞非典型性，需与子宫内膜上皮内癌相鉴别。

• 子宫内膜间质中的厚壁血管应与内膜基底层的螺旋动脉相鉴别，后者的管壁稍厚且呈丛状，前者则明显壁厚。若将后者误诊为前者，会将增生期内膜误认为内膜息肉。

• 罕见情况下，内膜息肉中可有灶性复杂型子宫内膜增殖症或子宫内膜样腺癌，有这类病变的患者的息肉外邻近的子宫内膜也存在复杂型子宫内膜增殖症或子宫内膜样腺癌的显著危险。

• 有时临床诊断为内膜息肉，但刮宫标本组织学不能确诊息肉，造成这种情况的可能原因为：①内膜为息肉样增生而非真正的息肉；②刮宫标本中的子宫内膜息肉太碎且碎片小，以致不能识别；③刮宫标本中的组织为息肉表浅的非诊断性部分。对于这种情况，病理医师应说明未见明显息肉组织学特征，并与临床医师联系以确定是否是上述几种原因。

二、其他良性增生性、沉积性病变

（一）假性淋巴瘤

• 假性淋巴瘤（pseudolymphoma）的病变特征为，以慢性子宫内膜炎为基础，病变中有淋巴组织旺炽性增生或伴发全身淋巴组织增生性疾病，如传染性单核细胞增多症。

• 病变位于子宫内膜或肌层，淋巴组织呈滤泡性增生，滤泡内细胞成分复杂，可见有裂和无裂淋巴细胞、免疫母细胞、中心母细胞，有时见星空现象，另有浆细胞、中性粒细胞和小淋巴细胞浸润（图 1-1-5-35~1-1-5-39）。

• 免疫组化染色呈 T 细胞标志物阳性的细胞和呈 B 细胞标志物阳性的细胞数量相近，滤泡中心细胞呈 Bcl-2 阴性（图 1-1-5-40）。

• 主要与淋巴瘤相鉴别，子宫内膜和肌层淋巴造血系统恶性肿瘤罕见，病变表面多有溃疡，瘤细胞单一，均匀、散在分布，缺乏急性炎症细胞和浆细胞浸润，结合免疫组化染色可提高诊断的准确性。

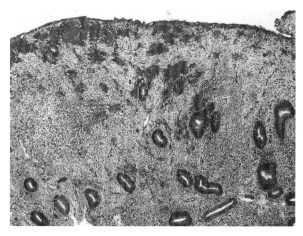

图 1-1-5-35 假性淋巴瘤。子宫内膜内淋巴组织增生，细胞成分复杂，呈明显的结节状分布

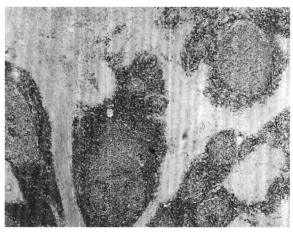

图 1-1-5-36 假性淋巴瘤。子宫内膜内淋巴组织增生，细胞成分复杂，分布于间质

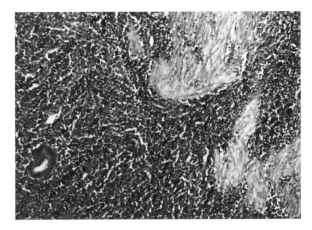

图 1-1-5-37　假性淋巴瘤。增生的淋巴组织累及肌层

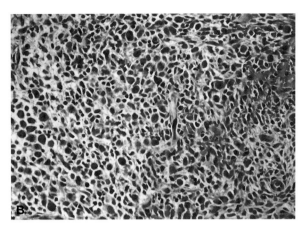

图 1-1-5-39（续）　假性淋巴瘤。增生的淋巴组织内细胞大小不一，混杂有炎症细胞

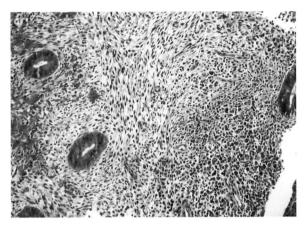

图 1-1-5-38　假性淋巴瘤。增生的淋巴组织累及肌层

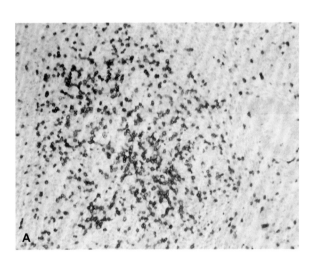

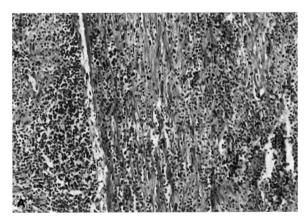

图 1-1-5-39　假性淋巴瘤。增生的淋巴组织内细胞大小不一，混杂有炎症细胞

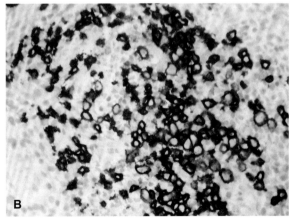

图 1-1-5-40　假性淋巴瘤。A. 免疫组化染色呈 CD3 阳性。B. 免疫组化染色呈 CD20 阳性

（二）假性脂肪瘤

• 假性脂肪瘤（pseudolipoma）是一种相对常见的人为假象。在子宫内膜碎片中见到透亮的空泡，类似脂肪浸润。这些透亮的空泡是气泡，为子宫腔内气体通过微小的间隙侵入子宫内膜的结果，过程酷似吹气泡。

• 镜检子宫内膜组织中可见透亮空泡，呈圆形或椭圆形，大小差异很大，呈簇状或孤立分布，类似脂肪细胞，少数位于血管腔内（图1-1-5-41），可误诊为脂肪瘤病或子宫穿孔。免疫组化染色，针对脂肪细胞和内皮细胞的标志物均呈阴性。

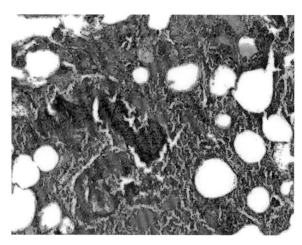

图1-1-5-41 假性脂肪瘤病。病变内可见类似脂肪浸润的空泡，实为人为假象的气泡

（三）淀粉样变性

• 子宫淀粉样变性（amyloidosis）罕见，常发生于系统性淀粉样病患者，少部分发生于子宫内膜癌和平滑肌肉瘤内。

• 镜检系统性淀粉样病患者的子宫淀粉样变性多发生在子宫内膜间质、肌层或血管壁，病变呈均质红染、刚果红染色阳性，偏振光显微镜观察呈绿色。

（四）子宫内膜微钙化和砂粒体

• 子宫微钙化常见于非肿瘤性疾病，如子宫内膜炎、子宫腔粘连综合征，以及长期宫内放置IUD或长期应用激素替代治疗等，偶见于绝经期女性的子宫内膜或肌层。

• 砂粒体为微钙化的一种特殊形式，组织学改变为，在子宫内膜或肌层见到圆形层板状的嗜苏木精小体（图1-1-5-42），常有上皮细胞包绕，或者伴随上皮乳头或异物巨细胞。

• 砂粒体为内膜偶见改变，可伴正常、良性和恶性病变。1/3的子宫内膜浆液性癌中有砂粒体，子宫内膜样腺癌中也可有；砂粒体偶可见于正常增生性或萎缩性内膜（图1-1-5-43），也可见于息肉和IUD等。

• 因砂粒体可伴女性生殖道上皮性肿瘤，若在不知是否伴女性生殖道上皮性肿瘤的子宫内膜活检中发现砂粒体，建议进行宫腔镜检查或某种形式的附件评估以排除肿瘤（Faysett等，2002）。

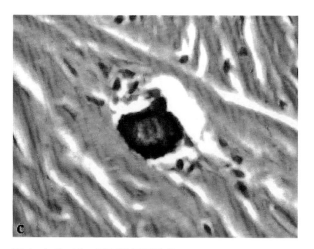

图1-1-5-42 子宫肌层砂粒体

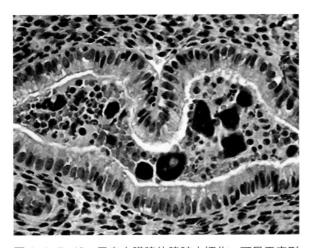

图 1-1-5-43　子宫内膜腺体腺腔内钙化，可见无定形蓝染钙盐沉积

精粹与陷阱

- 子宫内膜假性淋巴瘤样增生罕见，一般无包块，而淋巴瘤常有包块。
- 不伴恶性病变的内膜砂粒体，如在腺腔内或间质中，则不为评估上生殖道恶性肿瘤的指征；但如为游离且不接触内膜的砂粒体，则可能伴子宫外浆液性癌，应对上生殖道进行评估。

第二章

子宫内膜癌癌前病变

张祥盛　江庆萍　熊中堂　张建民

第一节　子宫内膜增殖症总论

【概述】

· 子宫内膜增殖症（endometrial hyperplasia）又称子宫内膜增生过长，是指子宫内膜腺体的增生超出了正常增殖期的增生范围，腺体形态不规则且数量增多，腺体与间质之比大于 1∶1 或

2∶1（甚至 3∶1）。

· 病因是内源性或外源性雌激素过度刺激内膜而无孕激素拮抗，长期暴露于雌激素刺激的子宫内膜过度增殖，而发生子宫内膜样癌的风险也随之增加。

· 子宫内膜增殖症的定义和分类经历了多次变

化。早先名称较混乱，如"腺瘤样增生""非典型增生"和"原位腺癌"，这些名称被不同的研究者用于描述同一种病变，而不同的研究者又用这些名称描述不同的病变。

• 从20世纪80年代Kurman等开始进行分类，到1994年和2004年WHO及FIGO把子宫内膜增生分为简单型增殖和复杂型增殖。2020年的WHO分类将两者进一步分别分为不伴非典型增生和伴非典型增生两种亚型（表1-2-1-1）。

• 在2014年的WHO分类中，子宫内膜增生被分为子宫内膜增殖症不伴非典型增生和伴非典型增生/子宫内膜上皮内瘤变（endometrial intraepithelial neoplasia, EIN）两大类，取消了简单型和复杂型增殖的概念，因为它们引起癌变的概率都很低。但在实践中，很多病理医师和妇产科医师仍习惯把子宫内膜增生不伴非典型增生分为简单型和复杂型。故本章中仍按此进行描述。

表1-2-1-1 WHO子宫内膜增殖症分类

1994年和2004年
增殖症（不伴非典型增生）
简单型
复杂型
增殖症（伴非典型增生）
简单型
复杂型
2014年和2020年
子宫内膜增殖症伴非典型增生
子宫内膜非典型增生

• WHO分类有其局限性，最主要的是细胞的非典型性无确切标准，全由诊断者主观判定，可重复性不强。表达腺体拥挤程度的腺体与间质之比的最小值缺乏特异性，腺体密度较高的紊乱性增生可被误认为简单型增殖不伴非典型增生。此外，未确定病变的最小范围等，提高了将小灶化生性增生病变和腺体拥挤的人为假象诊断为子宫内膜增殖症的可能性。

• 近年有研究者提出EIN的概念，即腺上皮呈单克隆性增生，与周围背景中的非克隆性增生明显不同，而与子宫内膜样癌相同，有*PTEN*基因表达缺失。

• 2005年有文献报道，经大宗病例研究，EIN在预测进展到子宫内膜腺癌的危险性方面表现出了较高的敏感性，但特异性较低。目前认为两种概念均有局限性，EIN强调结构异常，而WHO分类侧重细胞非典型性。但基于习惯，多数病理医师和妇产科医师现仍使用WHO的定义和分类。

• 子宫内膜增殖症可为弥漫性或局灶性，后者有时被称为局灶性增殖（focal hyperplasia）。

• 2012年，Reichart在其妇产科病理学专著中结合WHO/FIGO、EIN和Stanford研究组分类，提出了一种改良的分类（详见本章第二节）。

• 子宫内膜增殖症的发生机制为子宫内膜较长时间受到无孕激素对抗的雌激素刺激（图1-2-1-1）。

增生期 ➡ 紊乱性增生 ➡ 子宫内膜增殖症

腺体不规则扩张 ➡ 腺体进一步改建 ➡ 腺体密度不同程度增大

➡

无孕激素对抗的雌激素作用时间

图1-2-1-1 子宫内膜增殖症发生机制示意图

【临床表现】

• 患者主要为月经初潮或围绝经期的女性，但可能由于月经初潮时很少进行子宫内膜活检，所以此期患者很少见。

• 育龄期女性的子宫内膜增殖症相对少见，其中部分由多囊卵巢综合征或某些产生性激素的卵巢肿瘤引起，如卵巢粒层细胞瘤、卵泡膜细胞瘤，或者由外源性性激素替代治疗（含无孕激素拮抗的雌激素）引起。

• 某些肥胖患者的子宫内膜增殖症可能由雄激素在脂肪组织内转化为雌激素所致。

• 典型的临床症状是阴道出血。

• 子宫内膜增殖症是无孕激素拮抗的雌激素作用的结果，患者大多持续不排卵。

【病理改变】

巨检

• 在子宫切除标本中，增生的子宫内膜增厚，呈绒毯样或丘状隆起，边界模糊，病变呈弥漫性或局灶性，甚至息肉样。

• 刮宫常可刮出多量内膜组织，但有时刮出的量较少，子宫内膜增殖症的诊断不是取决于组织的量，而是依据镜下组织学改变。

镜检

（1）子宫内膜的一般情况

• 确定内膜为增生性改变（伴孕激素效应者例外）。

• 观察病变呈局灶性，还是弥漫性。简单型增殖为弥漫性（图1-2-1-2~1-2-1-4），而非典型增生多为单克隆局灶性（图1-2-1-5）。

• 组织中腺体和间质面积的比值。计算腺体面积时，腺体及其包绕的腺腔需计入内。在简单型增殖中，腺体面积与间质面积的差值高于复杂型增殖。一旦划入子宫增殖症范畴，两者的比值应大于1:1或2:1（甚至3:1）。

（2）腺体的结构

• 增生腺体的形状按其生长方式，基本上可分为腺管状或伴囊性扩张，增生腺体有的可出现分支使腺腔不规则，这是腺体以出芽方式生长的结果，腺体增生还表现为腺上皮的复层化（图1-2-1-6，1-2-1-7）。

• 腺体密度，可为均匀、拥挤或局灶性密集。一般而言，增生越显著，则结构越复杂，间质越稀少，甚至可呈"背靠背"或"腺体共壁"样。

（3）细胞学变化

• 在不伴非典型增生的子宫内膜增殖症中，腺

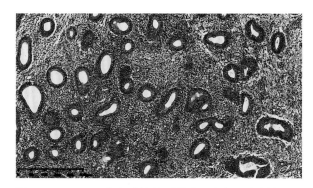

图1-2-1-2　子宫内膜简单型增殖。病变呈弥漫性

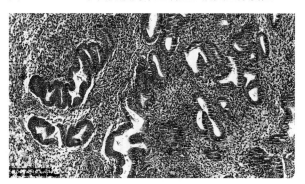

图1-2-1-3　子宫内膜简单型增殖。病变呈弥漫性

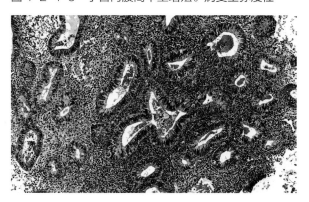

图1-2-1-4　子宫内膜简单型增殖。病变呈弥漫性

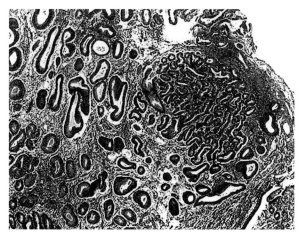

图1-2-1-5　子宫内膜非典型增生。病变呈单克隆局灶性

上皮细胞呈复层排列，核呈柱状，与正常增殖期子宫内膜相比，无明显非典型性。

• 在伴非典型增生的病例中，腺上皮与周围正常腺体相比，细胞明显不同。表现为核呈非典型性、大小不等、深染，或呈空泡状和浅染，核质比增高，染色质增粗、呈块状，核膜增厚，核不规则，核仁明显、增大且不规则。

（4）叠加化生性改变

• 子宫内膜增殖症的腺体常有化生性改变，如鳞状化生、纤毛细胞化生、嗜酸性化生和黏液性化生等（图 1-2-1-8）。一些研究者将化生性改变显著的子宫内膜增殖症称为化生性增殖（metaplastic hyperplasia）。

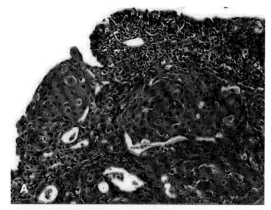

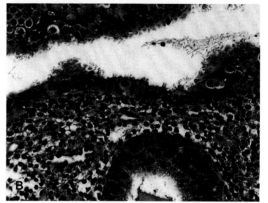

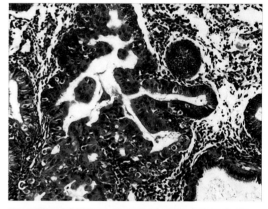

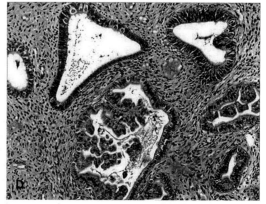

图 1-2-1-8 子宫内膜增殖症伴各种化生。A. 鳞状化生。B. 纤毛细胞化生。C. 嗜酸性化生。D. 黏液性化生

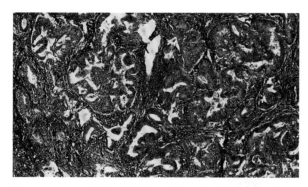

图 1-2-1-6 非典型增生。病变呈单克隆局灶性，腺体腺腔内可见乳头状增生

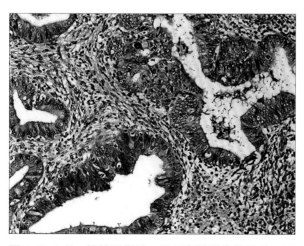

图 1-2-1-7 简单型增殖。显示囊性增生的腺体，局部伴出芽，腺上皮复层化

• 化生性增殖也分伴和不伴非典型增生两类，有的非典型化生性增殖病例虽无明显细胞学非典型性，但如果结构复杂和异常，也应考虑为非

典型化生性增殖，特别是黏液性化生，在这种情况中，其他部位的子宫内膜可有低级别腺癌（Reichert，2012）。

第二节　子宫内膜增殖症各论

一、子宫内膜增殖症不伴非典型增生

【概述】

• 2014 年，WHO 对子宫内膜增殖症不伴非典型增生（endometrial hyperplasia without atypia）的定义：形状和大小不规则的腺体过度增生，与正常增生期内膜相比，腺体与间质之比增高，但无明显的细胞非典型性。

• 子宫内膜增殖症不伴非典型增生包括简单型增殖不伴非典型增生和复杂型增殖不伴非典型增生。

• 子宫内膜增殖症不伴非典型增生的发病率较子宫内膜癌高出数倍。

• 危险因素包括肥胖、多囊卵巢综合征和糖尿病。

【临床表现】

• 患者多为围绝经期女性。

• 主要临床表现为非周期性不规则子宫出血。

【病理改变】

巨检

• 子宫内膜不同程度增厚，色灰白或浅棕，从晚增生期外观的 5 mm 均匀增厚到高度增厚，呈息肉样或囊样海绵状。

• 刮宫标本的子宫内膜量常较多，取材需要两个以上的包埋盒。

1. 简单型增殖不伴非典型增生

• 简单型增殖不伴非典型增生（simple hyperplasia without atypia），虽然腺体和间质对雌激素都有反应，且都表现为增生，但腺体的增生程度往往超过间质，腺体与间质之比大于 1：1，可达 2：1，甚至有的研究者报道 3：1。

• 腺体扩张，呈大小不一和形态不规则的囊状（图 1-2-2-1），并且因腺上皮的增生，表现出内折或外突分支状，但是在腺体间有明显的间质细胞分隔。腺体表现为"规则性不规则"（regular irregular）：在低倍镜下观察是弥漫的大小不一并伴囊性扩张的腺体，而在高倍镜下每一个视野都不相同（图 1-2-2-2，1-2-2-3）。

• 腺体的衬覆上皮类似中晚期增生期子宫内膜，腺上皮排列紧密，呈假复层。腺上皮呈柱状或高柱状，胞核呈长圆形或卵圆形，核膜光滑，染色质纤细，分布均匀，核仁小而不明显，核的

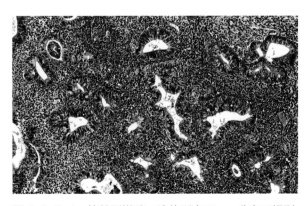

图 1-2-2-1　简单型增殖。腺体形态不一，分布不规则

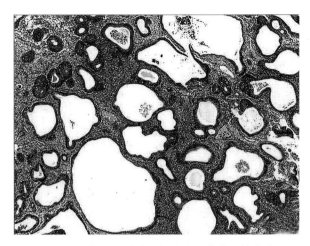

图 1-2-2-2　简单型增殖。低倍镜下为弥漫的大小不一并伴囊性扩张的腺体，表现为"规则性不规则"

大小与形状没有明显差异，无非典型性，可见核分裂象。腺上皮常出现纤毛细胞化生，这反映了雌激素在病变发生过程中的重要作用（图 1-2-2-4）。

· 偶尔腺上皮可出现分泌现象，这是无排卵后发生排卵或是对外源性孕激素治疗的短暂反应，可出现桑葚样化生（图 1-2-2-5，1-2-2-6）。

· 简单型增殖的间质亦呈增生状态，可见比较活跃的核分裂象。此时的间质与增生期内膜间质相似，间质细胞排列紧密，细胞小，核呈卵圆形，胞质量少。

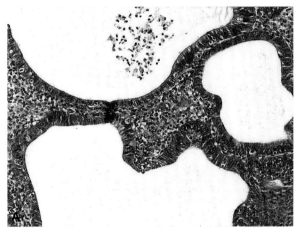

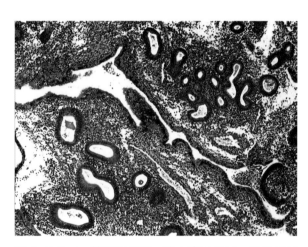

图 1-2-2-4　简单型增殖。腺上皮呈柱状，胞核呈长圆形或卵圆形，核膜光滑，核仁小而不明显，可见核分裂象，伴纤毛细胞化生

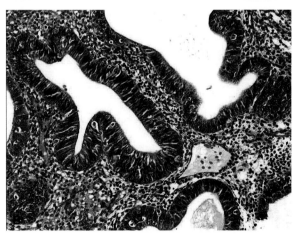

图 1-2-2-3　简单型增殖。表现为"规则性不规则"。高倍镜下每一个视野都不相同

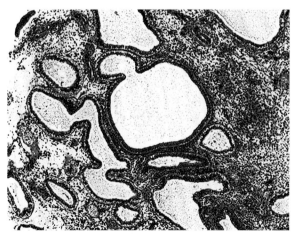

图 1-2-2-5　简单型增殖。孕激素治疗后，显示腺体分泌现象

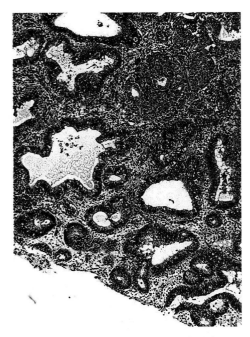

图 1-2-2-6 简单型增殖。孕激素治疗后，显示桑葚样化生

• 由于无孕激素的刺激，螺旋小动脉因发育不充分而不明显，在表面上皮下浅表间质中可见扩张的小静脉（图 1-2-2-7），其产生机制不明，但其出现常提示非生理性、非周期性的内膜增生。

• 偶尔，简单型增殖局部可以像息肉一样生长，并可见息肉样厚壁小动脉，而有些息肉内的内膜可为简单型或复杂型增殖。

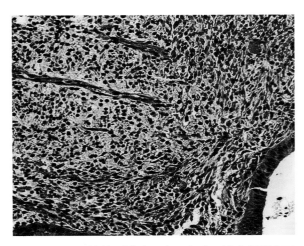

图 1-2-2-7 简单型增殖。表面上皮下浅表间质中可见扩张的小静脉

2. 复杂型增殖不伴非典型增生

• 复杂型增殖不伴非典型增生（complex hyperplasia without atypia）与简单型增殖的区别只是腺体和间质量的区别，而非质的不同，差别主要是腺样结构的复杂性和密集程度的不同（表 1-2-2-1）。

• 复杂型增殖时，腺体密集，数量增多，而间质减少，腺体与间质之比常为 3∶1 及以上（图 1-2-2-8~1-2-2-12）。

• 复杂型增殖多呈局灶性，腺样结构的复杂性主要表现在腺样结构不规则，特点是具有微内突的锯齿样腺体边缘、显著的外突分支、明显的乳头状内折或腺体轻度不规则和成角（图 1-2-2-13，1-2-2-14）。

• 复杂型增殖的腺上皮细胞形态与简单型增殖无明显区别，均无显著的细胞非典型性，核呈长圆形或卵圆形、位于基底部，核形规则，有不等量核分裂象，类似正常增生期子宫内膜的腺上

表 1-2-2-1 不伴非典型增生的子宫内膜增殖症的形态学特征

细胞学特征
核
假复层排列
雪茄状或卵圆形，轮廓平滑
染色质分布一致
核仁小或不明显
核分裂象多少不一
结构特征
腺体
形状不规则，大小不一，常扩张
分支，内折或外突
简单型增殖的腺体随机分布，常囊性扩张，其间间质稍多
复杂型增殖的腺体排列紧密，形状常不规则，其间间质少
常见的伴随改变
息肉样生长
纤毛细胞
小静脉扩张
崩解和出血

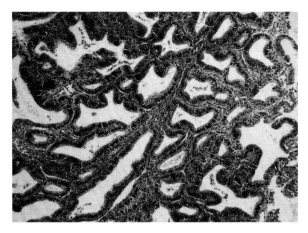

图 1-2-2-8 复杂型增殖。腺体密集，其间的间质量少，部分腺体腺腔内有乳头状突起，腺体与间质之比大于 3：1

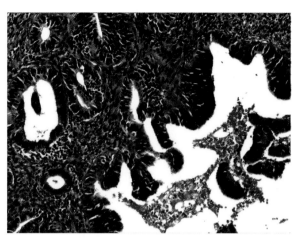

图 1-2-2-11 复杂型增殖。高倍镜下细胞与周围腺体相比无显著的非典型性

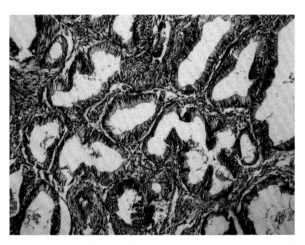

图 1-2-2-9 复杂型增殖。腺体密集，部分腺体腺腔内有乳头状突起，腺体与间质之比大于 3：1

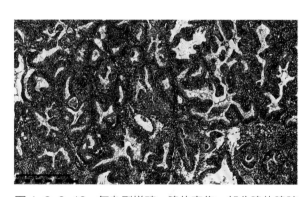

图 1-2-2-12 复杂型增殖。腺体密集，部分腺体腺腔内有乳头状突起，腺体与间质之比大于 3：1

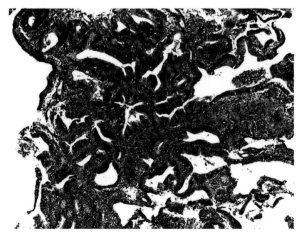

图 1-2-2-10 复杂型增殖。低倍镜下，腺体密集，腺体与间质之比大于 3：1

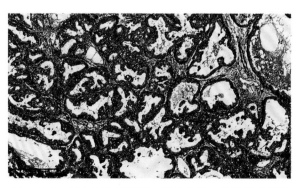

图 1-2-2-13 复杂型增殖。腺体密集，部分腺体腺腔内有乳头状突起

皮。腺上皮可复层化，有时2~4层。

• 腺体密度增高，排列拥挤，推压周围的间质，使腺体与间质的比值显著增高，甚可出现"背靠背"样外观。

• 复杂型增殖的间质细胞呈短梭形，常受密集的腺体推压而含量降低，但并不消失。

• 复杂型增殖常与简单型增殖同时存在，而且局灶复杂型增殖在简单型增殖中并不少见（图1-2-2-15）。

• 间质中有时可见泡沫细胞（图1-2-2-16，1-2-2-17），曾被认为来自子宫内膜的间质细胞，现已明确是一种巨噬细胞，不一定起源于子宫内膜间质。泡沫细胞既可见于子宫内膜增生，也可见于子宫内膜腺癌，可能是巨噬细胞吞噬增生性细胞或死亡肿瘤细胞的反应，但有研究者认为，间质泡沫细胞是雌激素增高的表现。

• 40%~70%的非典型增生病例对孕激素治疗有反应，称为孕激素效应（progestin-effect），其改变包括间质片状蜕膜样变，腺体与间质的比值下降，出现多种化生性改变，腺体的核呈复层排列，存在核分裂象，核质比降低，胞质增多，胞质呈嗜酸性，约1/3的病例出现分泌改变（胞质内空泡）。持续增殖区的间质蜕膜样变则缺如或不明显（图1-2-2-17）。

【鉴别诊断】

• 人为假象 子宫内膜出血时子宫内膜间质塌陷，腺体崩解，子宫内膜间质与腺体分离，加之

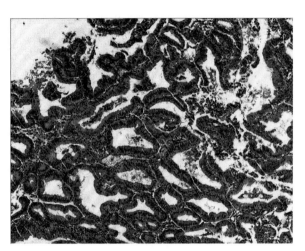

图1-2-2-14 复杂型增殖。腺体密集且形状不规则

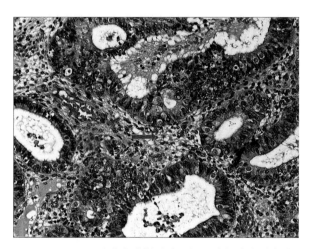

图1-2-2-16 子宫内膜增殖症。间质中间为泡沫细胞

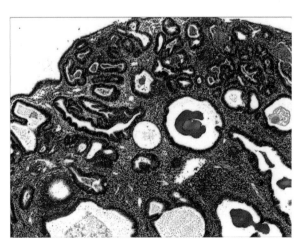

图1-2-2-15 复杂型增殖。存在于简单型增殖背景中的复杂型增殖

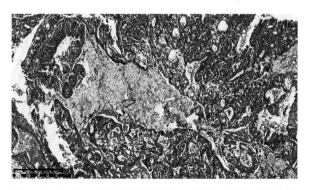

图1-2-2-17 子宫内膜增殖症。间质中间为成片的泡沫细胞

刮宫的机械作用力，腺体聚集，形成腺体"背靠背"或者"腺体套腺体"现象（图 1-2-2-18），可与子宫内膜增殖症相混淆。人为假象的特点是腺体破碎，可见核碎屑，以及在成团的腺体和间质周围常有出血。子宫内膜增殖症的腺体轮廓常更复杂，有内折及出芽，也更不规则，腺体与间质融合在一起，互不分离。

• **子宫内膜息肉**　息肉中腺体紊乱性增生，并可出现囊性扩张或乳头状改变，易与子宫内膜增殖症相混淆。然而，完整的典型息肉病变为局灶性，三面或四面被覆黏膜上皮，息肉间质呈纤维性，且有成簇的厚壁血管。息肉碎片局部若出现增殖性改变，则易被误认为子宫内膜增殖症，但息肉的浅表腺体长轴与腺体表面平行，间质可为纤维性，可有厚壁血管（图 1-2-2-19）。

• 绝经后囊性萎缩的子宫内膜低倍镜下可类似简单型增殖的子宫内膜。囊性萎缩时，腺体呈囊性扩张，且大小不等，常无腺腔内折和出芽，其上皮呈萎缩而无增生的表现，不像简单型增殖时的柱状和假复层状，而是单层扁平状，上皮细胞无核分裂象（图 1-2-2-20，1-2-2-21），间质为纤维性。

【遗传学改变】

• 在不伴非典型增生的子宫内膜增殖症中，散在的无显著改变的腺体潜藏着低水平体细胞突变。

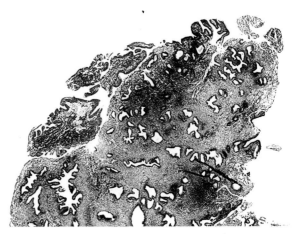

图 1-2-2-19　子宫内膜息肉。周边有正常子宫内膜包绕，中心腺体不规则，间质呈梭形，且有厚壁螺旋动脉样血管

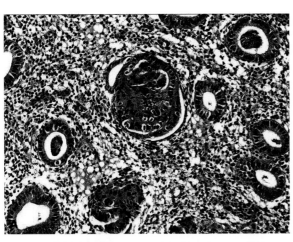

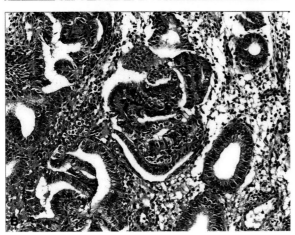

图 1-2-2-18　子宫内膜中的人为假象。A. 腺体套腺体。B. 腺体背靠背

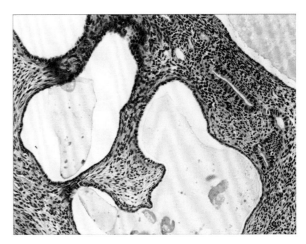

图 1-2-2-20　囊性萎缩的子宫内膜。腺体内衬单层细胞，缺乏增殖活性，罕见核分裂象

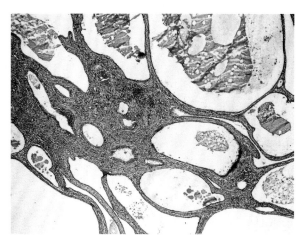

图 1-2-2-21 囊性萎缩的子宫内膜。腺体扩张，内衬单层细胞，缺乏增殖活性，无核分裂象

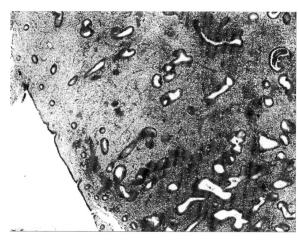

图 1-2-2-22 子宫内膜紊乱性/不规则增生。腺体极向存在，而腺体成分轻度增加，腺腔扩张

【预后】

• 受无对抗的雌激素刺激的女性发生子宫内膜腺癌的危险增加 3~4 倍，若持续 10 年及以上，则危险增加 10 倍。

• 1%~3% 的不伴非典型增生的子宫内膜增殖症可进展为分化好的子宫内膜腺癌。

附：子宫内膜紊乱性/不规则增生

• 腺体改变可类似简单型增殖，但扩张和分支的腺体是局灶性的，而非弥漫性改变，程度也常轻于简单型增殖（详见本篇第一章第二节的"紊乱性增生"部分）。

• 表面上皮下功能层腺体可呈与上皮垂直的排状结构，成排的腺体间距离类似，而功能层，特别是基底层，则表现为腺体扩张、增生（图 1-2-2-22~1-2-2-24）。

• 反映在送检标本量上，则表现为：子宫内膜紊乱性/不规则增生的组织量较小，通常一个包埋盒就足够；而子宫内膜增殖症的组织量通常比较大，需要 2 个以上的包埋盒。

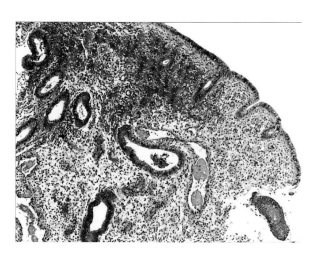

图 1-2-2-23 子宫内膜紊乱性/不规则增生。腺体极向存在，而腺腔扩张

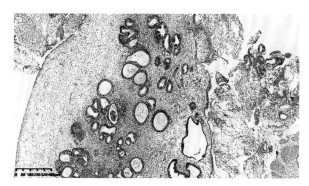

图 1-2-2-24 子宫内膜紊乱性/不规则增生。腺体成分轻度增加，极向存在，而腺腔扩张

附：基底性增殖

- 子宫内膜增殖症的内膜改变局限于内膜基底层的为基底性增殖（basal hyperplasia），表现为腺体拥挤、腺体与间质之比增大、腺体扩张或有不规则分支等。
- 基底性增殖可为弥漫性或局灶性，其上方可为分泌性内膜。
- 随着腺体的生长，弥漫性的基底性增殖可发展为简单型或复杂型增殖，局灶性的基底性增殖可进展为子宫内膜息肉。

附：适应性增殖

- 适应性增殖（adaptation hyperplasia）发生于产后或流产后。
- 适应性增殖的发生机制可能是，产后或流产后卵泡持续存在而无排卵。
- 适应性增殖的内膜中部分腺体扩张，其余腺体的形状和分布不规则。腺体衬覆高度增生上皮，如简单型增殖不伴非典型增生。腺体间为富含细胞的间质。
- 适应性增殖的特征为间质中有玻璃样变性的残留蜕膜细胞，该细胞被花环状的呈 PAS 阳性的伊红染色物质围绕（图 1-2-2-25）。

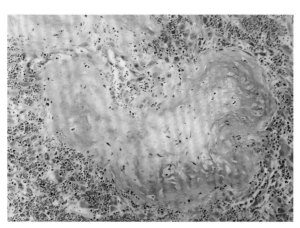

图 1-2-2-25　适应性增殖。间质中玻璃样变性的残留蜕膜细胞被花环状的呈 PAS 阳性的伊红染色物质围绕，腺体衬覆高度增生上皮

- 间质中可有慢性炎症细胞浸润和灶性新鲜出血。
- 间质中螺旋动脉仍较明显，此不同于简单型增殖。

二、子宫内膜增殖症伴非典型增生 / 子宫内膜上皮内瘤变

【概述】

- 2014 年，WHO 对子宫内膜增殖症伴非典型增生（atypical hyperplasia，AH）/ 子宫内膜上皮内瘤变（endometrioid epithelial neoplasia，EIN）的定义：子宫内膜增殖症伴细胞学非典型性。
- 以往非典型增生被分为简单型和复杂型非典型增生过长，前者为简单型增生过长伴腺细胞非典型性，后者为复杂拥挤的腺体伴细胞核的非典型性。
- 在实际病理诊断中，简单型非典型增生非常少见，目前对其是否存在有争议，诊断时应相当慎重。
- 内源性和外源性非对抗性雌激素为该病变发生的危险因素。
- WHO 分类没有单独列出子宫内膜原位腺癌，而是将其放在非典型增生中。
- 有研究发现 AH/EIN 为一克隆性过程，是一种始于不伴非典型增生的子宫内膜增殖症的局灶性病变。

【临床表现】

- 患者多为围绝经期女性，有一研究显示患者平均年龄为 53 岁。
- 最常见的临床表现为围绝经期女性的子宫异常出血和绝经后女性的子宫出血。
- 25%~49% 的 AH/EIN 与癌伴发。

【病理改变】

巨检

• 子宫内膜外观多样化，可弥漫，厚达 1 cm，也可出现肉眼可见的局灶性息肉样隆起。

• 一般无可区别于其他病变的肉眼特征。

• 刮宫标本中肉眼观常可与子宫内膜增殖症不伴非典型增生、内膜息肉和癌相混淆。

镜检

• AH/EIN 由拥挤的细胞学异常的管状和分支状腺体集聚组成（图 1-2-2-26~1-2-2-30）。

• 病变区内腺体常密集，腺体面积显著超过间质，可出现背靠背改变，但拥挤的腺体间有少量间质存在，腺体形状不规则且大小不一，腺腔可扩张，也可有乳头状内折等表现，偶尔个别腺体可出现筛状结构（表 1-2-2-2，图 1-2-2-31，1-2-2-32）。

• AH/EIN 与不伴非典型增生的子宫内膜增殖症的区别为，前者具有核非典型性，包括核增大、呈多形性、变圆、深染，染色质呈粗块状或淡染和呈空泡状、失极性，核仁较明显等，病变旁为无非典型增生的腺体，边界清楚（图 1-2-2-32~1-2-2-36）。

• 有孕激素效应的非典型增生中非典型细胞可呈分泌性改变，有时被称为分泌性非典型增生（图 1-2-2-37）。

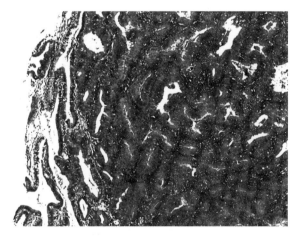

图 1-2-2-26 非典型增生。低倍镜下组织结构上可见腺体拥挤，其间仅含有少量间质细胞

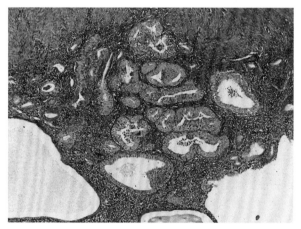

图 1-2-2-28 EIN。腺体拥挤，内衬细胞呈轻度非典型性，与正常内膜腺体边界清楚

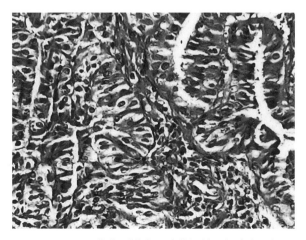

图 1-2-2-27 非典型增生。腺体拥挤，仅含少量间质细胞

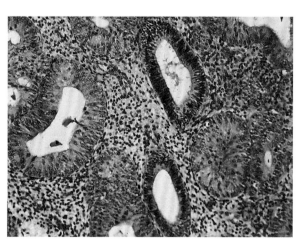

图 1-2-2-29 EIN。腺体拥挤，内衬细胞呈轻度非典型性，与正常内膜腺体边界清楚

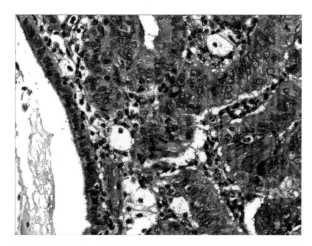

图 1-2-2-30　非典型增生的子宫内膜。高倍镜下与周围腺体相比较，可见细胞核变大、变圆，极向消失，核质比增高，有明显的核仁

表 1-2-2-2　子宫内膜非典型增生的形态学特征

细胞学特征
核
复层排列，失极性
增大、变圆，形状可不规则
染色质粗、深染，或呈空泡状
核仁突出
核分裂象多少不一
结构特征
腺体
大小不一，形状不规则，有些腺腔扩张
简单型非典型增生的腺体随机分布于较丰富的间质中
复杂型非典型增生的腺体排列紧密，其间间质少，腺体轮廓很不规则
常见伴随改变
腺上皮乳头状内折（不桥接）
纤毛细胞
鳞状化生
间质减少

• AH/EIN 的核非典型性无论是质还是量均多样化，判定有主观性，因此观察者本身和观察者之间的差异为一难以避免的问题。

• 核的变化广泛，但并非每个细胞都具有明显、均一的非典型性，即使在同一腺体中，也可见非典型细胞与其他无明显非典型性的细胞同时存在。因此，很难制定具体的诊断标准，主要依靠观察者的主观判断。

• 孕激素效应可出现于自发性排卵或使用外源性孕激素的情况，大剂量孕激素可导致间质片状蜕膜样变，腺体与间质之比降低，出现多种化生性改变，腺体的核呈复层排列，核分裂，核质比降低，胞质呈嗜酸性，约 1/3 的病例出现分泌性改变（胞质内空泡），长期大剂量甚可使细胞非典型性甚至结构非典型性减轻（图 1-2-2-38，1-2-2-39）。

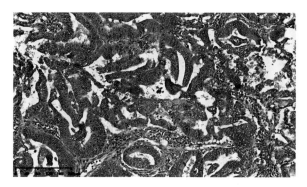

图 1-2-2-31　非典型增生的子宫内膜。腺体成分明显增加，腺体拥挤，且腺腔内有乳头状突起，存在间质

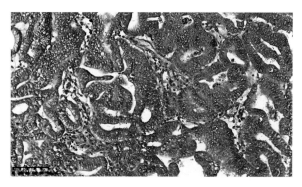

图 1-2-2-32　非典型增生的子宫内膜。腺体拥挤，甚至背靠背，且腺腔内有乳头状突起，存在间质

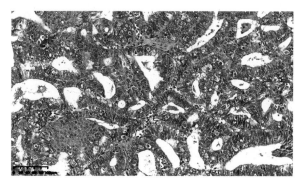

图 1-2-2-33　非典型增生的子宫内膜。腺体拥挤，且腺腔内有乳头状突起及鳞状化生，存在间质

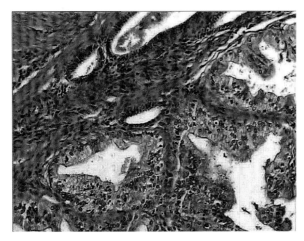

图 1-2-2-34 非典型增生的子宫内膜

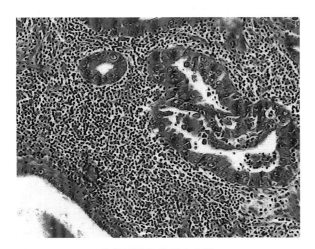

图 1-2-2-35 非典型增生的子宫内膜

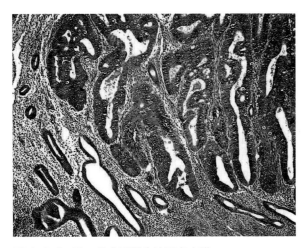

图 1-2-2-36 非典型增生的子宫内膜

• 比较非典型增生腺体与周围背景腺体的免疫组化染色结果可见，前者常出现 PAX2 和 PTEN 的丢失（图 1-2-2-40）。

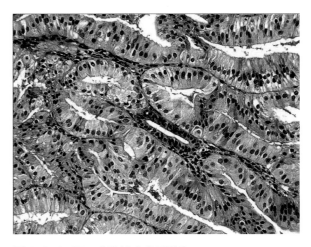

图 1-2-2-37 分泌性非典型增生

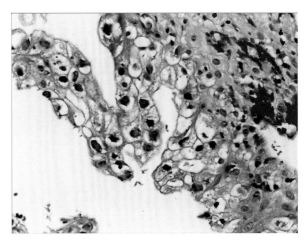

图 1-2-2-38 非典型增生的子宫内膜。子宫内膜在孕激素刺激下，腺上皮出现个别非典型细胞

• 诊断 AH/EIH 时，需要注意以下几点。

（1）虽然不同的 AH/EIN 病例所出现的非典型细胞数量不同，但一定是要有一定数量，即非典型细胞十分明显，而非需要在高倍镜下费力寻找，因为在激素等因素的刺激下，腺上皮会出现个别或少量腺体呈细胞学非典型性，甚至少数增生期内膜的腺细胞可有非典型性，此时不能称为 AH/EIN。

（2）AH/EIN 时，常伴随腺上皮的改变 / 化生，例如，胞质嗜酸性变、纤毛细胞化生、黏液性化生及桑葚样化生。虽对预后无影响，但化生时的核变圆和核增大却增加了判断核非典型性的难度。尤其是当桑葚样化生比较广泛时，会造成间质细胞稀少，或者在腺腔内形成桥状结构造成

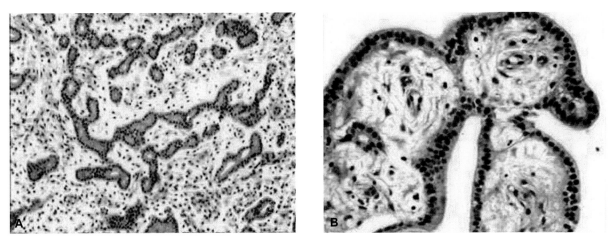

图 1-2-2-39 非典型增生的子宫内膜。孕激素治疗后，间质稀疏、呈蜕膜样变，腺体与间质之比降低，腺体的核呈复层排列，核分裂象、核非典型性和核质比降低

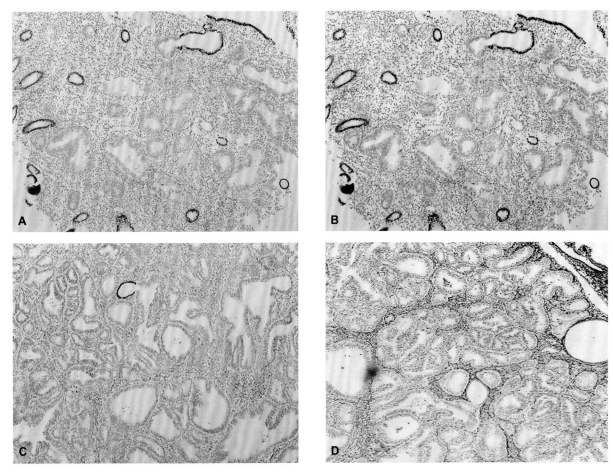

图 1-2-2-40 非典型增生的子宫内膜。呈 PAX2 和 PTEN 阴性表达。图 A 和图 B 为同一病例，图 C 和图 D 为同一病例

"筛孔"样假象。应注意不要过度诊断，因为这些化生并不影响预后。

（3）由于组织结构差异、无特定标准及可重复性差，对子宫内膜 AH/EIN 的诊断一般不像鳞状上皮和胃肠道腺上皮一样进行轻、中、重度或高、低级别的分级处理。

（4）诊断非典型增生虽以细胞非典型性为主，但也应适当考虑腺体的结构改变和异常。

【鉴别诊断】

高分化子宫内膜腺癌

· 子宫内膜非典型增生与高分化子宫内膜样癌的鉴别有时非常困难，这是妇产科病理学中的一个难题（详见子宫内膜样癌的鉴别诊断和本节最后所附国际妇产病理学推荐区别点）。

· 子宫内膜样腺癌存在浸润性浸润（也称破坏性浸润），癌细胞巢或单个细胞以不规则的树根样浸润的方式破坏和侵袭间质，并引起周围间质的炎性反应或以纤维母细胞为主的间质增殖性反应，观察到此种浸润模式就可确定为子宫内膜样癌。

· 子宫内膜样腺癌存在膨胀性浸润（也称扩张性浸润），较浸润性浸润更常见，有以下几种表现形式，其共同点是均以腺体扩张性生长及间质消失为特点。

（1）增生腺体有复杂的出芽、分支，使管状腺体形态迂曲至呈迷宫样。

（2）腺体增生、融合，形成共壁，出现筛状结构和融合性腺体。

（3）腺体腺腔内形成复杂的绒毛状乳头或分支乳头状囊腺性结构。

（4）腺体增生形成大腺体，上皮增生呈多层，中心可见坏死。

· 根据 MD Anderson 癌症中心的研究，如腺体紧密背靠背的区域直径大于 2 mm，可视为高分化子宫内膜样腺癌。

子宫内膜良性病变

· **子宫内膜炎** 子宫内膜炎腺上皮细胞可出现核大、复层排列等反应性改变，可被误认为子宫内膜简单型增殖伴非典型增生。但无子宫内膜增殖症的腺体拥挤及不规则分布。

· **子宫内膜化生** 鳞状化生、嗜酸性化生、合体细胞化生和黏液性化生等可使核增大和变圆，加之退变和修复改变可出现非典型性。然而，化生时核的大小和形状较一致，无非典型增生的核多形性，也达不到非典型增生的核非典型性程度。

· **子宫内膜非典型息肉样腺肌瘤**（endometrial atypical polypoid adenomyoma） 此瘤的主要成分之一是类似复杂型增生的子宫内膜腺体，其腺上皮具有不同程度的非典型性，这一点与复杂型非典型增生类似，而另一主要成分是腺体周围的平滑肌细胞（图 1-2-2-41）。该瘤的腺体无浸润性浸润，除少量腺体有乳头状增生或筛状结构外，也无子宫内膜样腺癌的膨胀性浸润表现。

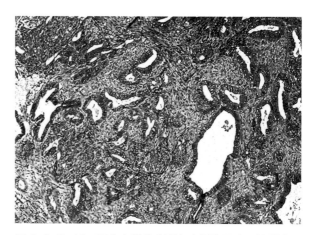

图 1-2-2-41 子宫内膜非典型息肉样腺肌瘤，间质中可见平滑肌细胞

【遗传学改变】

· AH/EIN 有许多遗传学改变（详见本篇第三章第一节"子宫内膜样腺癌"部分），包括卫星不稳定性、*PAX2* 失活，以及 *PTEN*、*KRAS* 和 *CTNNB1*（β-catenin）突变。

· AH/EIN 的遗传敏感性与会增加子宫内膜样癌风险的遗传综合征［如多发性错构瘤综合征（Cowden 综合征）和林奇综合征］相近。

【预后】

· 1/4~1/3 的 AH/EIN 活检患者，活检后立即手术或随访第一年被诊断为子宫内膜癌。

· 有关 AH 的早期经典研究显示，其发生癌的长期风险较正常人增高 14 倍，而 EIN 的研究显示增高 45 倍。

附：子宫内膜上皮内瘤变

【概述】

• 子宫内膜上皮内瘤变（endometrial intraepithe-
lial neoplasia, EIN）是单克隆性内膜浸润前腺体增
生的组织学表现，是子宫内膜腺癌的前驱病变。

• 提出 EIN 系统的目的是区分由无对抗雌激
素刺激造成的一般性子宫内膜增殖与可进展为单
克隆性的恶性前改变。

• 有研究者提出诊断 EIN 的起始分子生物学
基础是单克隆性和可突变性，其后进展为癌。对
分子生物学确定的癌前病变的组织学改变进行计
算机辅助的图像测量分析，可客观地界定诊断的
组织学标准。

• EIN 开始于内膜突变细胞的单克隆性生长，
这些细胞有细胞学和结构的改变，这些改变可通
过与背景中的多克隆性生长相对比而识别。EIN
的克隆性起源使之出现于局灶部位，并有随时间
的推移而扩展的特性。

• PTEN 抑癌基因失活常发生（63% 的 EIN 病
变），且发生于癌变的早期，因而可作为探查病
变恶性前期信息的标志物。然而，该标志物在常
规临床诊断中的作用有限，这是因为 1/3 的 EIN
患者有完整的 PTEN 功能。

• EIN 的激素危险因素与良性子宫内膜增殖症
相同，雌激素为促进因子，而孕激素是保护因
子。EIN 可维持高水平的核 ER 和 PR 受体，且
可认为对先前已发生突变的细胞而言，无对抗的
雌激素可作为一阳性选择因子。

【病理改变】

• EIN 的病理诊断标准有下列 5 项，必须全部
满足（表 1-2-2-3）。

• 计算腺体面积要减去囊性萎缩、紊乱性增殖
和简单型增殖中扩张腺体的面积。

• 对于细胞非典型性的评估，需要与正常组织

表 1-2-2-3　EIN 的诊断标准

EIN 诊断标准	表现
结构	腺体面积超过间质（腺体与间质的比值 >1） 病变由分开的单个腺体组成，腺体可稍有分支和形状不一
细胞学	有异常结构的腺体的上皮细胞与正常腺体的上皮细胞的核和（或）胞质的特点不同 可包括核极性、核多形性和胞质分化状态的改变 如无正常的对比腺体存在，需有高度异常的细胞学表现
大小	最大的直径超过 1 mm
排除类似病变	有相似标准的良性情况：紊乱性增生、基底层增殖、分泌性增殖、息肉、修复性改变等
排除癌	如有迷宫样腺体、实性结构或显著的筛状结构则为癌

相比较，如无正常组织，需达到非典型增生的非
典型性程度。

• 判断腺体拥挤，如无计算机图像分析和形态
测量，则采用主观判断，可参照区分简单型和复
杂型增殖的标准。

【预后和临床相关因素】

• 研究显示，诊断出 EIN 时的患者平均年龄为
52 岁，而诊断出癌时的患者平均年龄接近 61 岁。

• 从 EIN 进展到癌的时间和风险在女性中并
非恒定，有的首次发现 EIN 时已有癌，EIN 为
残留的癌前病变。而有的 EIN 病变可完全消
失，不进展到癌。

• EIN 发生和进展的危险因素包括无孕激素对
抗的雌激素刺激、肥胖、糖尿病和罕见的遗传因
素（如遗传性非息肉性结肠癌）。

• 保护因素包括复合性口服避孕药（低剂量雌
激素和孕激素）和使用 IUD。

【EIN 的局限性】

• 用 EIN 预测进展到癌的风险优于用非典型

增生预测的依据并不充分。2005 年，支持使用 EIN 的研究者用计算机形态测量诊断 EIN，发现其进展到癌的相应风险为非 EIN 增殖的 45 倍；伴非典型增生的子宫内膜增殖症仅为无非典型增生的子宫内膜增殖症的 7 倍。然而，其后一位妇产科病理医师做的一项更严格的研究表明，EIN 和子宫内膜增殖症伴非典型增生患者进展到癌的风险分别为健康女性的 9.2 倍和 7.8 倍。

• EIN 研究者和其他有经验的妇产科病理医师现认为，50%~65% 的 EIN 病例相当于非典型增殖，45%~60% 的 EIN 病例相当于复杂型增殖不伴非典型增生，5%~10% 的 EIN 病例相当于不伴非典型增生的简单型增殖。

• EIN 系统的实用性和可重复性尚未经大宗病例研究和较多不同背景病理医师的应用检测。

• WHO 子宫内膜增殖症分类的历史较久，妇产科医师和病理医师已对之应用得较习惯。

• EIN、EIC（子宫内膜上皮内癌）和子宫内膜腺体异型增生（endometrial glandulan dysplasia，EmGD）等名词相似，但含义大相径庭。

附：结合 WHO/FIGO、EIN 和 Stanford 的子宫内膜增殖杂交分类（Reichert，2012）

• 子宫内膜增殖症的诊断标准按 Stanford 研究组提出的腺体与间质之比大于 2：1，腺腔和绒毛腺性结构属于腺成分。

• 不能将萎缩和弱增生性腺体（如囊性萎缩）归到拥挤的腺体中。

• 为避免对小簇腺体拥挤过度诊断和确保有足够数量的腺体用于评估，选取的 EIN 增生病灶应大于 1 mm。

• 对细胞非典型性的评估，采用"变动尺度"（sliding scale）。对腺体背靠背且腺体间仅极少量间质的复杂结构，采用较宽松的尺度；对腺体较密集且杂乱，而腺体间有中等量间质的中等复杂结构，采用中等尺度；对结构简单的内膜增殖，采用较严格的尺度。总之，细胞非典型性的标准与结构的复杂程度成反比。

• 对腺体与间质的比值符合子宫内膜增殖症诊断标准，而细胞非典型性很显著的病例，应考虑恶性诊断，其多数为腺癌，少数可能为累及浅表腺体的 EIN 和腺性浆液性癌。

• 子宫内膜增殖症的诊断范畴：①简单型增殖无非典型增生（除外紊乱性增生）；②简单型增殖伴非典型增生（罕见，除外类似病变）；③复杂型增殖无非典型增生（常见，除外复杂型增殖伴非典型增生）；④复杂型增殖伴非典型增生（基于结构）；⑤复杂型增殖伴非典型增生（按传统 WHO/FIGO 分类）。

附：国际妇科病理学家协会（International Society of Gynecological Pathologists）推荐的低级别子宫内膜样腺癌与子宫内膜非典型增生的鉴别要点 (Rabban 等，2019)

（1）低级别子宫内膜样腺癌与非典型增生的区别：前者腺体拥挤且腺体间无内膜间质和显著的筛状结构，此外，还存在融合的腺体、迷宫样结构、乳头状/绒毛腺性或非鳞状实性结构。这些特征可单独或同时存在。

（2）诊断低级别子宫内膜样癌所需的这些模式的最小量（跨度、表面区域的面积或碎片的数量）尚未确定，且仍由病理医师个人对个别病例进行主观解释。

（3）如具有可疑形态学特征但不完全满足子宫内膜样癌的诊断标准，应在病理报告中描述并与临床医师交流，而非仅诊断为非典型增生。

（4）尚无有用的诊断性生物标志物可用于区分非典型增生和低级别子宫内膜样癌。

第三节　子宫内膜浆液性癌的癌前病变

【概述】

· 寻找子宫内膜浆液性癌（endometrial serous carcinoma，ESC）的癌前病变一直是研究的热点。ESC 常发生于萎缩的子宫内膜背景上，Mutter（2000）提出，将局限于内膜表面和腺体腺上皮的浆液性癌，即浆液性子宫内膜上皮内癌（serous endometrial intraepithelial carcinoma，SEIC）视为癌前病变。随着研究的深入，研究者发现 SEIC 尽管在子宫内病灶局限但有 14%~25% 的患者病变累及子宫颈黏膜，33%~67% 伴有子宫外转移灶，生存期仅有 36~38 个月，为一种预后不良的癌，不符合癌前病变的诊断标准。之后研究者曾提出过子宫内膜表面癌（uterine surface carcinoma）和微小子宫浆液性癌（minimal uterine serous carcinoma，SEIC 最大径小于 1 cm）的概念（Wheeler 等，2000），强调 SEIC 常伴有子宫外病变，不应视为上皮内癌或原位癌（Zheng，1998）。尽管原位癌与 SEIC 在临床上相似，但 SEIC 不是传统意义上的原位癌。

· 2004 年，郑文新团队经过 10 余年的研究，率先提出 EmGD 为 ESC 的癌前病变。EmGD 在形态学、分子生物学及临床病理学方面介于良性内膜和 SEIC 之间，符合 2006 年美国国立卫生研究院有关癌前病变的最新诊断标准。

· EmGD 为 ESC 的癌前病变，表现为上皮细胞异型增生，但核的异型程度低于 SEIC，为非侵袭性病变。约半数 ESC 和 1%~2% 的子宫内膜样癌标本中可见到 EmGD，如在内膜活检中发现 EmGD，提示有发展为 ESC 的风险。EmGD 在形态学上可分为浆液性和透明细胞性两种类型。

【临床表现】

· EmGD 常发生于 57~79 岁的女性，患者平均年龄为 65 岁，EmGD 与雌激素过度刺激无关，缺乏特异性临床症状，仅少数患者表现为阴道出血。

· 偶尔在内膜活检时于内膜息肉中见到 EmGD 改变。

【病理改变】

巨检

· EmGD 常与 ESC 和（或）SEIC 并存，病变肉眼不可见，EmGD 也可发生于大体无特殊表现的内膜息肉。

镜检

· EmGD 病变以腺上皮细胞呈立方状或多边形为主，偶见柱状细胞或靴钉样细胞，核呈卵圆形或圆形。大多为单层排列，偶有复层或假复层排列。伴有一定程度的细胞非典型性，细胞增大至正常背景上皮细胞的 2~3 倍，染色质丰富，核大小与浓染程度均不及 SEIC 显著，核仁可见，但常不突出。细胞核重叠时，部分细胞可有极性消失。核分裂象及凋亡小体少见（图 1-2-3-1）。

· EmGD 表现出多种生长方式：①表面型，位于内膜表面；②腺样型，单个腺体或多个腺体成簇出现；③乳头状结构，表面被覆 EmGD 细胞，有纤细的纤维血管轴心；④累及息肉，位于息肉表面或腺体中。

· EmGD 往往与 SEIC 或 ESC 并存，在切除的子宫标本中，常可见到从良性静止期内膜到 EmGD，或从 EmGD 到 SEIC 的过渡。无论何种生长方式，只要符合上述细胞学诊断标准，就可

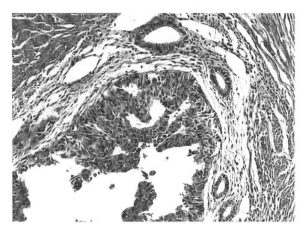

图 1-2-3-1 EmGD。良性子宫内膜腺体和 EmGD

诊断为 EmGD，对病变范围的大小没有限制。

免疫组化

• 近一半的 EmGD 存在 *p53* 基因突变及 p53 蛋白表达增加，EmGD 的发生与 *p53* 基因突变相关。*p53* 蛋白免疫组化染色不仅有助于 ESC 的诊断，也有助于 EmGD 的诊断，并可常规用于 EmGD 与形态相似的良性病变的鉴别。

• IMP3（胰岛素样生长因子 II mRNA 结合蛋白 3）主要在胚胎组织中表达，在成人中仅见于胎盘及性腺，而其他正常良性组织中不表达。EmGD 的阳性率为 10%~20%，而 SEIC 的阳性率为 80%~90%，子宫内膜浆液性癌的阳性率可达 94%。

• ER 与 PR 在子宫内膜浆液性癌中表达缺失，在 EmGD 中的表达水平也降低，PR 表达水平的降低尤为显著。10%~20% 的 EmGD 表达 Her-2/neu。

精粹与陷阱

• 诊断子宫内膜非典型增生除依据细胞学非典型性外，也应结合组织结构的非典型性。对存在严重的组织结构异常的病例可适当放宽细胞学非典型性的标准。

• 诊断简单型增殖伴非典型增生应慎重，因为此类病变很少见且治疗会带给患者相当大的冲击。

• 仅个别或少数内膜腺体有细胞学非典型性时不宜诊断为非典型增生，因为正常增生期内膜和一些其他非子宫内膜增殖症的良性病变也可有少量呈细胞学非典型性的腺体。镜下较容易被发现腺体呈细胞学非典型性，而非刻意仔细搜寻方找到个别或少量腺体有细胞学非典型性时，方可诊断为非典型增生。

• 一般不主张将子宫内膜非典型增生划分为轻、中和重度三个级别，这是因为如此分类无客观标准，可重复性差。

• 鉴别局灶性不伴非典型增生的简单型增生与紊乱性增生有时很困难，有研究者主张如局灶性病变边界较清楚，则倾向于诊断为局灶性简单型子宫内膜增殖。

• 非典型化生性增殖的诊断取决于细胞学非典型性和（或）组织结构非典型性，如非典型黏液性化生性增殖可无（或仅有轻微）细胞学异型。

• 当非典型增殖与分化好的子宫内膜样腺癌在刮宫标本中实在难以区分时，诊断为"子宫内膜非典型增殖，子宫内膜样腺癌不能除外"是适当的。

• 目前尚无任何免疫组化生物标志物能对非典型增生和低级别腺癌做出诊断性区分。

第三章

子宫内膜腺癌

张祥盛　张建民

4．腺肌病样浸润

5．恶性腺瘤样浸润

6．脉管浸润

（二）子宫内膜癌累及子宫颈

（三）子宫内膜样腺癌累及子宫腺肌病

1．发生于子宫腺肌病的癌

2．子宫内膜癌与子宫腺肌病共存

3．子宫内膜样腺癌累及子宫腺肌病

（四）易误诊为浸润的类似浸润的改变（假浸润）

五、发生在不寻常部位的癌

1．子宫下段子宫内膜癌

2．子宫内膜息肉伴癌

3．起源于子宫内膜异位症、子宫腺肌瘤或子宫腺肌病的癌

六、子宫内膜腺癌与林奇综合征及其他错配修复缺陷子宫内膜样癌

七、子宫内膜样癌与 Cowden 综合征

八、子宫内膜的子宫内膜样癌与卵巢子宫内膜样腺癌

第二节　非子宫内膜样腺癌

一、浆液性癌

　　附：低级别浆液性腺癌

二、透明细胞癌

三、黏液癌

　　附：子宫内膜胃（胃肠）型黏液腺癌

四、鳞状细胞癌

五、移行细胞癌

六、神经内分泌肿瘤

1．类癌（高分化神经内分泌肿瘤，神经内分泌肿瘤 1 级）

2．小细胞神经内分泌癌

3．大细胞神经内分泌癌

七、未分化癌和去分化癌

1．未分化癌

2．去分化癌

八、混合性癌

九、罕见的非子宫内膜样癌类型

1．淋巴上皮瘤样癌

第一节 子宫内膜样腺癌

【概述】

- 子宫内膜癌是女性常见的一种肿瘤，全世界每年有超过 30 万例被确诊，发生率居女性恶性肿瘤的第 6 位。我国近年来子宫内膜癌的发生率也在逐渐上升。

- 子宫内膜样腺癌的组织学类型繁多（表1-3-1-1），依据发生机制，将子宫内膜样腺癌分为Ⅰ型和Ⅱ型。

- Ⅰ型（低级别子宫内膜样腺癌及其亚型）为雌激素依赖性癌，占子宫内膜癌的 80%~85%，Ⅰ型癌的发生是子宫内膜受到无拮抗雌激素作用的结果，与外源性雌激素的应用、肥胖、糖尿病、高血压及少孕有关。

- Ⅰ型癌常伴有子宫内膜增殖，并发生于子宫内膜增殖的基础之上，绝大多数非高度恶性癌，为高分化或中分化癌，围绝经期女性多发。

- Ⅰ型癌的其他危险因素包括多囊卵巢综合征、分泌雌激素的卵巢肿瘤、月经初潮过早、未产或绝经时间晚等。此外，有子宫内膜癌家族史、林奇综合征或 Cowden 综合征的女性患子宫内膜癌的风险也会增高。

- Ⅱ型癌见于更年老的绝经后女性，与雌激素无关，也不伴子宫内膜增殖，而往往发生于萎缩的子宫内膜，组织学上有高度核非典型性。Ⅱ型癌以浆液性癌为代表，透明细胞癌也属于此类，子宫肌层浸润较深，较早发生淋巴转移，预后差，属于高度恶性癌。

- 早期分子研究提示最好将 3 级子宫内膜样腺癌归为Ⅱ型癌，但近年的分子研究提示其为一异质性肿瘤。

- 透明细胞癌被归为Ⅱ型癌，但有些透明细胞癌病例的预后较好，近来有研究提示其也是异质性肿瘤。

- 长期采用他莫昔芬治疗可增高发生子宫内膜样腺癌的风险，多为低级别癌，少数为高级别癌。

- 放射治疗（如子宫颈癌放疗）可增高发生子宫内膜癌的风险，虽多为非子宫内膜样腺癌，但少数可为子宫内膜样腺癌。

- 近年来对子宫内膜癌的分子病理学研究方兴未艾，2013 年癌症基因组图谱（The Cancer Genome Atlas, TCGA）研究了 373 例子宫内膜癌后，将之按基因改变分为 4 个分子型：*POLE* 超突变型、微卫星不稳定（MSI）高突变型、低拷贝数型和高拷贝数型（表 1-3-1-1）。

- 上述子宫内膜癌的分子型是由研究者借助较复杂的分子技术得出的，近几年提出的 PROMISE 程式，可用简化的技术区分上述子宫内膜癌分子型。

- PROMISE 程式：①检测 DNA 多聚酶（*POLE*）基因核酸外切酶区的突变；②使用免疫组化分别检测 *TP53* 和 *MMR* 的基因改变。进行该程式时，可用福尔马林固定和石蜡包埋肿瘤组织。

- *POLE* 突变阳性者为 *POLE* 超突变癌。*POLE* 突变阴性者显示 MMP 免疫组化染色缺失的为错配修复缺失癌；MMP 免疫组化染色完整者进一步行 p53 免疫组化染色，p53 表达正常则为正常子宫内膜样 – 低拷贝数癌，异常者为浆液性癌 / 浆液样癌。

表 1-3-1-1　TCGA 子宫内膜癌分子型

分子型	组织学特征	遗传学改变（发生率）
POLE 超突变型	60% 为高级别子宫内膜样癌，伴肿瘤浸润淋巴细胞	*POLE* 突变（100%） *PTEN* 突变（94%） *F8XW7* 突变（82%） *PIK3CA* 突变（71%） *PIK3R1* 突变（62%） *KRAS* 突变（53%）
MSI 高突变型	伴肿瘤浸润淋巴细胞的子宫内膜癌，肿瘤呈异质性	*KRAS* 高频错义突变 *ARID5A* 突变（23.1%） 较少突变的基因：*F8XW7*、*CTNNB1*、*PPP2R1A* 和 *TP53*
低拷贝数型	子宫内膜样癌	*CTNNB1* 突变（52%）
高拷贝数型	浆液性癌，25% 为高级别子宫内膜癌和混合性癌	*TP53* 突变（>90%） *F8XW7* 突变（22%） *PPP2R1A* 突变（22%） *MYC* 扩增，8q24.12 *ERBB2* 扩增，17q12 *CCNE1* 扩增，19q12 *EGRP3* 扩增，4p16.3

一、普通型子宫内膜样腺癌

【概述】

• 子宫内膜样腺癌是子宫内膜腺癌中最常见的类型，占子宫内膜腺癌的 80% 以上，其形态学改变非常复杂，除一般常见的形态（普通型）外，还有多种变异型，并且可叠加多种化生性改变和细胞改变，其浸润方式呈多样化，还可与林奇综合征等相关，生物学行为和治疗方法也呈多样化。

• 2014 年 WHO 子宫内膜样腺癌的定义：常见的子宫内膜样腺癌是一种腺上皮肿瘤，由腺泡状、乳头状或部分实性结构构成，缺乏子宫内膜浆液性癌所具有的细胞核特征。

• 其在世界各地区的发病率不同，欧美地区的发病率高，亚洲的发病率较低。我国子宫内膜样腺癌的发病率低于西方。

• 近年来，我国子宫内膜样腺癌的发病率有升高趋势。

【临床表现】

• 好发于绝经后女性，年轻人少见，患者诊断时的平均年龄约为 59 岁，只有 1%~8% 的患者小于 40 岁，文献中的最小年龄患者为 14 岁且伴有 Cowden 综合征。小于 45 岁的患者预后较好，因为肿瘤多为低级别和低分期。子宫内膜样腺癌可罕见地发生于孕妇，但几乎均为低级别，浅表浸润或无浸润，预后好。较年轻患者多伴有多囊卵巢综合征。

• 常见的症状是绝经后出现不同程度的异常阴道排液，一般为血性。子宫颈狭窄患者可出现盆腔疼痛，宫颈细胞学检查时可能见到恶性细胞。晚期患者可有腹胀、盆腔压迫或盆腔疼痛。

• 患者可有血 CA125 水平增高，特别是高分期者。

• 少数病例可无症状，通常在阴道细胞学检查时发现异常细胞，进一步检查后诊断。

【病理改变】

巨检

- 子宫增大，但绝经后患者的子宫可能增大不明显。肿瘤常见于子宫体，偶尔发生于子宫下段。肿瘤为单个或多个离散的褐色结节，也可呈弥漫性和外生性生长。

- 依据肿瘤的生长方式，分为局灶型和弥漫型两种类型，前者居多。局灶型肿瘤的内膜组织增厚，表面粗糙、不整齐，有肿瘤隆起，或突向子宫腔，呈息肉样，有的表面有溃疡形成。弥漫型肿瘤累及整个子宫内膜腔面（图 1-3-1-1，1-3-1-2）。这两种类型均可见不同程度的出血和坏死。

- 肿瘤进展时侵袭子宫肌层，子宫内膜基底层与肌层分界不清，呈融合状态，可见灰白或灰黄色条索状癌组织浸润肌层，严重者可穿透肌层，到达浆膜层，在子宫外形成肿瘤结节。

- 肿瘤亦可向子宫颈方向侵袭，病变侵入子宫峡部，可达子宫颈管或子宫颈。

- 肌层弥漫浸润可使子宫壁增厚和子宫增大。然而，小的萎缩子宫也可有呈弥漫性浸润的癌。

镜检

- 子宫内膜样腺癌的组织学相当多样化，典型者由管状腺组成，多为中等大小的腺体，但可有小或大甚至囊样的腺体，腺体一般为卵圆形和圆形，常有分支和成角（图 1-3-1-3~1-3-1-6）。

- 腺体可单个密集排列（如呈背靠背样），但多融合和吻合，常形成筛状结构（图 1-3-1-7~1-3-1-9）、镶嵌状结构（图 1-3-1-10）和（或）复杂的乳头状结构（图 1-3-1-11~1-3-1-13），甚至可形成复杂的迷宫样结构（图 1-3-1-14），极少数病例形成微乳头状结构（图 1-3-1-15），也可出现腺管状结构和乳头状结构混合的情况（图 1-3-1-16，1-3-1-17）。即使是小病灶（小于 2.1 mm）也可伴肌层浸润（图 1-3-1-18~1-3-1-20）。

- 腺上皮常可有鳞状分化（见后文）。

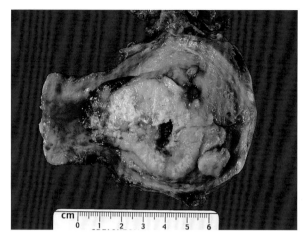

图 1-3-1-1 子宫内膜样腺癌。肿瘤突向子宫腔，表面有溃疡形成

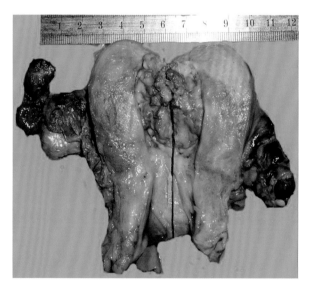

图 1-3-1-2 子宫内膜样腺癌。肿瘤呈多发性息肉样突入子宫腔

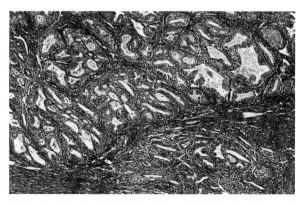

图 1-3-1-3 子宫内膜样腺癌，高分化型，Ⅰ级。腺管状结构

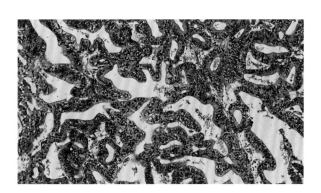

图 1-3-1-4 子宫内膜样腺癌，高分化型，Ⅰ级。腺管状结构，腺体融合，腺体间无内膜间质

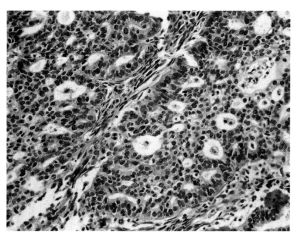

图 1-3-1-7 子宫内膜样腺癌，中分化型，Ⅰ级。筛状结构

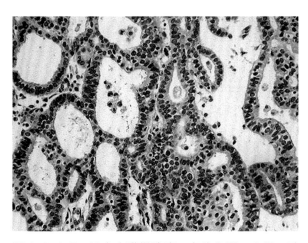

图 1-3-1-5 子宫内膜样腺癌，高分化型，Ⅰ级。融合的腺管状结构

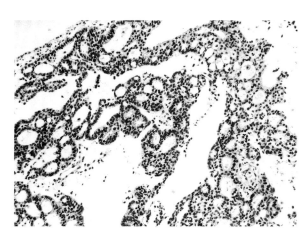

图 1-3-1-8 子宫内膜样腺癌，中分化型，Ⅰ级。筛状结构

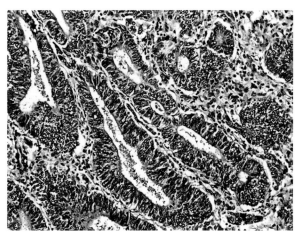

图 1-3-1-6 子宫内膜样腺癌，中分化型，Ⅱ级。腺管不规则

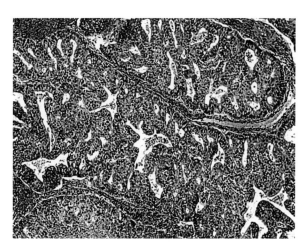

图 1-3-1-9 子宫内膜样腺癌。筛状结构

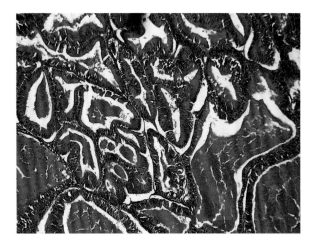

图 1-3-1-10 子宫内膜样腺癌。镶嵌状结构

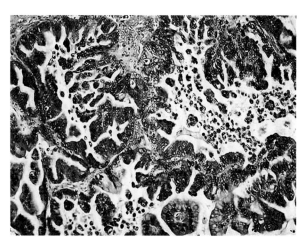

图 1-3-1-13 子宫内膜样腺癌，中分化型，Ⅱ级。复杂的乳头状结构

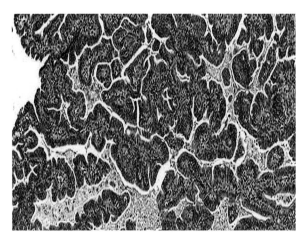

图 1-3-1-11 子宫内膜样腺癌，高分化型，Ⅰ级。复杂的乳头状结构

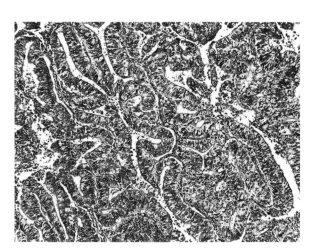

图 1-3-1-14 子宫内膜样腺癌。腺体拥挤，呈迷宫样且融合

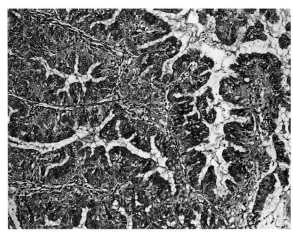

图 1-3-1-12 子宫内膜样腺癌，中分化型，Ⅱ级。复杂的乳头状结构

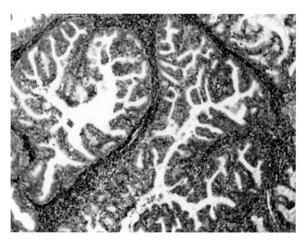

图 1-3-1-15 子宫内膜样腺癌，微乳头状结构

• 胞质中通常无黏液或黏液仅存在于细胞的腔端，但可有灶性黏液分化（出现胞质内黏液）。腺腔中黏液并不少见，有时甚至可相当丰富（例

如，富含黏液的子宫内膜样癌）（图 1-3-1-21，1-3-1-22）。

• 肿瘤可有实性区（图 1-3-1-23），其大小和多寡影响分级。

• 腺上皮为复层或假复层柱状上皮，排列拥挤，常有中等量呈淡染或轻度嗜酸性的胞质；核增大，多变圆，染色质离散或呈粗颗粒状使核呈空泡状或深染，核仁大小不一，核分裂象增多，常多于非典型增生，凋亡小体常见。核有非典型性和多形性，但一般为轻到中度，如为 3 级核则对肿瘤分级有影响。

• 复杂的乳头状结构是指多发的且刮宫标本中常为外生性的乳头状结构，分叉并相互吻合，伴有纤维轴心，衬覆复层细胞，核有轻、中度非典型性。

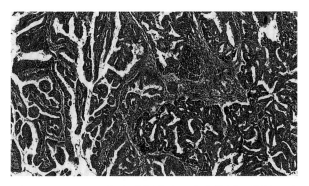

图 1-3-1-16　子宫内膜样腺癌，中分化型，Ⅱ级。腺管状结构和乳头状结构混合

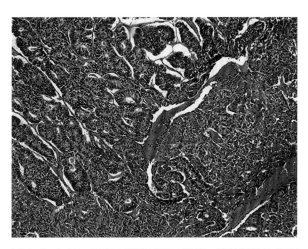

图 1-3-1-17　子宫内膜样腺癌，Ⅲ级。腺管状结构和实性结构

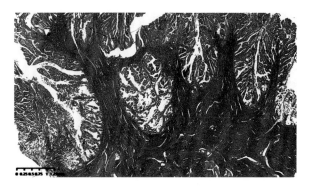

图 1-3-1-19　子宫内膜样腺癌，高分化型，Ⅰ级。腺管状结构，侵犯肌层

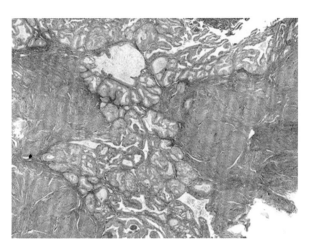

图 1-3-1-18　子宫内膜样腺癌，高分化型，Ⅰ级。腺管状结构，侵犯肌层

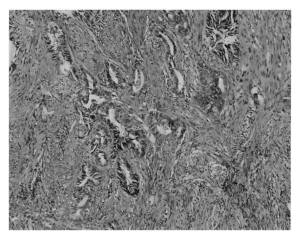

图 1-3-1-20　子宫内膜样腺癌，癌细胞浸润间质引起间质促纤维组织增生

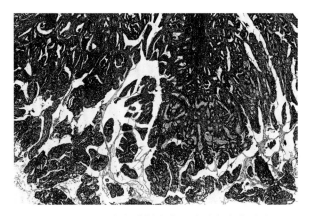

图 1-3-1-21 子宫内膜样腺癌。腺腔内富含黏液

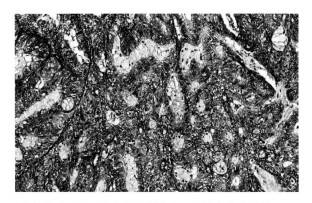

图 1-3-1-22 子宫内膜样腺癌。腺腔内富含黏液

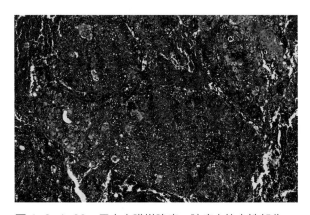

图 1-3-1-23 子宫内膜样腺癌。肿瘤内的实性部分

• 腺腔内的内生性小乳头一般不是复杂的乳头状结构，这些乳头没有纤维轴心（微乳头样）或者仅有小的纤维轴心（图 1-3-1-24，1-3-1-25），这些乳头的表面被覆立方或柱状细胞，常有化生性改变，细胞呈圆形，核常为轻至中度非典型性，较增生期内膜细胞的核更圆，染色质呈粗块状，可见核仁（图 1-3-1-26，1-3-1-27），

分化差的癌的核非典型性和多形性显著。有丝分裂指数变化很大。

• 肿瘤组织可有局灶性坏死、融合坏死，或腺腔内存在坏死碎屑和中性粒细胞，有研究表明，活检标本中的肿瘤坏死与切除标本中的深肌层浸

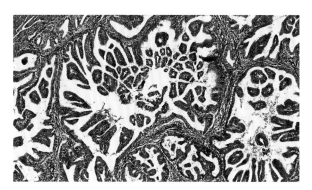

图 1-3-1-24 子宫内膜乳头状腺癌。腺腔内可见没有纤维轴心或仅有小的纤维轴心的内生性小乳头

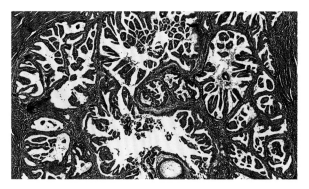

图 1-3-1-25 子宫内膜乳头状腺癌。腺腔内可见没有纤维轴心或仅有小的纤维轴心的内生性小乳头

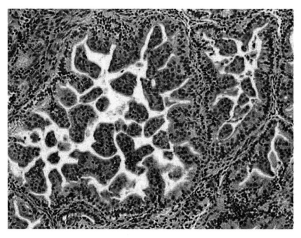

图 1-3-1-26 子宫内膜复杂性乳头状增生。腺腔内有乳头状增生，被覆细胞的非典型性不明显，乳头缺乏纤维轴心

润和脉管累及有关。

• 间质为增生的纤维性间质，促结缔组织增生性间质不常见，但有诊断价值，为浸润的依据。

• 在子宫内膜癌或非典型增生的间质中，特别是在呈乳头状增生的间质中，有时可见灶性的黄色瘤样细胞（图 1-3-1-28）。有研究者认为这是邻近有细胞坏死而产生的反应，因此这是寻找恶性病变的线索，值得重视。

• 低分期和低级别癌对孕激素治疗反应较好，表现为腺上皮蜕变，胞质较丰富且呈伊红染色阳性，核非典型性有程度不等的减轻，间质和腺腔有炎症细胞浸润（图 1-3-1-29~1-3-1-32），结构非典型性也可有一定程度减轻。高分期和高级别癌对治疗的反应较差。

• 子宫内膜样腺癌的去分化是指低级别子宫内膜样腺癌逆向分化，形成子宫内膜未分化癌成分。此癌的低级别成分为典型的Ⅰ级或Ⅱ级子宫内膜样腺癌。未分化癌是指缺乏分化证据、不能被归为其他肿瘤类型的上皮源性恶性肿瘤（图 1-3-1-33），其侵袭性与浆液性癌类似，预后比透明细胞癌还差（详见本章第二节"未分化癌和低分化癌"部分）。

免疫组化

• 子宫内膜样癌表达 PAX8、CK7（图 1-3-

1-34）及 EMA，但 CK20 多为阴性，也常表达 CA125、Ber-EP4 和 B72.3 等。

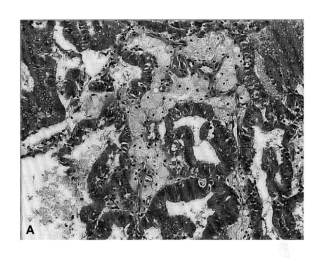

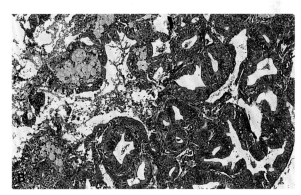

图 1-3-1-28 子宫内膜样腺癌。间质中有黄色瘤样细胞聚集

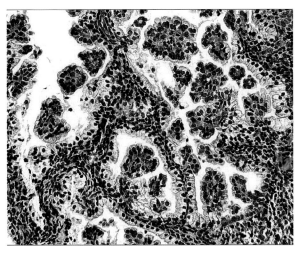

图 1-3-1-27 子宫内膜复杂性乳头状增生。腺腔内有乳头状增生，乳头缺乏纤维轴心

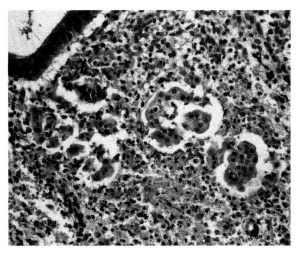

图 1-3-1-29 子宫内膜样腺癌，孕激素治疗后。腺体蜕变，胞质呈嗜酸性，间质有多量炎症细胞浸润

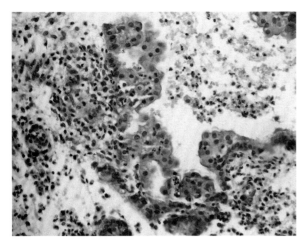

图 1-3-1-30　子宫内膜样腺癌，孕激素治疗后。腺体蜕变，胞质呈嗜酸性，间质及腺腔内有多量炎症细胞浸润

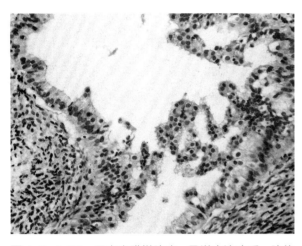

图 1-3-1-31　子宫内膜样腺癌，孕激素治疗后。腺体蜕变，胞质呈嗜酸性，间质呈梭形

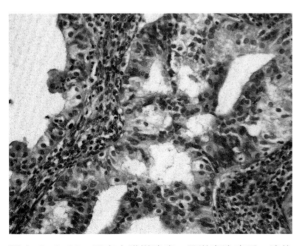

图 1-3-1-32　子宫内膜样腺癌，孕激素治疗后。腺体蜕变，胞质呈嗜酸性，间质有多量炎症细胞浸润

- ER 及 PR 在 Ⅰ 级和 Ⅱ 级子宫内膜样腺癌中几乎均呈阳性，但在 Ⅲ 级癌中仅一半可阳性。

- 子宫内膜样腺癌表达 vimentin（图 1-3-1-35），是人体既能表达上皮抗原又能表达间叶抗原的肿瘤之一，而子宫颈腺癌呈 vimentin 阴性。此外，此癌免疫组化表达的特点，也有助于诊断和鉴别此癌是否侵袭到邻近器官，或是否为其他器官的原发癌转移到子宫内膜。

- p16 染色一般呈斑片状阳性，与子宫颈来源的腺癌的弥漫阳性不同（图 1-3-1-36）。

- 约 30% 的患者呈 CEA 阳性，且多为腔缘染色，有黏液分化者可呈较强阳性；而在子宫颈腺癌中，有高达 80% 的患者呈 CEA 阳性。因此，运用 CEA 结合其他免疫组化染色，有助于判别子宫内膜样腺癌来源于内膜还是子宫颈。

- 子宫内膜样腺癌伴黏液分化呈 p16 弥漫阳性（图 1-3-1-37）。

- 鳞状分化灶表达高分子 CK、p63 和 p40。

- 偶尔有鳞状分化灶和黏液分化区可呈 CDX2 阳性。

- p53 蛋白表达在 Ⅰ 级癌中罕见，在 Ⅱ 级癌中可见于少数病例（野生型），p53 突变应考虑浆液性癌、透明细胞癌和未分化癌。

- 子宫内膜样腺癌常有 *PTEN* 突变，因此 PTEN 免疫组化染色常呈阴性。

- DNA MMR 蛋白表达见于 1/5~1/3 的子宫内膜样腺癌患者，散发病例多为 MLH1 促进子过甲基化（详见本节"子宫内膜腺癌与林奇综合征及其他错配修复缺陷子宫内膜样癌"部分）。

【分级】

- 子宫内膜癌 Ⅰ 型的 WHO 和 FIGO 分级以腺体分化程度（即结构）和核非典型性为依据。

- 腺体分化程度是指腺体形成的程度和腺管结构的量。

Ⅰ 级，肿瘤的 5% 或以下呈非鳞状、非桑葚样结构的实性生长（图 1-3-1-38，1-3-1-39）。

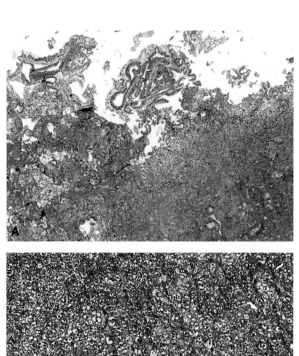

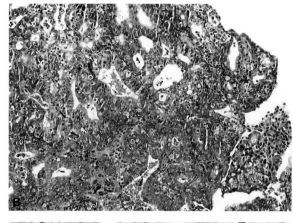

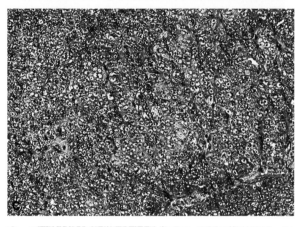

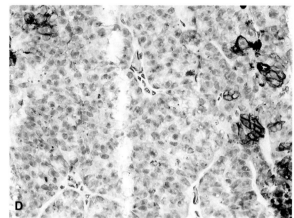

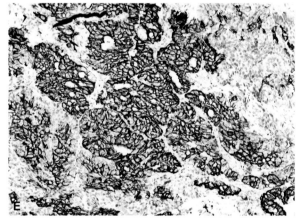

图 1-3-1-33 子宫内膜样腺癌，去分化。A. 癌组织由高分化腺管状腺癌成分和未分化癌成分组成。B. 腺管状腺癌成分。C. 未分化癌成分。D. 免疫组化染色，腺管状腺癌成分呈 CK 强阳性，未分化癌成分呈 CK 阴性

Ⅱ级，肿瘤的 6%~50% 呈非鳞状、非桑葚样结构的实性生长（图 1-3-1-40，1-3-1-41）。

Ⅲ级，肿瘤的 50% 以上呈非鳞状、非桑葚样结构的实性生长（图 1-3-1-42，1-3-1-43）。

• 鳞状和桑葚样结构成分不包括在分级的观察范围内。

• 核非典型性分为以下 3 个级别。

1级，核呈卵圆形，轻度增大，有均匀分布的染色质。

3级，核呈圆形，明显增大，具有明显多形性，染色质粗、分布不规则，且有明显的嗜酸性大核仁。

2级，核的特点介于 1 级和 3 级核之间。

• 核分裂象在 1 级核少见，多见于 3 级核，且后者伴异常核分裂象。

• 若核有明显的非典型性（3 级核），则癌的

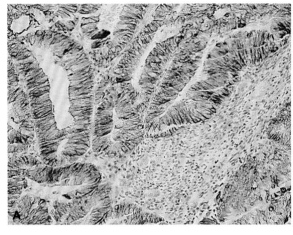

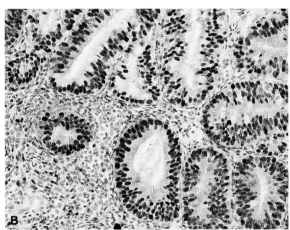

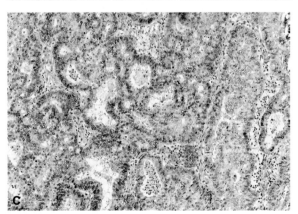

图 1-3-1-34 子宫内膜样腺癌。A. 癌细胞呈 CK7 阳性。B. 癌细胞呈 ER 阳性。C. 癌细胞呈 PR 阳性

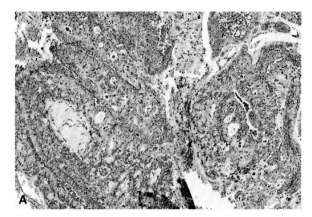

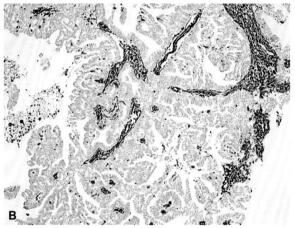

图 1-3-1-35 子宫内膜癌的 vimentin 免疫组化染色。A. 子宫内膜样腺癌呈 vimentin 阳性。B. 子宫颈腺癌呈 vimentin 阴性

分级应提升一个级别。

• 表现为高级别核（3 级核）的区域超过肿瘤 50% 者更具侵袭性，这样的肿瘤在分级时应提升一个级别，但也提示出现 II 型子宫内膜癌的分化（图 1-3-1-44，1-3-1-45）。

• 一些研究显示，子宫内膜样腺癌按结构分级是可接受的，而仅按核分级则可重复性较差（Lax 等，2000）。因 3 级核而提升级别的 I 级和 II 级癌的复发和死亡风险与 III 级癌类似，这强调了较统一的核非典型性分级的重要性（Zaino 等，1995）。

• 在子宫内膜样腺癌中，结构和核分级显著不一致的情况少见，结构非典型性不显著而核非典型性显著时，应注意是否为浆液性癌。

• 约 25% 的子宫内膜样腺癌含有鳞状上皮及鳞状成分，分级时不能按实性成分计算。若将其误认为未分化的实性腺体成分，必将错误地提升子宫内膜癌的分级。

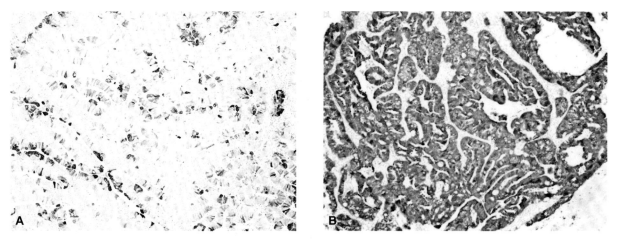

图 1-3-1-36　子宫内膜癌 p16 免疫组化染色。A. 子宫内膜样腺癌呈斑点状阳性。B. 子宫颈腺癌呈弥漫阳性

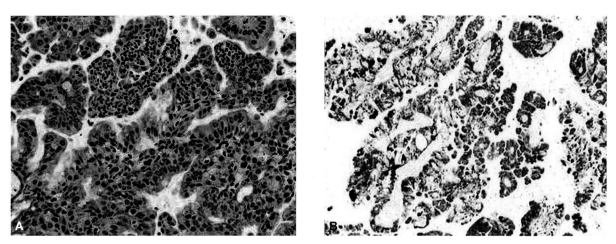

图 1-3-1-37　子宫内膜样腺癌伴黏液分化。A. 癌细胞伴明显黏液分化。B.p16 免疫组化染色呈弥漫性表达

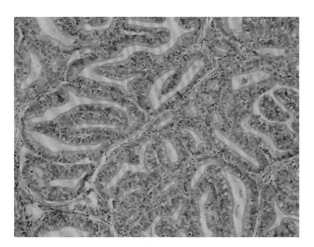

图 1-3-1-38　子宫内膜样癌，高分化，Ⅰ级。腺管状结构，无实性结构

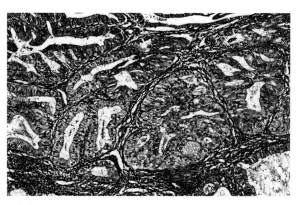

图 1-3-1-39　子宫内膜样癌，高分化，Ⅰ级。腺管状结构，腺体拥挤，部分区域呈筛状

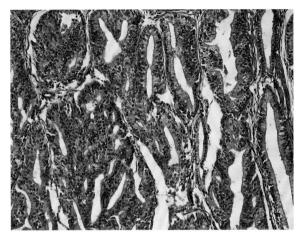

图 1-3-1-40 子宫内膜样癌，高分化，Ⅰ级。腺管状结构，腺管拥挤，部分区域呈筛状

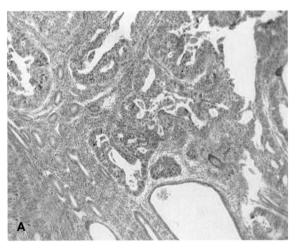

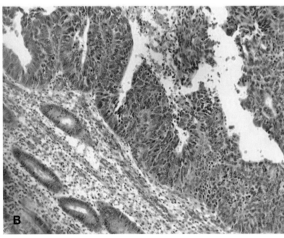

图 1-3-1-41 子宫内膜样癌，中分化，Ⅱ级。A.肿瘤以腺管状结构为主，实性结构大于 10%。B. 肿瘤的实性区域，癌细胞有轻、中度非典型性

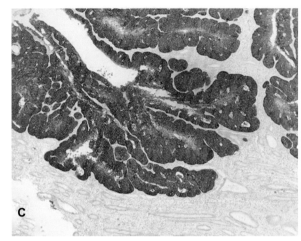

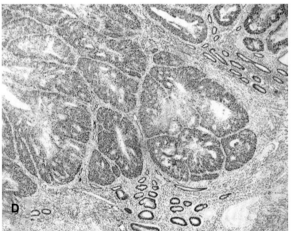

图 1-3-1-41（续） 子宫内膜样癌，中分化，Ⅱ级。C.癌细胞呈 p16 弥漫阳性。D.癌细胞呈 PR 弥漫阳性

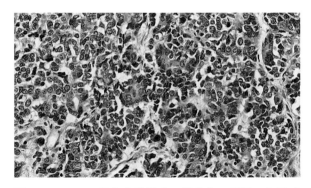

图 1-3-1-42 子宫内膜样癌，低分化，Ⅲ级。仅见破碎的腺管，主要为实性结构，细胞有明显非典型性

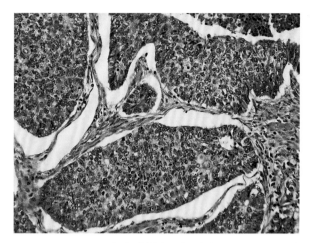

图 1-3-1-43　子宫内膜样癌，低分化，Ⅲ级。可见肿瘤内实性结构

• 确认鳞状上皮及鳞状分化有如下 3 条标准，出现任何一条均提示鳞状分化（图 1-3-1-46，1-3-1-47）。

（1）用 HE 染色显示角化。

（2）出现细胞间桥。

（3）具有下列 4 个特点中的 3 个或以上：①片状生长而无腺体形成，或核在细胞巢周边呈栅栏状排列；②细胞边界清楚；③细胞质呈强嗜酸性或毛玻璃状；④与该肿瘤的其他部位相比，核质比降低。

• 子宫内膜样腺癌的分级主要依据腺上皮的结构和非典型性。

• 近年来，肿瘤和癌前病变的两级分级法逐渐流行，许多器官和系统的肿瘤已采用两级分级法分级。由于 Ⅰ级和 Ⅱ级子宫内膜样腺癌的淋巴结转移率相近、预后相似，一些研究者建议将子宫内膜样腺癌分为低级别和高级别两个级别，Ⅰ级和Ⅱ级为低级别，Ⅲ级为高级别。

• 子宫内膜癌的手术－病理分期是评估患者预后的重要依据。

WHO 推荐使用由 FIGO 所提出的手术－病理分期修订方案。

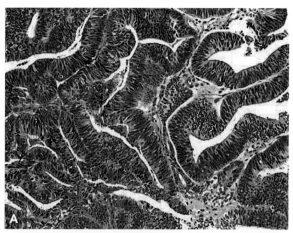

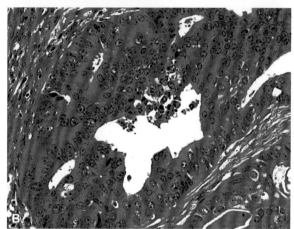

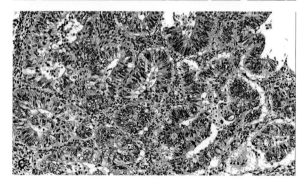

图 1-3-1-44　子宫内膜样腺癌的非典型性核。A. Ⅰ级癌的非典型性核。B. Ⅱ级癌的非典型性核。C. Ⅲ级癌的非典型性核

【遗传学特征】

• 最常见的表现包括 *PTEN* 突变或失活（>50%）、*PIK3CA* 突变（30%）、*PIK3R1* 突变（20%~43%）、*ARID1A* 突变（40%的低级别癌）、

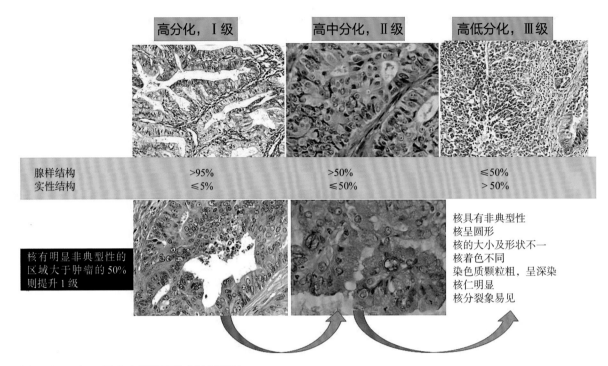

图 1-3-1-45 子宫内膜样癌的分级示意图

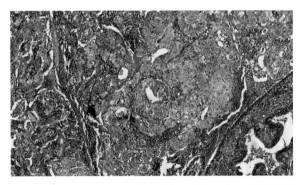

图 1-3-1-46 子宫内膜样腺癌，鳞状化生。左侧为腺癌，右侧为化生的鳞状上皮

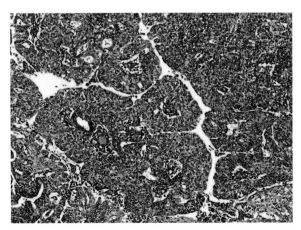

图 1-3-1-47 子宫内膜样腺癌，鳞状化生。腺癌周边鳞状化生

KRAS 突变（20%~26%）、*CTNNB1* 突变（10%~15%）和 *TP53* 突变（30% 的 Ⅲ 级子宫内膜样癌）。

- 其他扩增或过表达的基因有 *EGFR*、*CMYC*、*Her-2*、*BCL2* 和 *c-fms* 等。

- 研究较多的为 *PTEN* 突变，原发靶点为调节细胞生长和凋亡信号传递的 PIP3，其去磷酸化减弱了 PI3K 的活性，这导致 PIP2 转化为 PIP3，PIP3 水平的增高激活了包括涉及多种细胞增殖、生长和凋亡调节机制的 AKT 在内的下游分子。然而，*PTEN* 突变在子宫内膜样腺癌的发生中的特异后果尚未被阐明，但提示了其失活在子宫内膜样癌的早期发生机制中的重要性。

- 约 35% 的肿瘤存在微卫星不稳定性。在散发性子宫内膜样腺癌中，微卫星不稳定性最常见的原因是 *MLH1* 基因启动子超甲基化。约 10% 的肿瘤存在 *POLE* 基因突变，导致超高频突变。

- 近年有研究表明，Ⅲ 级子宫内膜样腺癌的基因类型为异质性，包括 *POLE*、MMMRd 和 p53 3 种类型，且与预后相关。*POLE* 在这 3 种类型中预后最好，*p53* 最差，*MMMRd* 介于两者之间（Bosse 等，2018）。

【鉴别诊断】

复杂性非典型增殖

• 分化好的子宫内膜样腺癌与复杂性非典型增殖的鉴别，可能是刮宫活检中经常遇到的问题。两者的鉴别在刮宫标本中常非常困难，有时甚至无法鉴别。

• 区别癌与增殖的要点是有无间质浸润，前者有而后者无。子宫内膜样腺癌的间质浸润，除有促结缔组织增生性改变外，主要表现为结构呈非典型性，这比细胞的非典型性更重要，如筛状结构、腺体融合、广泛的乳头状结构、间质消失的绒毛腺性结构或迷宫样结构以及非典型细胞群等，这些均代表了膨胀性浸润。

• 子宫内膜复杂性增殖伴有乳头状合体细胞化生时，易与绒毛腺性子宫内膜样腺癌混淆。依据恶性病变的细胞学特点及间质浸润的结构特征，一般能区分开来。应注意的是，有时子宫内膜样腺癌同时伴有化生性改变。

• 可参考国际妇科病理学家协会推荐的低级别子宫内膜样腺癌和非典型增生的鉴别要点（2019）（详见本篇第二章"子宫内膜癌癌前病变"部分）。

明显的阿-斯反应

• 阿-斯反应的腺上皮细胞体积增大，核突出、明显增大、染色深，病变明显时偶尔会像子宫内膜样腺癌。但子宫内膜样腺癌好发于年老女性，阿-斯反应则发生于育龄期女性，且患者有妊娠史。虽然子宫内膜样腺癌亦可发生于育龄期女性，但少见。

• 阿-斯反应常为多灶性，并混有分泌性腺体及蜕膜样变的子宫内膜间质，阿-斯反应的腺样结构虽可呈复杂和内折的形态，但无腺体融合、筛状结构及广泛的乳头状结构等浸润间质的组织结构，也缺乏间质的增殖性反应。

• 阿-斯反应的核虽深染，但都属退变煤球样，核分裂象无或很少见。

月经期子宫内膜

• 两者虽毫不相关，但有时在刮宫标本中确实能引起诊断上的困难。由于月经期子宫内膜的间质塌陷，许多腺体挤在一起，类似结构紊乱，加之月经期腺体和间质崩解成组织碎片，类似组织坏死，并且腺上皮细胞因退变而核增大并深染，易疑为恶性病变。

• 月经期腺上皮细胞的形态是良性的，核非典型性是退变性的，而且还可见腺上皮的分泌性改变，邻近内膜的间质细胞还有蜕膜样改变，这些变化均有助于鉴别。

非典型息肉样腺肌瘤

• 非典型息肉样腺肌瘤的非典型性腺体间有平滑肌细胞穿插，在刮宫标本中可被误认为子宫内膜癌浸润肌层。

• 子宫内膜癌的发生年龄较高，好发于子宫体，而非典型息肉样腺肌瘤好发于子宫峡部。前者有明确的结构非典型性，而后者不出现腺体融合或筛状结构等表现，且在一般刮宫标本中，很少刮出深达肌层的平滑肌组织。若能考虑非典型息肉样腺肌瘤的可能性，则有助于鉴别两者。

子宫颈管原发性子宫内膜样腺癌

• 因子宫内膜和子宫颈管内膜均能发生子宫内膜样癌。若是子宫手术切除的标本，则可依据标本中肿瘤所在的部位确定肿瘤的原发部位。

• 在刮宫标本中，区别两者常十分困难。若发现子宫内膜样腺癌的间质为子宫内膜型，则支持肿瘤来自子宫内膜；若发现同时伴有子宫内膜的增殖性改变，也倾向子宫内膜为原发部位。

• 免疫组化染色对鉴别有帮助，若呈 ER 阳性和 PR 阳性，则倾向子宫内膜来源，子宫颈管腺癌常为 ER 阴性和 PR 阳性。子宫内膜来源的子宫内膜癌常为 vimentin 阳性和 CEA 阴性，而子宫颈管的子宫内膜样癌则与之相反，为 vimentin 阴性或微灶性阳性和 CEA 阳性。子宫颈内膜样腺癌呈 p16 弥漫强阳性，而子宫内膜样腺癌呈

p16 斑片状阳性。有研究者提出检测 HPV，HPV 在两者中亦不同，子宫内膜来源者呈 HPV 阴性，而子宫颈管来源者常呈 HPV 阳性。

恶性中胚叶混合瘤

• 一般情况下，恶性中胚叶混合瘤的癌成分和肉瘤成分都容易确定，在刮宫标本中，有些病例可能因肉瘤成分较少或见不到而与高级别子宫内膜样腺癌相混淆，需充分取材才能确定。

• 有梭形细胞成分的子宫内膜样腺癌可与恶性中胚叶混合瘤相混淆，但其梭形细胞为上皮性，且非典型性往往不严重，与腺癌密切混合并有移行，免疫组化染色呈 CK 阳性。有乳头状结构的癌有浆液性腺癌、透明细胞癌和黏液癌。

• 乳头状结构在子宫内膜样腺癌中并不少见，绒毛腺性子宫内膜样腺癌与多数浆液性癌的共同点是以乳头状结构为主。前者的乳头细长，被覆柱状上皮，核非典型性轻，为高分化腺癌；后者的乳头形态多样化，有的粗短，有的较细长，表面被覆细胞的核非典型性非常明显，属 3 级核，且核分裂象多。一般子宫内膜样腺癌的乳头表面被覆上皮细胞的非典型性不如浆液性癌明显，很少为靴钉样细胞，乳头状结构不如浆液性癌复杂，且 p53 为野生型，p16 染色呈斑片状阳性。浆液性癌的 p53 为突变型，p16 染色呈弥漫强阳性，Ki-67 阳性率也高于子宫内膜样腺癌。

• 透明细胞癌及黏液腺癌也有乳头状结构，但透明细胞癌的乳头状结构往往是局灶性的，有腺管和囊状区及实性区，且肿瘤细胞的胞质透明，还可见靴钉样细胞，乳头轴心玻璃样变性。

• 黏液性癌的肿瘤细胞呈高柱状，核位于基底部，胞质内充满黏液。

【预后和生物学行为及治疗】

• 1 期子宫内膜样腺癌的 5 年生存率为 82%~90%，2 期为 50%~60%，3 期为 15%~25%。

• 子宫内膜样腺癌的预后由许多因素决定，包括组织学分类、分级和分期。分期中含肌层浸润深度、子宫颈的累及和子宫外病变等因素（如附件的累及、腹膜转移、腹水中发现肿瘤细胞以及盆腔和主动脉旁淋巴结转移）。此外，还有一些新发现的因素，如 p53、PR 及 DNA 倍体分析，其意义正在研究中。

• **肿瘤分级**　分级低者，生存率高，复发率低；分级高者，生存率降低，复发率升高。

• **肿瘤分期（FIGO 分期）**　此分期反映了诊断确立时肿瘤自然发展的程度，这对判断预后、决定治疗措施至关重要。肿瘤分期需要子宫切除标本以及盆腔和主动脉旁淋巴结、附件、腹水细胞学的检查。

• **有无子宫外病变**　未累及子宫颈、无血管侵袭则复发率低，对于这类患者，组织学分级和肌层浸润的深度是预后的重要决定因素。但若患者有下列情况，则复发率与之有关：①子宫外病变；②累及子宫颈；③血管侵袭。有 1 条者，复发率为 20%，有 2 条者，为 43%，这 3 条齐备者，复发率高达 63%。

• **肌层浸润的深度**　这是判断早期子宫内膜癌的独立指标。有研究报道，无肌层浸润者的复发率约为 1%（1/99）；累及肌层的内 1/3 者，复发率为 7.7%（15/196）；累及肌层的中 1/3 者，复发率为 14.5%（8/55）；而累及肌层的外 1/3 者，复发率为 15%（6/40）。另外有研究报道，子宫内膜癌局限于子宫内膜时，其 5 年生存率为 94%，累及内 1/3 肌层时为 91%，累及中 1/3 肌层时为 84%，而累及外 1/3 肌层时，降至 59%。

• **盆腔淋巴结是否有转移**　肌层的浸润深度与淋巴结转移密切相关。临床 1 期的子宫内膜癌的淋巴结转移率，累及肌层内 1/3 为 5%，累及肌层中 1/3 者为 23%，而累及肌层外 1/3 者为 33%。伴发的淋巴结转移灶如超过 5 个，则预后不良。

• **脉管累及**　大约 1/5 的子宫内膜癌有血管或淋巴管累及，这与原发肿瘤的范围、子宫肌层浸润的深度和组织学类型明显相关。脉管侵犯易发生于有深肌层浸润、分化程度低和侵袭性强的组织学类型的癌。有淋巴结转移的患者的脉管浸润概率明显比没有转移者高。例如，Ⅰ期子宫内膜腺癌侵犯脉管者少见，但一旦发生脉管浸润，则肿瘤的复发率增高，患者的生存率降低。

- 子宫内膜癌的标准治疗方式是全子宫和双附件切除术。此外，术前和术后还可辅以放疗和化疗。现认为只要有可能，所有患者都应切除子宫并行分期，具有不利预后因素和高复发率的患者应进行术后放疗。如Ⅲ C1 转移至盆腔淋巴结则应行淋巴结清扫术。

- 早期患者若无明显的不利预后因素，提倡术后应用雌激素替代治疗。

- 一项研究表明，低级别肿瘤（Ⅰ级和Ⅱ级）患者，若子宫肌层浸润深度小于 1/2，并且无淋巴结或其他器官转移，则生存情况无不利影响。

- 由于盆腔和主动脉旁淋巴结的状态具有重要的预后意义，如出现以下情况应当对上述淋巴结活检或清扫：子宫肌层浸润深度大于 1/2、Ⅲ级肿瘤、累及子宫颈、子宫外播散、浆液性癌、透明细胞癌、未分化癌以及术中触及淋巴结肿大。一项妇科肿瘤组（GOG）研究报道，只有 1/4 的患者有以上表现，但这些患者绝大多数呈主动脉旁淋巴结阳性。

二、伴随子宫内膜样腺癌的化生和一些少见细胞改变

（一）子宫内膜样腺癌伴鳞状分化

- 在充分取材的标本中，鳞状分化区域占 10% 以上，即可诊断为子宫内膜样腺癌伴鳞状分化（endometrioid carcinoma with squamous differentiation）。

- 子宫内膜样腺癌有鳞状细胞成分时应称为鳞状分化，而非鳞状化生。不依据肿瘤分级，而是依据腺性成分的分化程度（WHO，2014）。

- 10%~25% 的患者具有灶性区域鳞状细胞分

化，以往将其分为腺鳞癌（子宫内膜样癌＋恶性鳞状细胞成分）和腺棘皮癌（子宫内膜样癌＋良性鳞状细胞成分）。最近的研究显示，腺鳞癌与腺棘皮癌预后的差别既与鳞状细胞成分的分化有关，也与腺性成分的分化有关，两者呈正相关性，所以可以用对腺性成分的评估来代表和代替对鳞状细胞成分的评估。

- 实际上，腺癌中的鳞状细胞成分由棘皮到鳞癌的形态是一个分化的谱系，其区别也常难以划分清楚，分化差的腺癌中鳞状细胞成分的核非典型性也常明显。一般子宫内膜样腺癌多为中分化，其中的实性鳞状细胞成分也多为中度核非典型性，不必区分为良性和恶性。

- 在判断预后方面，肌层浸润的深度和腺癌成分的组织学分级比区分腺棘皮癌或腺鳞癌更有价值。

- 巨检无特殊表现。

- 显微镜下鳞状分化的特征包括角化珠形成、细胞间桥，或由胞质丰富、呈嗜酸性、胞膜清楚的多角形细胞构成的实性巢团，或表现为不成熟的多边形到梭形鳞状细胞紧密排列形成的桑葚状团块，其中央可成熟甚至角化（图 1-3-1-48），也可有坏死。

- 鳞状分化灶可位于腺内及腺体与间质交界处，或呈桑葚状（图 1-3-1-49）桥接相邻腺体。

- 伴有鳞状分化的高分化子宫内膜样腺癌主要由腺性成分和鳞状细胞成分组成，以腺性成分为主，鳞状上皮成分位于腺腔内，鳞状细胞成分类似子宫颈处化生的鳞状细胞，可见伴有卵圆形至梭形细胞形态的细胞巢或桑葚样小体（图 1-3-1-50~1-3-1-53）。鳞状上皮成分内可见细胞间桥及角化。鳞状细胞核形态温和，大小一致，通常不见核仁。

- 在伴鳞状细胞成分的低分化癌中，鳞状细胞非典型性明显，不全部局限于腺腔内，可扩散至腺腔外间质内，偶尔呈梭形，类似肉瘤，可不与腺上皮相连，位于肌层或血管内，可有不同程度的角化。腺性成分和鳞状细胞成分均可显示中至

重度非典型性，核质比及核分裂象增加。

· 对鳞状分化的识别非常重要，因为其并不属于子宫内膜样腺癌分级时所描述的实性生长。在观察鳞状细胞成分时，切勿与腺癌的实性成分相混淆，影响对患者预后的判断。

· 当难以区别实性鳞状分化区与实性腺样分化区时，应注意观察核的改变，如核的形态与邻近腺癌区相似，可判断为实性腺癌区。

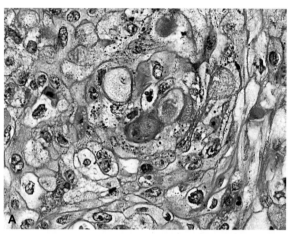

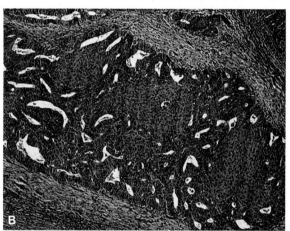

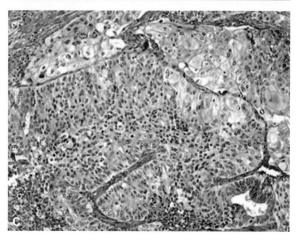

图 1-3-1-48　子宫内膜样腺癌伴鳞状分化。A. 高分化鳞状上皮，可见角化细胞。B. 未成熟性鳞状化生。C. 低分化鳞状细胞癌成分

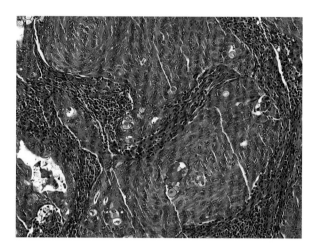

图 1-3-1-49　子宫内膜样腺癌伴鳞状分化。内见桑葚样小体

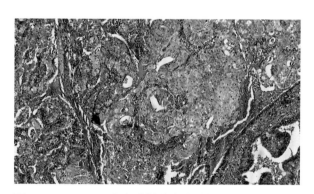

图 1-3-1-50　子宫内膜样腺癌伴鳞状分化。未成熟性鳞状化生，可见单个角化细胞

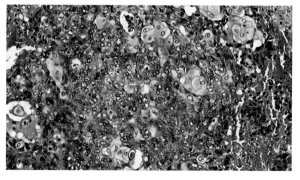

图 1-3-1-51　子宫内膜样腺癌伴鳞状分化。未成熟性鳞状化生，可见单个和成簇的角化细胞

· 较少见的鳞状分化表现为斑片状表面上皮鳞化（可与其他化生混合）、高度分化的鳞状上皮团块（有时胞质可富含糖原）、子宫内膜样腺癌非绒毛性细乳头中的鳞状化生或单个细胞角化，以及反映流产鳞状化生的小的旋涡状结构（此可作为诊断子宫内膜样腺癌的线索）。

· 偶尔，子宫内膜样腺癌伴鳞状分化的患者可有腹膜角化物质肉芽肿，其分布范围可广，包括卵巢、输卵管、大网膜、子宫和肠管浆膜层。这可能是由于脱落的肿瘤细胞经输卵管播散到腹腔。重要的是，需区分纯角化物质肉芽肿（特别是含有增生的间皮细胞者）与含有存活肿瘤细胞的角化物质肉芽肿，前者不影响预后，而后者应诊断为转移性癌。

· 免疫组化染色，CK7 在腺癌区呈阳性，而在鳞状分化区呈阴性（图 1-3-1-54）。

（二）子宫内膜样腺癌伴其他化生性改变和微腺型增生

· 除鳞状化生外，其他化生性改变也可发生于子宫内膜癌。Jacques 等（1995）收集了 161 例子宫内膜癌病例，做了较详细的研究，发现近50% 的病例发生化生性改变。约 30% 的病例发生在肿瘤性腺腔内衬细胞或表面上皮，包括合体细胞化生、嗜酸性化生、纤毛细胞化生、透明细胞化生、鳞状化生等 7 例伴有微腺性改变。表面有类似合体性化生的癌，肿瘤细胞呈实性片块状结构，细胞核大，有明显核膜，可见核仁，呈轻至中度非典型性（图 1-3-1-55）。

· 子宫内膜样腺癌的表面上皮改变（surface epithelial change, SEC）相当常见，由鳞状化生、乳头状合体细胞化生或微腺型增生组成，这些改变的核非典型性通常轻于其下方的肿瘤。

· Xiong 等研究发现，78% 的表面上皮改变有 KRAS 突变，与其下方的肿瘤相同，提示尽管外观温和且组织学多样，但可能是肿瘤而非化生。

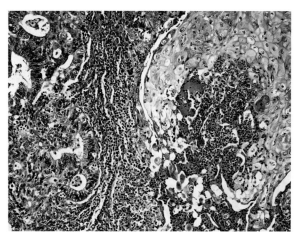

图 1-3-1-52 子宫内膜样腺癌伴鳞状分化。鳞状上皮分化成熟

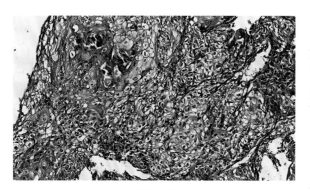

图 1-3-1-53 子宫内膜样腺癌伴鳞状分化。鳞状上皮部分分化欠成熟，部分分化成熟

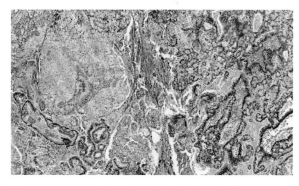

图 1-3-1-54 子宫内膜样腺癌伴鳞状分化。CK7 在腺癌区呈阳性，在鳞状分化区呈阴性

因而在绝经后女性的少量刮宫标本中，如仅见到表面上皮改变，应再次进行诊刮以确定有无子宫内膜样腺癌。

· 微腺性改变类似子宫颈的微腺型增生（图 1-3-1-56）。

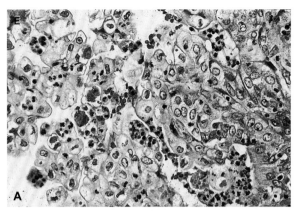

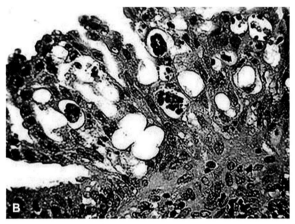

图 1-3-1-55　子宫内膜表面有类似合体性化生的癌。
A. 子宫内膜表面类似合体性化生的癌。B. 合体细胞化生

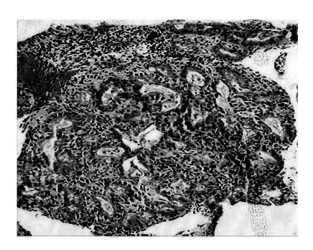

图 1-3-1-56　子宫内膜样腺癌伴微腺性改变。肿瘤组织类似子宫颈的微腺型增生

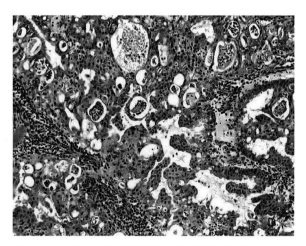

图 1-3-1-57　子宫内膜样腺癌伴嗜酸性改变。肿瘤细胞胞质丰富，且呈嗜酸性

• 在低级别子宫内膜样腺癌中偶可出现一些纤毛细胞（纤毛细胞化生），如果纤毛细胞广泛存在则应称为纤毛细胞变异型子宫内膜样腺癌（详见本章"纤毛细胞性子宫内膜样腺癌"部分）。

• 少数子宫内膜样腺癌中可存在胞质丰富的嗜酸细胞（图 1-3-1-57），其中部分细胞的胞质内有较多线粒体。如肿瘤中弥漫存在嗜酸细胞或以嗜酸细胞为主则为嗜酸细胞腺癌，属子宫内膜样腺癌的变异型（详见本章"变异型子宫内膜样腺癌"部分）。

• 有的子宫内膜样腺癌中可见一些胞质透明而非呈分泌性的细胞，称透明细胞变（图 1-3-1-58），这种情况在卵巢的子宫内膜样腺癌中多于子宫的子宫内膜样腺癌。如肿瘤完全由透明细胞构成，称透明细胞癌（详见本章"透明细胞癌"部分）。

（三）子宫内膜样腺癌伴随的一些少见改变

• 子宫内膜样腺癌伴随的一些少见改变（endometrioid carcinoma with rare changes）主要是梭形细胞改变，即子宫内膜样腺癌中偶可见一些梭形细胞（图 1-3-1-59，1-3-1-60），其胞质免疫组化染色呈 CK 阳性（图 1-3-1-61）、desmin 阴性（图 1-3-1-62）。与恶性中胚叶混合瘤的梭形细胞不同，这些细胞与腺性成分或鳞状细胞成分密切混合，且细胞非典型性也小于恶

性米勒混合瘤（malignant mullerian mixed tumor, MMMT）中的肉瘤细胞。如多数肿瘤细胞为梭形，则属子宫内膜样腺癌的变异型，即梭形细胞癌。

• 嗜银细胞　有些子宫内膜样腺癌中可有少量嗜银细胞（银染色呈阳性），可能是细胞中有黏液或糖原颗粒，或者有肠嗜铬细胞，后者可呈CgA、Syn、多肽激素和血清素等阳性，但无明确临床意义。

• 印戒细胞　偶尔可在典型的子宫内膜样腺癌细胞中见到一些印戒细胞，应与转移性印戒细胞癌相区别。

• 结节性筋膜炎样间质（nodular fasciitis-like stroma）　可见于子宫腺纤维瘤、低级别恶性米勒混合瘤和间质反应性改变。但 Svajdler 等（2016）报道了 1 例伴结节性筋膜炎样间质的子宫内膜癌（图 1-3-1-63，1-3-1-64），患者 67 岁，子宫腔下段有 2 个息肉样包块，分别突入子宫腔和子宫颈管。镜检子宫腔内的包块，是典型的高分化子宫内膜样腺癌浸润肌层，而突入子宫颈管内的包块间质细胞呈梭形，形态温和，无非典型性、多形性和核分裂象，呈结节性筋膜炎样。

• 局灶性淀粉样沉积　子宫内膜样腺癌较罕见，可出现局灶性淀粉样沉积，Gogas 等报道

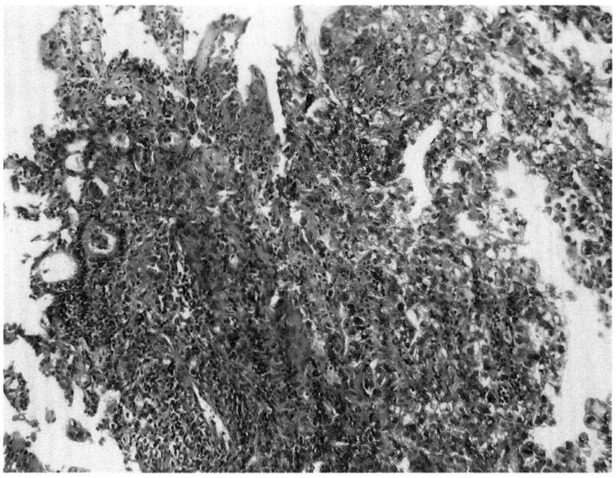

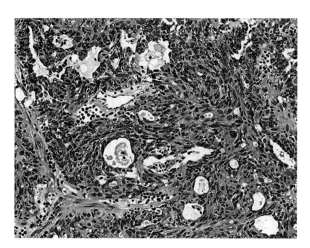

图 1-3-1-58　子宫内膜样腺癌伴透明细胞变。右上角的癌细胞胞质透明

图 1-3-1-60　子宫内膜样腺癌伴梭形细胞。癌组织以梭形细胞为主，可见少量腺管结构

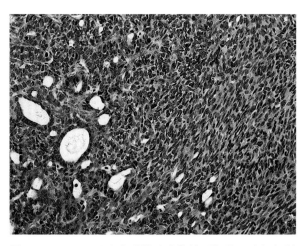

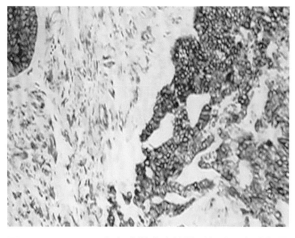

图 1-3-1-59　子宫内膜样腺癌伴梭形细胞。癌组织以梭形细胞为主，可见少量腺管结构

图 1-3-1-61　子宫内膜样腺癌伴梭形细胞。免疫组化染色，腺癌细胞和梭形细胞均呈广谱 CK 阳性

过 1 例系统性淀粉样沉积伴子宫内膜样腺癌。Kotru（2007）报道过 1 例子宫内膜样腺癌伴局灶性淀粉样沉积，患者 63 岁，子宫内膜绒毛腺性癌内可见嗜酸性透明样物沉积，呈 Congo 染色阳性，双折射偏振光检测为淀粉样性质。病变外周有淋巴细胞、浆细胞和组织细胞浸润，可见多核异物巨细胞。

• **间质骨化** 子宫内膜样腺癌间质可灶性出现骨化生为成熟骨，无其他间叶性恶性成分。这种情况罕见。

• 个别子宫内膜样腺癌中含毛母细胞瘤样成分。

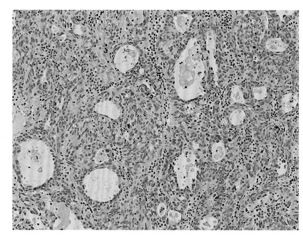

图 1-3-1-62 子宫内膜样腺癌伴梭形细胞。免疫组化染色呈 desmin 阴性

三、变异型子宫内膜样腺癌

（一）分泌性腺癌

• 分泌性腺癌（secretory adenocarcinoma）是指 50% 以上的肿瘤成分类似早分泌期子宫内膜腺体的子宫内膜样腺癌，这种癌很少见，仅占子宫内膜癌的 1%~2%，多见于绝经后女性（平均年龄 55~58 岁），患者常有异常阴道出血。

• 分泌性腺癌的肉眼观同普通型子宫内膜样腺癌，无特殊改变。

• 显微镜下，分泌性腺癌一般为高分化腺癌，由柱状细胞组成，具有核上或核下空泡，类似早分泌期子宫内膜，其细胞核仅有轻度非典型性，常为 1 级核，实性灶罕见。

• 诊断为癌有赖于其结构非典型性，如腺体排列紧密，呈背靠背样，为迷宫样、筛状或绒毛腺性的侵袭性生长方式（图 1-3-1-65~1-3-1-69）。

• 此种分泌性改变也可在普通型子宫内膜样腺癌中局灶性存在。

• 此癌的分泌性改变可能是非持续性的，因为曾有研究者观察到，在育龄期女性的刮宫标本为分泌性子宫内膜样腺癌，但在育龄期后的子宫切除标本中，却是典型的非分泌性腺癌。

• 在年轻患者中，与分泌性腺癌邻近的内膜或

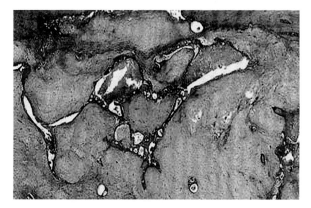

图 1-3-1-63 子宫内膜样腺癌内结节性筋膜炎样间质。可见子宫腔内包块，为典型高分化子宫内膜样腺癌，部分间质呈结节性筋膜炎样改变

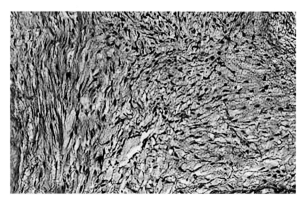

图 1-3-1-64 子宫内膜样腺癌内结节性筋膜炎样间质。上图高倍镜下观。译自 Adv Anat Pathol. 2016 Nov; 23(6):381-384

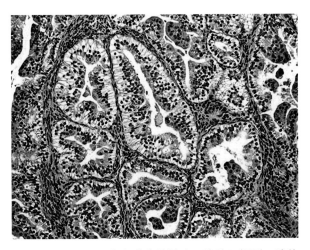

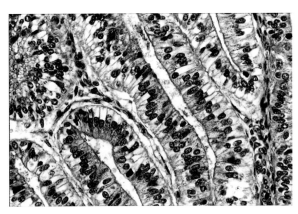

图 1-3-1-65　子宫内膜分泌性癌。腺腔不规则，腺体间缺乏间质，可见核下空泡

图 1-3-1-68　子宫内膜分泌性癌。可见核下空泡，类似早分泌期子宫内膜

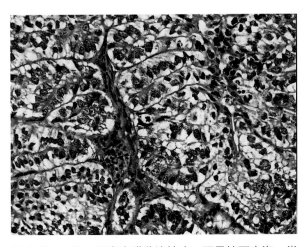

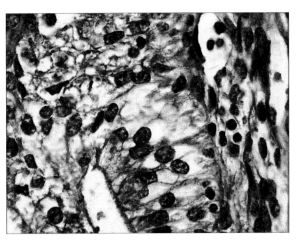

图 1-3-1-66　子宫内膜分泌性癌。可见核下空泡，类似早分泌期子宫内膜

图 1-3-1-69　子宫内膜分泌性癌。图 1-3-1-68 的高倍镜下观

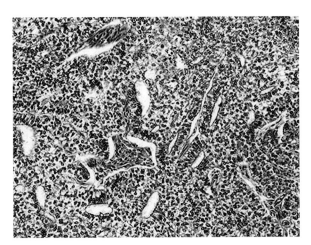

图 1-3-1-67　子宫内膜分泌性癌。腺腔内含核碎片，腺体周围细胞增生，呈复层排列，胞质内可见空泡

典型地表现出超过月经周期第 17 天的分泌性改变，而有些绝经后患者的附件切除标本中有黄体存在。分泌性腺癌的发生通常无明确的激素因素，亦可发生于绝经后女性，患者未接受外源性孕激素或孕激素水平不高。

· 此癌预后好，应与预后差的透明细胞癌相鉴别，与后者的不同之处在于，无高级别核和靴钉样细胞，也无乳头状、管囊性和实性的混合性结构。

· 分泌性腺癌应与分泌性非典型增殖相区别，虽然后者也可无显著的核非典型性，但腺样结构的复杂程度较轻。

• 分泌性腺癌也需与透明细胞癌相区别，虽然两者的胞质均较透明，但前者结构不复杂且细胞的核非典型性不显著，而后者有乳头状、腺囊样和实性多种结构且细胞的核非典型性显著。

（二）绒毛腺性子宫内膜样腺癌

• 绒毛腺性子宫内膜样腺癌（villoglandular endometrioid carcinoma，VGEC）是一种腺腔内出现绒毛状或细长的乳头状结构的高分化腺癌。

• 患者的平均年龄为 61 岁，这与典型的子宫内膜样腺癌的发病年龄相近，预后也与之类似。

• 绒毛腺性子宫内膜样腺癌占子宫内膜样腺癌的 13%~31%，约 40% 的绒毛腺性子宫内膜样腺癌被误诊为典型的子宫内膜样腺癌，这是因为绒毛腺性子宫内膜样腺癌常与子宫内膜样腺癌伴发，或构成子宫内膜样腺癌的一部分。有研究者将绒毛腺性变异型子宫内膜样腺癌视为普通的子宫内膜样腺癌。

• 绒毛腺性子宫内膜样腺癌的肉眼观类似结肠绒毛状腺瘤，肿瘤表面有细长的指状突起。

• 显微镜下以纤细的绒毛状结构为特征，与结肠绒毛状腺瘤类似，腺性结构的腺腔内有许多细乳头状或绒毛状上皮突起，绒毛内有纤细的纤维轴心，表面被覆单层或复层的柱状上皮，相邻绒毛肿瘤细胞顶端胞质与其间的裂缝样间隙形成平滑的边界，偶尔胞质顶端可有空泡。

• 肿瘤细胞核与基底膜垂直排列，分化较好，细胞核一般呈 1 级或 2 级改变，核分裂象数量不等。肿瘤可有鳞状分化（图 1-3-1-70~1-3-1-74）。

• 绒毛状乳头常与多少不等的子宫内膜样腺癌腺体相混合，仅有绒毛状结构的情况则较罕见。

• 绒毛状模式可见于肌层浸润灶中，但一般多见于肿瘤的表浅部分。

• 子宫内膜的浆液性癌、透明细胞癌、黏液性腺癌亦呈乳头状或有乳头状区域。然而，它们的形态不同于绒毛腺性子宫内膜样腺癌的细长乳

头，乳头表面被覆上皮的核和胞质形态也不尽相同。更重要的是，绒毛腺性子宫内膜样腺癌与子宫内膜乳头状浆液性癌和子宫内膜乳头状透明细胞癌的预后不同，后两者为高度恶性的肿瘤。

• 绒毛腺性子宫内膜样腺癌应与子宫内膜浆液

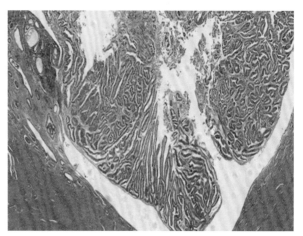

图 1-3-1-70　绒毛腺性子宫内膜样腺癌。腺癌的结构以绒毛腺性或乳头腺性为主，形态上不同于管状腺型癌

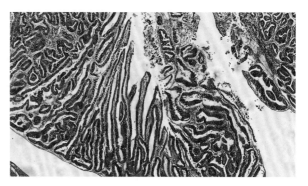

图 1-3-1-71　绒毛腺性子宫内膜样腺癌。腺癌的结构以绒毛腺性或乳头腺性为主

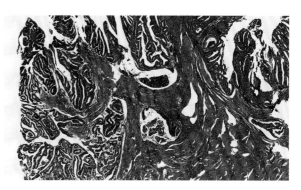

图 1-3-1-72　绒毛腺性子宫内膜样腺癌。累及浅肌层

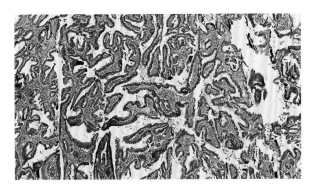

图 1-3-1-73 绒毛腺性子宫内膜样腺癌。腺癌的结构以绒毛腺性或乳头腺性为主，呈迷宫状

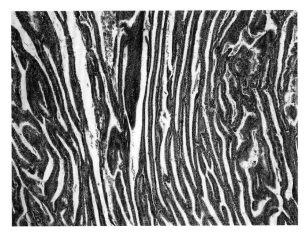

图 1-3-1-74 绒毛腺性子宫内膜样腺癌。腺癌的结构以绒毛腺性或乳头腺性为主，呈迷宫样，绒毛纤细

性癌相区别，后者的乳头状结构复杂，表面被覆的复层上皮可见出芽状生长，且核为高级别，有特征性的免疫表型，而绒毛腺性子宫内膜样腺癌的免疫表型同普通型子宫内膜样腺癌。

• 罕见的子宫内膜样腺癌为绒毛腺性子宫内膜样腺癌与子宫内膜浆液性癌的混合，其乳头状结构和细胞核特征介于两者之间，这种中间性的癌行为的侵袭性可能不如纯子宫内膜浆液性癌那样强。

• 绒毛腺性子宫内膜样腺癌还应与子宫内膜样腺癌的另一变异型——有细小非绒毛性乳头的子宫内膜样腺癌相区别，后者无细长和绒毛性乳头状结构。

• 此外，还应与有乳头状增生的子宫内膜良性病变相鉴别，良性病变一般不表现为绒毛状细长

乳头，乳头状结构也不像绒毛腺性子宫内膜样腺癌中的那样密集。

• 绒毛腺性子宫内膜样腺癌的预后与同分期的普通型子宫内膜样腺癌类似（Zaino 等，1998）。

• 有肌层浸润的绒毛腺性子宫内膜样腺癌有较高的脉管累及发生率和淋巴结转移率，预后较有肌层浸润的普通型子宫内膜样腺癌差（Ambros 等，1994）。

（三）有细小非绒毛性乳头的子宫内膜样腺癌

• Murray 等（2000）报道了 26 例乳头状子宫内膜样腺癌，其乳头与绒毛腺性子宫内膜样腺癌、乳头状合体细胞化生、特殊增殖性乳头状增生（distinctive hyperplastic papillary proliferations）和乳头状浆液性癌的不同，为细小、无纤维血管轴心的非绒毛性乳头。该病变的预后良好的肿瘤，称为有细小非绒毛性乳头的子宫内膜样腺癌（uterine endometrioid carcinoma with small nonvillous papillae）。

• 不同的研究所得出的发病率不同，Murray 报道该病变约占所有子宫内膜癌的 8%，而 Azueta 等认为不足 1%。患者的平均年龄介于普通型子宫内膜样腺癌与浆液性腺癌之间。

• 这种癌的特征为扩张的腺腔内有细小的缺乏纤维脉管轴心的假乳头，乳头突入普通型子宫内膜样腺癌的腺腔内，一般短小，但长的乳头可跨越腺腔形成较复杂构型（图 1-3-1-75~1-3-1-80）。

• 肿瘤细胞有丰富的嗜酸性胞质，核为 1 级或 2 级，核质比低，可伴有鳞状分化（40% 的病例）。

• 除了这些乳头外，其他方面则与普通型子宫内膜样腺癌相同。有研究者发现，这些细小非绒毛性乳头实为流产的鳞状分化。

• 肿瘤的预后与同分期的普通型子宫内膜样腺癌相似。

- 必须与浆液性腺癌相区别,后者的乳头外成分为非子宫内膜样腺癌,一般无鳞状化生,乳头表面被覆细胞有高级别核且常无丰富的嗜酸性胞质,但核非典型性明显,且有特殊的免疫表型。

- 与绒毛腺性癌的区别为乳头多不细长,无纤维轴心,无结肠绒毛状腺瘤的外观,且肿瘤细胞胞质丰富并呈伊红染色阳性。

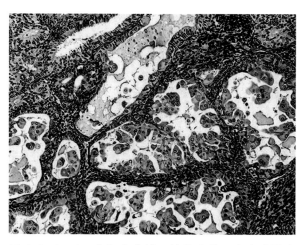

图 1-3-1-78 有细小非绒毛性乳头的子宫内膜样腺癌。细小乳头突入腺腔内

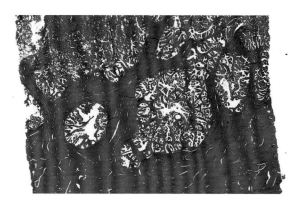

图 1-3-1-75 有细小非绒毛性乳头的子宫内膜样腺癌。大团块内可见细小非绒毛性乳头

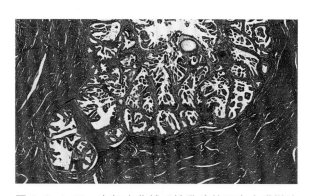

图 1-3-1-76 有细小非绒毛性乳头的子宫内膜样腺癌。可见细小非绒毛性乳头

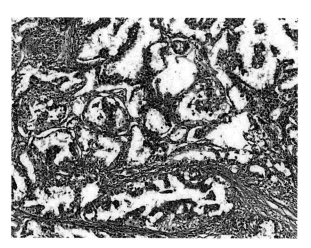

图 1-3-1-79 有细小非绒毛性乳头的子宫内膜样腺癌。部分腺腔内有细小乳头突入

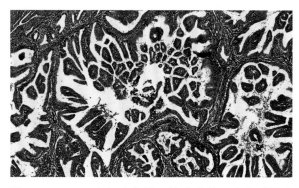

图 1-3-1-77 有细小非绒毛性乳头的子宫内膜样腺癌。细小乳头内可见纤维脉管轴心

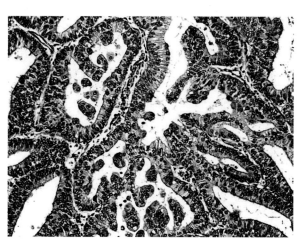

图 1-3-1-80 有细小非绒毛性乳头的子宫内膜样腺癌。普通型子宫内膜样腺癌腺腔内有细小乳头突入

• 反应性非典型性乳头状合体细胞化生与有细小非绒毛性乳头的子宫内膜样腺癌的区别为，后者有子宫内膜样腺癌成分，但在组织量少时很难区别，如乳头状合体细胞化生不伴内膜崩解，则需结合临床随诊和继续诊刮进行分析。

• 子宫内膜非典型增生腺体的腺上皮胞质可较丰富一些且呈嗜酸性，其与有细小非绒毛性乳头的子宫内膜样腺癌的区别为，腺上皮虽核质比不太高，但核非典型性明显一些，无结构非典型性，不伴子宫内膜样腺癌。

（四）微腺型子宫内膜样腺癌

• 微腺型子宫内膜样腺癌（microglandular adenocarcinoma of the endometrium）是一种外观主要表现为子宫颈微腺型增生样的子宫内膜样腺癌。

• 镜下腺体形成微腺和微囊状腔隙，内衬立方或柱状黏液性和嗜酸性变的上皮细胞，腺腔内有嗜酸性分泌物，腺腔和间质中有中性粒细胞，类似子宫颈微腺型增生（图 1-3-1-81~1-3-1-86），但高倍镜下微腺型子宫内膜样腺癌的腺细胞有恶性核特征。

• 应注意与微腺型增生相区别，后者一般无明显核非典型性且几乎仅出现于子宫颈，因此在子宫内膜中见到微腺型增生样改变时应警惕微腺型子宫内膜样腺癌，并仔细观察。

• 微腺型子宫内膜样腺癌中组成微腺的细胞呈核非典型性且核分裂象数量超过微腺型增生，免疫组化染色肿瘤细胞呈 p16 和 vimentin 阳性，核呈 ER 阳性，与子宫颈腺癌相似的是 CEA 呈阳性表达（图 1-3-1-87），Ki-67 阳性细胞超过 10%，并与较典型的子宫内膜样腺癌相混合。

• 刮宫标本中微腺型子宫内膜样腺癌需与子宫颈微腺型增生相区别，前者伴子宫内膜腺体或间质，无储备细胞，胞质内空泡形成差或分布多样化，核非典型性较明显。PAX2 染色可能有助

于区别二者，如呈阴性则支持为前者，CD10 呈强阳性和 p63 呈阴性的情况也多见于前者。呈 p16、vimentin 和 Ki-67 阳性的细胞大于 10% 则

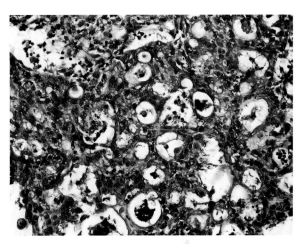

图 1-3-1-81　微腺型子宫内膜样腺癌。多个腺腔内充满炎症细胞

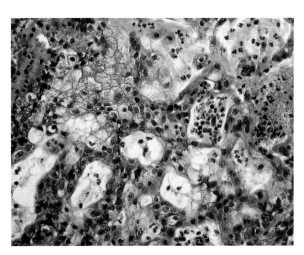

图 1-3-1-82　微腺型子宫内膜样腺癌。腺腔内衬细胞胞质透明，腔内充满炎症细胞

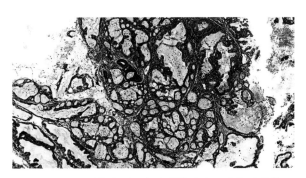

图 1-3-1-83　微腺型子宫内膜样腺癌。腺体呈筛状，部分腺腔内含有黏液，部分腺腔内充满炎症细胞

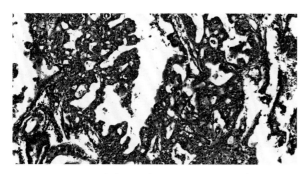

图 1-3-1-84 微腺型子宫内膜样腺癌。腺体内衬细胞胞质呈嗜酸性，腺腔内充满炎症细胞

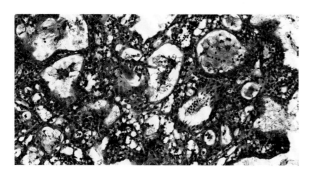

图 1-3-1-85 微腺型子宫内膜样腺癌。腺腔内充满炎症细胞

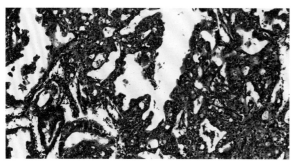
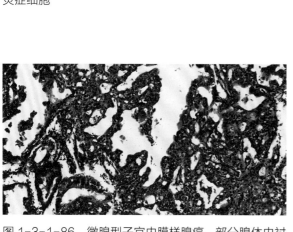

图 1-3-1-86 微腺型子宫内膜样腺癌。部分腺体内衬细胞胞质呈嗜酸性，部分呈非嗜酸性

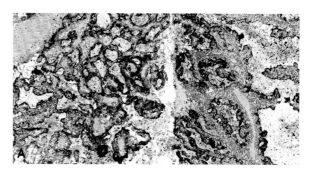

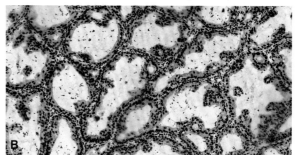

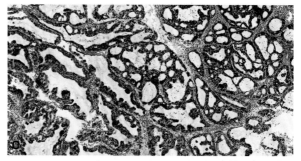

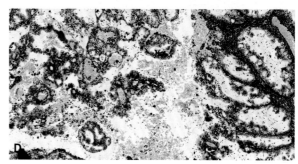

图 1-3-1-87 微腺型子宫内膜样腺癌。A. 免疫组化染色呈 CEA 弥漫阳性。B. 细胞核呈 ER 阳性。C. p16 弥漫阳性。D. 肿瘤细胞呈 vimentin 阳性

倾向为钿腺型癌。

• 如果在刮宫标本中实在无法区分微腺型子宫内膜样腺癌与子宫颈微腺型增生，可诊断为"有微腺样模式的腺体增生"（glandular proliferation with a microglandular-like pattern）并建议结合临床以及取更多组织送检。

（五）Sertoliform 子宫内膜样腺癌

• Sertoliform 子 宫 内 膜 样 腺 癌（Sertoliform endometrioid carcinoma of the endometrium）为子宫内膜样腺癌的一个变异型，颇罕见。

• 2007 年，Liang 等报道过 1 例，回顾文献

仅见 6 例报道，以上 7 例患者的年龄为 41~83 岁，平均 59 岁，其中 5 例为绝经后女性。主要临床症状为异常阴道出血，ⅠA 期 1 例，ⅠB 期 4 例，Ⅱ期 2 例。

• 巨检息肉样包块 6 例，其中 1 例为质硬的灰白色斑块，1 例伴发子宫颈管内息肉。

• 镜下可见此癌具有典型的子宫内膜样腺癌的形态，但在部分区域，出现类似卵巢性索间质肿瘤中的支持细胞瘤和支持 – 间质细胞瘤中的支持细胞形态。这些性索间质样区的腺体排列成密集的中空和实性小管、实性的小梁及巢团，以及细的条索（图 1-3-1-88~1-3-1-92）。

• 这些成分的胞质透明，核位于基底部，核的长轴与小管的长轴垂直，类似支持细胞的小管样结构，因而称 Sertoliform 子宫内膜样腺癌。

• 肿瘤组织中这些成分所占的比例差别很大，少数以性索样成分为主，多数以典型的子宫内膜样腺癌成分为主。

• Sertoliform 小管成分呈 CK、EMA 和 vimentin 阳性，同子宫内膜样腺癌，但个别病例呈 α–inhibin 阳性。根据这些免疫组化特征，以及

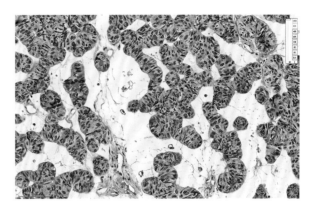

图 1-3-1-90　Sertoli 型细胞分化的子宫内膜样腺癌。可见类似 Sertoli 细胞形成的实性条索

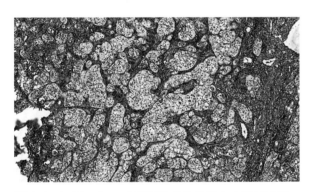

图 1-3-1-88　Sertoli 型细胞分化的子宫内膜样腺癌。可见类似 Sertoli 细胞形成的实性小巢

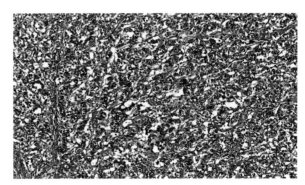

图 1-3-1-91　Sertoli 型细胞分化的子宫内膜样腺癌。可见类似 Sertoli 细胞形成的实性小巢和小管

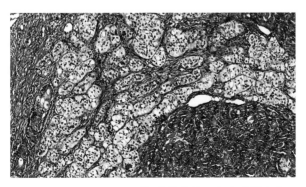

图 1-3-1-89　Sertoli 型细胞分化的子宫内膜样腺癌。可见类似 Sertoli 细胞形成的实性小巢和小管

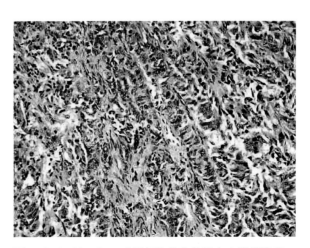

图 1-3-1-92　Sertoli 型细胞分化的子宫内膜样腺癌。可见类似 Sertoli 细胞形成的实性条索和小管

肿瘤有多少不等的子宫内膜样腺癌成分，有鳞状分化，无子宫内膜间质成分，可与有性索分化的子宫内膜间质肉瘤和类似卵巢性索肿瘤的子宫肿瘤相鉴别。

（六）条索状和玻璃样变性的子宫内膜样腺癌

• 2005 年，Murray 等描述了一种子宫内膜样腺癌，特征为上皮样和梭形肿瘤细胞呈条索状位于玻璃样变性的间质中，有时可形成骨样成分和类似子宫内膜间质细胞的小细胞巢，所有病例都有普通型子宫内膜样腺癌或绒毛腺性癌成分（10%~90%，平均 56%）混合，命名为"条索状和玻璃样变性的子宫内膜样腺癌"（corded and hyalinized endometrioid carcinomas, CHEC）。

• 这类子宫内膜样腺癌病例的平均年龄为 52 岁，虽然肿瘤有肉瘤样表现，但 65% 处于 I 期。另外，70% 的肿瘤显示鳞状分化，50% 有子宫内膜增生背景。2/3 的肿瘤为 1 级，其余的是 2 级。

• 肿瘤由传统子宫内膜样腺癌区域和条索状结构区域构成；肿瘤表面局部被覆癌性腺上皮；在条索状结构区域，玻璃样变性的间质中肿瘤细胞排列成条索状、小簇状或片状结构；细胞呈卵圆形、长梭形或不规则形，有轻到中度非典型性，核分裂象少见（图 1-3-1-93~1-3-1-97）。

• 肿瘤细胞周围的间质有不同程度的玻璃样变性和黏液变性，常伴有鳞状分化，可有梭形细胞和纤维化，间质偶可有骨化。

• 少见的特征包括无玻璃样变性的间质中有条索状细胞，这种情况宜称为子宫内膜样腺癌伴条索状分化（endometrioid adenocarcinoma with cord-like differentiation）。偶尔，肿瘤可有梭形细胞弥漫分布，类似子宫内膜间质。

• 经典的子宫内膜癌成分表达角蛋白，而角蛋白在上皮条索中呈弱阳性或不同程度的阳性。条索状成分不表达平滑肌标志物（desmin 和 actin）、

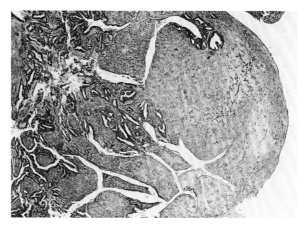

图 1-3-1-93　条索状和玻璃样变性的子宫内膜样腺癌。间质有不同程度的玻璃样变性和黏液变性

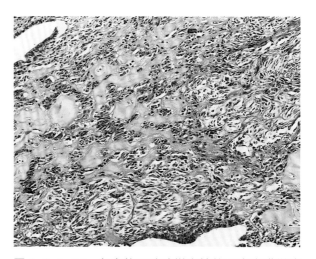

图 1-3-1-94　条索状和玻璃样变性的子宫内膜样腺癌。间质有不同程度的玻璃样变性，肿瘤细胞主要呈条索状

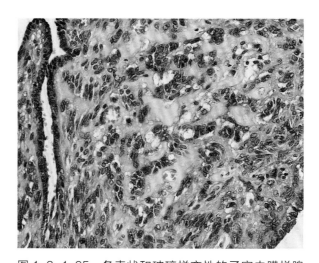

图 1-3-1-95　条索状和玻璃样变性的子宫内膜样腺癌。间质有不同程度的玻璃样变性，肿瘤细胞呈腺管状和条索状，有黏液变性

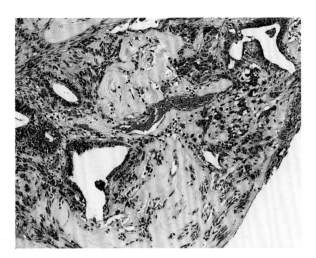

图 1-3-1-96　条索状和玻璃样变性的子宫内膜样腺癌。间质玻璃样变性，其中有肿瘤细胞条索

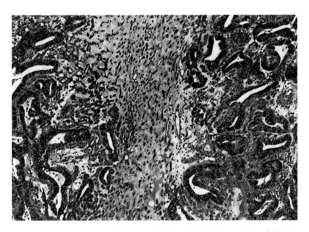

图 1-3-1-97　条索状和玻璃样变性的子宫内膜样腺癌。可见普通型子宫内膜样腺癌成分

CD10、性索标志物和 p53。梭形和条索状区域 β-catenin 的外显子 3 的突变，导致所有病例呈 β-catenin 核表达阳性和 E-cadherin 膜表达完全缺失。

• 诊断时应与子宫恶性中胚叶混合瘤相区别，后者的发病年龄一般更高，肿瘤细胞有高级别的核，肿瘤中癌成分的分化较差，不像 CHEC 中有Ⅰ级或Ⅱ级子宫内膜样腺癌成分，上皮条索与梭形细胞边界较清楚，无移行。

• 与子宫内膜间质肉瘤和类似卵巢性索肿瘤的子宫肿瘤的区别为，本病变中有普通型子宫内膜样腺癌成分。

• 条索状和透明变性的子宫内膜样腺癌的预后一般较好，这取决于肿瘤的临床分期和组织学分级等。

（七）纤毛细胞性子宫内膜样腺癌

• 纤毛细胞性子宫内膜样腺癌（ciliated cell endometrioid carcinoma）是罕见的高分化子宫内膜样腺癌的一个变异型。由于一般与普通型子宫内膜样腺癌混合存在，有研究者主张不将之单独列为一变异型。然而，对病理医师而言，重要的是认识到有纤毛的腺上皮为癌成分。

• 发病年龄为 42~79 岁，绝经后女性多发，主要症状为异常子宫出血。

• 纤毛细胞常见于应用雌激素的子宫内膜，即使在子宫内膜样腺癌中，出现纤毛细胞改变的情况也不少见，但只有当其数量占被覆恶性腺体的大多数，甚至 75% 时，才能诊断为纤毛细胞性子宫内膜样腺癌。根据这个标准，这是一种绝对少见的高分化癌，预后良好。

• 显微镜下肿瘤由分化好的腺体组成，可为筛状结构，衬覆的上皮细胞呈输卵管纤毛上皮样，细胞游离缘具有清晰的纤毛，核形可不规则，染色质粗，核仁明显，常与无纤毛的子宫内膜样癌伴发（图 1-3-1-98~1-3-1-101）。少数肿瘤有

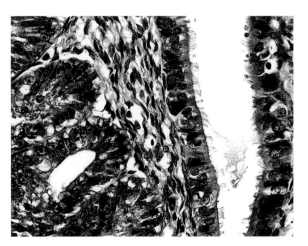

图 1-3-1-98　纤毛细胞性子宫内膜样腺癌。肿瘤细胞的腺腔面有纤毛

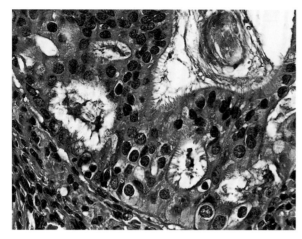

图 1-3-1-99 纤毛细胞性子宫内膜样腺癌。肿瘤细胞的腺腔面有纤毛

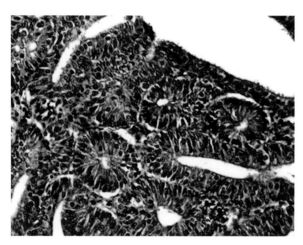

图 1-3-1-100 纤毛细胞性子宫内膜样腺癌。类似子宫内膜表面上皮，可见纤毛

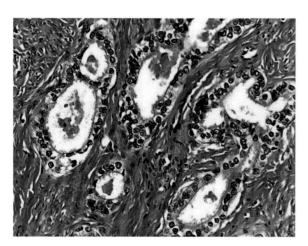

图 1-3-1-101 纤毛细胞性子宫内膜样腺癌。腺管内衬细胞可见明显纤毛，腺腔内充满嗜酸性无结构物质，浸润肌层

片状肿瘤细胞，具有恶性核（1 级或 2 级核），肿瘤中穿插着内衬纤毛细胞的小腺腔。

- 有文献报道此癌可呈中分化，且浸润子宫肌壁的中 1/3，但未见复发及死亡病例，因此有纤毛存在的癌为货真价实的低级别癌。此癌最需与伴纤毛细胞分化的复杂型增生相鉴别，后者结构非典型性不明显。

（八）嗜酸细胞性子宫内膜样腺癌

- 嗜酸细胞性子宫内膜样腺癌（oxyphilic/oncocytic cell variant of endometrioid adenocarcinoma）是子宫内膜样腺癌的一个变异型，最初由 Pitman 等（1994）报道，迄今报道不足 10 例。

- 胞质呈嗜酸性包括两种情况，一种是胞质内无明显颗粒，另一种是胞质内富含嗜酸性颗粒，后者的胞质内含多量的线粒体，见于嗜酸性化生和嗜酸细胞性肿瘤，抗线粒体抗体免疫组化染色呈强阳性。前者可在光镜下诊断，而后者需电镜检查证明胞质中有大量线粒体，嗜酸细胞性子宫内膜样腺癌一般指前者。

- 发病年龄为 45~50 岁，临床主要表现为不规则阴道出血。报道的病例就诊时均为 FIGO 分期 I 期和 II 期。

- 巨检无特殊表现。

- 镜下肿瘤细胞呈立方状或柱状，核呈圆形、椭圆形或不规则，可见核仁及核膜，有轻度非典型性，富含嗜酸性胞质，嗜酸性颗粒不明显，抗线粒体抗体免疫组化染色呈斑点状阳性。嗜酸性细胞排列成腺样、条索状、乳头状等结构（图 1-3-1-102~1-3-1-107）。

- 少数病例伴有高分化子宫内膜样腺癌。

- 鉴别诊断包括嗜酸性化生、透明细胞癌伴嗜酸性细胞成分等。

- 免疫组化染色：vimetin、广谱 CK 呈阳性，Syn、ER、PR、hCG 和 WT-1 均呈阴性；个别细胞呈 Ki-67 阳性；极个别细胞呈 p53 阳性。

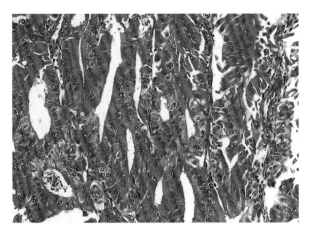

图 1-3-1-102 嗜酸细胞性子宫内膜样腺癌。肿瘤细胞的胞质丰富且呈嗜酸性

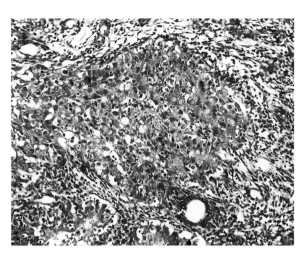

图 1-3-1-105 嗜酸细胞性子宫内膜样腺癌。肿瘤细胞的胞质丰富且呈嗜酸性，可见实性细胞巢

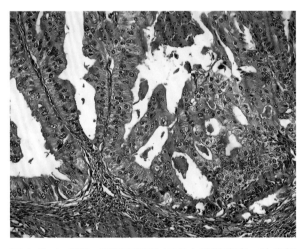

图 1-3-1-103 嗜酸细胞性子宫内膜样腺癌。肿瘤细胞的胞质丰富且呈嗜酸性

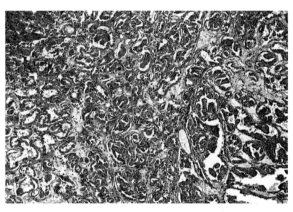

图 1-3-1-106 嗜酸细胞性子宫内膜样腺癌。与普通型子宫内膜样癌相同的结构，腺管内衬细胞的胞质呈嗜酸性，部分区域呈乳头状

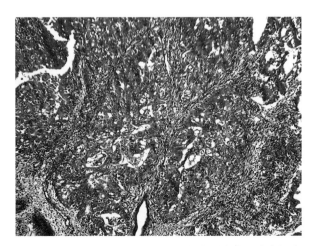

图 1-3-1-104 嗜酸细胞性子宫内膜样腺癌。肿瘤细胞的胞质丰富且呈嗜酸性，肿瘤细胞呈实性结构，可见基底部的腺体

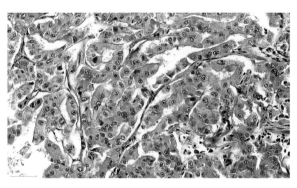

图 1-3-1-107 嗜酸细胞性子宫内膜样腺癌。与普通型子宫内膜样腺癌相同的结构，腺管内衬细胞的胞质丰富且呈嗜酸性，可见核膜、核仁

（九）有突出梭形细胞成分的子宫内膜样腺癌

• 有突出梭形细胞成分的子宫内膜样腺癌（endometrioid carcinoma with prominent spindle cell component）是一种罕见的子宫内膜样腺癌，有突出的梭形细胞成分，这种情况在卵巢较子宫多见。

• 这种肿瘤不宜称为肉瘤样癌，因其腺体和梭形细胞均为中分化到高分化，生物学行为与一般的 I 级或 II 级子宫内膜样腺癌类似。

• 肿瘤中腺癌成分与较多的梭形细胞紧密混合。

• 肿瘤中的梭形细胞形态一致，无癌肉瘤中梭形细胞的高级别核和活跃的核分裂象，似乎代表了流产的鳞状分化。因此，在肿瘤分级时这些梭形细胞不应被视为实性生长，而应依据腺体成分的结构和核特征判断。

• 与癌肉瘤的区别除了该肿瘤的细胞核无显著非典型且也无活跃的核分裂象外，还包括梭形细胞与腺体相混合并移行（癌肉瘤中的梭形细胞和腺体之间的边界较清楚），以及梭形细胞呈 CK 弥漫阳性（图 1-3-1-108~1-3-1-111）。

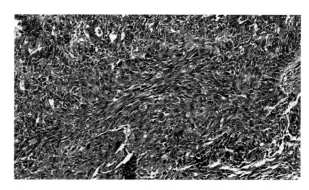

图 1-3-1-109　有突出梭形细胞成分的子宫内膜样腺癌。癌组织以梭形细胞为主，含少量腺管结构

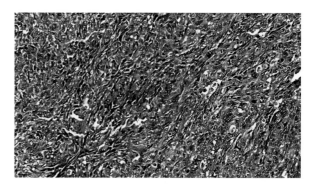

图 1-3-1-110　有突出梭形细胞成分的子宫内膜样腺癌。梭形细胞成分，非典型性不显著

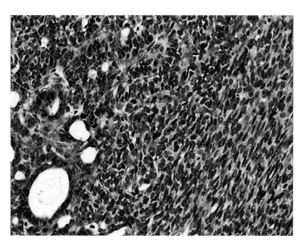

图 1-3-1-108　有突出梭形细胞成分的子宫内膜样腺癌。癌组织以梭形细胞为主，含少量腺管结构

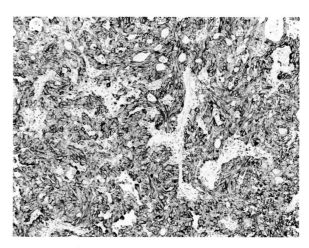

图 1-3-1-111　有突出梭形细胞成分的子宫内膜样腺癌。免疫组化染色呈 CK 阳性

（十）富脂质的子宫内膜样腺癌

• 富脂质的子宫内膜样腺癌（lipid-rich endometrioid carcinoma）为一种罕见的子宫内膜样腺癌肿瘤细胞有多量泡沫样或微囊性胞质的肿瘤细胞。

• 虽然外观类似泡沫细胞，但与间质泡沫细胞不同，这些肿瘤细胞紧密相连且可形成腺样结构（图 1-3-1-112，1-3-1-113）。

（十一）子宫体微偏性黏液性腺癌

• 子宫体微偏性黏液性腺癌［（minimal deviation mucinous adenocarcinoma (adenoma malignum) of the uterine corpuspin］，其组织学结构类似子宫颈微偏腺癌，腺体为黏液腺，形态不规则，大小不一，弥漫性浸润子宫肌层，而内衬的黏液细胞分化良好，类似胃幽门腺的黏液细胞（图 1-3-1-114，1-3-1-115）。

• HIK1083 和 MUC6 免疫组化染色显示肿瘤细胞呈胃黏液腺表型，类似子宫颈的恶性腺瘤，罕见。

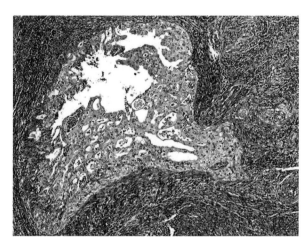

图 1-3-1-112　富脂质的子宫内膜样腺癌。细胞呈泡沫细胞样，但连接紧密且形成腺样结构

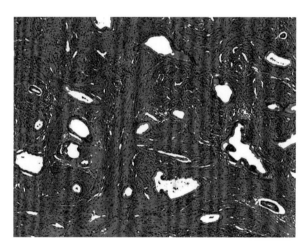

图 1-3-1-114　子宫体微偏性黏液性腺癌。分化良好的黏液腺体弥漫性浸润肌层

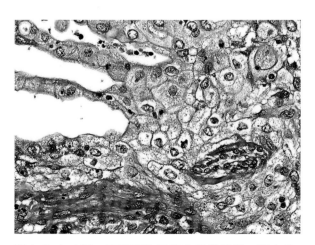

图 1-3-1-113　富脂质的子宫内膜样腺癌。图 1-3-1-112 的高倍镜下观

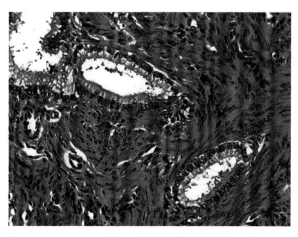

图 1-3-1-115　子宫体微偏性黏液性腺癌，图 1-3-1-114 的高倍镜下观。腺体和细胞核轻微异常

（十二）其他

1. 以微囊为主的高分化子宫内膜样腺癌

• 子宫内膜样腺癌可有微囊结构，笔者遇见过1例几乎完全由大小不等的微囊结构组成的高分化子宫内膜样腺癌。虽未见文献报道，但因其形态有特征性，现描述于下。巨检肿瘤切面有许多大小不等的小囊及微囊腔，镜下肿瘤性腺体几乎完全由微囊形成，衬有呈欺骗性良性外观的扁平或立方状腺上皮细胞，微囊间可见少量区域为含有分化良好腺体的实性结构（图1-3-1-116~1-3-1-118）。免疫组化染色呈ER、PR、vimentin阳性，p16斑点状阳性，Ki-67增殖指数为1%~3%（图1-3-1-119）。

2. 幼稚子宫的子宫内膜样腺癌

• 幼稚子宫（infantile uterus）又称子宫发育不良，为子宫在双侧米勒管汇合后因受干扰而停止发育，终止在胎儿晚期、幼儿期或青春前期的状态。发生于幼稚子宫的子宫内膜样腺癌（endometrioid carcinoma of infantile uterus）未见文献报道。笔者遇见过1例，42岁，子宫如拇指大小，切面可见子宫腔，肌壁增厚且不对称，均质细腻，质脆（图1-3-1-120），镜检为高分化子宫内膜样腺癌，浸润达外膜并播散至腹腔内（图1-3-1-121~1-3-1-125）。

3. 有移行细胞样形态的子宫内膜样腺癌

• 偶见子宫内膜样腺癌有数量不等的移行细胞样条索状结构，多为低级别癌。

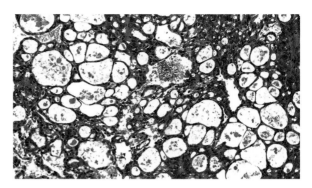

图1-3-1-116 高分化子宫内膜样腺癌伴微囊形成。细胞非典型性不显著，可见大小不等的微囊腔

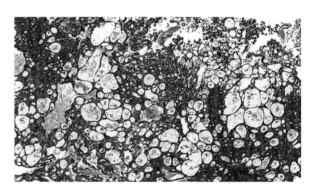

图1-3-1-117 高分化子宫内膜样腺癌伴微囊形成。可见大小不等的微囊腔

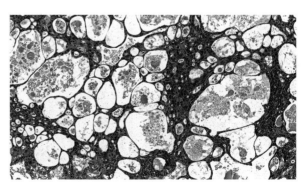

图1-3-1-118 高分化子宫内膜样腺癌伴微囊形成。中倍镜下可见大小不等的微囊腔

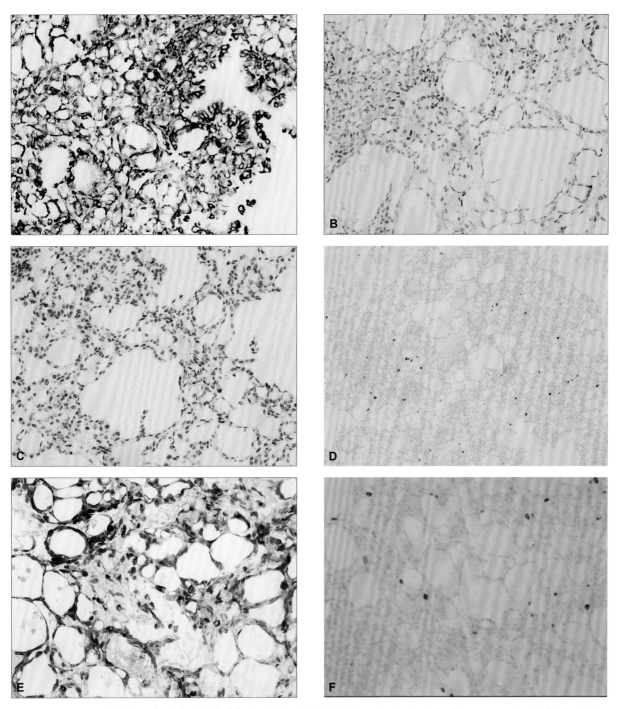

图 1-3-1-119 高分化子宫内膜样腺癌伴微囊形成。肿瘤细胞呈 p16 弥漫阳性（A）、vimentin 阳性（B）、CEA 阳性（C）、PAX8 阳性（D）、ER 阳性（50%~60%）（E）、Ki-67 阳性（1%~3%）（F）

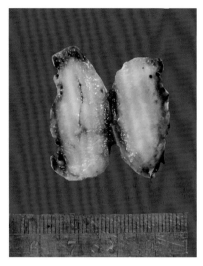

图 1-3-1-120 幼稚子宫的子宫内膜样腺癌。子宫仅拇指大小，子宫腔窄小，癌组织常累及全层

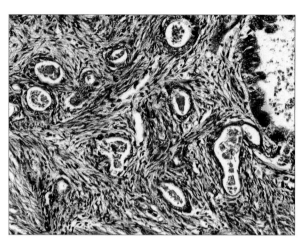

图 1-3-1-123 幼稚子宫的子宫内膜样腺癌。癌组织累及肌层

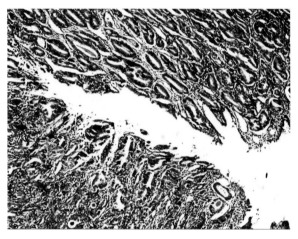

图 1-3-1-121 幼稚子宫的子宫内膜样腺癌。癌组织呈腺管状，累及全层，本图示内膜部分

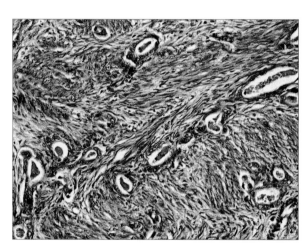

图 1-3-1-124 幼稚子宫的子宫内膜样腺癌。癌组织累及肌层

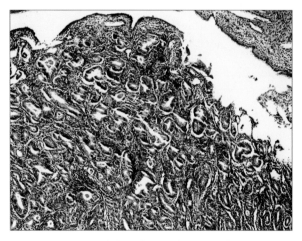

图 1-3-1-122 幼稚子宫的子宫内膜样腺癌。癌组织累及内膜部分

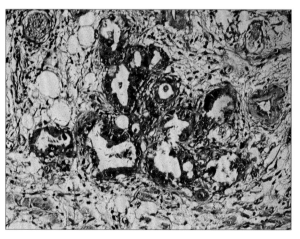

图 1-3-1-125 幼稚子宫的子宫内膜样腺癌。癌组织累及大网膜

四、子宫内膜样腺癌的播散和浸润模式

- 子宫内膜样腺癌的播散（the spread of endometrial carcinoma）模式包括直接蔓延、脉管播散和自然腔道播散。

- 子宫内膜样腺癌的直接蔓延最早侵袭子宫内膜间质，而后侵袭子宫肌层，进而累及子宫颈等部位，晚期肿瘤可扩散到子宫阔韧带或穿透子宫壁与小肠粘连。

- 淋巴管和血管播散亦常发生，淋巴管播散起先累及髂外和腹下淋巴结，然后到达髂总和主动脉旁淋巴结。如果肿瘤浸润子宫颈，淋巴管播散将先累及髂内和闭孔淋巴结。

（一）浸润模式

1. 传统性浸润

- 传统性浸润（traditional infiltrating）又称不规则腺体浸润（irregular infiltrating glands），为大多数恶性肿瘤的浸润方式。肿瘤细胞排列成腺样、不规则条索状或簇状，甚至有单个细胞散在分布于内膜间质、肌层并累及血管和淋巴管，间质反应（增生、水肿、炎症或促纤维组织增生）常明显（图1-3-1-126~1-3-1-128）。

- 这种浸润方式破坏固有组织，也称破坏性浸润（destructive invasion），为子宫内膜样腺癌浸润肌层的常见形式（图1-3-1-129，1-3-1-130），应注意肌层浸润的深度，因为其与预后相关。深肌层浸润指浸润深度超过肌层厚度的50%，表现为子宫内膜的恶性腺体浸润肌层，杂乱地出现于深肌层，并引起炎症反应及促纤维组织增生。

- 诊断的难度在于判断有无浅肌层的浸润，因为子宫内膜基底层与肌层之间的界面参差不齐，而且可能存在子宫腺肌病，即使肌层内出现腺体也不一定是子宫内膜样腺癌浸润。

- 判断子宫内膜样腺癌浸润肌层的要点，首先

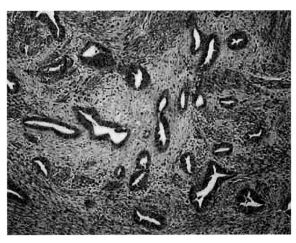

图1-3-1-126 传统性浸润。不规则腺体浸润肌层

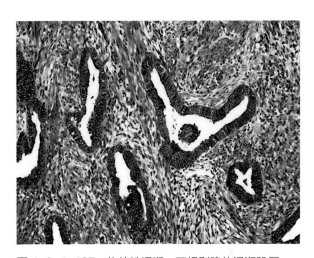

图1-3-1-127 传统性浸润。不规则腺体浸润肌层

是恶性腺体与浅肌层的直接接触，恶性腺体浸润处应见内膜的基底层消失，且周围无内膜间质围绕；其次，常有纤维组织增生和（或）肉芽性炎症反应；再次，应排除伴发子宫腺肌病的病例，子宫腺肌病的腺体周边往往有内膜间质，无浸润的腺性结构，细胞学上缺乏非典型性；最后，应注意与非典型息肉样腺肌瘤的区别。

- 浸润肌层的癌性腺体破裂可形成黏液池，有研究者认为这可增高血管累及的危险性。

- 普通型肌层浸润和下面的几种肌层浸润模式均可伴淋巴管和血管浸润，但可与浸润腺体周围的收缩间隙和假性血管浸润相混淆，血管和淋巴管内皮标志物免疫组化染色有助于诊断。

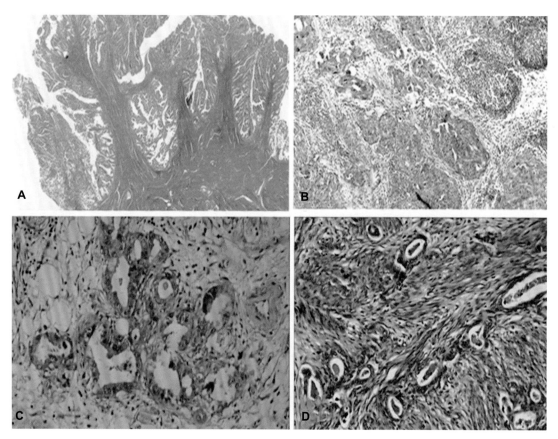

图 1-3-1-128　子宫内膜样腺癌肌层侵袭性生长的常见方式。A. 浅表浸润。B. 肌层浸润伴间质纤维组织增生和炎症细胞浸润。C. 累及网膜。D. 浸润肌层无间质反应

• 仅有内膜内间质浸润而无肌层浸润时，可称为子宫内膜内癌（endometrial endometrioid carcinoma）（图 1-3-1-131，1-3-1-132）或子宫黏膜内癌，但不可称为子宫内膜原位腺癌，子宫内膜原位腺癌现已归入非典型增生。

2. 膨胀性浸润

• 膨胀性浸润（expansile invasion），癌组织呈复杂的腺样 / 迷宫样、筛状、乳头状或绒毛腺性排列，又称腺体融合性侵袭（invasion of confluent glandular pattern）。浸润灶内腺体之间间质稀少或缺乏，边缘较平滑，与周围组织边界较清楚，无明显间质反应。膨胀性浸润是一种推挤间质以致间质消失的浸润模式。

• 膨胀性浸润主要发生在子宫内膜内，是通过刮宫标本诊断子宫内膜癌的依据，有以下 4 种形态学表现。

（1）迷宫样结构（labyrinthine structure）腺腔内可见内生性出芽、分支状生长，表现为管状腺体，有非常复杂的分支、融合现象，呈迷宫样。这些增生的腺体往往成片存在，推挤周围间质使其消失（图 1-3-1-133，1-3-1-134）。

（2）筛状结构（cribriform struture）　这是一种腺体不规则融合现象，即腺体共壁。有研究者认为是由多个有非典型上皮细胞的腺体融合而成，其间穿插的间质消失；还有研究者认为，在巨大恶性腺体内出现上皮复杂型增生，导致大腺体内形成腺中有腺的结构，类似筛状结构，为膨胀性浸润（图 1-3-1-135~1-3-1-138）。

（3）复杂的乳头状及绒毛腺性结构（papillary and villolandular architecture）　指腺腔增大的巨大腺体内含有复杂的多级分支的乳头和绒毛

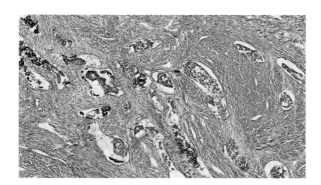

图 1-3-1-129 子宫内膜样腺癌。Ⅲ级，破坏性浸润

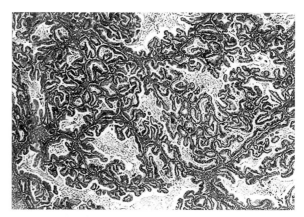

图 1-3-1-133 子宫内膜样腺癌。迷宫样结构

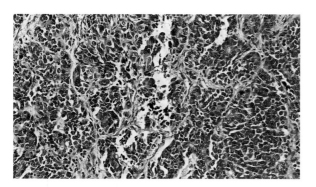

图 1-3-1-130 子宫内膜样腺癌。Ⅲ级，破坏性浸润

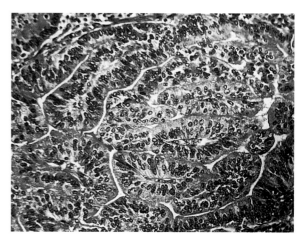

图 1-3-1-134 子宫内膜样腺癌。迷宫样结构

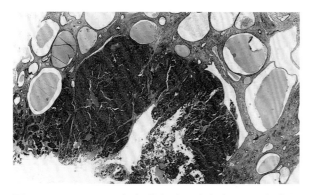

图 1-3-1-131 子宫内膜内癌。癌组织累及内膜间质，未累及肌层

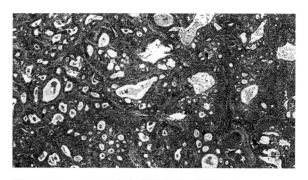

图 1-3-1-135 子宫内膜样腺癌。筛状结构

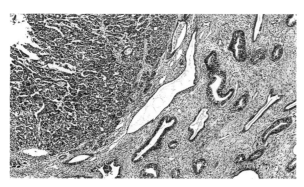

图 1-3-1-132 子宫内膜内癌。癌组织累及内膜间质，未累及肌层

结构。特征为巨大腺体的腺腔内乳头和绒毛广泛分支、交织，形成次级乳头状结构，或其表面被覆的增生上皮形成筛状结构或桥接（图 1-3-1-139~1-3-1-141）。

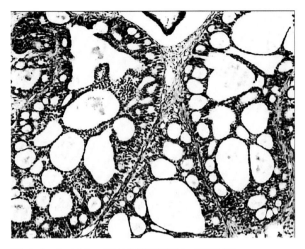

图 1-3-1-136 子宫内膜样腺癌。筛状结构

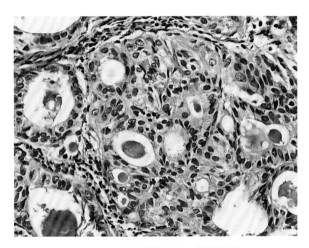

图 1-3-1-137 子宫内膜样腺癌。筛状结构

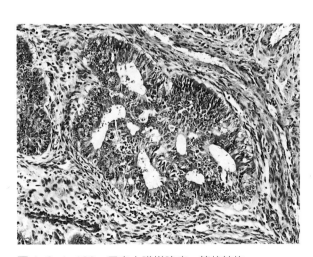

图 1-3-1-138 子宫内膜样腺癌。筛状结构

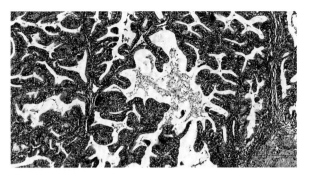

图 1-3-1-139 子宫内膜样腺癌。绒毛腺性结构

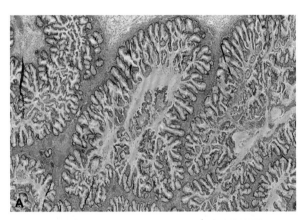

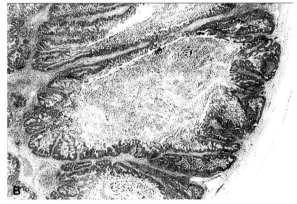

图 1-3-1-140 子宫内膜样腺癌。广泛绒毛腺性结构（A），广泛的绒毛状腺体中心有坏死（B）

（4）广泛的乳头状结构（extensive papillary structure）肿瘤细胞外生性生长形成多个分支乳头，或巨大腺腔、腺囊内具有多个含纤维血管轴心的分支乳头（图 1-3-1-142，1-3-1-143）。

• 子宫内膜间质浸润是区分高分化子宫内膜样腺癌与 AH/EIN 的关键。刮宫获取的子宫内膜标本用于诊断癌有时非常困难，3 级核有重要诊断

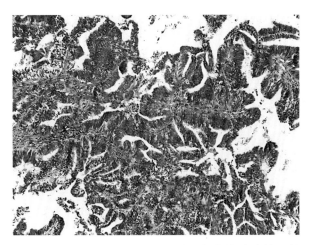

图 1-3-1-141 子宫内膜样腺癌。复杂的乳头状及绒毛腺性结构

价值，但多见于Ⅱ型子宫内膜癌。诊断Ⅰ型高分化子宫内膜样癌时，有无浸润存在有决定性意义，膨胀性浸润和破坏性浸润均为诊断癌的硬性指标（图 1-3-1-144）。

• 子宫内膜样腺癌的膨胀性浸润常多种形式同时出现。刮宫标本中出现广泛外生性乳头状结构或复杂迷宫样结构时，均可作为诊断癌的依据。而如果想根据复杂绒毛腺性结构诊断癌，至少要达到一个低倍视野（直径 4.2 mm）的一半或相当于 10×15 倍的一个低倍视野。

• 此外，MD Anderson 癌症中心主张，无 3 级核的背靠背密集腺体且其间无间质的内膜区域直径大于 2 mm，可诊断为分化好的子宫内膜样腺癌。笔者认为这也是一种膨胀性浸润模式。

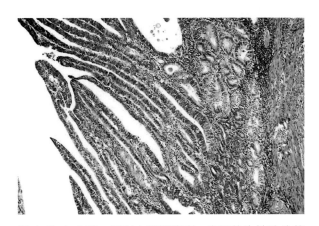

图 1-3-1-142 子宫内膜样腺癌。广泛外生性乳头状结构

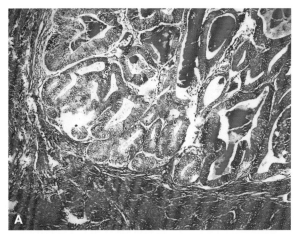

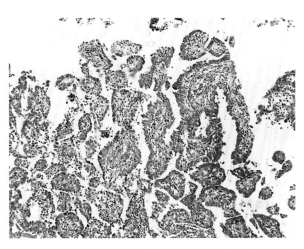

图 1-3-1-143 子宫内膜样腺癌。广泛外生性乳头状结构

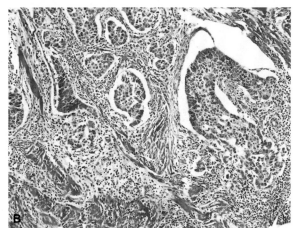

图 1-3-1-144 子宫内膜癌的浸润。A. 膨胀性浸润，边缘齐整、圆滑。B. 破坏性浸润，边缘呈蟹足状

3. MELF 浸润模式

- 子宫内膜腺癌浸润肌层的腺体呈微囊性（microcystic）、伸长（elongated）及碎片状（fragmented），这种改变简称为 MELF 浸润模式（MELF pattern）。镜下表现为，以这几种方式多样化组合的腺癌上皮伴突出的纤维黏液样间质。MELF 浸润模式于 2003 年由 Murray 等首先描述，约发生于 15% 的子宫内膜样腺癌，通常为 I 级和 II 级癌。

- MELF 浸润模式通常出现在子宫内膜癌腺体浸润的先头区域，即肿瘤的深部（约 3/4 的肿瘤浸润外侧 1/2 的肌层），少数也可出现在肿瘤浅层。

- 以微囊性或间隙样腺体为特征，常常内衬胞质呈嗜酸性或鳞状细胞样的立方或扁平的类似内皮细胞的上皮细胞，后者衬覆的腺体可类似脉管间隙，腺腔内可有中性粒细胞聚集（若腔内有脱落的肿瘤细胞可能误诊为脉管累及），微囊性或间隙样腺体周围有纤维黏液样间质（图 1-3-1-145~1-3-1-149）。

- 碎片状腺体为单个或小簇状肿瘤细胞，可为腺癌腺体中拉长的伪足，类似腺体"折断"，或腺上皮呈碎片状浸润肌层，通常在这些腺体周围出现纤维黏液水肿样间质或肉芽组织样反应，也

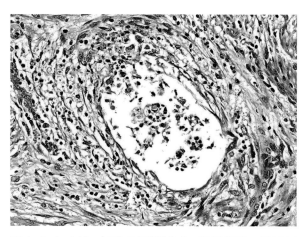

图 1-3-1-146 MELF 浸润模式，肌层浸润。周围纤维组织黏液样变，有炎症细胞浸润

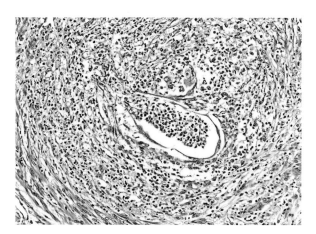

图 1-3-1-147 MELF 浸润模式，肌层浸润。腺上皮扁平，衬覆的腺体类似脉管间隙，周围纤维组织黏液样变并被炎症细胞浸润

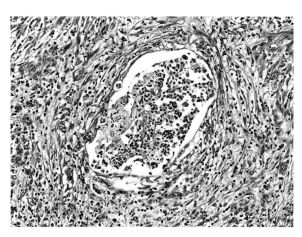

图 1-3-1-145 MELF 浸润模式，肌层浸润。腺上皮扁平，腺腔内肿瘤细胞与炎症细胞混合，周围纤维组织黏液样变

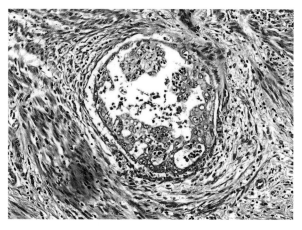

图 1-3-1-148 MELF 浸润模式，肌层浸润。腺上皮扁平，周围纤维组织黏液样变

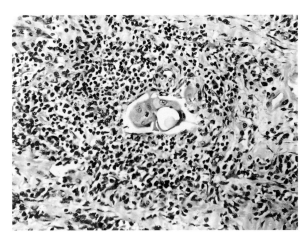

图 1-3-1-149　MELF 浸润模式，肌层浸润。肿瘤细胞的胞质丰富，呈组织细胞样

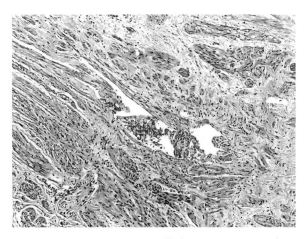

图 1-3-1-150　MELF 浸润模式，肌层浸润。子宫肌层内多个小簇状肿瘤细胞位于淋巴管血管腔隙中，周边多量炎症细胞浸润

可因制片原因周围细胞收缩而出现间隙。

• 纤维黏液样间质内可有淋巴细胞、中性粒细胞和嗜酸性粒细胞，这种间质改变可作为 MELF 浸润的诊断线索。

• MELF 浸润可与普通型浸润有移行，多位于普通型浸润腺体下方。

• 免疫组化 CK 标记可清晰显示 HE 染色中不甚明显的 MELF 浸润腺体。

• 子宫肌层亦常见单个或小簇状肿瘤细胞位于丰富的炎症细胞背景或淋巴管血管腔隙中，这些肿瘤细胞富含嗜酸性胞质，外观与组织细胞极其相似（图 1-3-1-150~1-3-1-155），用辅助免疫组化 CK（如 CK7 和 CK19）标记单个肿瘤细胞，用 D2-40 及 CD34 标记淋巴管和血管，可避免漏诊肿瘤细胞淋巴管血管浸润。

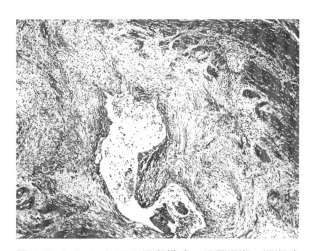

图 1-3-1-151　MELF 浸润模式，肌层浸润。浸润腺体类似脉管，周围纤维组织显著黏液样变

• MELF 浸润的分子机制目前尚不清楚，Zaino 发现 MELF 浸润常有 β-catenin、E-cadherin 和 Nimentin 表达异常，认为 MELF 浸润与上皮间质转化有关。此外，MELF 浸润癌的 ER、PR 和 Ki-67 增殖指数低于非 MELF 浸润癌。MELF 浸润可能与近年肿瘤分子研究中的肿瘤单细胞主动迁移、多细胞联合迁移、肿瘤性间质形成和组织结构对肿瘤的制导等新概念有关。

• 伴 MELF 浸润模式的子宫内膜样腺癌在临床表现方面与普通型子宫内膜样腺癌相似，表现

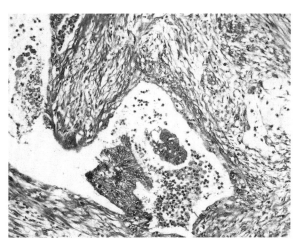

图 1-3-1-152　MELF 浸润模式，肌层浸润。图 1-3-1-151 的高倍镜下观

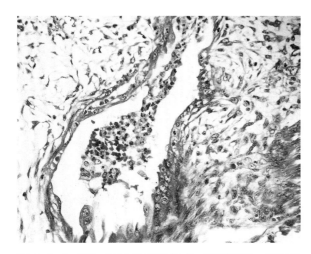

图 1-3-1-153　MELF 浸润模式，肌层浸润。周围纤维组织显著黏液样变

为阴道不规则出血、月经失调或绝经后出血，影像学表现为内膜增厚或占位性包块，病理组织学分级多为低级别。伴 MELF 浸润模式的子宫内膜样腺癌好发于绝经后女性，且与 FIGO 分期晚、子宫深肌层浸润、发生淋巴结转移及淋巴管血管浸润相关。

• 与非 MELF 浸润癌相比，MELF 浸润癌的淋巴管血管浸润和淋巴结转移率高，例如，两者累及淋巴管血管的风险分别为 29% 和 72%（Malowani 等，2012），淋巴结转移率分别为 7% 和 54%（Pavlaski 等，2011）。MELF 浸润病例倾向缩短阴道外复发的时间（Joehlin-Price 等，2017）。因此，伴 MELF 浸润的子宫内膜样腺癌

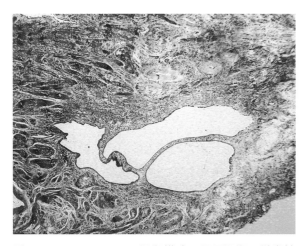

图 1-3-1-154　MELF 浸润模式，肌层浸润。微囊性浸润腺体

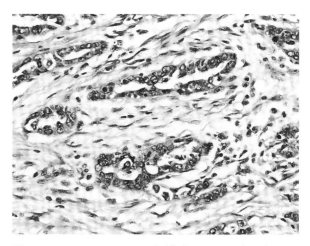

图 1-3-1-156　MELF 浸润模式，肌层浸润。侵入肌层的腺体呈长管状

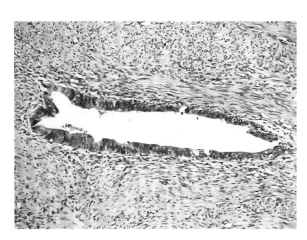

图 1-3-1-155　MELF 浸润模式，肌层浸润。可见细长的浸润腺体

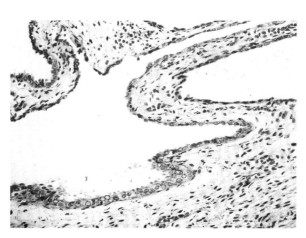

图 1-3-1-157　MELF 浸润模式。肿瘤细胞不规则扩张的管状腺样结构累及子宫肌层

的预后差于同级别和同分期的子宫内膜样腺癌。

• 目前，研究者们对 MELF 浸润的预后意义仍存在争议，近年有研究表明，调整 FIGO 分期后，MELF 浸润并不是显著的影响预后的因素。在一项多因素分析研究中，MELF 浸润伴淋巴管血管浸润并不提示预后差（Euscher 等，2013）。免疫组化染色示 MELF 浸润细胞几乎呈 Ki-67 阴性，提示 MELF 浸润肿瘤细胞涉及生长休止或细胞老化，因而 MELF 浸润模式可能对子宫内膜低级别子宫内膜样腺癌患者的预后无甚影响（Kiraha 等，2017）。

• MELF 浸润所伴淋巴结转移的形态多样（Joehlin-Price 等，2017），转移肿瘤在淋巴结中可为腺样、实性和组织细胞样，有的甚至可类似淋巴结窦性组织细胞增生症，需做 CK 免疫组化染色鉴别诊断。

4. 腺肌病样浸润

• 腺肌病样浸润（adenomyosis-like invasion）肌层是指子宫内膜癌浸润肌层的形态学类似腺肌病。

• 在全切子宫标本中，16%~34% 的子宫内膜癌浸润肌层且与子宫腺肌病并存，约 36% 的子宫内膜癌累及异位的子宫内膜。因此，子宫腺肌病、子宫内膜癌腺肌病样浸润肌层和子宫腺肌病继发癌的鉴别非常重要，但也非常困难。

• 腺肌病样浸润肌层的特征是成簇的不规则腺体（≥ 3 个）浸润肌层，呈不规则的岛状，细胞有非典型性，不见内膜间质，多数病例可见到炎症细胞浸润和促纤维组织反应（这样的浸润灶较规则时，有研究者将之视为膨胀性浸润），更重要的是内膜有癌灶，而子宫腺肌病继发癌不累及内膜（图 1-3-1-158~1-3-1-160）。

• 子宫腺肌病通常缺乏核非典型性和核分裂象，腺体外缘较圆且平滑。除绝经后子宫内膜间质萎缩或外用激素导致间质消失者外，多数病例可见到子宫内膜间质。

• 子宫内膜癌累及腺肌病通常浸润深肌层，可

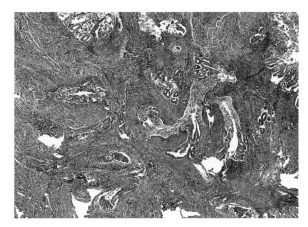

图 1-3-1-158　子宫内膜样腺癌腺肌病样浸润。浸润腺体岛状分布于肌层

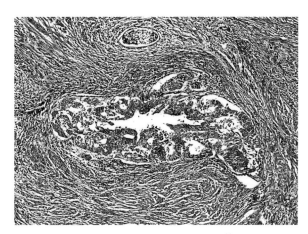

图 1-3-1-159　子宫内膜样腺癌腺肌病样浸润。浸润腺体呈岛状，周围间质中有淋巴细胞及异位的腺肌病良性腺体

见残存的内膜间质和平滑的良性圆形腺体，少数病例可见到淋巴管血管内癌栓。

5. 恶性腺瘤样浸润

• 恶性腺瘤样浸润（adenoma malignum diffusely infiltrating）是最少见的一种子宫内膜癌浸润肌层的形态学表现，浸润方式类似子宫颈恶性腺瘤，包括以下两种情况。

• 一种为高分化子宫内膜样腺癌的肿瘤性腺体弥漫性或单个浸润肌层，这些浸润的单个腺体较广泛地分布在肌层，常无间质反应或间质反应不明显，形态改变酷似恶性腺瘤（图 1-3-1-161~1-3-1-163），亦称为恶性腺瘤浸润模式，这种情况可

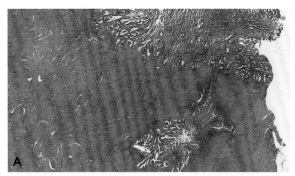

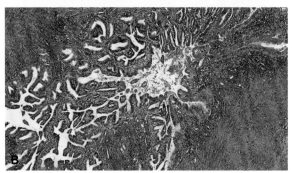

图 1-3-1-160　子宫内膜样腺癌腺肌病样浸润。A. 内膜为高分化子宫内膜样腺癌，肌层内可见腺肌病样内膜，单一病灶，细胞呈轻、中度非典型性。B. 图 A 的中倍镜下观，结构紊乱

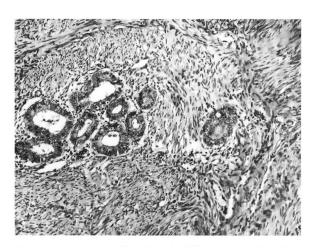

图 1-3-1-162　高分化子宫内膜样腺癌恶性腺瘤样浸润。簇状的分化好的腺癌腺体在肌层内弥漫性浸润

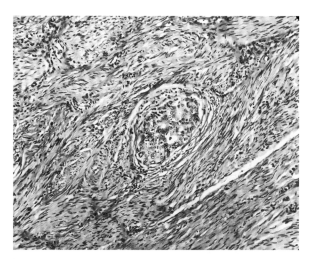

图 1-3-1-163　高分化子宫内膜样腺癌恶性腺瘤样浸润。簇状的腺体浸润肌层，周围无明显间质反应

含透亮或呈弱嗜酸性的胞质，缺乏间质反应和炎症细胞浸润（图 1-3-1-164~1-3-1-166）。免疫组化染色呈 HIK1083 和 MUC6 阳性、p53 部分阳性、p16 阴性。

6. 脉管浸润

• **普通模式**　血管内有边界清楚的黏着的肿瘤细胞巢团，其四周有脉管内皮细胞（图 1-3-1-167），需与有收缩间隙的浸润细胞巢、血管内月经期子宫内膜、伴子宫腺肌病的血管内膜组织、MELF 浸润和腹腔镜全子宫切除造成的假浸润相区别。

• **组织细胞样模式**　表现为脉管内有较丰富的

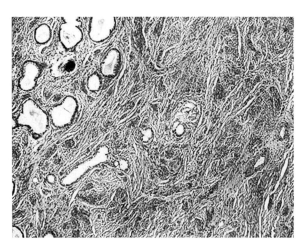

图 1-3-1-161　高分化子宫内膜样腺癌恶性腺瘤样浸润。单个散在的分化好的腺体在肌层内弥漫性浸润

能被误认为良性病变，如萎缩的子宫腺肌病等。

• 另一种是高分化的子宫内膜黏液性腺癌浸润肌层，多数超过肌层的 1/2，达外膜，甚至侵犯子宫颈和卵巢。侵入肌层的癌性腺体通常单个存在，呈圆形或不规则形，内衬细胞边界清楚，富

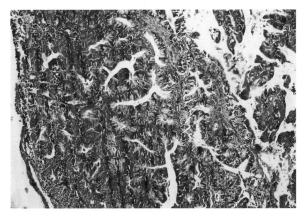

图 1-3-1-164　高分化子宫内膜样腺癌恶性腺瘤样浸润。腺体分化较好，弥漫性浸润，无明显间质反应

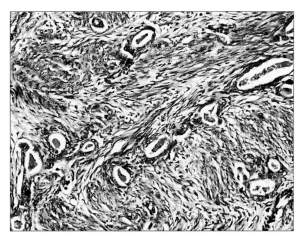

图 1-3-1-166　高分化子宫内膜样腺癌恶性腺瘤样浸润。单个腺体在肌层内弥漫性浸润

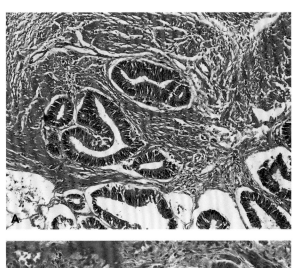

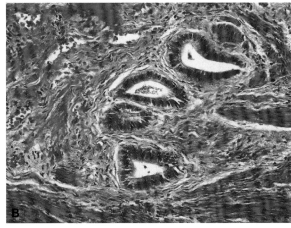

图 1-3-1-165　高分化子宫内膜样腺癌恶性腺瘤样浸润。分化较好的单个腺体在肌层内弥漫性浸润，周边无明显促纤维组织增生

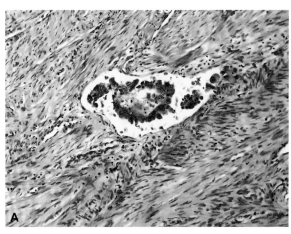

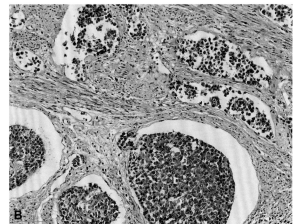

图 1-3-1-167　高分化子宫内膜样腺癌血管浸润。癌组织呈细乳头状，累及脉管内

含嗜酸性胞质且可与红细胞和（或）白细胞混合的不相互粘连的肿瘤细胞。这种类似组织细胞的肿瘤细胞也可见于淋巴结转移，易被忽略，但其核具有非典型性。因此，见到这种肿瘤细胞和（或）小簇状相互粘连的肿瘤细胞时，应怀疑这种浸润模式，并做 CK 免疫组化染色确定。

（二）子宫内膜癌累及子宫颈

• 是否累及子宫颈关系到子宫内膜样腺癌的临床分期，对于评估子宫颈累及，病理医师，甚至是妇产科病理医师之间，存在着显著的观察者间差异，表现在对子宫峡部与子宫颈管黏膜交界处的确定，以及对黏膜的累及和浅表子宫颈间质累及的区分。

• 多数情况下，子宫内膜样腺癌以直接浸润的方式累及子宫颈。据文献报道，有高达 30% 的子宫内膜癌可以累及子宫颈（图 1-3-1-168~1-3-1-170），但其中有 40% 仅累及子宫颈浅表黏膜，并没有累及间质。

• 在旧的分期系统中，子宫颈表面上皮和腺体受累为ⅡA期，子宫颈间质受累为ⅡB期。

• 近年的研究发现，只有子宫颈间质受累对判断预后有意义，因此，FIGO 在 2009 年发表的分期中提出，当子宫内膜样腺癌浸润子宫颈间质时，才被归入Ⅱ期，该分期不再要求评估子宫颈表面上皮和腺体是否受累。

• 确定是否有子宫颈间质浸润时，病理医师不能仅依据子宫颈管诊刮标本中游离的腺癌碎片（与子宫颈内膜间质不接触）与子宫颈内膜的混合，这种情况诊断"脱落的腺癌碎片，不能证实肿瘤累及子宫颈"是合适的。

• 值得注意的是，子宫颈管浅肌层浸润易被误诊为子宫颈原位腺癌；当子宫颈管深肌层浸润的程度超出子宫体肌层浸润的程度时，易被误诊为子宫颈原发性腺癌浸润；当高度分化的腺癌弥漫性浸润间质或呈恶性腺瘤样浸润模式时，易被误

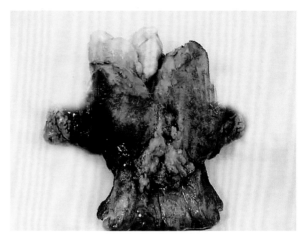

图 1-3-1-168　子宫内膜癌累及子宫颈。癌组织累及子宫颈管上段

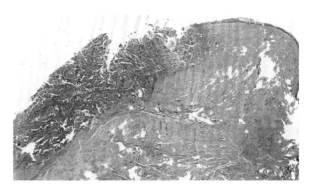

图 1-3-1-169　子宫内膜癌累及子宫颈。右侧为鳞状上皮（子宫颈外口），癌组织累及子宫颈管黏膜和黏膜下间质，未累及平滑肌

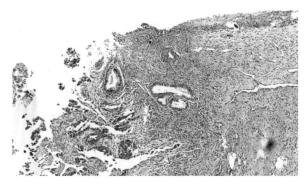

图 1-3-1-170　子宫内膜癌累及子宫颈。子宫颈管鳞柱交接处可见 2 个子宫颈管黏液腺体，癌组织累及子宫颈管黏膜及其下间质

认为中肾管残件 / 增生等。这些均可借助免疫组化染色进行鉴别（详见子宫内膜样癌的鉴别诊断）。

• 子宫内膜样腺癌累及子宫颈还需与子宫体和子宫颈同步发生的子宫内膜样腺癌相区别。

- 当有子宫颈间质浸润并存在其他高危因素（如肌层深部浸润、浆液性癌形态）时，预后差。

（三）子宫内膜样腺癌累及子宫腺肌病

- 子宫内膜样腺癌累及子宫腺肌病 (endometrial cancer involving adenomyosis) 需要跟发生于子宫腺肌病的癌和子宫内膜癌与子宫腺肌病共存相区别。

1. 发生于子宫腺肌病的癌

- 发生于子宫腺肌病的癌（endometrial cancer arising in adenomyosis, EC-AIA）指子宫内膜和盆腔器官内没有癌，癌起源于腺肌病的上皮但无其他器官浸润，可见子宫内膜间质围绕异位的异型内膜腺体（见起源于腺肌病和腺肌瘤的癌）。

- EC-AIA 累及子宫内膜是指子宫肌层内腺肌病的上皮与腺癌有移行，并延伸到子宫内膜。

2. 子宫内膜癌与子宫腺肌病共存

- 子宫内膜癌与子宫腺肌病共存（endometrial cancer coexisting with adenomyosis, EC-A）指子宫内膜癌和子宫腺肌病同时存在，肌层内可见子宫内膜腺体和间质，而癌位于子宫内膜，两者独立存在，无移行，肌层无浸润（图 1-3-1-171）。

3. 子宫内膜样腺癌累及子宫腺肌病

- 子宫内膜样腺癌累及子宫腺肌病指子宫内膜发生了癌变，而子宫腺肌病没有癌变，肌层内可见子宫内膜异位灶的腺体和间质（图 1-3-1-172），而子宫内膜的癌深部基底层消失，癌组织直接与肌层接触，浸润肌层并进入腺肌病病灶（图 1-3-1-173）。

- 异位灶本身的腺上皮无非典型性，其内的癌与子宫腺肌病的上皮无移行。子宫内膜癌多为 FIGO Ⅱ 期或 Ⅲ 期的子宫内膜样腺癌和浆液性癌，免疫组化染色有助于鉴别诊断。

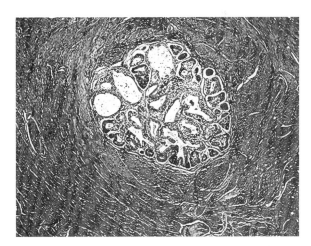

图 1-3-1-172 子宫内膜样腺癌累及子宫腺肌病。癌组织边缘可见内膜间质

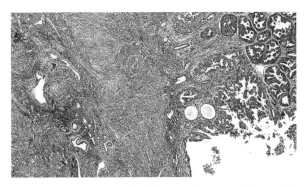

图 1-3-1-171 子宫内膜癌与子宫腺肌病共存。右侧为子宫内膜癌，左侧肌层内为异位的子宫内膜

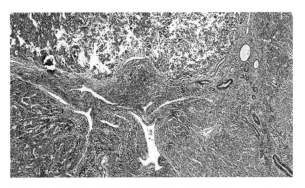

图 1-3-1-173 子宫内膜基底部的腺体不规则地伸入肌层

（四）易误诊为浸润的类似浸润的改变（假浸润）

• 有无肌层浸润关系到子宫内膜样腺癌的临床分期，一些非真正浸润的情况可被误认为浸润，称为类似浸润的改变或假浸润（pseudo infiltration）。

• 由于子宫内膜无黏膜肌层，因此内膜基底部的腺体可不规则地伸入肌层，使内膜基底部参差不齐，如存在子宫腺肌病则更显著。由于高分化子宫内膜样腺癌的腺体与基底部的腺体相似，如基底部的腺体不规则地伸入肌层，使内膜和肌层的边界不清，这种现象可被误诊为肌层浸润。因此，确定肌层浸润的程度，尤其是小于 1/2 肌层厚度的浅肌层浸润时，一定要注意排除此种假浸润。

• 判断肌层浸润，要确定腺体是恶性的，腺体侵袭处基底部消失，腺体周围无内膜间质细胞，且要达到一定的深度并伴有周围促纤维组织增生和炎症细胞浸润。如突入浅肌层的恶性腺体周围有良性基底部腺体和（或）内膜间质围绕，则不应判断为浸润。

• 2009 年 FIGO 分期中浅肌层浸润被归为 Ⅰ A 期，确定有无浅肌层浸润的重要性也随之降低。

• 在输卵管子宫部肌层内见到腺体，这种情况可能是真浸润，也可能是假浸润，如有输卵管陷窝形成，肌层内有肿瘤细胞的陷窝，可被误认为肌层浸润，但如注意到其邻近输卵管为子宫肌层内段，则可避免过度诊断。

• 子宫内膜增生或子宫内膜样腺癌刮宫后行子宫全切，巨检时子宫腔内未见包块，镜检时输卵管子宫部可见到腺体，尤其是在切片的横断面，腺体被平滑肌包绕，易被误认为肌层浸润。因此，诊断输卵管子宫肌层浸润时，一是要注意观察腺体是否为恶性，与原切片对比是否一致；二是要注意大体观察，取材时应沿输卵管长轴平行取材，以确定是真浸润还是假浸润。

• 间质萎缩消失的腺肌病，尤其是位于浅肌层的腺体易被误认为浸润。萎缩的间质呈 CD10 阳性，腺体无明显非典型性。然而，肌层中所浸润的癌巢周围的反应细胞也可呈 CD10 阳性，因此不能仅依据 CD10 染色呈阳性诊断子宫腺肌病。CD10 染色呈阴性则有助于判断腺癌浸润。

• 内膜间质中化生的平滑肌呈上皮样结构，甚至有假腺腔形成，在刮宫标本中易被误认为肌层浸润，但其为束状或结节状并与子宫内膜间质相混合。

• 脉管内的假性癌栓为游离在血管内的肿瘤细胞团，可能是切标本时或制片时带入血管内的或是通过穿刺、手术推挤等进入血管内的（图1-3-1-174A），不是真正的脉管浸润。真性癌栓

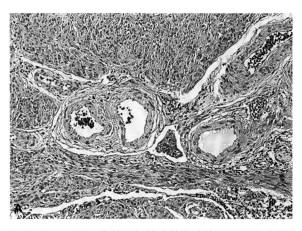
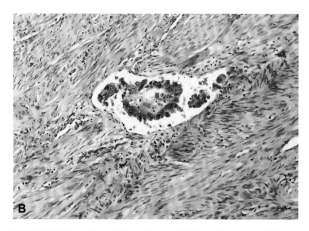

图 1-3-1-174 真性和假性脉管内癌栓。A. 子宫内膜异位症腹腔镜手术，病变进入血管内，呈游离状态。B. 子宫内膜腺癌的真性癌栓

的癌细胞侵入血管内，呈息肉样或结节状附着在血管壁，肿瘤细胞表面可见血管内皮或血管管腔内有血栓（图1-3-1-174B）。

• 淋巴结内子宫内膜异位症和输卵管子宫内膜异位症（图1-3-1-175）与转移癌在非典型性明显的癌容易鉴别，而在高分化子宫内膜样腺癌，癌组织非典型性不明显时容易出现误判。

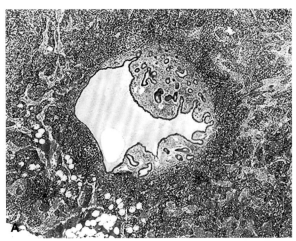

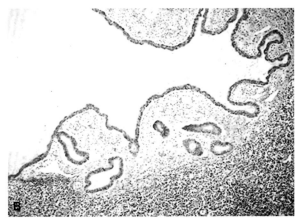

图1-3-1-175 淋巴结内子宫内膜异位症。A.淋巴结内可见一微囊，微囊旁为子宫内膜良性腺体。B.图A的高倍镜下观

五、发生在不寻常部位的癌

1. 子宫下段子宫内膜癌

• 子宫下段（峡部）子宫内膜癌（endometrial cancer arising in down uterus）占子宫内膜癌的5%~20%，以子宫内膜样癌最常见，其次是浆液性癌，偶可发生透明细胞癌。

• 患者较年轻（多小于50岁），且常为高分期，尽管是高分化子宫内膜样癌，但预后较差，多表现为Ⅱ型癌的生物学行为。

• 在组织学上，很难鉴别是原发性子宫内膜癌累及子宫颈管还是子宫颈管的原发性子宫内膜样癌。

• 巨检肿瘤位于子宫下段，直径多大于2cm，镜检多为子宫内膜样癌，10%~15%为FIGO Ⅲ级，20%左右累及深肌层，5%~8%伴有淋巴管血管受累，淋巴结转移率也较高。5年生存率较发生于子宫体和子宫底的癌低。

• 应将子宫下段的癌与非下段的癌累及下段相区别，后者的高级别癌、肌层浸润和淋巴管血管累及的风险不成比例地高。

2. 子宫内膜息肉伴癌

• 子宫内膜息肉伴癌（endometrial polyp with carcinoma）较少见。Martin-Ondarza的一项研究分析了1492例子宫内膜息肉（endometrial polyp，EP），其中伴癌者27例，占1.8%，主要为绝经后女性。最常见的组织学类型是子宫内膜样癌（81.5%），其次是浆液性癌（18.5%），未见透明细胞癌。

• 北京大学人民医院病案统计室对1993年1月至2012年1月的子宫内膜癌伴息肉病例进行了检索，其中绝经前女性500例，绝经后女性263例；同期EP共2965例，绝经前患者2064例，绝经后患者901例。将1993年1月至2012年1月的潜在恶变或恶变的42例EP患者分为绝经前组（10例）、绝经后组（32例），计算出本组资料中EP的恶变率为1.42%（42/2965），绝经前EP的恶变率为0.48%（10/2064），绝经后EP的恶变率为3.55%（32/901）。

• 唐志坚在国内研究并报道了42例息肉潜在恶变或恶变，患者年龄为47~71岁，除3例非典型增生患者以外，病理类型以子宫内膜样腺癌为主（67%，26/39），多为Ⅰ期（79%，31/39）和高分化（54%，21/39）；中分化子宫内膜样腺癌10例、低分化子宫内膜样腺癌8例；浆液性腺癌9例，透明细胞癌4例。

- 国内也有恶性米勒混合瘤发生于息肉的报道。

- 浆液性癌可表现为浆液性子宫内膜上皮内癌或浸润性浆液性癌（图1-3-1-176~1-3-1-179）。

- 诊断要求癌组织局限于息肉内，围绕息肉基底部的内膜为良性。免疫组化表型和生物学行为与相同级别的子宫内膜癌相似（图1-3-1-180）。

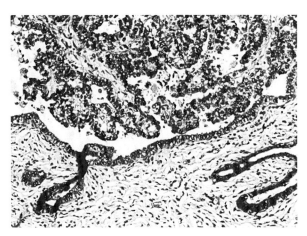

图 1-3-1-178 子宫内膜息肉伴浆液性癌。图 1-3-1-177 的高倍镜下观

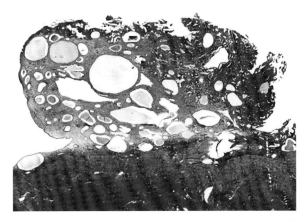

图 1-3-1-176 子宫内膜息肉伴浆液性癌，癌组织位于息肉表面

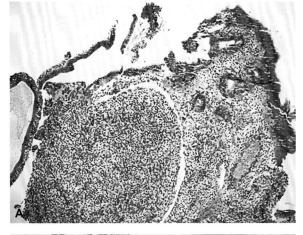

图 1-3-1-179 子宫内膜息肉伴子宫内膜样腺癌。癌组织位于息肉的表面上皮

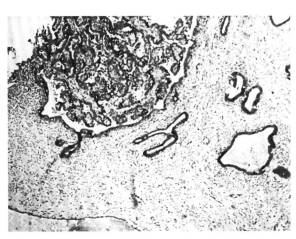

图 1-3-1-177 子宫内膜息肉伴浆液性癌。癌组织局限于息肉内

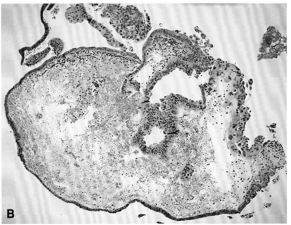

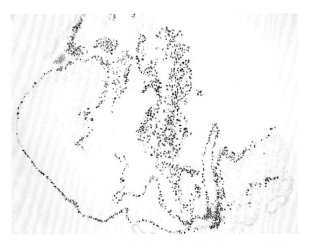

图 1-3-1-180 子宫内膜息肉伴浆液性癌。免疫组化染色呈 p53 弥漫阳性

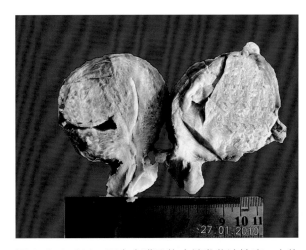

图 1-3-1-181 子宫内膜异位症继发浆液性癌。大体标本切面，肌层明显增厚且不对称

3. 起源于子宫内膜异位症、子宫腺肌瘤或子宫腺肌病的癌

• 起源于子宫内膜异位症的癌（endometrial cancer arising in endometriosis）非常少见，Colman 等提出了 3 条诊断标准：①子宫腔内膜及盆腔内无肿瘤；②癌组织发生于异位的子宫内膜，而非源自子宫外肿瘤的浸润；③可见异位的异常内膜腺体 周边有子宫内膜间质以及子宫内膜异位、子宫内膜非典型增生和癌的移行。

• 通常为子宫内膜样腺癌，罕见浆液性癌。笔者遇见过 1 例子宫内膜样腺癌患者及 1 例浆液性癌患者。其中，子宫内膜样腺癌患者 62 岁，痛经 20 余年，因阴道不规则出血就诊。浆液性癌患者 57 岁，已绝经 8 年，B 超发现子宫增大，巨检子宫明显增大，肌层肥厚且不对称（图 1-3-1-181），这两例病例的镜检均见异位的内膜腺体周围有内膜间质，有增生性内膜腺体、腺体非典型增生和癌的移行。子宫内膜样腺癌为典型改变，CK7 染色呈阳性，CK20 染色呈阴性（图 1-3-1-182）。浆液性癌可见浆液性癌的前驱病变（郑文新教授称之为 EmGD）、典型浆液性乳头状癌结构以及肌层间弥漫性多发性脉管内癌栓（intravessel carcinomatous thumb）。免疫组化染色呈 p53 弥漫阳性（突变型）（图 1-3-1-183~1-3-1-186）。

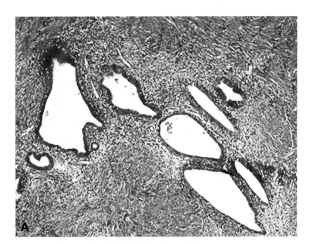

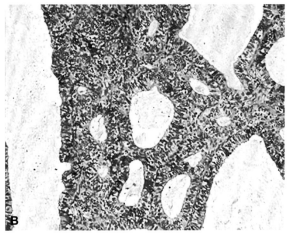

图 1-3-1-182 起源于子宫内膜异位症的子宫内膜样腺癌。恶性腺体周围有内膜间质围绕（A~C），CK20 染色呈阴性（E），CK7 染色呈阳性（F）

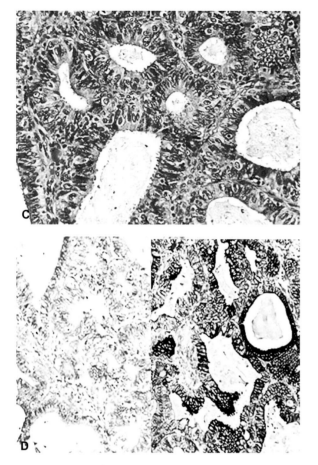

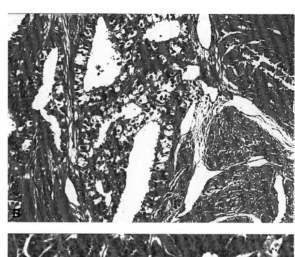

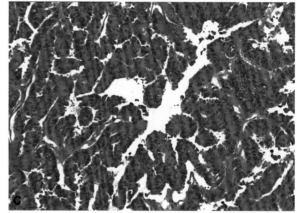

图 1-3-1-183（续） 子宫内膜异位症继发浆液性癌。
B. 浆液性 EmGD 改变。C. 浆液性子宫内膜乳头状腺癌

图 1-3-1-182（续） 起源于子宫内膜异位症的子宫
内膜样腺癌。恶性腺体周围有内膜间质围绕（A~C），
CK20 染色呈阴性（E），CK7 染色呈阳性（F）

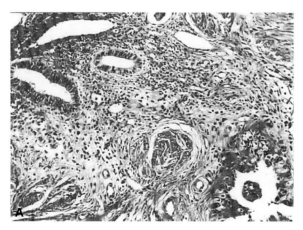

图 1-3-1-183 子宫内膜异位症继发浆液性癌。A. 增
生性内膜腺体

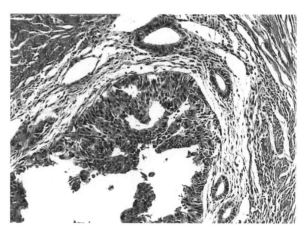

图 1-3-1-184 子宫内膜异位症继发浆液性癌。子宫
内膜良性腺体和 EmGD 改变

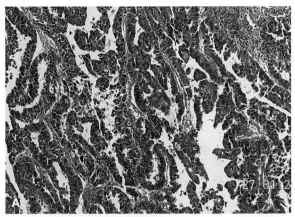

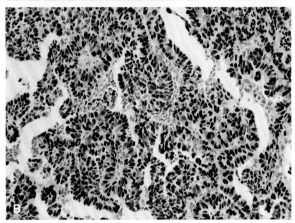

图 1-3-1-185　子宫内膜异位症继发浆液性癌。A. HE 染色可见肿瘤乳头状分叉及纤维脉管轴心，衬覆肿瘤细胞呈圆形或卵圆形，核位于腔缘，核仁明显，显示明显的非典型性和高级别核。B. p53 染色，肿瘤细胞呈弥漫阳性（突变型）

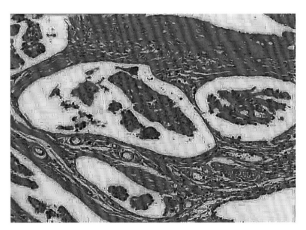

图 1-3-1-186　子宫内膜异位症继发浆液性癌。子宫肌壁间广泛血管内癌栓

• 子宫内膜样腺癌偶可发生于子宫腺肌瘤，一般为非典型息肉样腺肌瘤。

• 当子宫内膜癌与子宫腺肌病共存时，约有 1/4 的病例腺肌病被癌累及，一些研究表明这并无预后意义。但当癌累及腺肌病时，则更可能有肌层浸润，甚至深肌层浸润，因为肿瘤与肌层之间的界面增大了。

六、子宫内膜腺癌与林奇综合征及其他错配修复缺陷子宫内膜样癌

• Lynch（1970）首次发现在同一家族中有多名年轻成员患结直肠非息肉性癌，患者结直肠癌的发生与家族性腺瘤样息肉病不同，称为林奇综合征，又称为遗传性非息肉病性结直肠癌（hereditary nonpolyposis colorectal cancer，HNPCC），这是一种遗传性常染色体显性恶性肿瘤易感性综合征。

• 这是胚系传递的常染色体显性遗传病，患者有 DNA 错配修复（mismatch repair，MMR）基因（*MSH2*、*MLH1*、*MSH6* 和 *PMS2*）缺陷，其中 *MSH6* 缺陷最为常见。由于 DNA 错配修复基因的突变可导致微卫星不稳定分子型，引起致癌基因的突变率增高，使受累个体各种癌症的发生风险上升。

• 近年来，研究者们在一些病例中发现 *TACSTD/EPCAM* 基因灶有缺失，导致邻近的 *MSH2* 甲基化。

• 此基因的缺陷可导致的肿瘤包括卵巢癌、子宫内膜癌、胃癌、胰腺癌、结肠癌、肝胆系统癌、泌尿系统癌、脑瘤和皮肤癌等。林奇综合征患者的终身患癌风险为 25%~60%，男性有 80% 的风险患结肠癌，而女性为 30%。

• 林奇综合征是家族性子宫内膜癌最常见的原因，子宫内膜癌中 *MSH6* 缺陷最常见。一些研究显示，子宫内膜癌患者中可有高达 1/3 的

病例存在异常的 DNA MMR 蛋白表达，多数病例由 *MLH1* 促进子过甲基化导致，其余病例由 *MLH1*、*MSH2*、*MSH6* 或 *PMS2* 突变导致（Modica 等，2007；Vasen 等，2004）。也有报道称子宫内膜癌的发病风险为 40%~60%，甚至可高达 72%，超过结肠癌，且常是首发肿瘤。因此，主张所有子宫内膜癌患者进行 DNA 修复蛋白缺失检测。

· 关于女性林奇综合征患者发生子宫内膜癌的报道逐年增加，但是相关文献中尚未列出特征性的临床病理学变化。

· 结合文献，与林奇综合征相关的子宫内膜癌的病变特征概括如下。①发病年龄较普通型子宫内膜癌早 10~20 年（患者年龄小于 40 岁）；常见于不具有肥胖、雌激素刺激等高危因素的年轻女性；较年轻的患者常发生非子宫内膜样癌（Ⅱ型癌）。②多发生于子宫体下部（图 1-3-1-187）。③子宫内膜样癌为最常见的组织学类型，但级别和分期多样化，且间质内常有显著的淋巴细胞浸润（图 1-3-1-188，1-3-1-189）。④有丝分裂指数高，多累及深肌层、浆膜（外膜）。⑤ FIGO 分期高，Ⅲ~Ⅳ期常见。⑥常有淋巴管血管内浸润。⑦常有淋巴结转移。⑧混合型腺癌常见，如高分化子宫内膜癌中出现去分化成分等。

· Stanford 的一项研究（2016）显示，在 605 例原发子宫内膜样腺癌中，40 例为 MMR 缺失非甲基化子宫内膜癌，3 例为 *MLH1/PMS2* 缺失，37 例为 MSH6/MSH2 蛋白缺失，50 岁以下的患者仅占 25%。80% 为单纯子宫内膜样癌，40% 为 FIGO Ⅰ期，34% 为 Ⅱ期，26% 为 Ⅲ期，13% 发生于子宫下段，23% 有淋巴细胞浸润。41% 的患者有林奇综合征相关胚系突变的肿瘤，不伴任何推荐的筛查林奇综合征的传统指征，因此建议对所有新诊断的子宫内膜癌均进行筛查（Mills 等，2014）。

· 近年来，林奇综合征的诊断方面有了巨大进步，那就是可以用免疫组化方法检测常规石蜡切

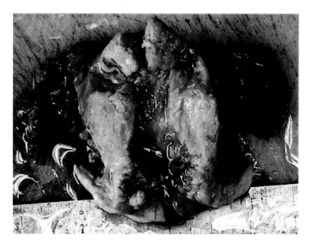

图 1-3-1-187 林奇综合征。47 岁女性患者，子宫下段存在包块，子宫颈管内口可见癌累及

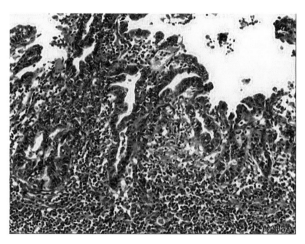

图 1-3-1-188 林奇综合征。肿瘤细胞呈腺管状结构，核大，非典型性明显，间质有多量淋巴细胞浸润

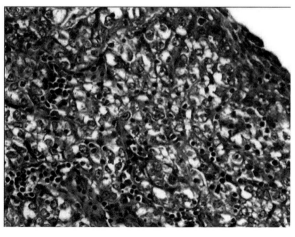

图 1-3-1-189 林奇综合征。肿瘤细胞胞质透亮，核大，非典型性明显，间质有淋巴细胞浸润。癌组织广泛浸润肌壁，可见脉管癌栓，子宫颈管内口间质可见癌累及

片中肿瘤的 *MMR* 突变产生的蛋白。MMR 蛋白 MSH2、MSH6 或 PMS2，三者缺失任何一个均高度提示可能发生林奇综合征（图 1-3-1-190）。

• 与普通型子宫内膜癌相比，林奇综合征相关的子宫内膜癌侵袭性较强、组织学非典型性明显、预后不良，因此，鉴别是否为林奇综合征相关的子宫内膜癌对患者的治疗十分重要。

• 如果能正确地识别此类患者，则临床医师可尽早进行结肠癌等林奇综合征相关癌的检查，这样既可在早期发现相关的癌症以进行早期治疗，也可进行干预以预防癌的发生。例如，对于年龄小于 40 岁，并且没有雌激素水平过高现象的子宫内膜癌患者，如果组织学特征符合林奇综合征特点（如肿瘤中有显著的淋巴细胞浸润、异常的深肌层浸润，发生在子宫下段，或者存在去分化

的区域），则要在病理报告中提示上述发现可能与林奇综合征有关，有必要进行相关的临床检查和研究。

• 值得注意的是，尽管 MMR 免疫组化检测对子宫内膜癌的敏感性较高，但 *MMR* 突变的形式多样、无特点，确诊应结合基因检测。

• MMR 蛋白表达分析是林奇综合征的一种强有力的筛查方法，但 MMR 蛋白的丢失与林奇综合征存在的相关基因突变并非完全关联，与胚系基因突变检测结果可不一致，在有的研究中这种不一致甚至超过 50%，这些不一致病例称为林奇综合征样癌。

• 有研究表明，对 PD-1/PD-L1 靶向治疗而言，MMR 缺陷可能较子宫内膜样腺癌的级别能更好地预测治疗反应（Sloan 等，2017）。

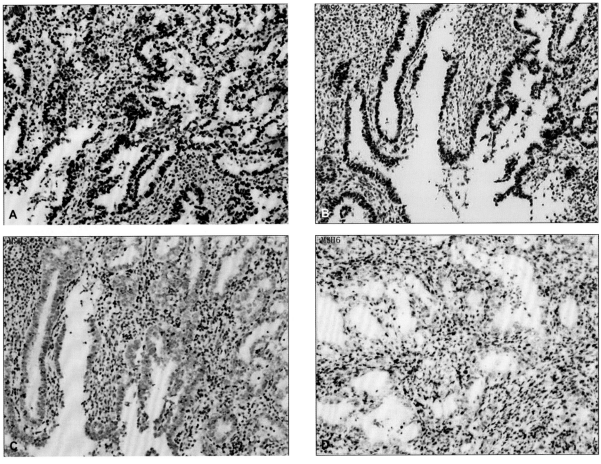

图 1-3-1-190　林奇综合征。免疫组化染色，肿瘤细胞 MLH1（A）、PMS2（B）、MSH2（C）和 MSH6（D）均呈阳性

七、子宫内膜样癌与 Cowden 综合征

- Cowden 综合征是一种由肿瘤抑制基因 *PTEN* 突变引起的常染色体显性遗传病，发病率约为 1/200 000。患者常合并多种良性疾病，伴发乳腺、甲状腺和子宫内膜恶性肿瘤的风险增高。

- Cowden 综合征患者发生子宫内膜癌的终身风险为 5%~10%（正常人群为 2.6%）。目前，还不清楚这种综合征的子宫内膜癌的组织学亚型。

- 由于该综合征存在发生恶性肿瘤的终身风险，建议对这类患者每年进行子宫内膜活检筛查，绝经后女性也要每年做子宫内膜超声检查。

八、子宫内膜的子宫内膜样癌与卵巢子宫内膜样腺癌

- 子宫内膜和卵巢同时存在子宫内膜样癌有三种情况：一是各为独立性肿瘤；二是子宫内膜的原发性癌转移到卵巢；三是卵巢的原发性癌转移到子宫内膜。

- 除了组织学观察和免疫组化检测外，临床病史、影像学改变和肉眼观察对鉴别诊断均很有价值，10%~15% 的晚期子宫内膜癌累及卵巢。

- 卵巢为多灶性子宫内膜样癌时，除考虑卵巢原发外，还应考虑由原发于子宫的子宫内膜样癌经自然腔道播散到卵巢的可能性。

- 如果在输卵管管腔中见到子宫内膜样腺癌组织，则提示子宫或卵巢的子宫内膜样腺癌有可能为转移性癌。

- 按 Scully 教授的经验，子宫和卵巢同时存在子宫内膜样腺癌的情况，由卵巢转移到子宫、由子宫转移到卵巢和二者均为原发的可能性约各占 1/3。

- 如果卵巢为双侧病变，子宫肿瘤较大且伴子宫内膜非典型增殖，则由子宫转移到卵巢的可能性较大。

- 如果卵巢为单侧病变，且肿瘤体积较大，而子宫肿瘤小，子宫中有多灶性脉管内癌栓或子宫内膜表面上皮未累及，则子宫肿瘤为转移性肿瘤的可能性大。

精粹与陷阱

- 如何鉴别分化好的子宫内膜样腺癌与子宫内膜非典型增生是妇产科病理学中的一个难题，其中结构非典型性较细胞非典型性更重要，特别是膨胀性浸润模式的结构非典型性，在刮宫标本中应对其予以重视。

- 目前尚无免疫标志物能准确区分分化好的子宫内膜样腺癌与子宫内膜非典型增生。

- 在刮宫标本中，如果实在无法区分子宫内膜非典型增生与分化好的子宫内膜样腺癌，可诊断为"非典型增生，不能排除分化好的癌"或"非典型增生，疑为癌"。

- 按 MD Anderson 癌症中心的经验，腺体紧密地背靠背排列且其间无（或有极少）间质的区域直径大于 2 mm 时，应考虑子宫内膜样腺癌。

- MELF 浸润模式中的腺体上皮可呈扁平状，不应将之误认为脉管内膜细胞。MELF 浸润的腺腔中的腺癌细胞可胞质较丰富，类似组织细胞或鳞状分化的细胞。

- MELF 腺体因其特殊的微囊间隙样形态容易被误认为淋巴管或毛细血管，其内簇集在腺上皮扁平的腺腔中的嗜酸性肿瘤细胞可被误认为脉管浸润。

- 对于高分化子宫内膜样腺癌中恶性腺瘤样浸润的腺体，核非典型性或结构复杂性均不是充分的诊断依据，必须在低倍镜下观察腺体在肌层中的分布。

• 子宫内膜样腺癌的脉管累及有一种较特殊的模式，称为组织细胞样模式：脉管中的肿瘤细胞有嗜酸性胞质且不相互粘连，与红细胞混合在一起，并在淋巴结转移灶中维持这种外观。因为肿瘤细胞类似组织细胞，这种脉管累及易被忽略。仔细观察这种胞质呈嗜酸性的细胞有无核非典型性和免疫组化上皮标志物是否阳性有助于正确诊断。

• 诊断子宫内膜分泌性腺癌应注意其与分泌性非典型增生的区别，二者的核非典型性皆可不显著，但分泌性腺癌的腺样结构复杂性明显，而后者腺体一般呈紧密排列。

• 除非分化好的纤毛细胞性子宫内膜样腺癌与寻常的子宫内膜样腺癌混合，或结构复杂区有明确的核非典型性和核分裂象，否则在刮宫标本中很难确诊纤毛细胞性癌，在不确定的情况下可诊断为"至少为非典型增殖"，待通过子宫切除标本确诊。

• 子宫内膜微腺型增生罕见，排除子宫颈微腺型增生后，应随诊患者，并再次诊刮以确定有无子宫内膜样腺癌。

• 在子宫内膜特别是老年患者的内膜息肉中，如果腺体的结构非典型性不明显，而核非典型性很显著，应警惕是否为浆液性癌。

第二节　非子宫内膜样腺癌

张祥盛　张建民

一、浆液性癌

• 2020 年 WHO 的定义：浆液性癌是一种有弥漫、显著核多形性，典型地显示乳头和（或）腺生长模式的癌。

• 在 2014 年的 WHO 分类中，浆液性癌包括浆液性癌和浆液性上皮内癌（当病变局限于上皮时，被称为浆液性上皮内癌），后者未列入 2020年 WHO 分类。

• 浆液性癌包括原先的表面上皮和腺上皮有病变但无浸润的浆液性癌（浆液性上皮内癌）和浸润性浆液性癌。浆液性上皮内癌邻近可有浸润性癌或证实无浸润性病变。尽管缺乏可显示的浸润，上皮内病变可脱落恶性细胞和转移到子宫外部位，因此应考虑为潜在转移性病变（2020 年WHO 分类）。

• 浆液性癌约占子宫内膜腺癌的 10%，近年有发病率增加的趋势。浆液性癌是卵巢最常见的癌，但子宫浆液性癌直到 20 世纪 80 年代早期才被确定为子宫内膜的较常见肿瘤。

• 虽然以往强调该肿瘤具有复杂的乳头状结构，但随着研究的深入，诊断浆液性癌最重要的是肿瘤细胞一致的显著非典型性，而不是乳头状结构，不少病例缺乏乳头，而呈腺样或实性结构，砂粒体并不少见。

• 患者偶可有长期使用他莫昔芬史或放疗史，Pothuri 等发现 40% 的放疗相关子宫内膜癌为浆液性癌。他莫昔芬治疗可能会增加一些发病风险。

• 浆液性癌的患者，特别是小于 55 岁者，乳腺癌和 BRCA1 胚系突变的发生率增加。年轻浆液性癌患者的发病可能与遗传性非息肉性结肠癌相关。

• 子宫浆液性癌可与输卵管、卵巢和盆腔腹膜浆液性癌同步发生，也可相互转移，除临床和病理特征外，克隆性研究可帮助确定何处肿瘤为原发性。

【临床表现】

· 具有Ⅱ型子宫内膜癌的临床特点，发病年龄比Ⅰ型子宫内膜癌中的子宫内膜样癌平均晚4~10年，常见于绝经期后，患者未接受过外源性雌激素治疗，也无内源性雌激素水平过高，不伴有子宫内膜增殖，患者多不肥胖或患糖尿病。

· 患者一般无特异性症状，临床表现与盆腔、腹腔器官受累相关，常见症状为子宫不规则出血或阴道浆液血性排出物。

· 约80%的患者就诊时为FIGO Ⅲ期~Ⅳ期，血CA125水平可升高，90%以上的患者血CA125>35U/ml。宫颈涂片中发现恶性细胞的情况也不少见。

· 不常见的临床表现有副肿瘤性高血钙和腋、颈淋巴结转移。

【病理改变】

巨检

· 子宫体浆液性癌的肉眼外观无特异性，有些肿瘤有明显的子宫内膜恶性肿瘤外观，常显示浸润肌层、宫颈，有的累及附件。含此癌的子宫可不增大，因患者多为老年人，子宫常呈萎缩状态。

· 肿瘤一般呈外生性生长，瘤体突向宫腔，表面粗糙，呈乳头状外观。

· 有些肿瘤起源于萎缩子宫，可仅为显微镜下发现，或起源于息肉并局限于息肉。

镜检

· 浆液性癌的结构多样化，乳头状结构为主要生长方式，所以曾被命名为乳头状浆液性癌；但后来发现亦可呈腺性或实性，所以，在WHO分类的命名中，在浆液性癌前并无"乳头状"的定语。

· 子宫内膜浆液性癌可典型地起源于萎缩内膜，也可起源于内膜息肉。

· 肿瘤周围的子宫内膜，90%的病例呈萎缩

性改变，此点不同于Ⅰ型子宫内膜癌伴子宫内膜的增殖性改变

· 早期的病变在上皮萎缩和子宫内膜息肉的背景中出现表面上皮和腺上皮被高度恶性的细胞所代替的情况，病变<1 cm，有时形成微乳头突起，而无间质侵袭（2020年WHO分类发布前称浆液性子宫内膜上皮内癌）。这些细胞与侵袭性浆液性癌的细胞类似（图1-3-2-1~1-3-2-4）。极少数早期子宫内膜浆液性癌可发生腹膜种植（图1-3-2-5）。

· 浆液性癌中的乳头状结构也呈多样化，可短而粗，被覆多层上皮，具有致密的纤维轴心，也可呈细长状，并有2级、3级分支。被覆乳头或腺腔表面的肿瘤细胞可形成小的细胞簇、芽，其中许多脱离乳头或游离于腺腔中，类似卵巢浆液性癌中所见（图1-3-2-6~1-3-2-17）。

· 腺样结构在子宫内膜浆液性癌中并不少见，以往以腺样结构为主的浆液性癌常被误认为高级

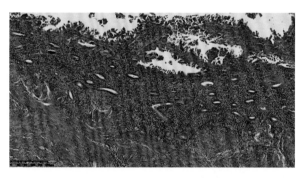

图1-3-2-1　浆液性子宫内膜上皮内癌。癌组织位于黏膜表层，未突破黏膜上皮

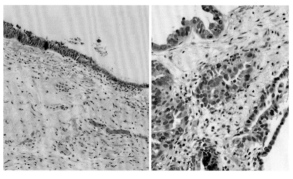

图1-3-2-2　浆液性子宫内膜上皮内癌。左侧癌组织位于上皮内，右侧癌组织从表面上皮凹陷，似腺样结构

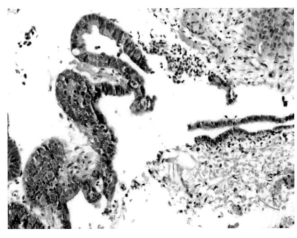

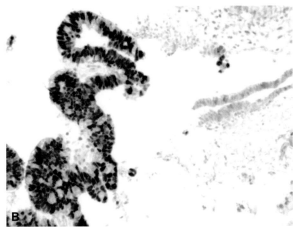

图 1-3-2-3　浆液性子宫内膜上皮内癌诊刮标本。A. HE 染色下黏膜上皮呈复层排列，细胞呈非典型性。B. 表面呈非典型性的细胞 P53 弥漫阳性

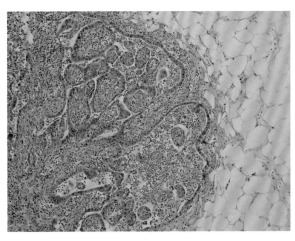

图 1-3-2-5　子宫内膜浆液性癌的腹膜种植。大网膜表浅部有子宫内膜浆液性癌性腺体小灶性种植

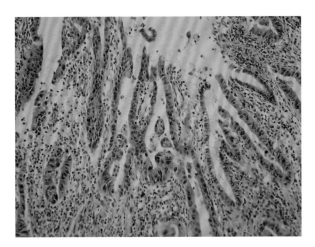

图 1-3-2-4　子宫内膜（浆液性）原位癌。表面被覆上皮及腺上皮癌变，细胞非典型性明显，有 3 级核。无浸润现象，为浆液性原位癌

别子宫内膜样腺癌。

• 肿瘤中的腺样结构有不规则的间隙样或锯齿样腺腔，但子宫浆液性癌中的间隙样结构不如卵巢浆液性癌中的常见，且可有平滑的较圆腺腔类似子宫内膜样腺癌。因此见到腺上皮核有高度非典型性的腺样结构，应想到浆液性癌，并做免疫组化染色进一步诊断。

• 浆液性癌的肿瘤细胞具有高度非典型性，有 3 级核，是此癌的特点，也是其诊断要点。肿瘤细胞可呈多边形，胞质较丰富，呈嗜酸性或透明，倾向于黏着较松，染色质呈粗块状，核形不规则，具有大而明显的核仁，核分裂象易见，且多异常核分裂象。

• 胞质少的靴钉样细胞也常见，核呈圆形，一般位于腔缘侧，而非位于基底部。在半数病例中，可见到多核、巨核及畸形核，并常见分叶状核，核深染，呈煤球样。

• 肿瘤细胞多形性明显，许多肿瘤细胞有上述明显非典型性，而有些细胞则较小，非典型性并不如此显著（图 1-3-2-18）。

• 浆液性癌中常有实性细胞区域，且可有透明细胞区域，不能仅据此而除外浆液性癌。

• 浆液性癌中常有多少不等的砂粒体（图 1-3-2-19）。

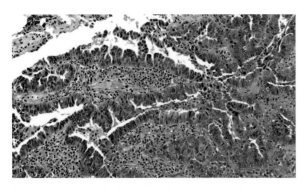

图 1-3-2-6　子宫内膜浆液性癌。肿瘤细胞有明显非典型性，细胞凋亡和核分裂象易见

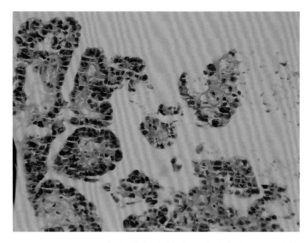

图 1-3-2-9　子宫内膜浆液性癌。肿瘤组织呈乳头状结构

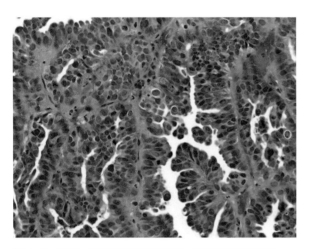

图 1-3-2-7　子宫内膜浆液性癌。腺管乳头状结构

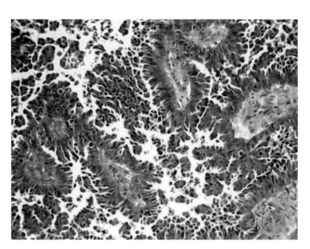

图 1-3-2-10　子宫内膜浆液性癌。肿瘤组织呈乳头状，轴心主要为脉管，被覆细胞呈微乳头状和簇状

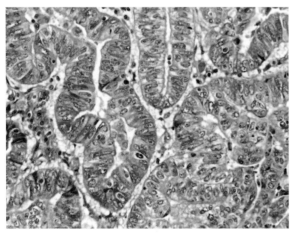

图 1-3-2-8　子宫内膜浆液性癌。癌组织呈腺样结构，核非典型性明显，易见细胞凋亡和核分裂象

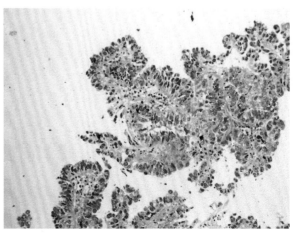

图 1-3-2-11　子宫内膜浆液性腺癌。肿瘤细胞非典型性明显，呈乳头状结构

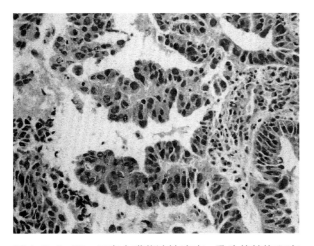

图 1-3-2-12　子宫内膜浆液性腺癌。乳头状结构和高级别核

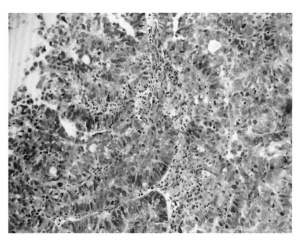

图 1-3-2-15　子宫内膜浆液性腺癌。低分化腺癌及实性巢状结构

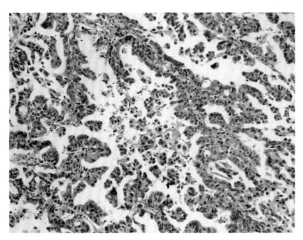

图 1-3-2-13　子宫内膜浆液性腺癌。微乳头状结构

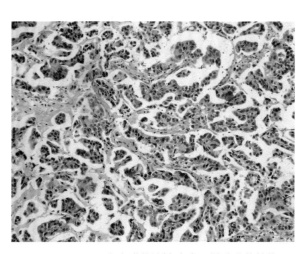

图 1-3-2-16　子宫内膜浆液性腺癌。微乳头状结构

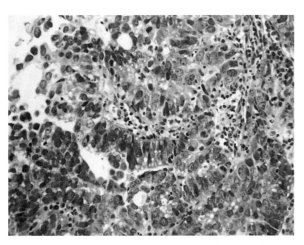

图 1-3-2-14　子宫内膜浆液性腺癌。腺样结构有高级别核

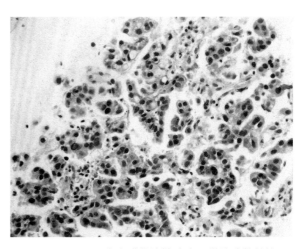

图 1-3-2-17　子宫内膜浆液性腺癌。微乳头状结构

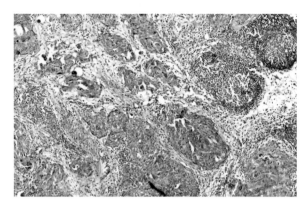

图 1-3-2-18 子宫内膜浆液性癌。实性巢状结构，浸润间质

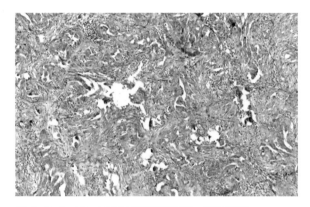

图 1-3-2-19 子宫内膜浆液性癌。浸润肌层

• 大多数病例，可见肿瘤侵犯血管及侵袭并穿透肌层。浆液性腺癌侵犯子宫颈的发生率较高（图 1-3-2-20）。

• 浆液性癌在结构上可呈分化性，即为乳头状或绒毛腺性、腺样，但其细胞的分化却很差，呈高度非典型性，两者不相称，是此癌的其中一个

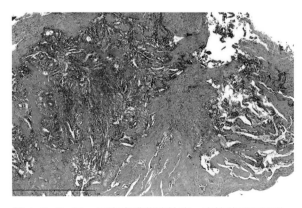

图 1-3-2-20 子宫内膜浆液性癌。直接蔓延至阴道

特点。存在小片透明细胞，并不能除外浆液性癌的诊断。

• 肿瘤的肌层浸润成分可表现为与肿瘤主体相连但向下浸润的乳头状、腺样和实性片块状结构，腺体常有周边组织收缩形成的间隙，血管内常有肿瘤细胞簇。

• 有的病例的肌层浸润可为单个肿瘤性腺体散在分布，无明显促纤维组织间质反应。

• 有的病例的肌层浸润可伴显著的纤维组织或纤维黏液样间质反应（如假肉瘤样外观），甚可被误认为恶性中胚叶混合瘤，然而增生的间质细胞缺乏恶性特征。

• 大约 20% 的病例输卵管腔中可有子宫浆液性癌的肿瘤细胞簇，此与腹腔转移显著相关。

• 需要着重强调的是虽可伴浸润癌，但即使缺乏明确的间质浸润，这种肿瘤细胞也可脱落并发生子宫外广泛转移。

• Zheng 等（2011）提出类似但非典型性小于浆液性子宫内膜上皮内癌的病变为子宫内膜腺体异型增生，并建议将之当作浆液性上皮内癌的前驱病变。

• 大约近半数浆液性癌中有其他子宫内膜腺癌成分，最常见的为子宫内膜样腺癌，其次为透明细胞癌，较罕见的为神经内分泌癌，少数浆液性癌可有滋养细胞分化。如第二种成分的占比 >10%，应归为混合性癌。然而，浆液性癌的成分即使很少，病理报告中也须注明，因其有预后意义。

• 约半数病例有附件累及，15% 的病例有输卵管原位浆液性癌样病变，这些可为多灶性病变，但如有相同的 p53 突变，则为子宫内膜浆液性癌的经输卵管播散病变。建议仔细检查子宫内膜浆液性癌病例的输卵管。

• 肉眼不明显的浆液性癌可播散到腹膜，表现为小的腹膜种植灶以及毛细血管内和（或）淋巴管内肿瘤细胞巢，输卵管腔内也可有肿瘤细胞巢。

免疫组化

- 浆液性癌的 P53 表达几乎恒为突变型。突变型有以下 3 种表现：① 75%~80% 的肿瘤细胞因 *TP53* 突变积聚突变蛋白而呈染色强阳性（图 1-3-2-21），近 90% 的浆液性癌的肿瘤细胞核 p53 过表达（错义突变）；② 少数肿瘤可完全阴性（无义突变），这是因为 TP53 突变导致表达断状蛋白或一种形状改变蛋白以致商用抗体不能发现；③ 极少数细胞表现为胞质 TP53 阳性。

- 浆液性癌常有弥漫和强的 p16 表达（图 1-3-2-22），但这并非意味着高危 HPV 感染，可能仅反映了细胞周期紊乱并倾向高增殖活性。

- 高 Ki-67 阳性率是浆液性癌的一个特点，常为 50%~70%，浅表无浸润的浆液性癌的 Ki-67 阳性率也可大于 50%。

- 典型浆液性癌无 ER 弥漫表达，虽然浆液性癌 / 子宫内膜样癌杂交癌以及浆液性癌和子宫内膜样癌混合癌可有明显的 ER 表达。与 ER 相比，PR 较少表达。

- 肿瘤细胞广谱 CK、EMA、CA125（图 1-3-2-23）、Ber-EP4、B72.3、CK7 常呈阳性，无 CEA 弥漫和强阳性表达，通常不表达 CK20。

- 肿瘤细胞表达 β-catenin（胞质表达，非核表达），无 PTEN 失表达。MLH1、MSH2、MSH6 和 PMS 失表达也几乎不存在。

- 肿瘤细胞较少表达 WT-1（7.5%~30.0% 的病例），不同于卵巢和腹膜原发性浆液性癌的高表达（> 70%）。

- 罕见情况下，浆液性癌可有 AFP 表达和血 AFP 水平升高。

- 肿瘤细胞有强 IMP2、IMP3 和 HMGA2 表达。

分子遗传学

- 最常见的体细胞突变基因为 *TP53*（80%~90%）、*PIK3CA*（37%~42%）、*FBXW7*（20%~30%）、*PPP2R1A*（18%~28%）、*CHD4*（13%）、*PIK3R1*（13%）、*SPOP5*（13%）和 *TAF1*（发生率不知）。

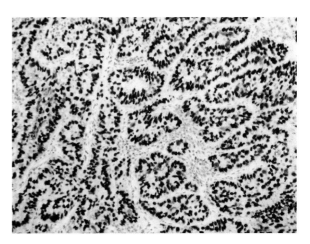

图 1-3-2-21 子宫内膜浆液性癌。P53 阳性，突变型，90% 以上

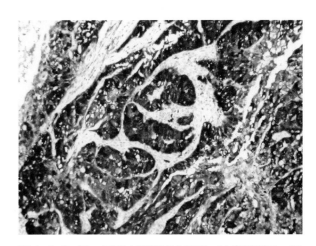

图 1-3-2-22 子宫内膜浆液性腺癌。肿瘤细胞呈 p16 弥漫阳性

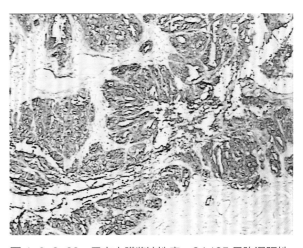

图 1-3-2-23 子宫内膜浆液性癌。CA125 呈弥漫阳性

- 35% 的浆液性癌有 Her-2/neu 表达增加 / 扩增，常为异质性。
- 胚系 *BRCA1/2* 突变可伴浆液性癌的发生和发展。
- 与子宫内膜样癌不同，*PTEN* 和 *KRAS* 突变很少见，MSI 也罕见。
- 在 TCGA 中，所有浆液性癌均为高拷贝组。

【鉴别诊断】

子宫内膜样癌

- 特别是绒毛腺性子宫内膜样腺癌，其乳头状结构常细长、具有纤细的纤维血管轴心，而浆液性癌约有半数可出现短粗的乳头，具有致密的纤维性轴心，且在其表面可出现继发性乳头状细胞簇。绒毛腺性子宫内膜样癌的被覆上皮细胞呈柱状，核非典型性不显著，免疫组化特点也不同于浆液性癌。
- 浆液性癌以腺样结构为主时，尤其需要与子宫内膜样癌相鉴别，特别是高级别癌。浆液性癌被覆上皮的细胞核呈高度非典型性，属 3 级核，有些细胞呈靴钉样，使腺腔内缘凹凸不平、呈扇贝状，并有乳头状细胞簇及脱落的细胞团。浆液性癌中的腺样结构腺腔常为锯齿状，浸润肌层的浆液性癌多有间隙状腺体；而子宫内膜样腺癌的腺腔多较平滑。
- 浆液性癌的 p53 为突变型，p16 呈弥漫强阳性，Ki-67 高表达（Ki-67 增殖指数 >75%），大多数细胞不表达 ER 及 PR，而子宫内膜样癌（1 级和 2 级者）常表达 ER 及 PR。高分化的子宫内膜样癌 p53 多为野生型，p16 为斑片状阳性。浆液性癌细胞膜呈 β-catenin 阳性，而低级别子宫内膜样腺癌细胞核呈 β-catenin 阳性。高级别子宫内膜样癌虽可呈 p53 弥漫表达，但其 p16 一般为斑片状阳性，偶尔可弥漫阳性。

转移性浆液性癌

- 浆液性癌可原发于子宫，或由卵巢浆液性癌转移而来。若卵巢病变为双侧，卵巢表面有肿瘤细胞团，或卵巢门部实质脉管腔内有肿瘤细胞团，则倾向原发于子宫，卵巢病变属转移性。
- 如子宫内膜无癌组织而肌层有浆液性癌浸润伴血管内癌栓，且卵巢有浆液性癌，则要考虑病变是由卵巢转移到子宫。
- 卵巢浆液性癌常呈 WT-1 阳性，而子宫浆液性腺癌则常呈阴性（仅 1/3 可阳性）。

未分化癌

- 浆液性癌中的实性区可提示未分化癌，但如有乳头状和腺样结构，则提示有别于未分化癌。
- 未分化癌一般无浆液性癌的 p53、p16 和 Ki-67 弥漫强阳性。

以浆液性癌为主的恶性中胚叶混合瘤

- 以浆液性癌为主的恶性中胚叶混合瘤在刮宫标本中可与浆液性癌混淆，但恶性中胚叶混合瘤中有异型的间叶成分，即使很少，多次切片仍可找到少量恶性间叶成分。

透明细胞癌

- 常有乳头状、管囊状和实性结构，但其乳头较圆钝，有玻璃样变性轴心且表面被覆细胞多为单层，无微乳头和细胞芽，腺样和管囊状结构的腔中常有伊红染分泌物，透明细胞数量多且胞质丰富，这些特征不同于浆液性癌。
- 浆液性癌中的透明细胞多为区域性，透明细胞癌中的透明细胞一般较弥漫，腺样结构常较圆。
- 虽然二者的免疫组化改变有重叠，但 p53 和 p16 弥漫强表达倾向于浆液性癌。

表面乳头状合体性嗜酸性变

- 特别是在老年患者的刮宫小标本中，这种良性的表面乳头状变，容易与浆液性子宫内膜上皮内癌混淆，但前者缺乏纤维血管轴心，组成细胞体积小而无明显的非典型性，也无核分裂象。乳头状细胞簇之间常含微囊，后者内含中性粒细胞。浆液性癌的乳头具有非典型性很明显的核，p53 呈阳性，Ki-67 增殖指数高。

一些反应性改变

• 如表面上皮和腺体的反应性非典型性，此外，息肉中的梗死、宫内避孕器和放疗等可造成腺上皮的非典型性，镜下表现甚至可类似浅表浆液性癌，但反应性非典型性的上皮中夹杂较正常的上皮细胞且核分裂象少或无。

• 虽有例外，但 p53 阴性伴低 Ki-67 阳性率常倾向于良性改变。

【预后】

• 浆液性癌是最具侵袭性的子宫内膜腺癌之一，易发生子宫肌层浸润和广泛淋巴管蔓延。子宫肌层、子宫颈、子宫阔韧带、输卵管及卵巢门部淋巴管内均可见到肿瘤。即使是在未见深层浸润或原位癌时，也可发生子宫外腹腔播散。总的 5 年及 10 年生存率分别为 36% 及 18%，预后很差。

• 影响预后的最重要因素是临床分期，Ⅰ期肿瘤的存活率可达 70%~100%。Fader 等发现Ⅰa期、Ⅰb期、Ⅰc期、Ⅱa期和Ⅱb期的复发率分别为 11%、14%、30%、30% 和 40%。Seward等发现Ⅰa期、Ⅰb期和Ⅰc期的 3 年存活率分别为 93%、75% 和 60%。

• 年龄大于 60 岁、肌层浸润超过 50% 和有脉管累及为不良预后因素。

• 其他影响预后的因素：DNA 倍体性（二倍体好于异倍体和多倍体）、p53 过表达（有的研究显示预后差）、*BRCA1* 表达（有的研究显示为有利于预后的因素）和 Her-2/neo 阳性（与高分期和结局差有关）等。

• 值得注意的是，有浆液性癌成分的子宫混合性癌和任何有少量浆液性癌成分的子宫内膜腺癌的预后与纯浆液性癌相似。

附：低级别浆液性腺癌

• 研究者们对于将卵巢浆液性癌分为低级别和高级别两类没有争议，但对子宫内膜浆液性癌是否有低级别认识不一，2020 年的 WHO 分类未列出子宫内膜低级别浆液性癌。

• Ahmed 等组织了 3 个研究中心并以严格的标准挑选了 140 例子宫内膜浆液性癌患者，选择的条件包括患者的年龄、包块的大小、肌层的浸润程度、淋巴管血管内癌栓的有无、淋巴结有无转移、FIGO 分期和预后。组织学诊断标准为肿瘤细胞呈轻度和中度非典型性，核分裂象 <12 个 /10HPF；而高级别浆液性癌的细胞有明显的非典型性，核分裂象 >12 个 /10HPF。结果显示 30 例为低级别，110 例为高级别。

• 低级别浆液性癌显示 *KRAS*、*NRAF*、*BRAF*、*USP9X* 和 *EIF1AX* 突变，与高级别浆液性癌不同。

• 低级别浆液性癌的组织学改变，如复杂分支乳头、细乳头，不规则长间隙等（图 1-3-2-24~1-3-2-26），含较多砂粒体（包括淋巴结内转移灶），淋巴结转移和腹腔播散，ER、PR 呈阴性，高级别浆液性癌也有。

• 低级别浆液性癌的细胞无显著非典型性和多形性，缺少高级别核（图 1-3-2-27），核分裂象 <12 个 /10HPF，有别于高级别浆液性癌。

• 低级别浆液性癌免疫组化染色 P53 呈不均质阳性（约 50%），P16 呈斑驳阳性，WT-1 呈阴性，vimentin 呈阳性，Ki-67 阳性率为 20%~40%（图 1-3-2-28），也不同于高级别浆液性癌。

• 低级别浆液性癌中还有支持子宫内膜样腺癌的依据，如腺管、融合的大腺体，核级为 1~2级，MELF 浸润方式等。

• 参照低级别卵巢浆液性癌的诊断标准并复习文献后，笔者认为关于绝经后女性，将具有以下特点的浆液性癌视为低级别浆液性腺癌似乎不无道理。肿瘤的组织学改变具有浆液性癌的特点，肿瘤细胞没有明显的非典型性，核级为 1~2级，核分裂象 <12 个 /10HPF。

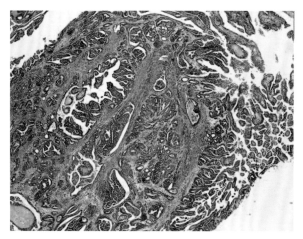

图 1-3-2-24　低级别浆液性腺癌。乳头状结构，肿瘤细胞非典型性不显著

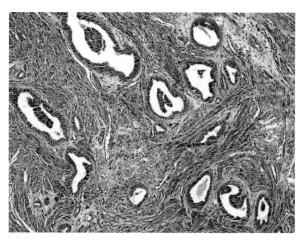

图 1-3-2-27　低级别浆液性腺癌。肿瘤细胞浸润肌层

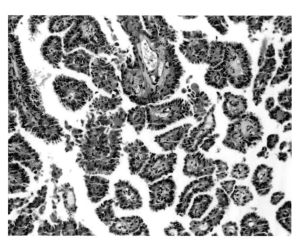

图 1-3-2-25　低级别浆液性腺癌。乳头状结构，中倍镜下观

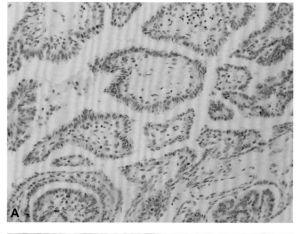

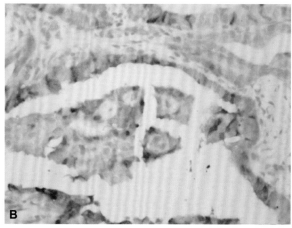

图 1-3-2-28　低级别浆液性腺癌。A. Ki-67 呈阳性，阳性率为 30%。B. P16 呈阳性

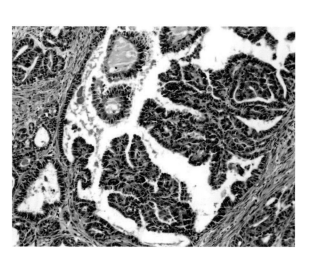

图 1-3-2-26　低级别浆液性腺癌。可见囊腔内乳头状结构，酷似低级别卵巢浆液性腺癌

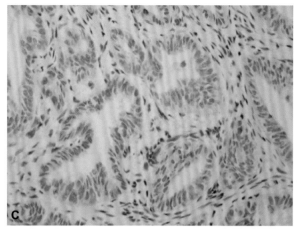

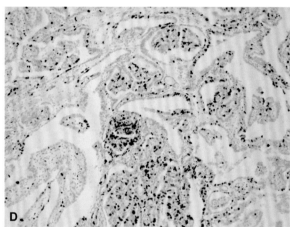

图 1-3-2-28（续） 低级别浆液性腺癌。C. P53 呈阴性。D. WT-1 呈阴性

二、透明细胞癌

【概述】

• 透明细胞癌（clear cell carcinoma）属于Ⅱ型子宫内膜癌。由多角形或靴钉样细胞构成，胞质透明或呈嗜酸性，肿瘤细胞排列成乳头状、管囊状和实性结构，上述结构常混合存在，至少可见灶性高级别核非典型性。

• 非子宫内膜样癌中的透明细胞癌较浆液性癌少见，文献中其发生率占子宫内膜癌的 1%~6%。

• 以往因透明细胞癌类似肾细胞癌而认为其为中肾起源，但其发生于由中肾管衍化而来的子宫内膜，这是其起源的证据（Kurman 等，1976）。

【临床表现】

• 透明细胞癌最常见的症状是绝经后出血，偶可因涂片查见恶性细胞而被发现。患者平均年龄接近 60 岁，高于子宫内膜样癌，多数患者为Ⅰ期和Ⅱ期。

• 与子宫内膜样癌相比，透明细胞癌更常见于多产妇和女性吸烟者，而相对少见于糖尿病患者和肥胖者，患者多无外源性雌激素使用史。

• 透明细胞癌被发现时倾向高级别和深浸润，40%~60% 局限于子宫。

• 罕见的临床表现为副肿瘤性高钙血症（肿瘤产生与甲状旁腺激素相关的多肽）和血栓形成（可能由肿瘤释放的组织因子引起）。

【病理改变】

巨检

• 缺乏有别于其他子宫内膜癌的特点（图 1-3-2-29）。

• 罕见情况下，肿瘤可局限于息肉或发生于肌层（可能起源于子宫腺肌病）。

镜检

• 透明细胞癌的细胞排列成乳头状、管囊状和实性结构，这 3 种结构可单独出现，但多为混合存在，至少为 2 种结构相混合。

• 这些结构由下列 5 种细胞中的 1 种或多种组成：透明细胞，胞质丰富且透明、含糖原，核偏位；靴钉样细胞；有嗜酸性胞质的多角形细胞；扁平细胞；立方细胞。最常出现和最多的为透明细胞和靴钉样细胞，实性结构多由透明细胞组成，其中可夹杂嗜酸细胞。乳头状和管囊状结构多由透明细胞和靴钉样细胞组成，也可夹杂其他细胞，囊样结构多衬覆扁平细胞或靴钉样细胞（图 1-3-2-30~1-3-2-37）。

• 透明细胞癌虽为高级别癌，但肿瘤细胞的核并非如浆液性癌那样为弥漫高级别，透明细胞的核常不规则和深染，靴钉样细胞的核均深染。肿

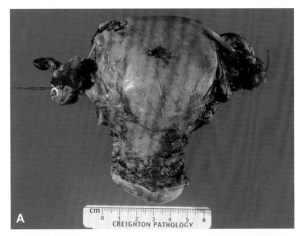

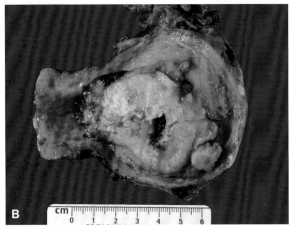

图 1-3-2-29　透明细胞癌。A. 全切子宫，子宫体积明显增大，子宫体明显，表面尚光滑。B. 全切子宫的剖面，肿瘤呈灰白色，质脆，充满子宫腔

瘤细胞的核非典型性可不一致，从轻度到显著均可出现，一般皆有非典型性显著的区域，核大、具有多形性且核仁明显。透明细胞癌的核分裂象也不如浆液性癌的多，但非典型性显著的区域核分裂象可多。

• 乳头状结构的轴心常呈玻璃样变性，腺囊状结构内可充满液体（图 1-3-2-38~1-3-2-42），肿瘤的间质中也常有玻璃样变性和基底膜样物质，间质中可有中性粒细胞、淋巴细胞和浆细胞浸润，有时甚至可相当显著。

• 典型的管囊腔内有黏液，常呈嗜酸性红染，不少病例的肿瘤细胞内有黏液，形成印戒样细胞和靶环状结构。

• 约 2/3 的病例可见类似卵黄囊瘤的胞内或胞

外的致密的 PAS 染色阳性且抗淀粉酶消化的嗜酸性小球或透明小体。

• 砂粒体可见于 10% 的肿瘤，多位于乳头状结构。

• 透明细胞癌侵袭性较强，为高级别癌，一般不再进行分级。约 4/5 的病例有肌层浸润，1/4 的病例有淋巴管和血管累及。

• 透明细胞癌可能有一种前驱病变，可与透明细胞癌混合存在，表现为表面上皮或腺上皮细胞有透明或嗜酸性胞质，核有不同程度的非典型性，免疫组化特点介于透明细胞癌和正常子宫内膜之间，其临床意义尚不太明确。

免疫组化

• 肿瘤细胞常呈 CK、CK7（图 1-3-2-43）、EMA 和 vimentin 阳性；38% 的肿瘤细胞呈 CEA 阳性，50% 的呈 CA125 阳性；WT-1、CK20、ER 和 PR 呈阴性。

• p53 多为斑驳表达，少部分（30%~40%）肿瘤有 p53 突变，Delairt 等发现，有异常 p53 表达的透明细胞癌与浆液性癌有相似之处，均有腹腔播散且预后差。

• 以往认为肝细胞核因子 HNF-1β（hepatocyte nuclear factor-1 β）大多在透明细胞癌中表达，而在非透明细胞癌中几乎不表达，是透明细胞癌的相对特异性标志物。但近年有研究表明，相当多的子宫内膜浆液性癌和子宫内膜样腺癌以及一些类似透明细胞癌的良性病变可表达该标志物（Fedare 等，2012）。

• p16 和 Ki-67 的表达介于子宫内膜样腺癌和浆液性癌之间。

• Napsin A 在 91% 的透明细胞中呈阳性（阳性细胞占 10%~100%，在子宫内膜样癌中呈阴性；13% 的浆液性癌呈 Napsin A 阳性，阳性细胞占 10%~20%。25% 的透明细胞癌病例超过 90% 的细胞呈 p16 弥漫强阳性（图 1-3-2-44）。

• 发生于遗传性非息肉性结肠癌患者的子宫内膜透明细胞癌可有 MMR 改变。

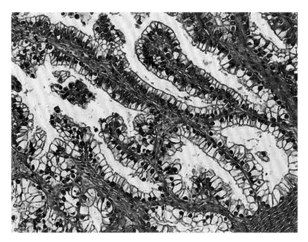

图 1-3-2-30 透明细胞癌。全部细胞均透明，核位于基底部，部分细胞呈靴钉样

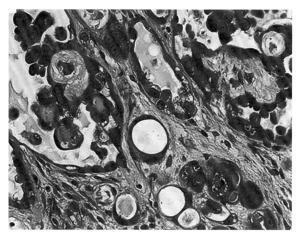

图 1-3-2-33 透明细胞癌。印戒样细胞和靶环状结构

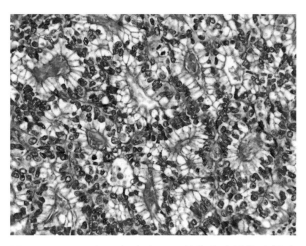

图 1-3-2-31 透明细胞癌。可以伴分泌性的腺样癌结构

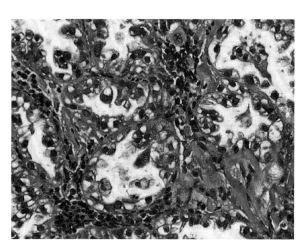

图 1-3-2-34 透明细胞癌。肿瘤细胞呈腺泡状结构，腺腔内可见靴钉样细胞

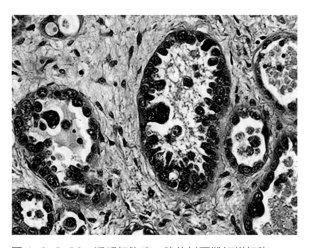

图 1-3-2-32 透明细胞癌。腺体衬覆靴钉样细胞

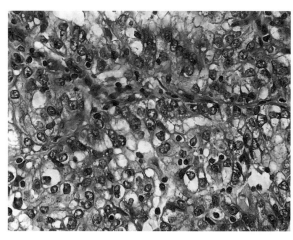

图 1-3-2-35 透明细胞癌。腺样及实性结构，胞质透明

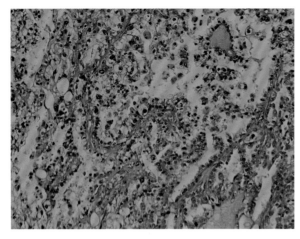

图 1-3-2-36 透明细胞癌。囊实性结构，可见靴钉样细胞，肿瘤细胞胞质透明

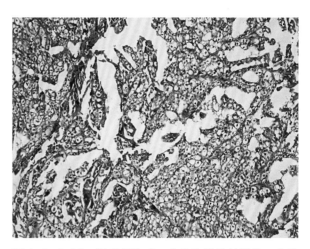

图 1-3-2-39 透明细胞癌。实性和乳头状结构，实性结构内肿瘤细胞胞质透明，富含糖原

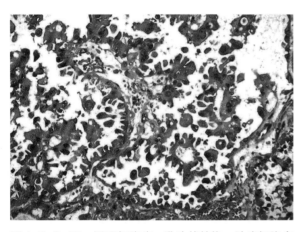

图 1-3-2-37 透明细胞癌。乳头状结构，肿瘤细胞多呈靴钉样

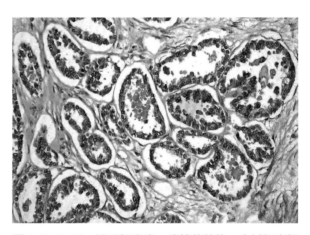

图 1-3-2-40 透明细胞癌。腺管状结构，内衬细胞部分呈靴钉样

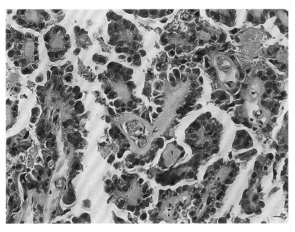

图 1-3-2-38 透明细胞癌。乳头状结构，轴心玻璃样变性

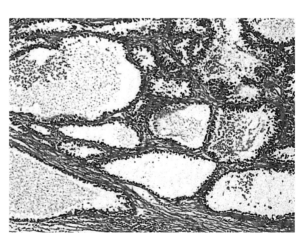

图 1-3-2-41 透明细胞癌。腺囊性结构

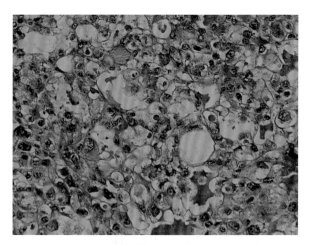

图 1-3-2-42　透明细胞癌。在细胞内、外均可见嗜酸性小球

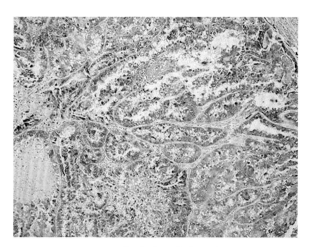

图 1-3-2-44　透明细胞癌。肿瘤细胞呈 p16 弥漫强阳性

细胞癌中均可见到。

• 透明细胞癌较少出现 *POLE* 突变和 *MMR* 缺失。

【鉴别诊断】

分泌型子宫内膜样腺癌

• 分泌型子宫内膜样腺癌与透明细胞癌的预后很不相同，因此需要加以区别。分泌型子宫内膜样腺癌主要是腺性结构，缺乏乳头状、囊状结构，也无实性生长方式。而透明细胞癌常具有乳头状或实性结构，不常有腺性结构。

• 两者的细胞虽都胞质透明，富含糖原，但分泌型子宫内膜样腺癌属高分化癌，其核属 1 级，核被分泌物压向一端，而透明细胞癌中的透明细胞或靴钉样肿瘤细胞核的非典型性明显，常为 3 级核，核随机分布，无压核现象。这些是鉴别的要点。

浆液性腺癌

• 透明细胞癌和浆液性腺癌的核非典型性均很明显，且浆液性癌中也可有透明细胞，两者的鉴别要点是结构和细胞学的差别，浆液性腺癌的核多形性更明显，具有高级别核的细胞更弥漫。

• 浆液性腺癌中少见囊性腺管及实性结构，腺管管腔多不规则或呈间隙状，不如透明细胞癌的管囊圆，多数细胞胞质不透明，也无玻璃样变性的间质。

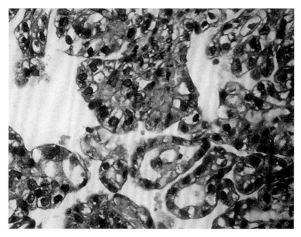

图 1-3-2-43　透明细胞癌。肿瘤细胞 CK7 呈阳性，乳头被覆肿瘤细胞胞质透明

• 透明细胞癌的 PTEN 改变和 MSI 比浆液性癌显著，但比子宫内膜样腺癌轻微。

• 此外，透明细胞癌细胞 PAS 染色呈阳性，不耐消化，但嗜酸小体 PAS 染色呈阳性，耐消化。

分子遗传学

• 分子研究显示透明细胞癌具有异质性，这也解释了透明细胞癌的预后差异。

• DeLair 等（2017）研究了 32 例透明细胞癌中常见的突变基因：*TP53*（46%）、*PIK3CA*（36%）、*PPP2R1*（36%）、*FBXW7*（25%）、*ARID1 A*（21%）、*PIK3R1*（18%）、*SPOP*（18%），以及扩增基因 *CCNE1*（18%）和 *ERBB2*（11%）。不仅如此，TCGA 分子分型中的 4 个亚型，在透明

- 浆液性癌免疫组化染色 p53、p16 呈弥漫阳性，Ki-67 增殖指数高，一般不同于透明细胞癌。

透明细胞鳞状细胞癌

- 透明细胞鳞状细胞癌，胞质丰富且透明，类似透明细胞癌的实性结构，但无乳头状和管囊状结构，无靴钉样细胞。

- 肿瘤细胞 p40 和高分子 CK 呈阳性。

有透明细胞的间叶性肿瘤

- 上皮样平滑肌肿瘤和血管周上皮样细胞肿瘤（perivascular epithelioid cell tumor，PEComa）中常有透明细胞，可类似透明细胞癌的实性结构，但无乳头状和腺样结构，且有特异性免疫标志物。

- 子宫内膜间质肉瘤、上皮样滋养细胞肿瘤和腺泡状软组织肉瘤中有时也可有透明细胞，但无乳头状结构且均有特异性免疫标志物。

有透明细胞的良性病变

- 阿 – 斯反应可有透明细胞和靴钉样细胞，但既无透明细胞癌的复杂结构，也无核分裂象，且 ER 和 PR 呈阳性。值得注意的是，阿 – 斯反应的腺体可呈 Napsin A 和 HNF-1β 阳性，在子宫内膜量少的标本中勿将之误认为透明细胞癌（Ip 等，2019）。

- 非典型性反应性上皮可有靴钉样细胞，但无透明细胞癌的结构和其他特征。

- 子宫内膜透明细胞化生的病变细胞虽胞质透明和较丰富，但核无明显非典型性。

【预后】

- 一般认为透明细胞癌与浆液性癌一样，属于侵袭性肿瘤，诊断确立时往往已有深肌层侵袭及广泛的子宫外累及。预后差，5 年和 10 年无病生存率分别为 43% 及 39%。2/3 的病例有盆腔外的复发。与浆液性腺癌相比，当两者均局限于子宫内时，透明细胞癌预后稍好。

- 文献中透明细胞癌的生存率差异明显，为 21%~75%。有研究报告 I 期以上的患者 5 年生存率为 0%，I 期患者的 5 年生存率为 44%（Webb 等，1987）；还有研究显示，透明细胞癌的平均生存期为 29 个月，5 年生存率为 50%（Soslow，2007）。透明细胞癌生存率的差异可能是因为各机构诊断标准不一和（或）透明细胞癌为一组异质性肿瘤，近年的分子遗传学研究支持后者。

- 年龄大于 65 岁为不良预后因素。

- 临床分期为最重要的预后因素，I 期患者可有 59%~94% 的 5 年生存率。Fadare 等（2013）报道的 I 期~IV 期患者的 5 年生存率分别为 94%、87.5%、66.7% 和 42.8%。

- 有些研究表明，肌层浸润和（或）淋巴管血管浸润为不良预后因素，与子宫内膜样腺癌混合无预后意义。

- 透明细胞癌不像浆液性癌那样常有腹腔播散，但可有腹股沟淋巴结转移，且盆腔外扩散（包括远处转移）的发生率高于其他子宫内膜腺癌。

三、黏液癌

【概述】

- 子宫内膜黏液癌是一种较少见的肿瘤，类似子宫颈黏液癌，占子宫内膜癌的 1%~9%。

- 子宫内膜样癌伴黏液分化见于约 40% 的肿瘤。子宫内膜样癌伴小灶性黏液分化一般被归入子宫内膜样癌，称为子宫内膜样癌伴黏液分化（endometrioid carcinoma with mucinous differentiation）。

- 黏液癌的诊断标准为黏液上皮在整个肿瘤中超过 50%（有研究者认为应超过 90%）的区域由黏液细胞构成。黏液癌占子宫内膜癌的 1%~9%。单纯型黏液癌约占所有子宫内膜癌的 5% 及以下。

- 绝大多数为子宫颈内膜型，偶见肠型，其发生率远远低于子宫颈黏液癌。依据 2014 年的 WHO 分类，微腺型子宫内膜癌不再属于子宫内膜黏液癌范畴。

【临床表现】

• 子宫内膜黏液癌的临床表现与普通型子宫内膜样癌相似。年龄范围为 47~89 岁，主要表现为阴道出血。

• 肿瘤几乎总是 I 期。部分患者有外源性雌激素治疗史，有一项研究显示这类患者约占 40%。

【病理改变】

巨检

• 肿瘤几乎均局限于子宫体，形态类似子宫内膜样癌，呈凝胶样或黏液样外观，很少浸润深肌层。在子宫颈看不到包块。

镜检

• 黏液癌倾向于排列成腺样或绒毛腺性结构，筛状结构较少，腺腔内常有中性粒细胞，衬覆一致的黏液柱状上皮，呈单层或复层排列。囊性扩张的腺体内充满黏液（图 1-3-2-45，1-3-2-46），乳头状突起被细胞外黏液包绕，黏液中常可有中性粒细胞。

• 核有轻至中度非典型性，核分裂活性低。胞质内黏液表现为嗜碱性小球或呈稍淡染的颗粒状、泡沫状或空泡状，黏液卡红和 CEA 染色呈阳性，类似子宫颈黏液上皮分化（图 1-3-2-47，1-3-2-48）。黏液可充满胞质或局限于胞质上部，也可二者皆有。

• 有研究显示，27% 的内膜息肉中存在黏液癌。

• 黏液上皮有时伴鳞状分化。

• 罕见肿瘤细胞类似肠上皮形态，细胞核位于基底部，深染。肿瘤内可见杯状细胞（图 1-3-2-49，1-3-2-50）。

• 个别肿瘤中的黏液成分包括子宫颈型与肠型两种上皮分化类型。

• 肌层浸润一般仅限于内 1/2。

• 约半数病例可出现小灶性子宫颈管内膜样腺体，可能导致与子宫颈管内膜癌相混淆，此时免疫组化检测有助于鉴别。

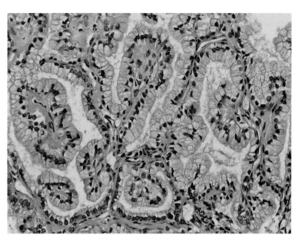

图 1-3-2-45　子宫内膜黏液癌，单纯型。肿瘤细胞的顶部胞质充满弱嗜碱性黏液，核位于基底部，有轻度非典型性

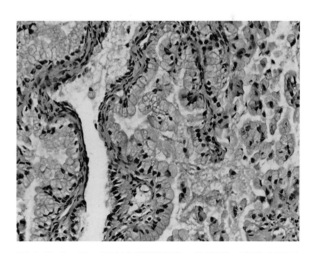

图 1-3-2-46　子宫内膜黏液癌，单纯型。腺腔内可见黏液和脱落的非典型细胞

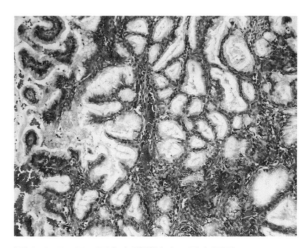

图 1-3-2-47　子宫内膜黏液癌，子宫颈型

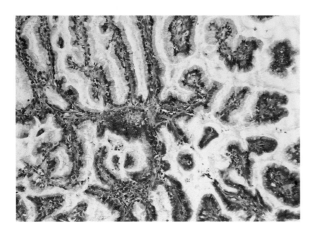

图 1-3-2-48 子宫内膜黏液癌，子宫颈型

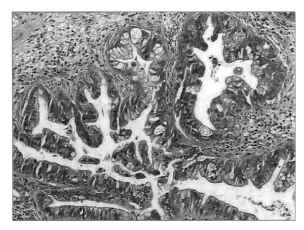

图 1-3-2-49 子宫内膜黏液癌，肠型。类似结肠腺癌，腺腔内可见乳头状结构及较多杯状细胞

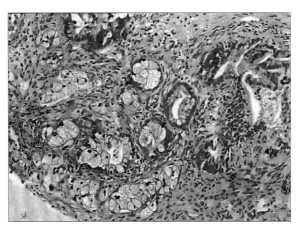

图 1-3-2-50 子宫内膜黏液癌，肠型。高分化肠型黏液腺癌。肿瘤细胞呈腺管状结构，内衬杯状细胞

免疫组化和分子遗传学

- 肿瘤细胞 CK7、vimentin、ER 和 PR 常呈阳性，PAS 特殊染色、DPAS 染色和黏液卡红染色呈阳性。

- 黏液癌和乳头状黏液性化生存在高频 *KRAS* 体细胞突变。但由于病例有限，尚未纳入 TCGA 资料中。

【鉴别诊断】

子宫颈黏液癌

- 在内膜活检标本中见到肠型黏液腺癌时，首先要考虑的是子宫颈原发的腺癌，这是因为肠型黏液腺癌在子宫颈远远多于子宫内膜黏液癌。

- 如在活检标本中发现典型子宫内膜样癌或内膜非典型增生、上皮非肠型但黏液特别丰富、无子宫颈原位腺癌或与子宫颈鳞状上皮肿瘤无关等，则支持内膜原发。

子宫内膜样癌伴黏液分化

- 与子宫内膜样癌伴黏液分化的鉴别依据主要是黏液细胞含量的多少，黏液癌的子宫内膜样癌成分不超过 50%。

- 值得注意的是，如病变内含有子宫内膜样癌和黏液分化成分不要诊断子宫内膜混合性癌，因为子宫内膜样癌多伴有黏液分化成分。当子宫内膜样癌中有相当一部分（>10%）为黏液分化成分时，应诊断为子宫内膜样癌伴黏液分化。

复杂或非典型黏液性化生

- 在绝经期或围绝经期女性的子宫内膜活检标本中，常难以鉴别增生的黏液性病变与非典型增生和高分化子宫内膜癌。

- 若存在腺体融合或筛状结构，即使细胞学非典型性轻微，也应诊断为癌。

【预后】

- 黏液癌几乎总是高分化肿瘤，预后相对良好。

- 有研究表明，黏液分化为淋巴结转移的危险因素，但不影响总生存率（Musa 等，2012）。

附：子宫内膜胃（胃肠）型黏液腺癌

• Wong 等（2020）报告了 9 例子宫内膜胃（胃肠）型黏液性病变，其中 4 例为子宫内膜胃（胃肠）型黏液腺癌 [endometrial gastric (gastrointestinal)-type mucinous adenocarcinoma]。

• 4 例腺癌均显示胃型形态学（胞质呈淡伊红染或透明，胞界清楚，类似子宫颈胃型黏液腺癌），其中 1 例可见杯状细胞。

• 免疫组化染色示 CK7、CEA 和 MUC6 均呈阳性，3 例 PAX8 呈阳性，2 例 CK202 呈阳性，2 例 CDX2 呈阳性和 1 例 ER 呈阳性，Napsin A 均呈阴性，2 例为 p53 突变型，1 例 p16 呈大块阳性，2 例 CgA 染色的病例中有 1 例呈阳性。

• 靶向下一代测序显示 p16 呈大块阳性的病例有 *RB1* 无意义突变。

• 随访表明肿瘤具有侵袭性，有 2 例患者分别在随访 7 个月和 3 年时死亡，1 例患者随访 9 个月显示病变出现进展但仍存活，1 例患者随访 7 个月健在。笔者提议该肿瘤全名应为"内膜胃（胃肠）型腺癌 [endometrial gastric (gastrointestinal)-type adenocarcinoma]。

四、鳞状细胞癌

【概述】

• 子宫内膜鳞状细胞癌（squamous cell carcinoma）是一种由不同分化程度的鳞状细胞组成的子宫内膜原发性癌。

• 子宫内膜原发性鳞状细胞癌为一种罕见肿瘤，发生率在子宫内膜癌中小于 0.5%，迄今只有 70 例左右的报道，诊断时要先排除子宫颈鳞癌累及子宫内膜。

【临床表现】

• 常发生于绝经后女性（平均年龄为 67 岁），不少患者发现时已为较晚期，患者多有子宫颈狭窄、子宫腔积脓、子宫脱垂、子宫内翻、鱼鳞子宫等表现，先前可有放疗史。

• 有些肿瘤中发现 HPV（Horn 等发现 8 例中有 4 例 p16 呈阳性，仅 1 例含 HPV）。

【病理改变】

巨检

• 无特殊大体特征能将子宫内膜鳞状细胞癌与子宫内膜样癌区分开来。

镜检

• 以下三种情况下可于子宫内膜见到鳞状上皮和（或）鳞状细胞癌：一是子宫内膜纯鳞状细胞癌；二是子宫颈鳞状细胞癌累及子宫体；三是子宫内膜样癌伴鳞状分化。

• 单纯型子宫内膜鳞状细胞癌的组织学类似子宫颈鳞状细胞癌，由不同分化程度的非典型鳞状细胞巢组成（图 1-3-2-51~1-3-2-55），常发生于鱼鳞子宫的背景上，此时正常子宫内膜上皮完全被角化的鳞状上皮所代替。

• Fluhmann 提出了 3 条诊断标准：①肿瘤内无腺癌成分；②肿瘤与子宫颈鳞状上皮不相连；③以往取材和本次取材时，全身其他部位（特别是子宫颈）无鳞状细胞癌。如子宫颈同时存在高级别鳞状上皮内病变，必须与之无联系。但第 3 条诊断标准受到了 Dalrymple 和 Russell 的质疑，因其未考虑到子宫颈和子宫内膜都有多灶性鳞状细胞癌发生的可能。然而，一般认为子宫颈无鳞状细胞癌仍是诊断条件。

• 大多数肿瘤在组织学上呈明显恶性，但有的肿瘤可高度分化，在刮宫标本中表现为无非典型性的接近正常外观的含糖原鳞状上皮，直到在切除标本中见到侵袭子宫肌层时，才能确诊。

• 极少数肿瘤可解释为疣状癌，但高分化鳞状细胞癌有疣状外观却深部有浸润而且为非推进性边缘浸润者，不为疣状癌。

• 有的肿瘤主要由梭形细胞组成，为肉瘤样鳞

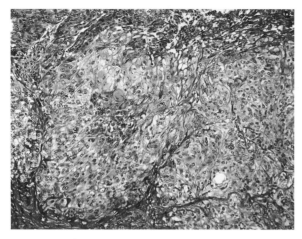

图 1-3-2-51　鳞状细胞癌。实性巢状结构，胞质透明

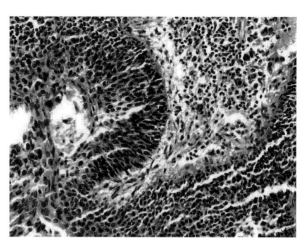

图 1-3-2-54　鳞状细胞癌。实性结构伴坏死

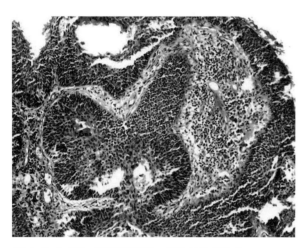

图 1-3-2-52　鳞状细胞癌。实性结构伴角化

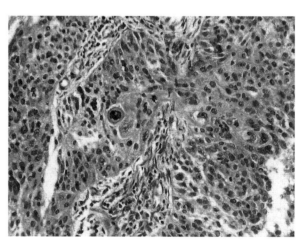

图 1-3-2-55　子宫内膜鳞状细胞癌伴钙化。肿瘤细胞组成实性大片状结构，胞质透明，伴钙化

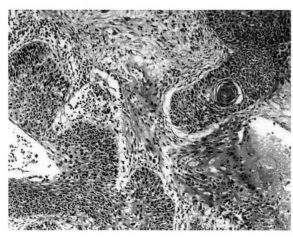

图 1-3-2-53　鳞状细胞癌。实性结构伴角化

状细胞癌。

• 子宫体和子宫颈均有鳞状细胞癌的病例，要注意肿瘤起源的鉴别。肿瘤起源于子宫内膜向下播散累及子宫颈者，往往是子宫内膜腺癌伴鳞状分化的一部分，因此必须对肿瘤进行充分的取材以排除这种可能性。

免疫组化

• 病变呈鳞状细胞标志物阳性，如 CK、CK5/6（图 1-3-2-56）、P63、P40 等。

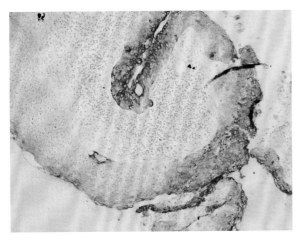

图 1-3-2-56　鳞状细胞癌。CK5/6 呈阳性

【鉴别诊断】

• 首先要排除子宫颈鳞状细胞癌累及子宫内膜，因此诊断原发性子宫内膜鳞状细胞癌时应慎重，只有在子宫颈呈阴性时方可确诊。

• 须排除子宫内膜样癌的鳞状分化，这在刮宫的小标本中尤需谨慎，应充分取材，避免误诊。

• 刮宫标本中区分鱼鳞子宫和高分化鳞状细胞癌常困难，如患者无子宫腔积脓或子宫颈狭窄等表现，而刮宫标本中有多量鳞状上皮，则倾向为鳞状细胞癌，但确诊常需要子宫切除标本。

• 中间滋养细胞肿瘤，如上皮样滋养细胞瘤，偶可与鳞状细胞癌相混淆，但前者滋养细胞标志物呈阳性，低分子 CK 呈阳性。

【预后】

• 子宫内膜鳞状细胞癌较腺癌预后差，但疣状型预后好。

• 临床分期为主要预后因素，Ⅰ期患者的生存率可达 70%~80%，Ⅲ期患者的仅 20%~25%。

五、移行细胞癌

【概述】

• 发生于子宫内膜的移行细胞癌（transitional cell carcinoma）罕见，迄今报道不足 20 例，诊断子宫内膜移行细胞癌的标准为移行细胞癌成分大于 50%，少于 50% 者称为子宫内膜腺癌伴移行上皮分化。Lininger 报道过 8 例，子宫内膜移行细胞癌的移行细胞癌成分为 50%~95%，子宫内膜腺癌伴移行上皮分化为 5%~40%，无 1 例纯移行细胞癌。

• 伴有少量移行上皮分化的子宫内膜癌为混合癌。

• 患者年龄为 41~84 岁，多有阴道不规则出血。

【病理改变】

巨检
• 肿瘤常表现为局限的息肉样或乳头状结构，平均大小为 3.5 cm，部分病例可有肌层浸润。

镜检
• 子宫的移行细胞癌和膀胱尿路上皮癌类似，常形成具有纤维脉管轴心的乳头状结构，乳头一般较粗和圆钝，被覆的多层细胞具有中至重度的非典型性，类似膀胱Ⅱ级和Ⅲ级乳头状尿路上皮癌（图 1-3-2-57~1-3-2-59）。

• 常常与其他类型的癌混合存在，例如，高分化子宫内膜样腺癌、绒毛腺性癌、浆液性癌、鳞状细胞癌、肉瘤样癌和黏液癌等。

• 移行细胞癌需要与泌尿系统和卵巢转移性移行细胞癌相鉴别。转移性移行细胞癌常是单纯的移行细胞癌，而子宫内膜原发性移行细胞癌则常伴有其他成分。免疫组化染色，原发性移行细胞癌常呈 CK7 阳性（图 1-3-2-60）、CK20 阴性（图 1-3-2-61），少数病例可两者皆呈阴性，转移性移行细胞癌常 CK7 和 CK20 均呈阳性，且泌尿系统有原发性移行细胞癌，以上几点有助于两者的鉴别。

• 子宫移行细胞癌常呈 p16 阳性，但仅有罕见病例呈 HPV 阳性。

• 子宫内膜移行细胞癌与乳头状鳞状细胞癌的

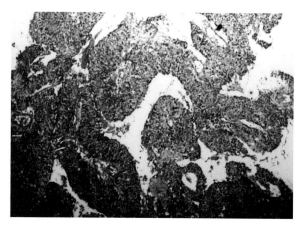

图 1-3-2-57 移行细胞癌。尿路上皮乳头状结构

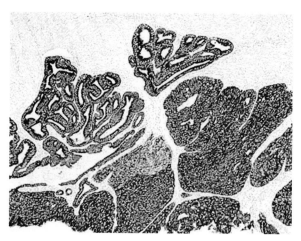

图 1-3-2-60 移行细胞癌。肿瘤细胞 CK7 呈弥漫阳性

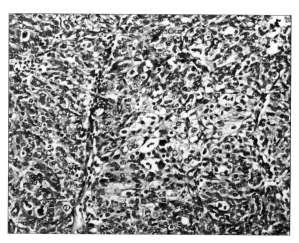

图 1-3-2-58 移行细胞癌。尿路上皮乳头状结构，高倍镜下观

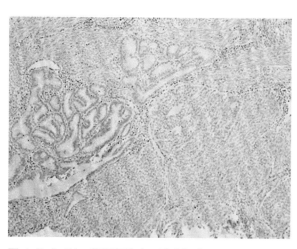

图 1-3-2-61 移行细胞癌。肿瘤细胞 CK20 呈阴性

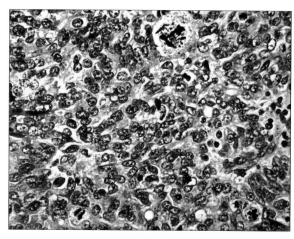

图 1-3-2-59 移行细胞癌。尿路上皮乳头状结构，高倍镜下观察，易见核分裂象

区别往往依据与膀胱尿路上皮癌的相似程度，这是主观的。

• 在伴子宫内膜样癌的移行细胞癌中，移行细胞癌成分侵袭性较强。

六、神经内分泌肿瘤

• 神经内分泌肿瘤是指具有神经内分泌的形态学表现，且大于 10% 的肿瘤细胞表达至少 2 种神经内分泌标志物（如 CgA、Syn、NSE 和 CD56）的一组异质性肿瘤。也有研究者报道，只要有 1 种标志物呈阳性即可诊断，但如仅 CD56 呈阳性，而无形态学表现，则应谨慎诊断。

• 根据肿瘤的分化程度分为低级别神经内分泌肿瘤（类癌）与高级别神经内分泌癌，后者又根据肿瘤细胞的大小被分为小细胞神经内分泌癌和大细胞神经内分泌癌。

• 文献中的最大宗病例研究纳入了 25 例神经内分泌癌（Pocrnich 等，2016），其中 10 例为单纯型，15 例伴其他子宫内膜癌组织学类型（子宫内膜样癌最常见），在神经内分泌癌成分中，大细胞为主的为 15 例，小细胞为主的为 4 例，混合性的为 6 例；在 18 例进行 DNA MMR 蛋白免疫组化染色的病例中，8 例有异常染色，提示存在 MSI。

1. 类癌（高分化神经内分泌肿瘤，神经内分泌肿瘤 1 级）

• 高分化神经内分泌肿瘤（well-differential neuroendocrine tumor）最常发生在肺和消化道，女性生殖器官的高分化神经内分泌肿瘤罕见，最常发生在卵巢，其次是子宫颈，发生于子宫内膜的高分化神经内分泌肿瘤仅见 2 例报道。

• 其中一例患者 82 岁，主诉腹部胀大，妇科检查发现子宫底有包块，B 超显示包块长径为 5 cm，尿 5-HT 水平升高，但无类癌综合征。

• 镜检肿瘤细胞呈巢状和岛状排列，大小、形状一致，间有纤维性间隔。肿瘤细胞富含嗜酸性胞质，核大小、形状一致，染色质呈颗粒状，具有轻度非典型性（图 1-3-2-62）。

• 免疫组化染色，病变呈 CgA、S-100 蛋白阳性，Syn 阴性，CK 点状阳性。

• 另一例患者 75 岁，乳腺癌术后服用他莫昔芬，阴道出血就诊，组织学改变和免疫组化结果与上文病例相似。

2. 小细胞神经内分泌癌

• 小细胞神经内分泌癌又称"小细胞癌""神

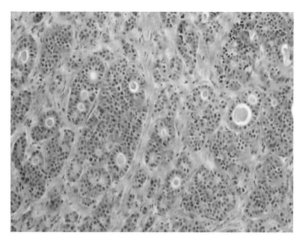

图 1-3-2-62 高分化神经内分泌肿瘤。肿瘤细胞呈巢团状排列，内有含嗜酸性分泌物的腺管状结构，肿瘤细胞富含嗜酸性胞质，核大小、形状一致，染色质纤细，间有纤维性间隔

经内分泌癌，小细胞型"，为 III 级癌。女性生殖器官小细胞神经内分泌癌首先由 Albores Saavedra（1979）报道，迄今报道不足 100 例，子宫颈是最好发部位，子宫内膜是最少见的部位。

• 患者多为老年女性，临床表现与子宫内膜癌相似，主要症状为异常阴道出血。与子宫内膜样腺癌相比，早期即可发生淋巴结转移，就诊时约 60% 的患者为 FIGO 分期 III 期或 IV 期。

• 巨检多数肿瘤较大，有些为息肉样，浸润肌层且较深，并见出血、坏死。

• 镜检肿瘤细胞体积较小，大小均一，胞质稀少，核着色较深，核质比较高，呈片状、巢状和梁状排列，可单个细胞或条带状坏死，存活的细胞常形成血管周围套（图 1-3-2-63，1-3-2-64）。

• 行神经内分泌标志物免疫组化检测有助于与低分化和未分化子宫内膜癌、子宫内膜间质肉瘤、恶性米勒管瘤及原始神经外胚叶肿瘤（prinitive neuroectodermal tumorr，PNET）等相鉴别。

• 小细胞神经内分泌癌合并腺癌时，可因被误认为肉瘤成分而诊断为恶性中胚叶混合瘤，神经内分泌标志物有助于正确诊断，典型者 NSE 呈阳性，Syn（图 1-3-2-65）、CgA 和 CD56 也呈阳性但不如 NSE 阳性率高。p16 和 p53 呈阳性可见于部分病例。

• 少数情况中，小细胞神经内分泌癌可为恶性中胚叶肿瘤的成分。

• 小细胞神经内分泌癌的预后差，大约2/3的患者带瘤生存或死于肿瘤，如果肿瘤局限于息肉则预后可较好。

3. 大细胞神经内分泌癌

• 大细胞神经内分泌癌（large cell neuroendocrine carcinoma, LCNEC）发生在女性生殖道，是一种高度恶性肿瘤，主要发生在子宫颈，罕见发生于子宫内膜。目前，肺LCNEC的诊断标准已经明确，但子宫内膜LCNEC仅见国外的10余例报道。

• 文献报道，其可仅含有体积大的恶性神经内分泌细胞，为较少见的纯神经内分泌癌。多数神经内分泌癌与其他成分共存，如子宫内膜样腺癌、浆液性癌等，其中以子宫内膜样腺癌常见。

• 目前，子宫内膜LCNEC的起源、诊断标准、免疫组化特征以及与其他肿瘤成分的关系等还未清楚界定。

• 子宫内膜LCNEC大部分发生于绝经后女性，但也可偶见于围绝经期或年轻女性。最常见的临床表现为阴道异常出血。

• 巨检几乎均为息肉样大包块，常伴子宫壁深部浸润。

• 镜检LCNEC排列成边界清楚的巢状、梁状或条索状，周边细胞呈栅栏状排列。细胞大，呈多角形，胞质较丰富，核呈空泡状或深染，为单个显著核仁，核分裂活跃，可见广泛的地图样坏死。肿瘤细胞巢周常有血窦及血管围绕（图1-3-2-66~1-3-2-70）

• 绝大多数LCNEC伴发子宫内膜样腺癌（图1-3-2-71）或浆液性癌等，少数为单纯性LCNEC。

• 免疫组化染色诊断LCNEC时，要求肿瘤至

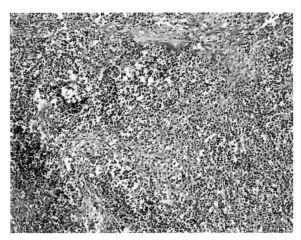

图1-3-2-63 小细胞神经内分泌癌。肿瘤细胞体积较小，形态一致，黏附性较差，胞核不规则，呈实性分布，胞质呈嗜酸性，细胞有较明显的非典型性

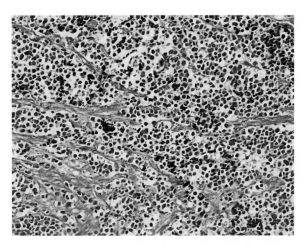

图1-3-2-64 小细胞神经内分泌癌。肿瘤细胞体积较小，形态一致，黏附性较差，胞核不规则，呈实性分布，间有纤维性间隔

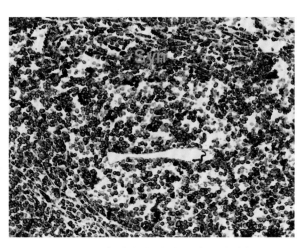

图1-3-2-65 小细胞神经内分泌癌。肿瘤细胞Syn呈阳性

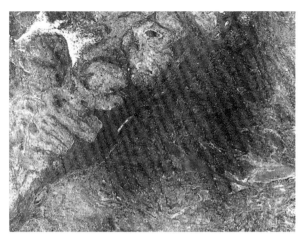

图 1-3-2-66 大细胞神经内分泌癌。肿瘤细胞呈巢团状和粗条索状排列，部分区域细胞质透亮，局灶可见粉刺样坏死

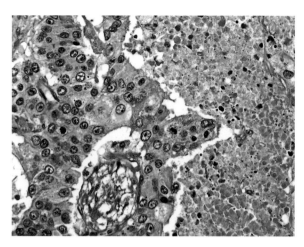

图 1-3-2-69 大细胞神经内分泌癌。癌巢内可见中央坏死，核分裂象易见

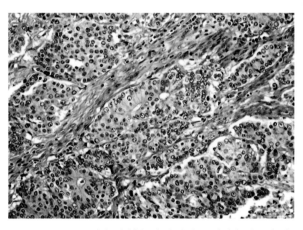

图 1-3-2-67 大细胞神经内分泌癌。肿瘤细胞呈粗条索状排列，其内可见微腺体或菊形团样结构

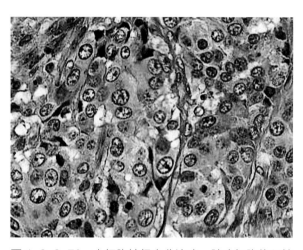

图 1-3-2-70 大细胞神经内分泌癌。肿瘤细胞体积较大，核膜清楚，内有大的清楚的核仁

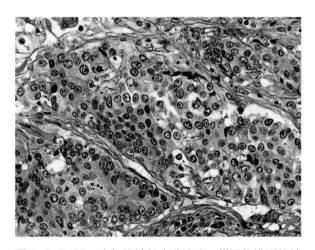

图 1-3-2-68 大细胞神经内分泌癌。巢团状排列的肿瘤细胞大小和形状相对一致，细胞边界清楚，细胞质内可见颗粒状物质，核分裂象易见，癌巢周围有血窦样血管围绕

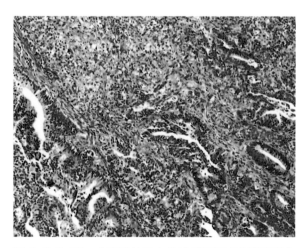

图 1-3-2-71 大细胞神经内分泌癌和子宫内膜癌混合存在。上部为神经内分泌癌，下部为高分化子宫内膜样腺癌

少部分存在神经内分泌肿瘤免疫表型，且大于10%的肿瘤细胞表达至少2种神经内分泌标志物，如CgA、Syn、NSE和CD56等，常伴p16和p53阳性表达（图1-3-2-72）。诊断神经内分泌肿瘤要求一种及以上神经内分泌标志物呈阳性，但仅CD56呈阳性时，应诊断谨慎，要结合形态学改变。

• 局限于息肉样包块内的早期LCNEC预后相对较好，但大多数病例就诊时已处于进展期，浸润肌层，常预后差。

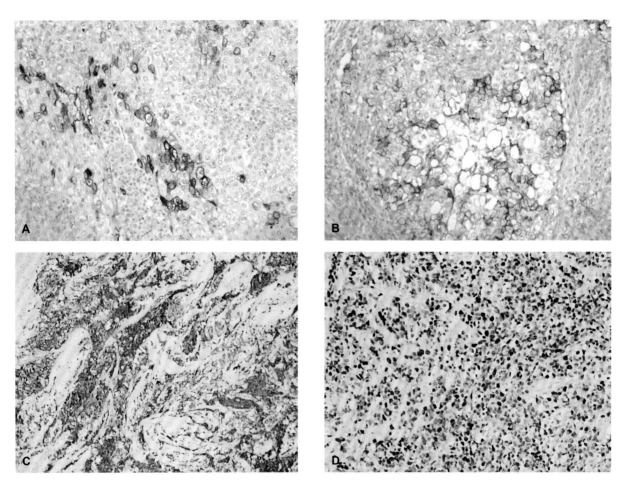

图1-3-2-72　大细胞神经内分泌癌。A.肿瘤细胞显示CgA阳性表达。B.肿瘤细胞显示Syn阳性表达。C.肿瘤细胞显示CD56阳性表达。D.肿瘤细胞显示Ki-67阳性表达

七、未分化癌和去分化癌

1. 未分化癌

【概述】

• 2014年WHO的定义：未分化癌（undifferentiated carcinoma）是一种无分化的上皮性恶性肿瘤。

• Elvio等认为WHO的定义不严谨，他们提出未分化癌的定义应为由中等大小的细胞或大细胞构成，缺失腺上皮分化，缺乏或仅有少量（<10%）神经内分泌细胞分化。

• 2005年，Altrabulsi提出子宫内膜未分化癌是一种独立性疾病。

• 不同未分化癌病例的肿瘤细胞大小不一，因此有研究者认为未分化癌可分为大细胞型和小细

胞型，Abeler 等 1991 年回顾了 1985 例子宫内膜癌，共有未分化癌 31 例（1.6%），其中大细胞型占 48%，小细胞型占 52%。患者发病年龄为45~86 岁，平均发病年龄为 63.7 岁。

• 虽然未分化癌可有小细胞型，但应与小细胞神经内分泌癌相区分，因为后者有独特的免疫组化表现、超微结构和生物学行为。

• 部分患者，特别是小于 40 岁的患者，可伴HNPCC（特别是有 *hMLH1* 突变者）和 MMR 缺失。有研究者发现子宫未分化癌有 *hMLH1* 促进子的甲基化。

【病理改变】

巨检

• 多数未分化癌形成大的息肉样腔内包块，直径为 2~15 cm，常见坏死。多数病例累及子宫体，也有许多病例累及子宫下段。

镜检

• 肿瘤细胞呈小至中等大小，大小相对一致，核染色质浓染，多数病例的核分裂象大于 25 个 /10 HPF，黏附性差，呈片状弥漫性排列（无模式），无明显的巢状或小梁状结构，可形似淋巴瘤、浆细胞瘤、高级别子宫内膜间质肉瘤或小细胞癌（图 1-3-2-73~1-3-2-77）。多数肿瘤侵犯肌层（图 1-3-2-78），并可引起脉管内瘤栓（图1-3-2-79）。

• 未分化癌无腺样结构，1/3 的病例混有 I 级和 II 级子宫内膜样腺癌成分则应称为去分化癌。

• 少见的发现：灶性角化、核多形性、梭形细胞和横纹肌样细胞（这些细胞可位于黏液样变的间质中）。

• 间质成分一般不明显，但部分病例可出现黏液样基质。肿瘤组织内常有大量淋巴细胞浸润，还可有突出的肿瘤浸润淋巴细胞（tumor-infiltrating lymphocyte）。

• 有研究者认为在大细胞型未分化癌中，可能出现一些腺样结构，因此，其可能是子宫内膜癌

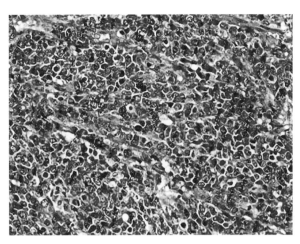

图 1-3-2-73 子宫内膜未分化癌。肿瘤细胞的胞质稀少，核大，着色深，呈弥漫性分布

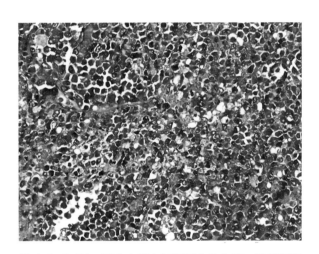

图 1-3-2-74 子宫内膜小细胞型未分化癌。肿瘤细胞弥漫性分布，似呈巢状结构

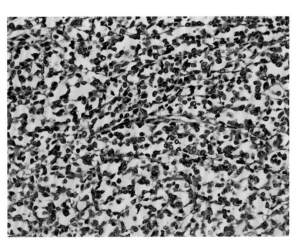

图 1-3-2-75 子宫内膜小细胞型未分化癌。肿瘤细胞弥漫性分布，黏附性差

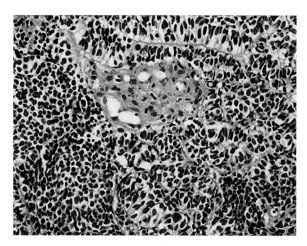

图 1-3-2-76 子宫内膜小细胞型未分化癌。弥漫性分布

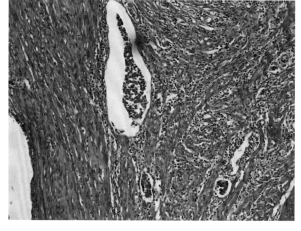

图 1-3-2-79 子宫内膜大细胞型未分化癌。脉管内瘤栓

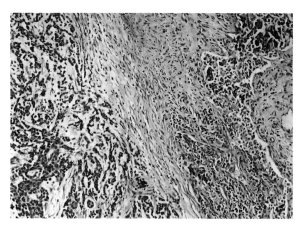

图 1-3-2-77 子宫内膜小细胞型未分化癌。伴大的片状坏死

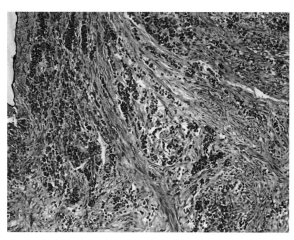

图 1-3-2-78 子宫内膜未分化癌。弥漫性累及肌层

上述诸类型的高度间变型（图 1-3-2-80）。

免疫组化和遗传学

• 肿瘤细胞 CK（图 1-3-2-81）、CK20 和 EMA 呈阳性，但一般为局灶性和斑片状（图 1-3-2-82），弥漫强阳性的 CK 表达不支持未分化癌的诊断。另外，Ki-67 增殖指数较高。Abeler 等报道的 31 例未分化癌中，21 例进行了免疫组化染色，CK 均呈阳性，但多为局灶性，11 例 vimentin 呈阳性，10 例 NSE 呈阳性，2 例 CEA 呈阳性。

• 未分化癌可显示 SWISNF 复合物失表达，以及 BRG1（SMARCA4）（33%）、BRM（SMARCA2）（69%）和 INI1（4%）缺失。

• 58% 的未分化癌有 MMR 丢失，多为 MLH1 和 PMS2（Tafe 等，2010）。

• 未分化癌常显示蔗糖非发酵复合体蛋白核心转换丢失，可能对与靶向染色质修饰和表观遗传学控制有关的治疗产生影响（Kobel 等，2018）。

• 未分化癌的分子研究显示上皮细胞向间质细胞转化，如同癌肉瘤，其证据为 E-cadherin 表达下调及 ZEB1、HMGA-2 及 osteonectin 表达上调。

• 在 TCGA 分子类型中，未分化癌具有高拷贝数和低拷贝数分子特征。

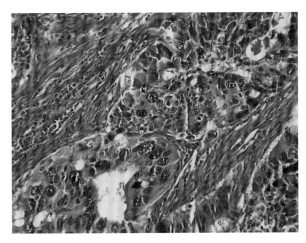

图 1-3-2-80 子宫内膜大细胞型未分化癌。以肿瘤细胞体积大和核非典型性及多形性明显为特点，呈巢状生长，可见腺样结构及灶性坏死

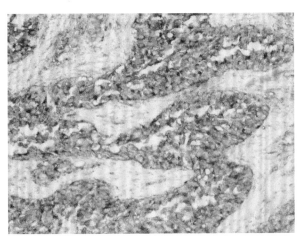

图 1-3-2-81 子宫内膜未分化癌。肿瘤细胞 CK 呈阳性

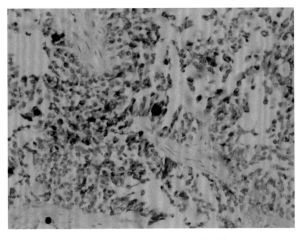

图 1-3-2-82 子宫内膜未分化癌。肿瘤细胞 CK20 呈阳性

【鉴别诊断】

• **高级别子宫内膜样腺癌** 未分化癌中无腺样结构，在高级别子宫内膜样癌中则呈实性结构与腺样结构密切混合。未分化癌无腺样或鳞状分化，EMA 和 CK 呈阴性或弱阳性；高级别子宫内膜样癌有腺样和鳞状分化，且 CK 和 EMA 呈强阳性。

• **大细胞神经内分泌癌** 肿瘤中血窦样薄壁血管丰富，免疫组化染色神经内分泌标志物呈阳性。

• **子宫颈未分化癌或大细胞神经内分泌癌累及子宫内膜** 子宫颈有明显包块，分段刮宫中子宫颈管可见癌细胞。有研究者认为表达神经内分泌标志物超过 10% 时，倾向于诊断神经内分泌癌，但有研究者认为这个标准太随意，因为未分化癌常有少数癌细胞表达神经内分泌标志物。

• **恶性中胚叶混合瘤和分化差的肉瘤** 恶性中胚叶混合瘤的小标本中可完全为未分化癌或大细胞癌，但切除标本中有肉瘤样成分。分化差的肉瘤（如平滑肌肉瘤、未分化肉瘤、子宫内膜间质肉瘤），特别是高级别肉瘤和 PEComa 等，在癌组织中或多或少有些梭形细胞，免疫组化染色上皮标志物呈阴性且相关的一些标志物（如 desmin、H-caldesmon、CD10、HMB45 和 Melan-A 等）呈阳性。另外，罕见的上皮样肉瘤可呈上皮标志物阳性，但呈 CD34 阳性。

• **淋巴瘤和粒细胞肉瘤** 肿瘤细胞排列一般较未分化癌更松散些，上皮标志物呈阴性而淋巴细胞和粒细胞标志物呈阳性。应注意，有的未分化癌病例的癌细胞可表达 CD138。

• **胎盘部位滋养细胞肿瘤（placental site trophoblastic tumor，PSTT）和上皮样滋养细胞肿瘤（epithelioid trophoblastic tumor，ETT）** 患者较年轻，有近期妊娠史，血液 hCG 有不同程度升高，PSTT 的肿瘤细胞排列较松散，ETT 有地图样坏死，且肿瘤细胞滋养细胞标志物（hCG、hPL 和 Mel-CAM）呈阳性，ETT

的 p63 呈阳性。

• PNET 与小细胞型未分化癌可混淆，但有菊形团样结构和血管周假菊形团样结构，有神经胶质、室管膜和髓上皮分化，免疫组化染色呈 CD99、FLI1 和 GFAP 阳性。

• **转移性肿瘤** 如乳腺癌、恶性黑色素瘤和间皮肉瘤等，有相关的病史、原发部位肿瘤、光镜特点（如黑色素）和相关的免疫组化特征。

【预后】

• 此类肿瘤不管是小细胞型，还是大细胞型，在生存率方面没有差别，均预后不良。肌层浸润大于 1/2 和（或）有淋巴结转移者预后更差。

• 诊断时半数病例为Ⅲ期和Ⅳ期，淋巴结转移常见，生存率远差于Ⅲ级子宫内膜样癌（25% 与 60%）。

2. 去分化癌

【概述】

• 子宫内膜去分化癌（dedifferentiated carcinoma）是指低级别子宫内膜样腺癌伴子宫内膜未分化癌成分，也有研究者称混合性子宫内膜样和未分化癌。

• 此癌的低级别成分为典型的子宫内膜样腺癌（Ⅰ级或Ⅱ级）。未分化癌是指缺乏任何分化证据、不能归为其他肿瘤类型的上皮源性恶性肿瘤。

【临床表现】

• 此癌罕见，好发年龄为 30~82 岁（平均年龄为 51 岁），最常见症状是阴道出血及盆腔痛。

• 侵袭性强于单纯性高级别子宫内膜样腺癌，而与浆液性癌类似，预后比透明细胞癌差，需采取与一般子宫内膜样腺癌不同的治疗方式。

• 单纯性未分化癌患者和去分化癌患者的临床表现相似，特别是较年轻的患者，可伴 HNPCC 综合征，Azueta 等（2011）报道的 8 例去分化癌

中有 5 例存在 MMR 蛋白丢失。

【病理改变】

镜检

• 所有的去分化癌均由低级别子宫内膜样腺癌与未分化癌成分组成，这 2 种完全不同的肿瘤成分混合存在，每种成分至少占肿瘤体积的 10%。

• 低级别［Ⅰ级和（或）Ⅱ级］子宫内膜样腺癌多位于子宫内膜的表浅部位，紧邻子宫腔，而未分化癌位于子宫内膜和子宫肌壁深部，与低级别癌边界清楚（图 1-3-2-83~1-3-2-85）。

• 未分化癌由小到中等大小的、单一的上皮细胞组成，呈实性片状排列，没有特殊的结构及腺样分化。有时未分化癌由成片的大圆形及多角形细胞组成。细胞核增大，染色质增粗，有时伴有明显突出的嗜碱性核仁。核分裂象多见，平均大于 10 个 /10 HPF。局灶可出现胞质嗜酸的、呈横纹肌样的细胞，并经常伴有坏死。

免疫组化

• 在未分化癌区，仅散在细胞有上皮分化证据，这些细胞阳性表达 EMA（图 1-3-2-86）和 CK18，Pan-CK 在高分化子宫内膜癌区呈阳性，在未分化癌区呈阴性（图 1-3-2-87）。

• 癌细胞表达 vimentin，且呈 ER、PR、E-cadherin 阳性。

• 有些肿瘤呈 CD138 阳性，少数细胞可表达 CgA 和 Syn。

【鉴别诊断】

• 由于组织学上的差异不是很明显，去分化癌可能与高级别子宫内膜样腺癌、神经内分泌肿瘤及非上皮性子宫肿瘤（未分化肉瘤）等相混淆，但去分化癌中的低级别子宫内膜样腺癌成分与未分化癌成分相邻而不密切混合，结合神经内分泌肿瘤和间叶肿瘤的免疫组化标志物有助于鉴别。

• 与未分化癌的区别为肿瘤中存在低级别子宫内膜样腺癌成分。

【预后及治疗】

• 去分化癌的生物学行为由未分化成分决定，即使未分化成分很少，预后也会很差。

• 50% 以上的去分化癌患者诊断时处于高分期，诊断后 5 年内 50% 以上的患者因该病死亡。

目前，临床上对去分化癌的手术方式及辅助治疗（放疗和化疗）的意义都没有严格的定义。

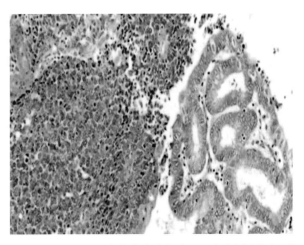

图 1-3-2-84 子宫内膜去分化癌。图中右侧为低级别子宫内膜样腺癌，左侧为未分化癌

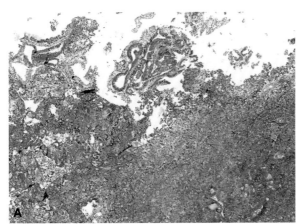

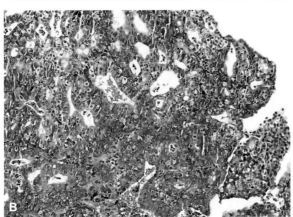

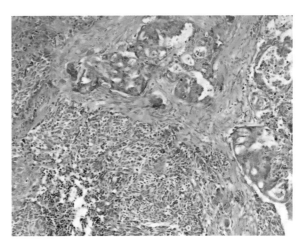

图 1-3-2-85 子宫内膜去分化癌。图中左侧为 I 级子宫内膜样腺癌，右侧为未分化癌

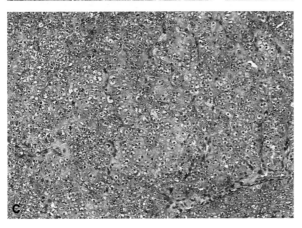

图 1-3-2-83 子宫内膜去分化癌。A. 上部为未分化癌，左侧中部及下部可见高分化子宫内膜样癌。B. 未分化癌。C. 子宫内膜样癌

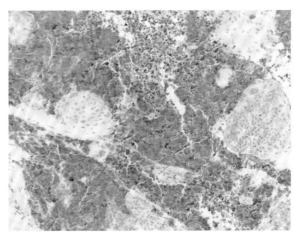

图 1-3-2-86 子宫内膜去分化癌。癌细胞呈 EMA 阳性

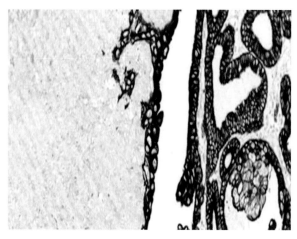

图 1-3-2-87 子宫内膜去分化癌。癌细胞在高分化子宫内膜癌区呈 CK 阳性，而在未分化癌区呈 CK 阴性

• 去分化癌的治疗几乎均采取全子宫、双侧附件切除术，另外可再辅以化疗、放疗及内分泌治疗；去分化癌对常规应用于子宫内膜样腺癌的化疗治疗方式的反应不佳。

八、混合性癌

• 子宫内膜混合性癌（endometrial mixed carcinoma）是指由 2 种或 2 种以上的组织学类型的癌成分组成的癌，其中至少包含 1 种 II 型子宫内膜癌成分。每种类型的成分，应不少于肿瘤总量的 10%，但如果是浆液性癌成分，则只需在 5% 以上（包括 5%）。

• I 型癌的预后都较好，而 II 型癌的均很差，因此在 I 型癌之间或 II 型癌之间，任何 2 种类型的组合均无临床意义，2014 年 WHO 分类对混合性癌的定义：子宫内膜混合性癌由 2 种或 2 种以上的组织学类型的癌成分组成，其中至少包含 1 种 II 型子宫内膜癌成分。

• 因为浆液性癌即使癌灶很小也可以有广泛浸润且预后较差，因此，混合性癌的预后与纯浆液性癌的预后相似，故混合性癌中即使浆液性癌仅占 5%，也要根据浆液性癌判断和处理。如果所占比例不及 5%，则其预后还不清楚。

• 混合性癌中较常见的类型为子宫内膜样腺癌

与浆液性癌（图 1-3-2-88）、未分化癌相混合，后者也称为去分化癌；其次为子宫内膜样腺癌与透明细胞癌（图 1-3-2-89）、神经内分泌癌、肝样癌、卵黄囊瘤相混合；子宫内膜样癌和移行细胞癌相混合的情况少见（图 1-3-2-90）。

• 至于最常见的子宫内膜样腺癌与黏液腺癌相混合，虽不符合现有的 WHO 分类定义，但也有研究者将其归入混合性癌中，其黏液癌成分可有微腺性增生样改变，偶尔癌组织可有绒毛状乳头伴中性粒细胞浸润，类似卵巢的混合细胞型交界性肿瘤。

• 值得注意的是，混合性子宫内膜样腺癌与透明细胞癌罕见，并且与含透明细胞的子宫内膜样腺癌，特别是与高级别肿瘤的鉴别常困难且带有主观性。

• 老年子宫癌患者，即使已确诊为子宫内膜样癌，也要多取材以排除混合性癌；老年子宫内膜

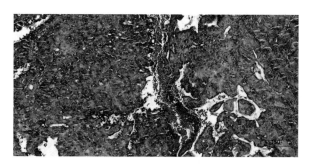

图 1-3-2-88 子宫内膜混合性腺癌。左侧为浆液性腺癌，右侧为子宫内膜样癌

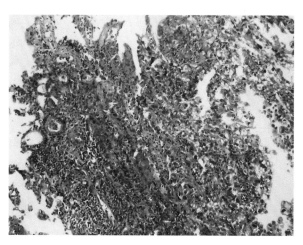

图 1-3-2-89 子宫内膜混合性腺癌。子宫内膜黏液癌与子宫内膜样癌混合存在

息肉患者也要多取材，仔细观察以排除子宫内膜息肉小灶性浆液性癌。

• 免疫组化检测，混合存在的癌成分表达原有标志物。例如，浆液性腺癌和子宫内膜样癌相混合，前者为 p53 突变型，而后者除Ⅲ级癌外，多为非突变型（图 1-3-2-91）。

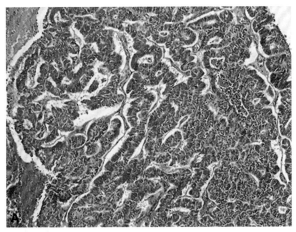

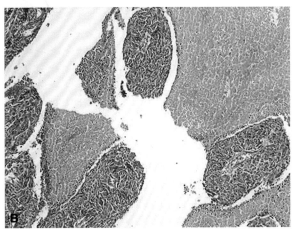

图 1-3-2-90　子宫内膜混合性腺癌。子宫内膜样癌和尿路上皮癌相混合（图 A、B 为同一病例）

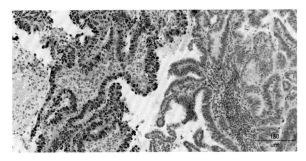

图 1-3-2-91　子宫内膜混合性腺癌。左侧为浆液性腺癌，p53 呈弥漫阳性；右侧为子宫内膜样癌，p53 呈阴性

九、罕见的非子宫内膜样癌类型

1. 淋巴上皮瘤样癌

• 女性生殖道的淋巴上皮瘤样癌（lymphoepithelioma-like carcinoma）主要发生于子宫颈，发生于子宫内膜者罕见，迄今仅见 4 例报道。发生年龄为 57~74 岁，巨检无特殊表现。

• 镜检类似鼻咽部淋巴上皮瘤样癌，为未分化的非角化上皮性恶性肿瘤，癌细胞体积较大，核呈圆形，核仁大，胞界不清，呈合体状结构，细胞排列为片状、巢状或条索状。间质有大量淋巴细胞浸润（图 1-3-2-92，1-3-2-93）。

• EB 病毒在发生于子宫颈者多呈阳性，而在发生于子宫内膜的 4 例中，仅有 1 例呈阳性。

• 鉴别诊断需考虑淋巴瘤和淋巴瘤样病变。

2. 巨细胞癌

• 在以下 2 种情况下，癌组织内会出现多核巨细胞，一种为伴多核巨细胞反应，称为癌伴破骨样巨细胞反应，这种巨细胞具有破骨巨细胞的特点，但实为吞噬细胞，多由癌细胞产物诱发。另一种为癌细胞呈高度恶性，这种情况称巨细胞癌（giant cell carcinoma）。

• 子宫内膜巨细胞癌是一种罕见的高度恶性的未分化癌，其以多形性为特征，奇形怪状的多核巨细胞和单核细胞排列成松散的片块状及巢状结构。瘤巨细胞上皮标志物呈阳性，偶有多核瘤巨细胞显示滋养细胞分化、hCG 阳性。肿瘤周围和肿瘤内常有炎症细胞浸润（淋巴细胞、浆细胞、嗜酸性粒细胞），癌细胞内有淋巴细胞（图 1-3-2-94，1-3-2-95）。

• 肿瘤内常可有少量子宫内膜样腺癌、浆液性癌、透明细胞癌或肉瘤样癌成分，如果这些成分中的 1 种或多种大于肿瘤的 10%，应诊断为混合性癌。

• 鉴别诊断包括恶性米勒混合瘤、多灶性横纹

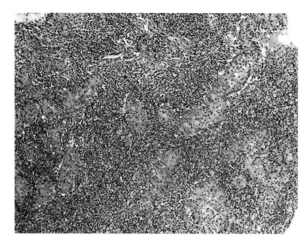

图 1-3-2-92 淋巴上皮瘤样癌。癌细胞呈巢状，间质富含淋巴细胞（低倍镜下观）

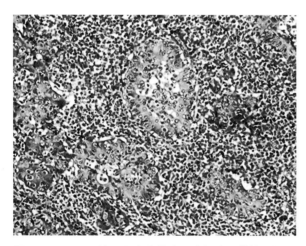

图 1-3-2-93 淋巴上皮瘤样癌。癌细胞呈巢状，间质富含淋巴细胞（高倍镜下观）

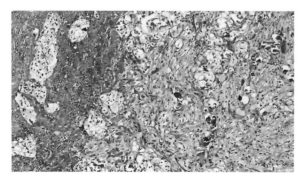

图 1-3-2-94 子宫内膜巨细胞癌。癌组织内可见较多瘤巨细胞

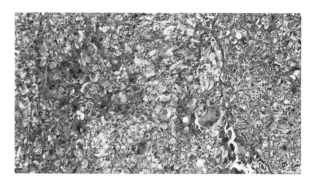

图 1-3-2-95 子宫内膜巨细胞癌。癌组织内可见较多瘤巨细胞

肌肉瘤、恶性纤维组织细胞瘤、滋养叶细胞肿瘤、含有巨细胞的肉芽肿和有破骨巨细胞样细胞的肉瘤（常为平滑肌肉瘤）等。

3. 毛玻璃细胞癌

• 毛玻璃细胞癌（glassy cell carcinoma）是一种独特而罕见且具有高度侵袭性的肿瘤，Glucksmann 等（1956）首次报道的病例发生于子宫颈，WHO 分类 (2003) 将其归为腺鳞癌的变异型，而发生在子宫内膜者由 Christopherson 等（1982）首次报道，迄今仅见 12 例报道。

• 这是一种分化极差的腺鳞癌。癌细胞大，呈多边形，紧密镶嵌成片状或巢状，其间有纤维组织分隔。癌细胞胞质丰富，呈均一的毛玻璃样或细颗粒状，细胞边界清楚，核大且呈圆形或卵圆形，核仁明显，PAS 染色胞质呈阴性，胞膜呈阳性（图 1-3-2-96）。

• 肿瘤常无明显鳞状细胞及腺样分化，仅少数肿瘤中有腺样结构或鳞状分化灶，但多数肿瘤中有黏液卡红染色呈阳性的癌细胞。

• 间质中常见大量浆细胞与嗜酸性粒细胞浸润（图 1-3-2-96），外周血嗜酸性粒细胞也可升高。

• 毛玻璃细胞癌的癌细胞大，分化程度低，要注意与非角化性大细胞型鳞癌相鉴别。非角化性大细胞癌预后较好，对放疗敏感，有以下特点：①可见细胞间桥等鳞状细胞分化特点；②绝大多数癌细胞胞质无毛玻璃样特点；③间质一般无

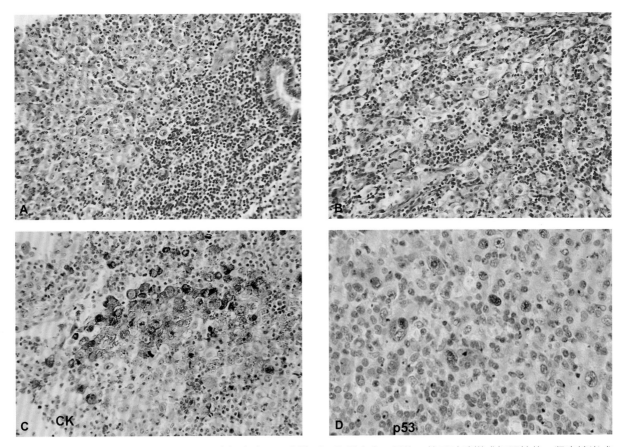

图 1-3-2-96　毛玻璃细胞癌。A、B. 癌细胞大，呈多边形，胞质丰富，呈均一的毛玻璃样或细颗粒状，紧密镶嵌成片状，核大且呈圆形或卵圆形，核仁明显，间有较多浆细胞和嗜酸性粒细胞浸润。C. CK 呈阳性。D. p53 呈阳性

明显的嗜酸性细胞浸润；④ PAS 染色胞质呈阳性，胞膜不一定呈阳性。

• 由于此癌有慢性炎症细胞和嗜酸性粒细胞浸润的间质，因此还应与淋巴上皮瘤样癌相区别，后者的癌细胞无毛玻璃细胞癌的细胞学特征，且浸润间质的细胞主要为淋巴细胞。

• 此癌的治疗方式为手术和放疗，但此癌的盆腔内和盆腔外播散率高，手术和放疗效果差，患者的 5 年生存率为 31%~33%。

4. 肝样腺癌

• 子宫内膜肝样腺癌（hepatoid adenocarcinoma）罕见，截至 2014 年，仅见 12 例报道。此癌多发生在绝经后女性，临床症状与其他癌类似，主要表现为绝经后不规则阴道出血，特点是血清 AFP 水平常升高（253~90 508 ng/ml）。

• 巨检，病变呈结节状、乳头状或菜花状，12 例均有肌层浸润和盆腔淋巴结转移。

• 组织学改变类似肝细胞癌，AFP 免疫组化染色呈阳性。大部分病例混杂子宫内膜癌，其中以子宫内膜样腺癌最常见（图 1-3-2-97~1-3-2-99），文献中曾报道 1 例肝样腺癌与恶性米勒混合瘤相混合。

• 鉴别诊断包括嗜酸性细胞腺癌和嗜酸性透明细胞癌。AFP 免疫组化染色仅在肝样腺癌中呈阳性（图 1-3-2-100），有助于鉴别诊断。

5. 中肾管腺癌

• 中肾管腺癌（mesonephric adenocarcinoma）主要好发于阴道侧壁，其次是子宫颈，发生于子宫内膜者罕见。发病年龄为 33~74 岁，中位年龄为 52 岁，临床上主要表现为阴道出血。

• 巨检大多数肿瘤位于肌层，呈实性或结节状。

• 镜下肿瘤有小管状、腺管状、网状、实性和性索样结构，最常见的是小管状和腺管状结构，其次是实性结构，网状和性索样结构少见，多数肿瘤为混合型结构（图 1-3-2-101~1-3-2-103）。

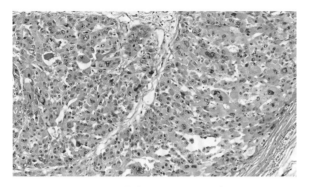

图 1-3-2-97 肝样腺癌。癌细胞富含嗜酸性胞质，呈片状或条索状排列，酷似肝细胞癌

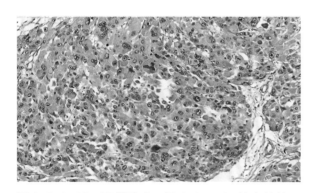

图 1-3-2-98 肝样腺癌。图 1-3-2-97 的中倍镜下观，可见三极核分裂象

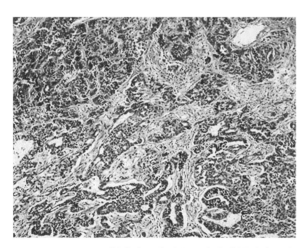

图 1-3-2-99 肝样腺癌和高分化子宫内膜样腺癌混合存在

• 小管状和腺管状结构衬覆立方或柱状细胞，管腔内可见嗜酸性蛋白样物，与那些中肾管残件中的细胞相似，核分裂活跃。癌细胞不仅均匀、一致地表达 CK 和 EMA，还常表达 calretinin、vimentin 及 CD10（顶端和管腔），可局灶表达 PAX8、GATA3、TTF1 和 p16（图 1-3-2-104），但不表达 ER、PR 和 CEA。此外，小管基膜 PAS 染色呈强阳性。

• 中肾管腺癌有体细胞性 *KRAS*、*ARID1A* 突变和 1q 增加（Na 等，2019），但无 *PTEN* 突变。

• 中肾管腺癌有侵袭性生物学行为和转移到肺的倾向（Na 等，2019）。

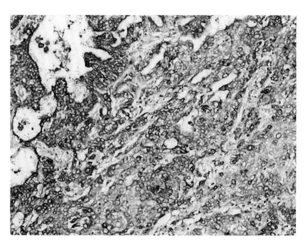

图 1-3-2-100 肝样腺癌。AFP 免疫组化染色呈弥漫阳性

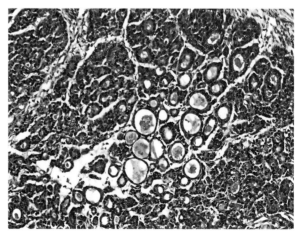

图 1-3-2-101 中肾管腺癌。实性和小管状结构，小管内含有嗜酸性分泌物

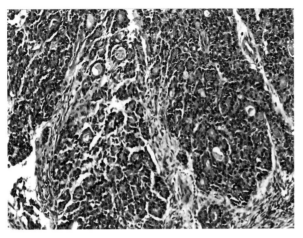

图 1-3-2-102 中肾管腺癌。实性、腺管状及小管状结构

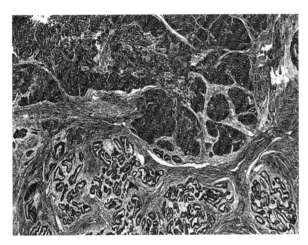

图 1-3-2-103 中肾管腺癌。实性和腺管状结构

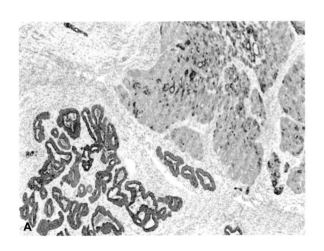

图 1-3-2-104 中肾管腺癌，免疫组化染色。A. CK7 在腺样区呈弥漫阳性，在实性区内腺管呈阳性

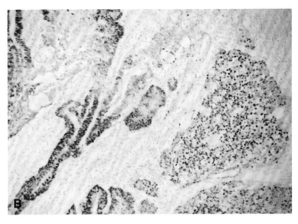

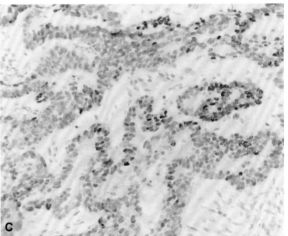

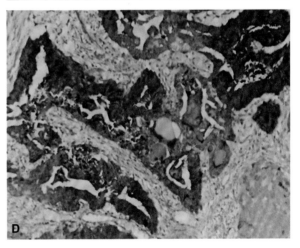

图 1-3-2-104（续） 中肾管腺癌，免疫组化染色。B. PAX8 呈阳性。C. GATA3 呈阳性。D. p16 呈弥漫强阳性

6. 子宫内膜样腺癌伴卵黄囊瘤

- 女性生殖系统腺癌伴卵黄囊瘤多见于卵巢，罕见于子宫，如 McNamee 等（2016）报道的 18 例病例中仅 1 例发生于子宫。

- 子宫内膜样腺癌伴卵黄囊瘤（endometrioid adenocarcinoma with yolk sac tumor）多见于老年人，子宫内膜样腺癌成分可为子宫内膜样癌、浆液性癌、透明细胞癌和癌肉瘤。

- 与子宫内膜样腺癌伴发的卵黄囊瘤常为腺性卵黄囊瘤中的肠型，有些病例的卵黄囊瘤成分占比甚至可超过子宫内膜样腺癌成分（图 1-3-2-105~1-3-2-107）。少见情况是经典卵黄囊瘤（图 1-3-2-108）

- 目前，这种肿瘤中的卵黄囊瘤被认为由体细胞衍化而来，建议称为体细胞衍化性卵黄囊瘤，发生机制推测可能为上皮性肿瘤的逆分化 / 肿瘤性化生（McNamee 等，2016）。

- 国内报道过 1 例卵巢子宫内膜癌伴卵黄囊瘤病例，卵黄囊瘤伴有肝样分化。免疫组化表现与经典卵黄囊肿瘤相似，呈 AFP、SALL4、CD30、AE1/3 阳性（孙阳，2019）。

- 腺样卵黄囊瘤需注意与子宫内膜样腺癌和转移性肠腺癌相鉴别，因组织学表现可很相似，常需进行免疫组化染色以进一步确定。

7. 子宫内膜样腺癌伴滋养细胞分化

- 子宫内膜样腺癌伴滋养细胞分化（endometrial adenocarcinoma with trophoblastic differentiation）是指在子宫内膜样癌内见到滋养叶细胞成分，多以合体细胞为主（图 1-3-2-109~1-3-2-111），hCG 免疫组化染色呈阳性（图 1-3-2-112）。子宫内膜样癌伴滋养细胞分化罕见，文献中仅见 10 例报道。

- 巨检与普通型子宫内膜样癌相似，血清 hCG 可轻度升高。偶有子宫内膜样腺癌伴典型绒毛膜癌和浆液性癌的报道。

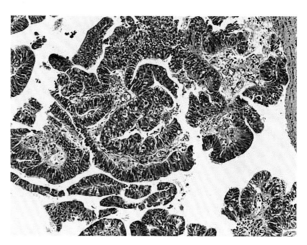

图 1-3-2-105 肠腺癌样卵黄囊瘤。子宫内膜样腺体，胞质内可见分泌空泡

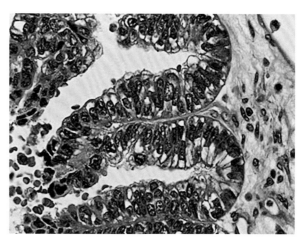

图 1-3-2-106 肠腺癌样卵黄囊瘤。核上、下均有分泌空泡

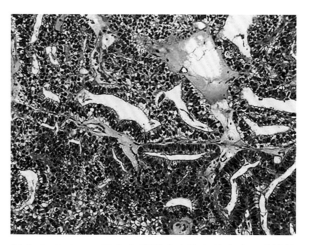

图 1-3-2-107 子宫内膜样腺癌伴卵黄囊瘤。腺样结构，可见核上和核下空泡，类似早分泌期子宫内膜

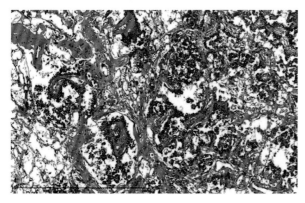

图 1-3-2-108 经典型卵黄囊瘤。肿瘤组织为腺囊状结构，内衬微小无轴心的乳头，有些细胞呈靴钉样，间质水肿

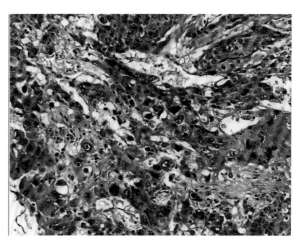

图 1-3-2-111 子宫内膜样腺癌伴滋养细胞分化。可见成片的合体滋养叶细胞

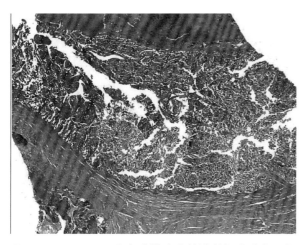

图 1-3-2-109 子宫内膜样腺癌伴滋养细胞分化。低分化子宫内膜癌，癌细胞间可见合体滋养叶细胞

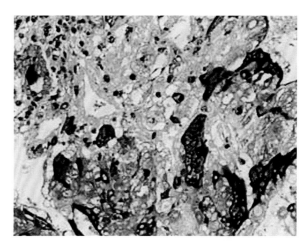

图 1-3-2-112 子宫内膜样腺癌伴滋养细胞分化。癌细胞呈 hCG 阳性

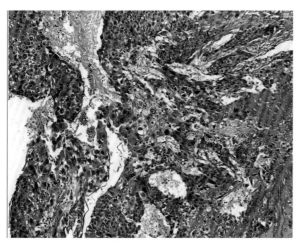

图 1-3-2-110 子宫内膜样腺癌伴滋养细胞分化。低分化子宫内膜癌，癌细胞间可见合体滋养叶细胞及血湖

8. 原发性印戒细胞癌

• 子宫内膜原发性印戒细胞癌罕见，迄今为止仅报道过 4 例，多发生在老年女性。

• 病变主要位于子宫内膜，镜检可见萎缩的子宫内膜腺体，如发生在妊娠期，可见间质蜕膜样变。

• 肿瘤以印戒细胞癌成分为主，多侵犯肌层（图 1-3-2-113~1-3-2-116），癌内可见分化良好的黏液性腺体。见到印戒细胞首先要排除转移性印戒细胞癌，然后要注意与特发性蜕膜反应（idiopathic decidual reaction）相鉴别。

• 印戒细胞癌免疫组化染色CK7、CA125和ER呈弥漫阳性，而CEA和CDX2呈阴性。特发性蜕膜反应中的印戒细胞标志物呈阳性，上皮标志物呈阴性。

• 子宫内膜出现印戒细胞有以下4种情况，其中3种为印戒细胞癌（signet ring cell carcinoma）：①来源于乳腺、胃和结肠等器官的印戒细胞癌的转移，这种情况是最常见的，其形态学特点为肿瘤弥漫性浸润肌层，而不是位于子宫内膜，病变内可见固有腺体并缺乏前驱病变；②黏液癌伴印戒细胞分化；③原发性子宫内膜印戒细胞癌；

④特发性蜕膜反应中的假印戒细胞。

9. 中肾管样腺癌

• 子宫内膜中肾管样腺癌（mesonephric-like adenocarcinomas）是近二三十年内被报道的一种肿瘤，Yamamoto（1995）首先提出这种来源于中肾的子宫体癌，但当时未引起重视，迄今报道不足50例（中肾管癌与中肾管样腺癌现尚未确定是否为同一疾病本质）。Kolin等（2019）认为 KRAS 突变的中肾管样腺癌占所有子宫内膜样腺癌的1%以下。

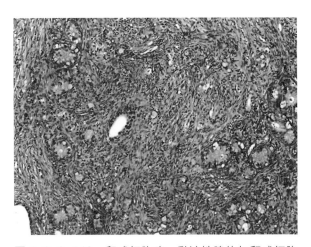

图 1-3-2-113　印戒细胞癌。黏液性腺体与印戒细胞混合存在

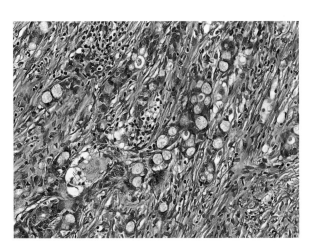

图 1-3-2-115　印戒细胞癌。癌细胞浸润肌层，癌细胞内充满黏液，将细胞核压向一边，外形酷似戒指

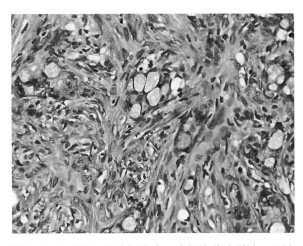

图 1-3-2-114　印戒细胞癌。癌细胞分泌黏液，压迫细胞核，使癌细胞呈印戒状

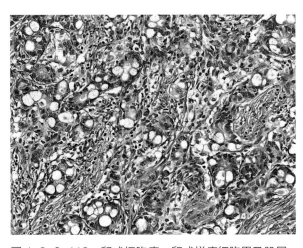

图 1-3-2-116　印戒细胞癌。印戒样癌细胞累及肌层

- 根据目前为数不多的报道，其特殊表现在于：既缺乏中肾管残件 / 增生的背景，也未见子宫内膜上皮内瘤变 / 非典型增生背景，因此其发生似与中肾管残件 / 增生、子宫内膜增生性病变无关。

- 中肾管样腺癌与中肾管癌有相似的组织学、免疫组化和分子遗传学特征，但前者位于子宫内膜，且报道的病例中未见中肾管残件。McFarland 等（2016）认为其为中肾管癌，但在未明确其组织起源前，推荐使用"中肾管样腺癌"这一名称。

- 子宫内膜中肾管样腺癌罕见，占子宫内膜癌的 1% 以下，发病年龄为 26~91 岁。平均年龄为 57.6 岁，临床表现很难与经典型子宫内膜癌相区分，解剖位置及大体特征也与子宫内膜癌类似。

- 巨检，包块突入子宫腔，有些病例位于黏膜，有些病例累及肌层，切面质脆、呈灰白色，部分呈平滑肌瘤样外观，出血、坏死不明显。

- 镜检为多种结构混合（图 1-3-2-117~1-3-2-119），包括小管状、导管 / 腺管状、乳头状、网状、实性、肾小球样、条索状和肉瘤样结构等。Ordi（2019）报道的 23 例，每例至少有 2 种结构，含导管状和腺管状结构的占 91%，含小管状结构的占 83%，含乳头状结构的占 57%，含实性结构的占 65%，含条索状结构的占 30%，含肾小球样结构的占 22%，含网状结构的占 17%，含筛状结构的占 9%。17 例小管和腺管内含有嗜酸性分泌物。

- 癌细胞有多种形状，以圆形和椭圆形为主，排列拥挤，核具有轻、中度非典型性，可见核沟，易见核分裂象。

- 中肾管样腺癌与中肾管癌的免疫表型相似，呈 GATA3、calretinin、CD10 阳性，p53 野生型表达及 ER/PR 阴性。几乎所有的中肾管样腺癌（92%）都表达 TTF-1，且大多数（64%）病例呈弥漫强阳性。

- 从分子学上看，中肾管样腺癌含有 *KRAS* 突变，缺乏 MSI 或 *PTEN* 突变 / 缺失的证据；常见

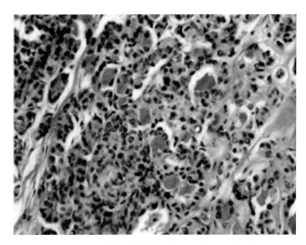

图 1-3-2-117　中肾管样腺癌。癌组织的管状结构，管腔内有嗜酸性分泌物

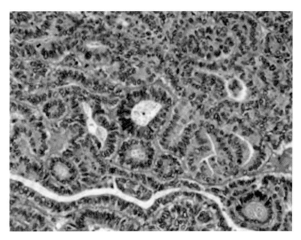

图 1-3-2-118　中肾管样腺癌。癌组织的管状结构

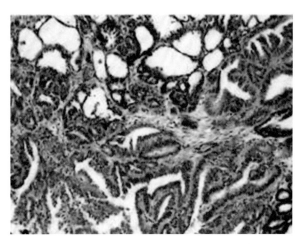

图 1-3-2-119　中肾管样腺癌与中肾管癌形态特征相似，表现为乳头状、管状和实性生长

染色体 1q 获得，伴或不伴 1p 缺失。近一半的肿瘤都有 *PIK3CA* 突变，

• 鉴别诊断包括真正的中肾管癌、子宫内膜样腺癌和浆液性癌。中肾管癌多见于子宫颈，罕见于子宫体，且发生于子宫肌层，而中肾管样腺癌虽组织形态与之相似，但发生于子宫内膜，这是其被称为中肾管样腺癌的原因之一。子宫内膜样腺癌和浆液性癌与中肾管样腺癌的显微镜下形态不尽相同，免疫组化特点也有所不同。

精粹与陷阱

• 以腺样结构为主的子宫内膜腺癌，如腺细胞核非典型性显著，要考虑浆液性癌的可能性。

• 绝经后老年女性的刮宫标本中内膜组织常少，如见到细胞非典型性明显的表面上皮碎片，应警惕浆液性子宫内膜上皮内癌。

• 旺炽性表面上皮乳头状合体细胞化生应与浆液性子宫内膜上皮内癌相区别，前者有修复性非典型增生存在，p53 和 Ki-67 免疫组化染色可有助于区别。

• 子宫黏液腺癌常可细胞非典型性不显著，诊断应依据结构非典型性，特别是膨胀性浸润的模式。

• 刮宫标本中如果见到复杂乳头状结构，特别是其表面被覆的上皮细胞非典型性明显时，应考虑浆液性癌。

• 刮宫标本中如有大量细胞外黏液，其中少量黏液上皮即使细胞形态温和，也应警惕分化好的黏液腺癌，应考虑诊断"非典型黏液性增生，黏液腺癌不能除外"。

• 诊断子宫内膜原发性鳞状细胞癌时，一定要除外子宫颈鳞状细胞癌累及子宫体。

第三节　子宫内膜其他病变和转移性癌

张祥盛　张建民

一、子宫内膜其他病变

（一）肾母细胞瘤

• 子宫的肾母细胞瘤由 Bittencourt 于 1981 年首先报道，迄今报道了 10 例，6 例为儿童，年龄范围为 13~16 岁，4 例为成年人，分别为 22 岁、42 岁、44 岁和 77 岁。7 例发生在子宫体，其中 1 例累及子宫颈和阴道，2 例累及子宫颈，1 例累及子宫颈和阴道，包块直径为 2.2~14.5 cm，平均 8.9 cm。主要症状为不规则阴道出血，4 例记录包块，2 例位于腹腔，2 例突入阴道。患者肾脏正常，9 例获得随访，随访时间 1.0~9.6 年，3 例死于本病，5 例治愈，1 例在术后 7 个月复发。

• 子宫肾母细胞瘤的起源未明，有研究者提出该瘤来源于胚胎期误入副中肾管的后肾组织，其胚芽的间叶细胞能向胚胎性肉瘤细胞和上皮细胞分化，前者和后两者之间有过渡。

镜检

• 肿瘤由 3 种组织构成：①上皮样组织成分，包括不同程度的分化，可类似鳞状上皮、移行上皮、神经上皮、内分泌细胞等组织，多聚集成片，呈巢状、条索状、腺管状、胚胎性 / 胎儿性肾小球样、肾小管样；②间质或肉瘤样成分，有

些组织分化类似平滑肌、横纹肌、纤维、黏液、脂肪、软骨和骨等组织，其中以向横纹肌分化为主；③母细胞成分，肿瘤细胞可很幼稚，类似低分化肉瘤（图1-3-3-1~1-3-3-4）。

• 诊断子宫肾母细胞瘤应符合以下标准：①不伴肾肿瘤；②无畸胎瘤成分；③无间质变性特征；④上皮成分突出，有小管状和肾小球样结构；⑤存在原始的母细胞瘤性梭形细胞。

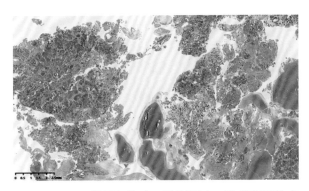

图1-3-3-1 肾母细胞瘤。诊刮标本，肿瘤组织的实性巢状及腺管状结构

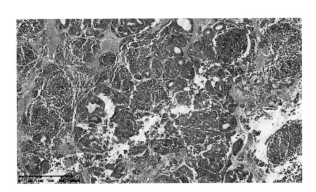

图1-3-3-2 肾母细胞瘤。肿瘤组织由相互过渡的上皮细胞和肉瘤细胞组成

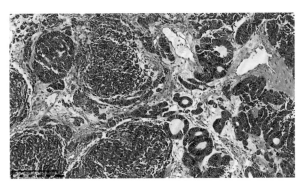

图1-3-3-3 肾母细胞瘤。肿瘤组织中的腺管状结构和与之过渡的梭形肉瘤细胞

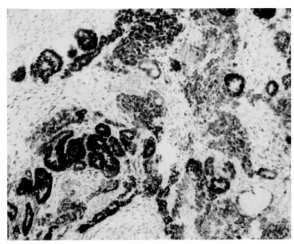

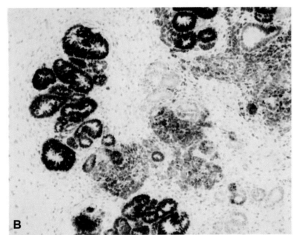

图1-3-3-4 肾母细胞瘤。肿瘤细胞呈WT-1阳性（A）和PAX8阳性（B）

• 免疫组化染色肿瘤细胞呈WT-1和PAX8阳性。

• 鉴别诊断方面应考虑与未成熟畸胎瘤、胚胎性横纹肌肉瘤和恶性中胚叶混合瘤相区别。

（二）布伦纳瘤

• 发生于卵巢外的布伦纳瘤罕见，偶尔报道发生于阔韧带、阴道和男性的睾丸、附睾及睾旁等。

• 发生于子宫的布伦纳瘤，文献中仅见2例报道，Arhelger等于1976年报道了第1例病例，患者55岁，子宫肌壁间有2个结节，长径分别为0.6 cm和1.0 cm，边界清楚，呈灰白色，质韧，患者卵巢正常，故原发于子宫，术后情况良好。Angeles 于 2001 年报道了第 2 例病例，患者 63 岁，包块长径为 6.0 cm，呈息肉样突入子宫腔，附着在子宫底，双侧卵巢正常。

• 镜检肿瘤由类似尿路上皮的实性细胞巢和纤维性间质构成，与卵巢的布伦纳瘤相似。肿瘤细胞富含透明和嗜酸的胞质，核呈圆形或卵圆形，偶见核沟，细胞巢间为纤维母细胞样细胞（图 1-3-3-5）。

• 目前，关于子宫布伦纳瘤的组织学来源有 3 种学说：①来源于瓦尔塔德细胞巢；②来源于体腔的间皮细胞；③来源于中肾管的残留。

• 免疫组化染色示肿瘤细胞呈 CK 强阳性、CEA 弱阳性、vimentin 和凝血酶调节蛋白（thrombomodulin）阴性；间质细胞呈 vimentin 阳性，CK7、CEA 和 CD10 阴性。

• 注意与鳞状细胞癌相鉴别。

• 该肿瘤为良性肿瘤，切除后预后良好。

（三）子宫神经胶质病变、胚胎性肿瘤和其他神经外胚叶肿瘤

• 子宫体原发性胶质病变和其他神经外胚叶肿瘤罕见，常见的类型包括神经胶质息肉和低级别胶质瘤、室管膜瘤和髓上皮瘤。小儿常见，亦可发生于成年女性，常表现为阴道出血，少数伴有盆腔痛或腹痛。

• Murdock（2018）报道了 23 例女性生殖器官中枢神经系统肿瘤和瘤样增生，其中胚胎性肿瘤 12 例，包括髓上皮瘤 7 例、非特殊性胚胎性肿瘤 2 例，有多层菊形团（multilayered rosettes）伴胚胎性肿瘤、胚胎性肿瘤伴结节状促纤维组织增生性髓母细胞瘤和结节状髓母细胞瘤各 1 例。胶质瘤 6 例，包括室管膜瘤 3 例（1 例为间变型）、非特殊性少突细胞胶质瘤 1 例、纤维细胞性胶质瘤 1 例、高级别和高分期未成熟畸胎瘤治疗后胶质细胞非典型增生 1 例，主要发生在卵巢、输卵管和盆腔侧壁。成熟性或未成熟畸胎瘤 4 例，脑膜

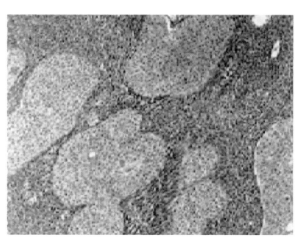

图 1-3-3-5　子宫布伦纳瘤。肿瘤由尿路上皮样细胞实性细胞巢和纤维细胞样间质构成。译自 Cancer.1976;38:1741-1743.

瘤 1 例，卵巢和盆腔最常见。12 例胚胎性肿瘤中发生于子宫者有 2 例子宫内膜髓上皮瘤和 1 例子宫非特殊性胚胎性肿瘤。

1. 子宫内膜胶质息肉

• 子宫内膜胶质息肉（glial polyp of the endometrium）和子宫颈胶质息肉是一种特殊且罕见的息肉，实为胎儿脑组织胶质的种植，主要发生于两年内有流产史的患者。

• 病变中有神经胶质存在（图 1-3-3-6~1-3-3-8），有的病例还有软骨和蜕膜组织。现认为其性质一般不属于畸胎瘤，而是胎儿的有关成分种植在子宫内膜所致，切除后复发可能是未发现的另一种病变，至今无发生转移的报道。

• Roca 报道了 1 例，患者 18 岁时流产，3 年后在子宫内膜发现 2 个息肉，大小分别为 1.7 cm× 1.6 cm × 1.5 cm 和 1.8 cm × 1.3 cm × 0.6 cm，5 年后在子宫内膜又发现 4 个息肉，大者直径为 0.5 cm，在子宫颈发现 3 个息肉，大者直径为 0.6 cm，镜检均为胶质息肉。

2. 子宫低级别胶质瘤

• 子宫低级别胶质瘤（low grade glioma of the uterus）由 Ribbert 于 1904 年首次报道，迄今报

道不足 20 例，关于其组织学来源有 2 种学说。

• 一种学说认为其与子宫内膜的神经胶质息肉一样均来源于胎儿有关成分的种植，因为患者均有性交、妊娠和流产史，且包块体积较小，病变内含有骨及软骨组织、蜕膜组织和神经元，未见肌层受累等。

• 另一种学说则认为，患者可无性交、妊娠和流产史，包块体积较大，病变形态类似中枢神经系统胶质瘤（图 1-3-3-9，1-3-3-10）。病变内含有骨和软骨等畸胎瘤成分，且侵入肌层，这支持独立性肿瘤学说。

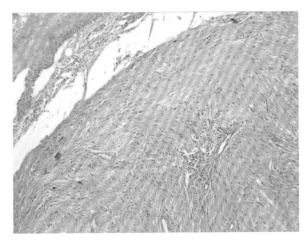

图 1-3-3-6 子宫神经胶质息肉。腺体被神经胶质围绕，细胞稀少，无非典型性

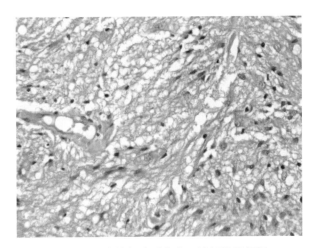

图 1-3-3-7 子宫神经胶质息肉。神经胶质组织

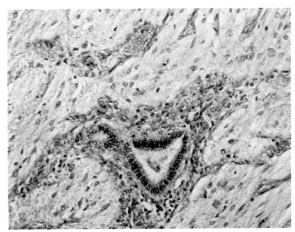

图 1-3-3-9 子宫低级别胶质瘤。神经胶质围绕着子宫内膜腺体和子宫内膜间质。译自 Intern J Gyneco Patho. 2001，21:86-87.

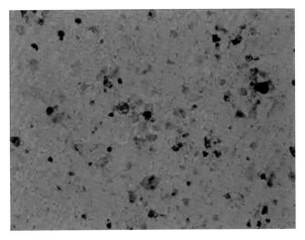

图 1-3-3-8 子宫神经胶质息肉。S-100 蛋白呈阳性

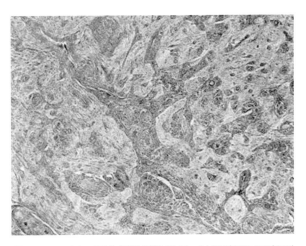

图 1-3-3-10 子宫低级别胶质瘤。神经胶质呈不规则巢团状和舌状侵入肌层。译自 Intern J Gyneco Patho. 2001，21:86-87.

3. 室管膜瘤

- 女性生殖器官室管膜瘤（ependymoma）罕见，主要发生在卵巢，其次为子宫骶韧带、卵巢系膜和直肠阴道间隙等部位，发生于子宫者仅见2例报道。

- Schuldt于2014年报道了1例，患者61岁，右侧卵巢有实性间变型室管膜瘤，FIGO ⅢC期，手术后继发子宫内膜乳头状室管膜瘤，巨检肿瘤呈息肉样突入子宫腔，镜检可见典型乳头状结构，乳头表面被覆高柱状上皮，胞质呈锥状附着于深部组织，细胞核与血管表面垂直，胞质呈明显嗜酸性，其下有一无细胞区，类似胶质血管性结构（图1-3-3-11），呈GFAP阳性（图1-3-3-12）。

- Akiyama于2019年报道了另外1例，患者38岁，发热、全身无力2天入院，CT检查发现盆腔包块，妇科检查发现阴道包块，并有恶臭，血清C反应蛋白水平升高，临床诊断为子宫平滑肌肿瘤，术中发现子宫包块直径10 cm，镜检肿瘤富含细胞，为实性片块状结构，间质富含血管，可见典型的血管外菊形团结构、灶状坏死和血管浸润（图1-3-3-13，1-3-3-14）。免疫组化染色GFAP、CD56、CD99、ER及PR呈阳性，CD3、S-100蛋白、NSE、CK、CgA、Syn及α-SMA呈阴性。L1CAM（L1cell adhesion molecule）评价显示*C11orf95-RELA*融合基因阴性。

4. 髓上皮瘤

- 子宫内膜髓上皮瘤（medulloepithelioma）罕见，Murdock于2018年报道了23例女性生殖器官和盆腔中枢神经系统神经上皮性肿瘤和瘤样增生性病变，其中髓上皮瘤7例，2例发生于子宫内膜。

- 第1例患者58岁，因绝经后阴道出血和子宫腔内包块突入阴道就诊，就诊时临床分期为ⅢA期，包块长径为4 cm。进行了子宫双附件切除加淋巴结清扫，术后进行了化疗，随访13

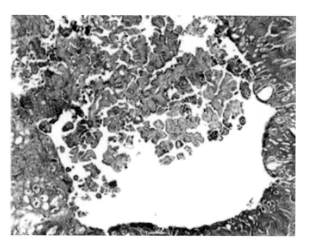

图1-3-3-11　子宫内膜乳头状室管膜瘤。肿瘤突入子宫腔，为乳头状结构。译自 Am. J. Surg. Pathol. 2008，32:219-228.

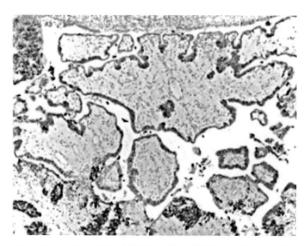

图1-3-3-12　子宫内膜乳头状室管膜瘤。乳头被覆细胞呈GFAP阳性。译自 Am. J. Surg. Pathol. 2008; 32; 219-228.

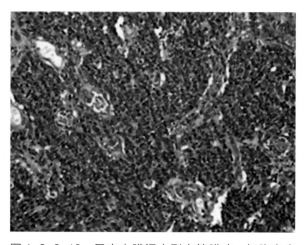

图1-3-3-13　子宫内膜间变型室管膜瘤。细胞密度高，可见核分裂象，肿瘤细胞间微血管增生。译自 Am. J. Surg. Pathol. 2008; 32; 219-228.

个月死亡。第2例患者63岁，主要症状为阴道出血，包块长径为5 cm，随访52个月仍存活。

· 镜检肿瘤细胞为低分化细胞，体积中等，呈不规则圆形、立方状或多边形，核为卵圆形，染色质聚集、深染，可见中等大小的核仁，胞质稀少，易见核分裂象，呈乳头状、带状（类似神经板）及小管状排列，小管的腔缘光滑，似菊形团结构。间质相对较少，富含毛细血管（图1-3-3-15~1-3-3-17）。免疫组化染色呈Syn及Neu N阳性，GFAP多为阴性。

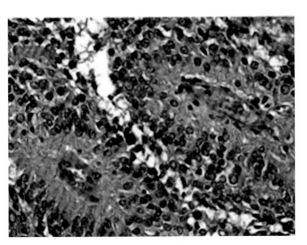

图1-3-3-14　子宫内膜间变型室管膜瘤。肿瘤细胞胞质呈锥状附着于血管，核与血管表面垂直，胞质呈明显嗜酸性。肿瘤下方有一无细胞区，类似胶质血管性结构（血管周围假菊形团）。译自Am. J. Surg. Pathol. 2008; 32; 219-228.

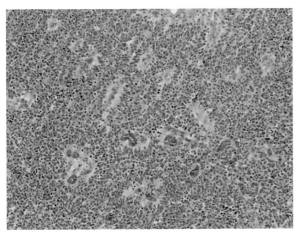

图1-3-3-15　子宫内膜髓上皮瘤。肿瘤细胞中等大小，着色较深，排列为实性片状结构

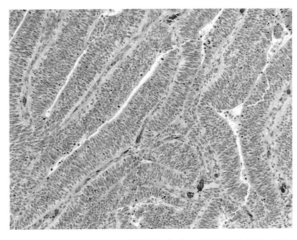

图1-3-3-16　子宫内膜髓上皮瘤。肿瘤细胞呈带状结构，类似神经板

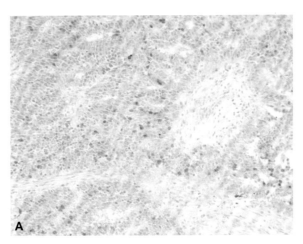

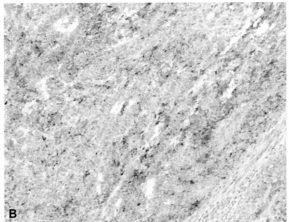

图1-3-3-17　子宫内膜髓上皮瘤。肿瘤细胞呈Syn阳性（A）、Neu N阳性（B）。译自Am. J. Surg. Pathol. 2018;00:000-000.

5. 婴儿色素性神经外胚层肿瘤

- 婴儿色素性神经外胚层肿瘤（melanotic neuroectodermal tumor of infancy）又称视网膜始基瘤（retinal anlage tumor），是一种来源不明的罕见肿瘤。发生于子宫者仅见 1 例报道（Schulz，1957）。

- 患者 69 岁，主要症状是不规则阴道出血，行诊刮和子宫颈活检诊断癌肉瘤，2 年后死亡。子宫增大，子宫腔内有一带蒂的包块，体积为 3 cm×2 cm×2 cm，附着于左侧子宫角。子宫浆膜面可见多个灰褐色斑块，患者双侧胸腔和腹腔大量积液，肝脏、肾上腺、肾脏和脾脏有多发性瘤性结节，长径为 0.5~1.0 cm。

- 镜检见增生的结缔组织内有色素性和无色素性两种细胞：前者呈扁平状或立方状，胞质内充满黑色素颗粒，导致细胞内结构模糊，形成巢状、实性片块状及衬覆色素性细胞的间隙和腺管状结构；后者是一种未分化的小圆形细胞，呈巢状、腺泡状、小管状排列，核大、深染，胞质透明，偶见被覆立方上皮的乳头，类似视网膜胚基视泡（图 1-3-3-18，1-3-3-19）。可见形成黏液的腺体和鳞状化生。

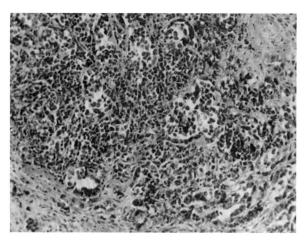

图 1-3-3-19　婴儿色素性神经外胚层肿瘤。未分化的小圆形细胞，形成实性片块状和不规则的腺管状结构。译自 http://ajcp.oxfordjournals.org/ by guest on March，2016，28：524-532.

6. 副神经节瘤

- 子宫副神经节瘤（paraganglioma）罕见，查阅 PUBmed 文献仅见 6 例报道，患者年龄为 40~61 岁，主要临床症状为绝经后阴道不规则出血，B 超显示子宫肌壁间包块，直径为 3.0~4.5 cm，边界尚清，其中 2 例为经典型（图 1-3-3-20），与其他部位的肿瘤相似。

- 2 例为恶性，其中 1 例患者 61 岁，诊刮结果

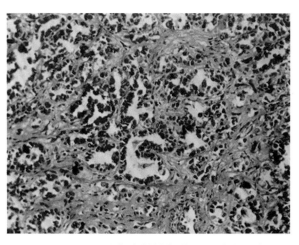

图 1-3-3-18　婴儿色素性神经外胚层肿瘤。腺管和间隙衬覆胞质内充满黑色素的细胞。译自 http://ajcp.oxfordjournals.org/ by guest on March，2016，28：524-532.

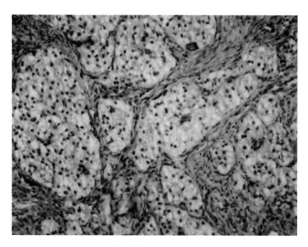

图 1-3-3-20　子宫副神经节瘤。上皮样肿瘤细胞呈巢状分布，间有增生的结缔组织。译自 Cancer 1986,8：942-948.

为副神经节瘤，开腹手术可见腹膜表面、乙状结肠以及小肠表面多灶性斑点状病变，子宫肌壁间可见一 3.0 cm×3.5 cm×4.0 cm 的包块，侵及子宫颈。另外 1 例患者 40 岁，因子宫包块生长较快，诊断子宫平滑肌瘤恶变行手术，可见子宫肌壁间包块，直径为 4.3 cm，呈灰白色、灰黄色，有多灶性出血坏死。

- 镜检可见典型的巢状结构，而肿瘤细胞呈明显非典型性，且浸润血管及周边组织，并有全身转移。

- 2 例为黑色素型，巨检组织呈黑色，镜检可见肿瘤细胞内和肿瘤细胞间均有较多黑色素，电镜下主细胞内有黑色素小体和神经内分泌颗粒，这证明黑色素来源于主细胞。

（四）生殖细胞肿瘤

- 子宫可发生生殖细胞肿瘤，如成熟性或未成熟畸胎瘤和卵黄囊瘤等。

- 卵黄囊瘤可单独发生，为纯生殖细胞肿瘤，可能是原始生殖细胞异常迁移的结果。卵黄囊瘤也可伴发于子宫内膜样癌，多见于老年患者，现推测为体细胞衍化而来（详见本章第二节"子宫内膜腺癌伴卵黄囊瘤"部分）。

- 发生于子宫内膜的卵黄囊瘤由 Pileri 等于 1980 首次报道，迄今仅 13 例报道，年龄范围为 17~65 岁，临床上主要表现为子宫肿大、阴道不规则出血，少部分病例伴有血清 AFP 水平升高。

- 13 例病例中，7 例为纯型卵黄囊瘤，组织学改变与发生于卵巢、睾丸的典型卵黄囊瘤相似，可见微囊状、迷宫样结构以及 S-D 小体和嗜酸性小球。有些病例酷似分泌期子宫内膜，可见子宫内膜样腺体，细胞核上、下均有空泡，但无内膜间质。

- 13 例中有 2 例伴发子宫内膜样腺癌，1 例伴发胎盘部位滋养细胞肿瘤（伴有血清 hCG 水平升高），1 例伴有肝样分化，2 例子宫内膜样

腺体型，1 例合并性腺母细胞瘤，1 例伴有癌肉瘤。

- 子宫内膜可发生生殖细胞肿瘤，如成熟性或未成熟畸胎瘤、卵黄囊瘤等，可单独发生，也可与子宫内膜样癌伴发，后者可被生殖细胞肿瘤所掩盖。推测纯生殖细胞肿瘤可能是原始生殖细胞异常迁移的结果。

- 女性生殖系统性索外卵黄囊瘤最常见于子宫，在 Ravishankar 于 2017 年报道的 15 例中，11 例发生于子宫。患者年龄为 17~87 岁，组织学类型有微囊型 / 网状型、腺型、实性型、乳头型和肝样型，10 例为混合型。S-D 小体（Schiller Duval bodies）仅见于 3 例。8 例有体细胞成分，2 例有第 2 种生殖细胞成分。免疫组化染色显示，SALL4 表达最常见，其次为 glypcan-3、CDX2 和 AFP。

- 子宫卵黄囊瘤除生殖细胞来源外，也可由上皮性恶性肿瘤体细胞衍化而来。组织学上腺型最常见，并伴子宫内膜样癌、浆液性癌、透明细胞癌和癌肉瘤，这种卵黄囊瘤应称为体细胞源性卵黄囊瘤（somatically derived yolk sac tumor），以与真正生殖细胞来源的纯型卵黄囊瘤相区别（Euscher 等，2019）。

- 体细胞源性卵黄囊瘤的发生机制可能为上皮性肿瘤的特殊分化（异常分化 / 逆分化）。

（五）淋巴组织增生性疾病

1. 子宫平滑肌瘤伴惰性 B 淋巴母细胞增生

- 子宫平滑肌瘤伴惰性 B 淋巴母细胞增生（uterine leimyoma with indolent B lymphoblastic proliferation）仅见 1 例报道，患者 51 岁，体检发现"子宫肌瘤"，体积为 8.0 cm×6.8 cm×6.0 cm，术中见子宫增大如孕 3 个月以上大，右侧子宫体下段向子宫阔韧带突出，为一肌壁间肌瘤，体积

为 8.0 cm×6.0 cm×6.0 cm，质软。后行外周血常规、骨髓穿刺及涂片检查，未见异常。

• 镜检平滑肌瘤为经典型，大部分区域被增生的淋巴组织取代。淋巴细胞呈中等大小、弥漫分布，无淋巴小结形成（图 1-3-3-21~1-3-3-24）。免疫组化染色，部分小细胞呈 CD20、CD79a、PAX5、TDT 和 Ki-67 阳性，部分小淋巴细胞呈 CD2、CD3、CD5、CD7、CD8 和 CD4 阳性（图 1-3-3-25）。CD10、CD34、CD1a、CD99、CD23、Bcl-2、Bcl-6、MPO、cyclinD1、CD56 和 CK 呈阴性。基因重排检测显示 TCR-γ、TCR-β 和 IgH 均呈阴性。

• 患者手术切除子宫后没有进行化疗和放疗，随访 40 个月，健在，无复发、转移征象。

• 本病的特点是不成熟的淋巴细胞增生，但缺乏非典型性，免疫组化染色为多克隆淋巴细胞标志物阳性，呈 TdT 阳性。

• 鉴别诊断包括小 B 细胞性淋巴瘤、淋巴母细胞性淋巴瘤、子宫肌瘤伴淋巴样细胞浸润。子宫平滑肌瘤伴惰性 B 淋巴母细胞增生呈多克隆性，TdT 呈阳性是很重要的诊断指标。

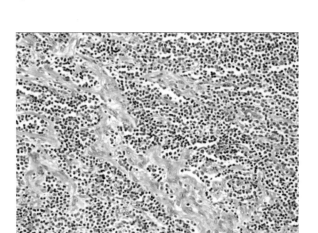

图 1-3-3-21 子宫平滑肌瘤伴惰性 B 淋巴母细胞增生。肌瘤内有弥漫性淋巴细胞浸润

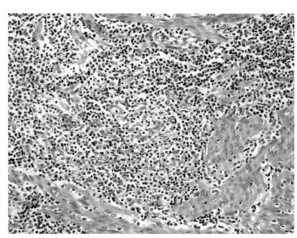

图 1-3-3-23 子宫平滑肌瘤伴惰性 B 淋巴母细胞增生。淋巴细胞呈中等大小，大片状分布

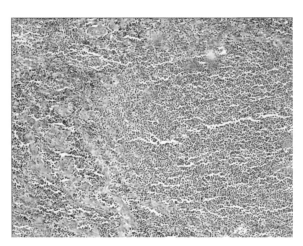

图 1-3-3-22 子宫平滑肌瘤伴惰性 B 淋巴母细胞增生。淋巴细胞呈中等大小，缺乏非典型性

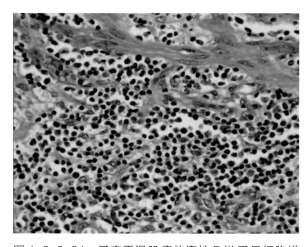

图 1-3-3-24 子宫平滑肌瘤伴惰性 B 淋巴母细胞增生。淋巴细胞呈中等大小，胞质稀少，核膜、核仁不清楚，无核分裂象

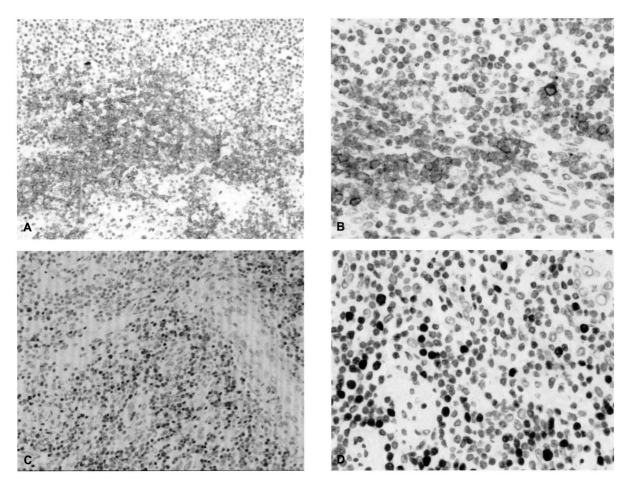

图 1-3-3-25　子宫平滑肌瘤伴惰性 B 淋巴母细胞增生。免疫组化染色，部分淋巴细胞呈 CD20 阳性（A），部分淋巴细胞呈 CD3 阳性（B），TDT 阳性（C），Ki-67 增殖指数为 20%~30%（D）（王照明主任医师惠赠）

2. 淋巴瘤

• 子宫体原发性淋巴瘤罕见，占结外淋巴瘤的 0.2%~1.1%，且子宫颈多于子宫体，在一组病例中，两者的比例竟达 10∶1（Vang 等，2000）。更为常见的是其他部位发生的淋巴瘤继发累及子宫体。淋巴瘤多见于成年女性，发病年龄范围广，为 1~94 岁，平均年龄 54 岁，最常见的临床表现为阴道异常出血，其次为性交障碍以及会阴、盆腔和腹部疼痛。病变可累及邻近器官和组织，甚至可达盆腔壁并压迫输尿管。Nasioudis（2017）回顾了 697 例女性生殖器官淋巴瘤，最常发生的部位是卵巢和子宫颈，发生于子宫者有 115 例（16.5%）。

• 子宫体淋巴瘤或呈息肉样，质较软，呈灰白、灰黄或奶油色。

【大体检查】

• 肉眼观，大多数原发性子宫淋巴瘤的体积较大，肿瘤呈息肉样突入子宫腔或弥漫性浸润肌层，而在肌层内者呈结节状，直径 1.0~10.0 cm，平均为 4.0 cm，切面质脆或韧，呈灰白色、鱼肉样，常边界不清。表面上皮完整，罕见溃疡和坏死。

【组织学检查】

• 子宫原发性淋巴瘤的最常见类型为弥漫大 B 细胞淋巴瘤（diffuse large B-cell lymphoma-

DLBCL）（图 1-3-3-26），少见类型包括滤泡性淋巴瘤、伯基特淋巴瘤（Burkitt lymphoma，BL）和黏膜相关淋巴组织结外边缘区淋巴瘤（MALT淋巴瘤）。罕见的类型有 B 淋巴母细胞淋巴瘤、T淋巴母细胞淋巴瘤、外周 T 细胞淋巴瘤（图 1-3-3-27）和子宫内膜原发性鼻型 NK/T 细胞淋巴瘤。Nasioudis 于 2017 年回顾了 697 例女性生殖器官原发性淋巴瘤，其中弥漫大 B 细胞淋巴瘤 417 例（59.8%）、滤泡性淋巴瘤 83 例（11.9%）、Burkitt淋巴瘤 39 例（5.6%）、黏膜相关淋巴组织淋巴瘤32 例（4.6%）、T 细胞淋巴瘤 17 例（2.4%）、非特殊性 B 细胞淋巴瘤 37 例（5.3%），其他非霍

奇金 B 细胞淋巴瘤 6 例（0.9%）、非特殊性淋巴瘤 28 例（4%）、慢性淋巴细胞性白血病（chronic lymphocytic leukemia，CLL）/ 小淋巴细胞白血病（small lymphocytic leukemia，SLL）9 例（1.3%）、霍奇金淋巴瘤 1 例（0.1%），非特殊型淋巴瘤 28例（4%）。这些肿瘤也可继发累及子宫体，但DLBCL 出现这种情况的风险并不高。DLBCL 的肿瘤细胞常分布于残存腺体之间，并在肌壁的肌束间穿插生长，也可呈弥漫破坏性生长。与子宫颈淋巴瘤相比，子宫体淋巴瘤的硬化不明显。

• NK/T 细胞淋巴瘤亦可累及子宫，为罕见淋巴瘤，巨检子宫弥漫性增大，肌壁不规则增厚，

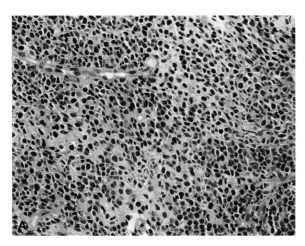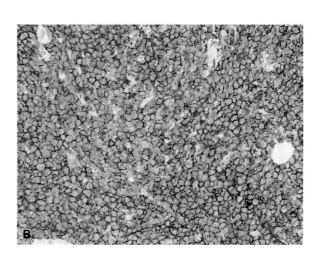

图 1-3-3-26 弥漫大 B 细胞淋巴瘤，经典型。主要为中心母细胞和免疫母细胞，细胞核仁明显（A），肿瘤细胞呈CD20 阳性（B）

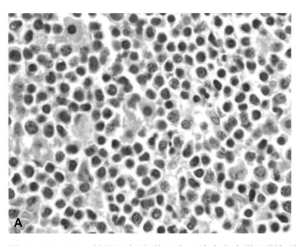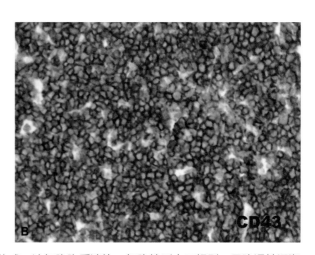

图 1-3-3-27 外周 T 细胞淋巴瘤。肿瘤由小淋巴样细胞构成，该细胞胞质淡染，细胞核形态不规则，呈弥漫性浸润（A）、CD43 弥漫阳性（B）

呈灰红色，质软（图1-3-3-28），镜检类似鼻型NK/T细胞淋巴瘤，肿瘤细胞以中等大小为主，胞质透明，核形扭曲、不规则，染色质呈颗粒状。肿瘤细胞弥漫性浸润子宫全层，呈血管中心性、破坏性生长（图1-3-3-29，1-3-3-30）。免疫组化染色，CD3（图1-3-3-31）、CD56呈阳性（图1-3-3-32），Ki-67增殖指数较高（图1-3-3-33），EBER呈阳性（图1-3-3-34）。

• 近年的文献中报道了近10例子宫血管内大B细胞淋巴瘤（intravascular large B-cell lymphoma，IVLBCL），这种罕见肿瘤是弥漫大B细胞淋巴瘤的变异型，巨检肿瘤弥漫性累及子宫全部，使子宫变形（图1-3-3-35）。

• 其镜检特征为淋巴瘤细胞在毛细血管以及中、小血管管腔内呈弥漫性、闭塞性增殖（图1-3-3-36~1-3-3-38），也可累及中枢神经系统以及皮肤、肺、肾、肝、脾等器官。免疫组化染色，CD20呈阳性（图1-3-3-39）、EBER呈阴性，Ki-67增殖指数较高（图1-3-3-40）；CD31染色，肿瘤细胞呈阴性，周边内皮细胞呈阳性（图1-3-3-41）。

• 滤泡性淋巴瘤为第2常见的淋巴瘤，Ⅰ级、Ⅱ级和Ⅲ级三个级别均可发生，滤泡常位于血管

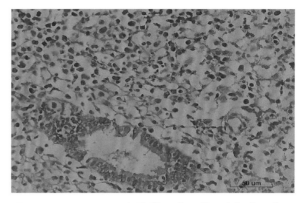

图1-3-3-29 NK/T细胞淋巴瘤。淋巴瘤细胞围绕子宫内膜腺体弥漫性浸润

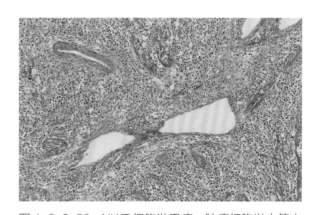

图1-3-3-30 NK/T细胞淋巴瘤。肿瘤细胞以中等大小为主，胞质透明，核形扭曲、不规则，染色质呈颗粒状。肿瘤细胞弥漫性浸润子宫全层，呈血管中心性、破坏性生长

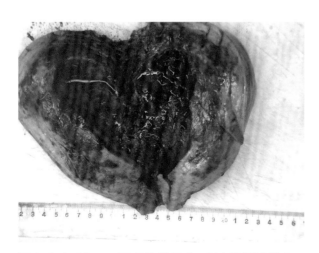

图1-3-3-28 NK/T细胞淋巴瘤，子宫弥漫性增大，肌壁不规则增厚，呈灰红色，质软

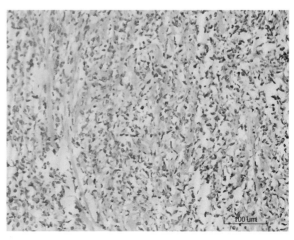

图1-3-3-31 NK/T细胞淋巴瘤。肿瘤细胞呈CD3阳性

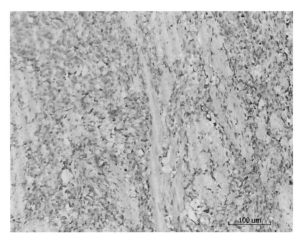

图 1-3-3-32 NK/T 细胞淋巴瘤。肿瘤细胞呈 CD56 阳性

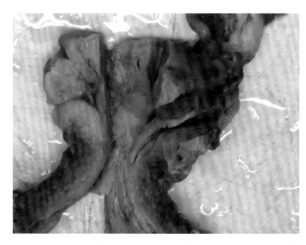

图 1-3-3-35 脉管内弥漫大 B 细胞淋巴瘤。肿瘤累及子宫全部，使子宫变形

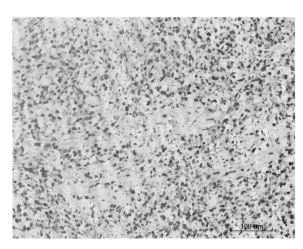

图 1-3-3-33 NK/T 细胞淋巴瘤。肿瘤细胞的 Ki-67 增殖指数在 70% 以上

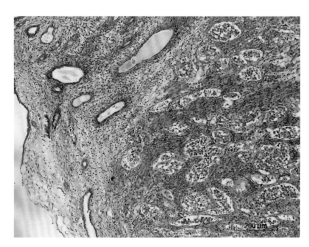

图 1-3-3-36 脉管内弥漫大 B 细胞淋巴瘤。累及肌层血管，子宫内膜未见累及

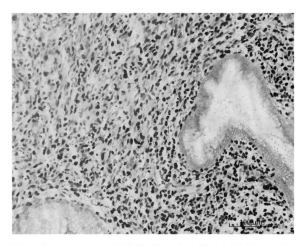

图 1-3-3-34 NK/T 细胞淋巴瘤。肿瘤细胞呈 EBER 弥漫阳性（王志敢医师惠赠）

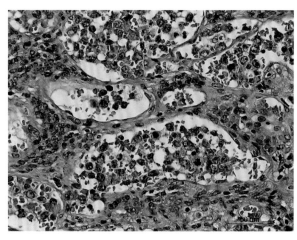

图 1-3-3-37 脉管内弥漫大 B 细胞淋巴瘤。肌层血管内充满肿瘤细胞

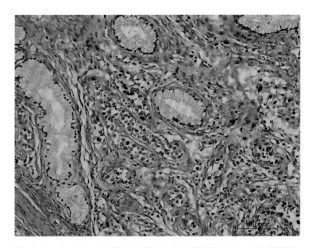

图 1-3-3-38 脉管内弥漫大 B 细胞淋巴瘤。肿瘤累及子宫颈管的血管

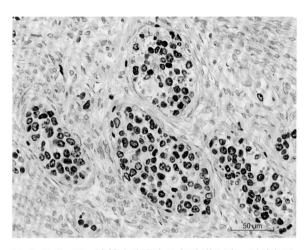

图 1-3-3-40 脉管内弥漫大 B 细胞淋巴瘤。肿瘤细胞 Ki-67 增殖指数在 80% 以上

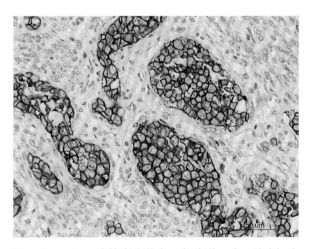

图 1-3-3-39 脉管内弥漫大 B 细胞淋巴瘤。肿瘤细胞呈 CD20 阳性

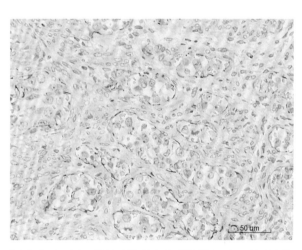

图 1-3-3-41 脉管内弥漫大 B 细胞淋巴瘤。CD31 染色，血管内皮细胞呈阳性，肿瘤细胞呈阴性（王志敢医师惠赠）

周围，也可见间质硬化。

• 有几例子宫内膜 MALT 淋巴瘤的报道，该疾病的特征为患者年龄大，多为 40~80 岁。病变常散在分布，多为偶然发现，几乎均局限于子宫。镜下为单一的核稍不规则和胞质少到中等量的小淋巴细胞群组成的散在结节，邻近或围绕腺体。典型特征为无淋巴上皮病变。MALT 淋巴瘤可局限于内膜或浸润肌层。

• 有几例 Burkitt 淋巴瘤、B 淋巴母细胞淋巴瘤和外周 T 细胞淋巴瘤的报道，均为罕见的淋巴瘤类型。子宫也可罕见地成为移植后 B 细胞

淋巴组织增生性病变的累及部位。

• 早期淋巴瘤预后较好，晚期预后较差。

• 淋巴瘤和淋巴细胞性白血病继发累及子宫的情况并不常见，与原发性淋巴瘤不同，累及子宫体的发生率至少与累及子宫颈的相同。累及子宫的淋巴瘤的类型比子宫原发性淋巴瘤多，包括弥漫大 B 细胞淋巴瘤、滤泡性淋巴瘤、B 淋巴母细胞白血病 / 淋巴瘤、T 淋巴母细胞白血病 / 淋巴瘤和结外 NK/T 细胞淋巴瘤等，但弥漫大 B 细胞淋巴瘤不像子宫原发性淋巴瘤那样常见。继发性淋巴瘤的预后比原发性淋巴瘤差。

【预后和预测因素】

• 病变局限的子宫原发性淋巴瘤预后较好。子宫内膜边缘区的淋巴瘤预后非常好，出现广泛转移或继发累及子宫者预后差。

（六）髓系病变

1. 子宫平滑肌瘤髓样化生

• 成人髓外化生主要见于骨髓纤维化患者的肝、脾、淋巴结等部位。发生于子宫平滑肌瘤者由 Schmid 于 1990 年报道了第 1 例。患者为女性，61 岁，临床及影像学诊断子宫平滑肌瘤，包块的体积为 15 cm×12 cm×10 cm，镜检平滑肌瘤细胞有退变，可见灶性髓样化生（mueloid metaplasia），由不同发育阶段的幼稚粒细胞、红细胞、血小板和巨细胞构成。患者的骨髓正常。

• 笔者遇见过 1 例，患者 47 岁，子宫平滑肌瘤的体积为 9 cm×6 cm×5 cm，镜检肿瘤细胞退变不明显，平滑肌瘤间可见多灶性髓外化生灶，大小差别很大，小者仅有几个细胞，大者呈实性片状，由不同发育阶段的幼稚造血细胞构成，呈 MPO 阳性（图 1-3-3-42~1-3-3-45）。患者的骨髓正常，无淋巴造血系统疾病。

2. 髓系肿瘤

• 包括髓系白血病和髓样肉瘤，后者是由原始髓系细胞构成的包块性病变。髓样肉瘤也称为绿色瘤、粒细胞肉瘤或髓外髓样肿瘤。

• 病因不明，继发于乳腺癌和卵巢癌放疗后，见个例报告。

• 任何年龄的女性均可发病。髓系白血病累及女性生殖道时，子宫体受累常见，可没有相应的临床症状。髓样肉瘤罕见累及子宫，可表现为阴道出血或疼痛。

• 髓样肉瘤有时作为髓系肿瘤的首发症状出现，其他症状则与骨髓的髓系白血病伴发。子宫

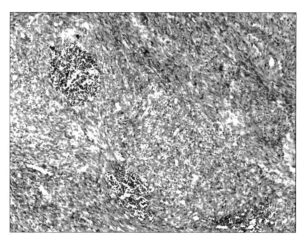

图 1-3-3-42 子宫平滑肌瘤髓样化生，平滑肌瘤内有多个造血灶

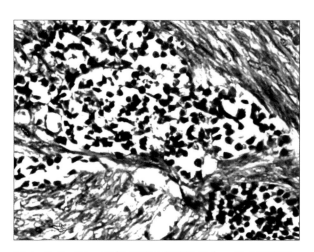

图 1-3-3-43 子宫平滑肌瘤髓样化生。单个造血灶，中倍镜下观

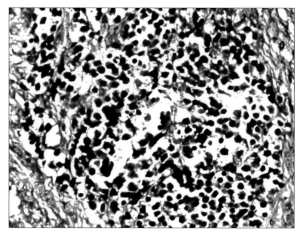

图 1-3-3-44 子宫平滑肌瘤髓样化生。单个造血灶，高倍镜下观，显示幼稚造血细胞

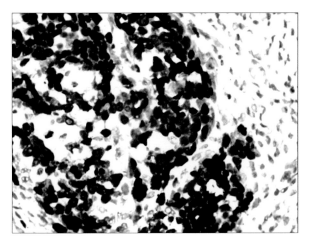

图 1-3-3-45　子宫平滑肌瘤髓样化生。胞质呈 MPO 阳性

可弥漫性增大或有结节。

· 镜检肿瘤由原始髓样细胞弥漫性增生构成，肿瘤细胞的核呈卵圆形、不规则形或有皱褶，染色质精细，核仁清楚至显著，胞质少至中等量，呈 MPO 阳性（图 1-3-3-46）。有时可见具有可识别髓样分化特征的成熟细胞。

· 有个别病例报道局限于子宫的髓样肉瘤有 t（11;19）（q23;p13.3）突变，累及 *MLL* 和 *ELL* 基因。

· 已报道的 1 例与治疗相关的罕见病例，患者有乳腺癌化疗史。

· 病变局限者预后较好。 患者预后取决于病变的范围、患者的总体情况和肿瘤遗传学异常的类型。

二、子宫转移性肿瘤

【概述】

· 子宫转移性肿瘤是指原发于子宫外器官的恶性肿瘤累及子宫体，可单独累及子宫内膜或子宫肌层，也可弥漫性累及整个子宫。子宫转移性肿瘤可通过直接蔓延、淋巴转移和血行转移 3 种方式累及子宫。

· 子宫转移性肿瘤可分为生殖系统肿瘤和生殖

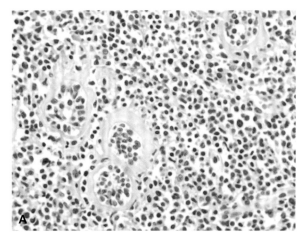

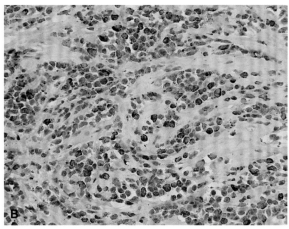

图 1-3-3-46　髓系白血病累及子宫。子宫组织中有以幼稚髓细胞为主的不成熟髓细胞浸润（A），肿瘤细胞呈 MPO 阳性

系统外器官肿瘤 2 种类型。前者（如输卵管癌、宫颈癌和卵巢癌）可扩散或播散到子宫体。

· 邻近器官（如子宫颈、输卵管、膀胱和直肠）的肿瘤可直接浸润，也可通过淋巴管或血管转移至子宫体，但多数为直接浸润。

· 子宫外非生殖器官的恶性肿瘤通过血行转移或淋巴转移至子宫的情况较为罕见。已有报道的原发性肿瘤包括乳腺癌（47%，小叶癌多于导管癌）、胃癌（29%）、恶性黑色素瘤（5%）、肺癌（4%）、结肠癌（3%）、胰腺癌（3%）、肾癌（3%）（Kurman Hart，1982），以及胆管胆囊癌、膀胱癌、甲状腺癌等。

· 乳腺小叶癌、胃印戒细胞癌和结肠癌是最常见的子宫外原发性肿瘤，其他均较少见或罕见。

- 如遇到肾透明细胞癌转移至子宫内膜，应注意与子宫内膜原发性透明细胞癌相鉴别。

【临床表现】

- 平均年龄为60岁，临床表现可为异常子宫出血。

【病理改变】

巨检

- 肿瘤单发或多发，大小差别很大，可为镜下偶然发现，亦可形成巨大包块。大多数病例有已知的原发性肿瘤。罕见情况下，刮宫或子宫切除术所诊断的肿瘤是子宫外原发性肿瘤的首发症状。
- 子宫转移性肿瘤中60%位于子宫颈，21%位于子宫体，19%二者皆有（Takeda等，1982），肿瘤一般局限于肌层，仅个别病例例外（Kurman等，1978）。转移性肿瘤罕见累及子宫平滑肌瘤和子宫内膜息肉，例如，使用他莫昔芬的患者的乳腺小叶癌转移至子宫内膜息肉。

镜检

- 当出现以下1个或多个特征时，应考虑为子宫体转移癌：①有不常见于原发性子宫内膜癌的组织学表现和肉眼外观；②穿透性生长，子宫内膜间质被广泛取代，并可见残存或卷入的原有腺体；③子宫内膜腺体无癌前病变和原位癌；④浆膜层和肌层不成比例地受累，特别是外层肌壁或子宫颈间质；⑤子宫壁有广泛的淋巴管和血管瘤栓；⑦多个散在的肿瘤灶。诊断时查询病史很重要，常需要进行免疫组化染色来辅助诊断。
- 一些较特殊的组织学模式往往提示子宫转移性肿瘤：突出的印戒细胞（乳腺小叶癌和胃癌）（图1-3-3-47~1-3-3-51），细的肿瘤细胞条索（乳腺癌）（图1-3-3-52~1-3-3-54）；细胞核呈神经内分泌肿瘤结构（乳腺神经内分泌肿瘤，G2）（图1-3-3-55，1-3-3-56）；神经内分泌标志物呈弥漫阳性（图1-3-3-57），而Ki-67增

殖指数较低（图1-3-3-58）；具有高级别大细胞型神经内分泌癌的组织学特征（图1-3-3-59，1-3-3-60）；细胞胞质内或间质中可见到黑色素（恶性黑色素瘤）（图1-3-3-61，1-3-3-62）；腺腔内有坏死的碎屑（结肠癌）（图1-3-3-63，1-3-3-64）；正常表面上皮被分化好的黏液上皮取代（阑尾癌）（图1-3-3-65，1-3-3-66）等。

- 尽管转移性肿瘤有上述特点，但也可有例外，特别是在子宫颈，有的转移性肿瘤可累及黏膜，类似原发的原位肿瘤和（或）浸润性腺癌。例如，卵巢和腹膜的浆液性腺癌可通过输卵管播散到子宫和子宫颈内膜（McCluggage等，2010）。
- 免疫组化检测对诊断子宫转移性肿瘤很有帮助，但存在着一些陷阱，例如，子宫内膜和子宫颈腺癌有时可呈TTF-1阳性或mammoglobin阳性，阳性表达较弱且为局灶性，勿误认为转移性肺腺癌或转移性乳腺癌。

【预后】

- 肿瘤广泛转移，患者预后差。

附：卵巢癌同步子宫内膜癌

- 肿瘤同时累及子宫内膜和卵巢的情况，包括以下3种：①子宫内膜癌转移到卵巢；②卵巢癌转移到子宫内膜；③二者皆为独立的原发性肿瘤。对这3种情况加以区分是重要的，因为这3种情况的治疗和预后存在差异。
- 如子宫内膜癌体积小且仅轻微浸润，子宫内膜和卵巢两处肿瘤均应考虑为独立的原发性肿瘤。
- 有研究发现，如果两处肿瘤均为子宫内膜样癌则预后较好，可能二者均为独立的原发性肿瘤（Eifel等，1982）。如果为浆液性癌或透明细胞癌则预后差。
- 卵巢癌和子宫内膜癌二者中仅有一个为原发性肿瘤时，原发性肿瘤的体积较大且临床分

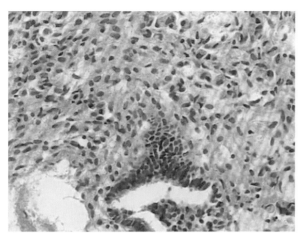

图 1-3-3-47 胃癌转移至子宫内膜和肌层。邻近基底层内膜的平滑肌内可见具有非典型性的腺体

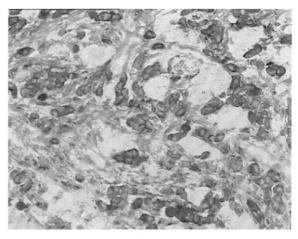

图 1-3-3-50 胃癌转移至子宫内膜和肌层。癌细胞呈 villin 阳性

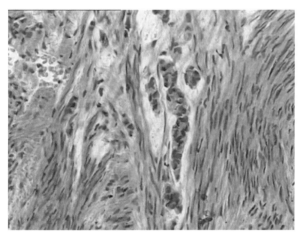

图 1-3-3-48 胃癌转移至子宫内膜和肌层。腺癌累及平滑肌

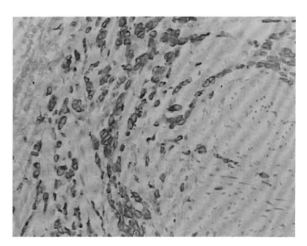

图 1-3-3-51 胃癌转移至子宫内膜和肌层。癌细胞呈 CK 阳性

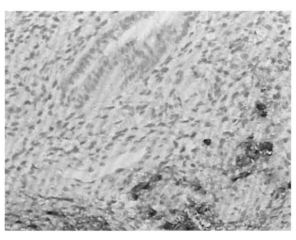

图 1-3-3-49 胃癌转移至子宫内膜和肌层。癌细胞呈 CEA 阳性

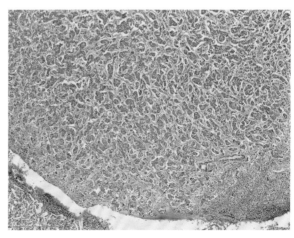

图 1-3-3-52 乳腺癌转移至子宫内膜。低分化腺癌累及子宫内膜

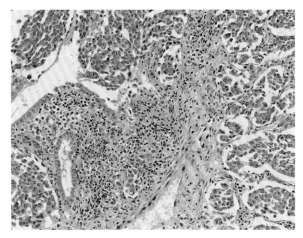

图 1-3-3-53   乳腺癌转移至子宫内膜。癌组织间可见内膜腺体

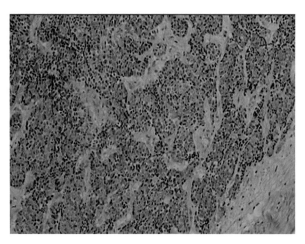

图 1-3-3-56   乳腺神经内分泌肿瘤，G2，转移至子宫内膜

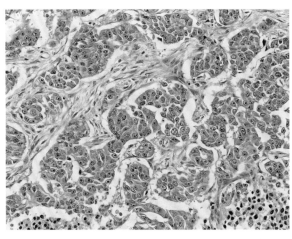

图 1-3-3-54   乳腺癌转移至子宫内膜。癌组织类似乳腺浸润性癌

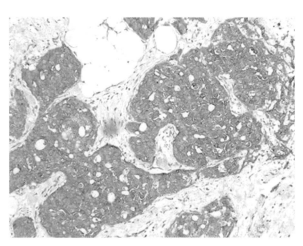

图 1-3-3-57   乳腺神经内分泌肿瘤，G2，转移至子宫。肿瘤细胞呈 Syn 弥漫阳性

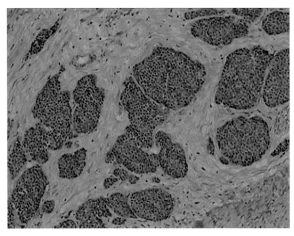

图 1-3-3-55   乳腺神经内分泌肿瘤，G2，转移至子宫内膜。肿瘤细胞体积较小，呈巢团状分布

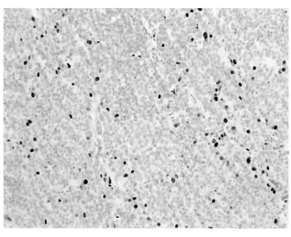

图 1-3-3-58   乳腺神经内分泌肿瘤，G2，转移至子宫内膜。Ki-67 增殖指数为 3%~5%

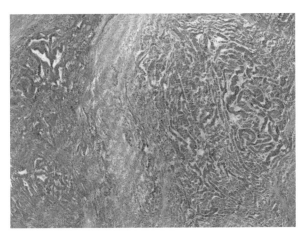

图 1-3-3-59 大细胞型肺神经内分泌癌转移至子宫内膜。子宫内膜呈复杂性增生，右侧为癌组织

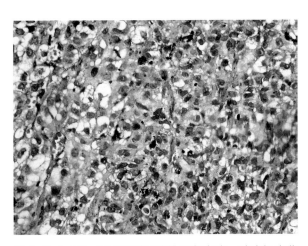

图 1-3-3-62 子宫内膜转移性黑色素瘤。肿瘤细胞非典型性明显，胞质稍透亮，细胞黏附性较差

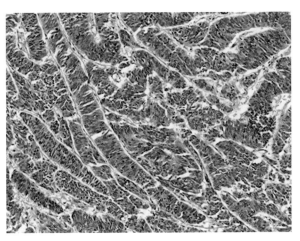

图 1-3-3-60 大细胞型肺神经内分泌癌转移至子宫内膜。癌组织有条索状结构，癌细胞深染，核膜、核仁不清

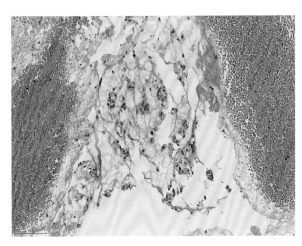

图 1-3-3-63 子宫内膜转移性黏液腺癌。血块中可见黏液，内有呈非典型性的细胞

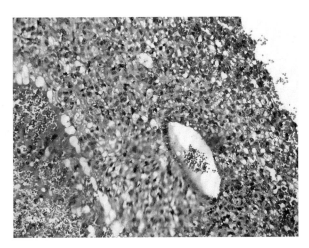

图 1-3-3-61 子宫内膜转移性黑色素瘤。肿瘤组织累及子宫内膜

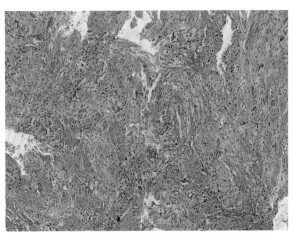

图 1-3-3-64 子宫内膜转移性黏液腺癌。低分化癌细胞累及肌层

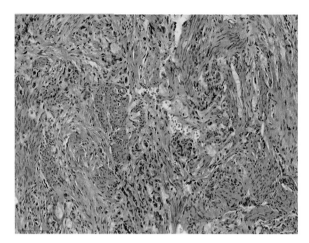

图 1-3-3-65 子宫内膜转移性黏液腺癌。低分化癌细胞累及肌层

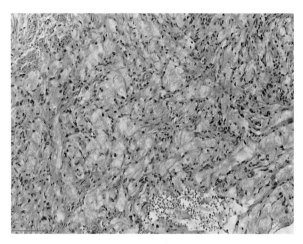

图 1-3-3-66 子宫内膜转移性黏液腺癌。低分化癌细胞累及肌层，部分区域可见黏液和印戒细胞

期高。

• 在卵巢和子宫内膜均有肿瘤的病例中，约 1/3 为相互独立的肿瘤，近年的研究表明，二者间有克隆关系。

• 近年使用靶向测序分析发现子宫内膜癌和卵巢癌的特异基因常见改变，多数低级别和低分期的两处同步子宫内膜样癌显示克隆性证据，这支持病变性质为转移性，但不能说明二者间的转移方向。由于患者预后较好，因此考虑肿瘤细胞的播散能力有限，扩散到女性生殖系统外的能力有限（Anglesio 等，2016）。

• 两处独立肿瘤多显示分化好的子宫内膜样癌或非子宫内膜样癌，而Ⅲ级子宫内膜样癌和癌肉瘤则多一处为原发性肿瘤，另一处为转移性肿瘤。

• Ulbaright 和 Roth 于 1985 年发表的研究提出，如果卵巢为多结节病变，或至少满足下列 5 条标准中的 2 条，则为子宫内膜癌转移到卵巢：①卵巢小（直径在 5 cm 以下）；②双侧卵巢累及；③子宫深肌层浸润；④血管浸润；⑤输卵管累及。

精粹与陷阱

• 如果在子宫内膜中见到神经胶质，首先要考虑胎儿神经胶质残留的可能性。

• 子宫内膜腺癌伴卵黄囊瘤为体细胞衍化性肿瘤，且常以腺样结构为主，需行免疫组化染色以确定诊断。

• 子宫肌层有较广泛的多灶性恶性肿瘤（非内膜间质性）而内膜未累及时，应考虑转移性肿瘤。

• 子宫原发性淋巴瘤罕见，一定要排除系统淋巴瘤累及后才能诊断。

• 罕见性肿瘤，如淋巴上皮样癌、印戒细胞癌等，应首先考虑转移性肿瘤，注意询问病史。

• 子宫平滑肌瘤伴惰性 B 淋巴母细胞增生的形态学与惰性淋巴瘤相似，注意鉴别。

第二篇

子宫间叶性肿瘤

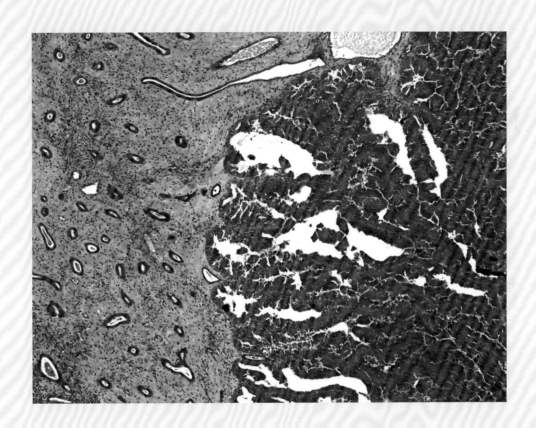

第一章

子宫体平滑肌肿瘤

赵 明 曹登峰 张建民

第一节 子宫平滑肌瘤

一、子宫平滑肌肿瘤概论

• 子宫平滑肌肿瘤是子宫体最常见的间叶性肿瘤，根据生物学行为的不同，子宫平滑肌肿瘤被进一步分为子宫平滑肌瘤、恶性潜能未定的子宫平滑瘤（uterine smooth muscle tumor of uncertain malignant potential, SMTUP）及子宫平滑肌肉瘤（表2-1-1-1）。

• 上述类型的子宫平滑肌肿瘤根据组织学特征及生长方式又可再细分为多种亚型。准确地认识和诊断子宫平滑肌肿瘤亚型对于精准处理和治疗具有重要的临床意义。

• 诊断子宫平滑肌肿瘤应注意观察以下几方面：细胞类型、坏死模式、细胞非典型性、有丝分裂指数、生长模式，以及病变组织与周围正常结构的关系和解剖学分布。

• 对于特殊形态的平滑肌肿瘤，冰冻切片对诊断很有帮助，但应注意其在诊断软肉样且坏死的肿瘤时存在如下局限性。

（1）准确诊断有问题的平滑肌肿瘤需广泛取材（每厘米直径取一组织块），而冰冻切片不能广泛取材。

（2）在冰冻切片中，肿瘤细胞坏死可能不容易与梗死性坏死相区别。

（3）在冰冻切片中常不能很好地识别核分裂象。

（4）有弥漫细胞非典型性的非典型平滑肌瘤（有奇异核的平滑肌瘤）在冰冻切片中类似恶性肿瘤。

（5）在冰冻切片中不能很好地区分有奇异核的平滑肌瘤的核碎片与非典型核分裂象。

表 2-1-1-1 子宫平滑肌肿瘤的类型

子宫平滑肌瘤
核分裂活跃的平滑肌瘤
普通型（梭形细胞型）平滑肌瘤
富于细胞性平滑肌瘤
卒中性平滑肌瘤
有奇异核的平滑肌瘤
水肿性平滑肌瘤
黏液样平滑肌瘤
血管平滑肌瘤
分隔性平滑肌瘤和绒毛叶状分隔性平滑肌瘤
延胡索酸水化酶缺陷型平滑肌瘤
上皮样平滑肌瘤
静脉内平滑肌瘤病
有其他少见成分的平滑肌瘤
有造血细胞的平滑肌瘤
脂肪平滑肌瘤
弥漫性平滑肌瘤病
腹膜播散性平滑肌瘤病
良性转移性平滑肌瘤
恶性潜能未定的子宫平滑肌瘤
子宫平滑肌肉瘤
普通型（梭形细胞型）平滑肌肉瘤
上皮样平滑肌肉瘤
黏液样平滑肌肉瘤
脂肪平滑肌肉瘤

【子宫平滑肌瘤概述】

• 这是子宫最常见的肿瘤，存在于 20%~30% 的 30 岁以上的女性，如系统研究则发病率更高。

• 2020 年的 WHO 定义：子宫肌瘤是平滑肌起源的良性间叶性肿瘤，形态学模式范围广。

• 子宫平滑肌瘤的形态和生长模式表现出多样化，虽多数子宫平滑肌瘤为普通型（梭形细胞型），但存在多种变异型。

形态变异型：核分裂活跃的平滑肌瘤、富于细胞性平滑肌瘤、卒中性平滑肌瘤、有奇异核的平滑肌瘤、水肿性平滑肌瘤、黏液样平滑肌瘤、血管平滑肌瘤、上皮样平滑肌瘤、脂肪平滑肌瘤和有其他少见成分的平滑肌瘤等。

生长模式变异型：静脉内平滑肌瘤病、弥漫性平滑肌瘤病、腹膜播散性平滑肌瘤病、绒毛叶状分隔性平滑肌瘤、腹膜平滑肌瘤（寄生性平滑肌瘤）、良性转移性平滑肌瘤等。

二、普通型（梭形细胞型）平滑肌瘤

【临床表现】

• 普通型（梭形细胞型）平滑肌瘤［conventional (spindled) leiomyoma］多见于围绝经期女性，发病高峰年龄为 40~50 岁。

• 多数患者无症状，20%~50% 可表现出临床症状，这取决于肿瘤的大小、质地、数量和分布。

• 常见的临床症状包括异常子宫出血、盆腔压痛、子宫增大及不孕等，少数患者症状可于妊娠和分娩时出现。

• 子宫平滑肌瘤的生长受到体内激素环境的影响，使用雌激素治疗可使瘤体变大，而使用 GnRH 增效剂治疗可使其变小，而孕激素、激素替代治疗、枸橼酸氯米芬和妊娠可使子宫平滑肌瘤迅速生长，且有进一步发展为出血性退变的可能性。

【病理改变】

巨检

• 可位于子宫壁内、黏膜下或浆膜下，通常为圆形、边界清楚的单发性或多发性结节。直径从小于 1 cm 到大于 20 cm 不等。

• 切面呈灰白色、实性、旋涡状，常膨出于切面。部分可见水肿、出血、囊性变性和钙化（图 2-1-1-1，2-1-1-2）。

镜检

• 肿瘤通常边界清楚，无包膜，周围以推挤状生长为主，偶见与正常平滑肌之间的界面呈不规则锯齿状或交错状。

• 梭形肿瘤细胞具有呈强嗜酸性的原纤维状胞质以及两端钝圆而伸展的核，细胞纵横交错和呈车辐状束状排列。肿瘤细胞的非典型性通常轻微，核染色质细且分布均匀，有微小核仁，偶见核分裂象（通常小于 3 个 /10 HPF）（图 2-1-1-3~2-1-1-5）。

• 有些肿瘤中细胞核可呈栅栏状排列，类似神经鞘瘤中的细胞排列方式，多为局灶或散在分布。然而，偶有肿瘤栅栏状排列细胞多且较弥漫，可与神经鞘瘤相似，但肿瘤细胞呈平滑肌标志物阳性和 S-100 蛋白阴性，称为神经鞘瘤样平滑肌瘤［neurilemoma-like leiomyoma］。

• 间质常见散在分布的厚壁血管，常见区域性水肿、玻璃样变性以及微囊或巨大囊性变性（图 2-1-1-6~2-1-1-9）。

• 肿瘤组织常见玻璃样（透明性）或梗死性坏死，镜下表现为独特的区带性或过渡性分布，在无细胞的坏死区与存活的肿瘤细胞之间可见明显程度不等的带状肉芽组织或玻璃样纤维化间质分隔，以上特点有助于与平滑肌肉瘤常见的肿瘤性坏死相鉴别。

• 肿瘤性坏死灶与存活的肿瘤细胞之间通常突然过渡，无纤维带或肉芽组织分隔，局部可见存

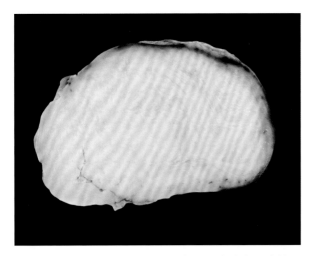

图 2-1-1-1 大体上边界清楚，切面呈灰白色、实性，可见旋涡状纹理

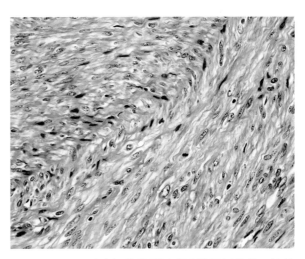

图 2-1-1-4 肿瘤细胞胞质呈嗜酸性原纤维状，核钝圆，偶见核分裂象。HE 染色，中倍镜下观

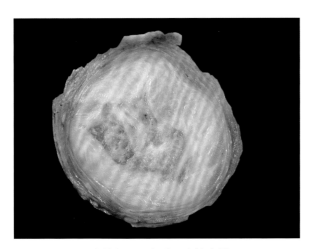

图 2-1-1-2 大体上可见水肿、囊性变性

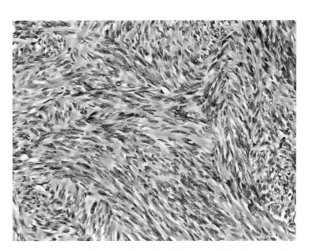

图 2-1-1-5 肿瘤细胞核两端钝圆，呈雪茄样。HE 染色，中倍镜下观

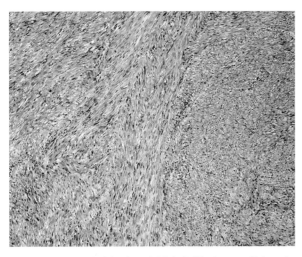

图 2-1-1-3 肿瘤细胞呈交错束状排列。HE 染色，低倍镜下观

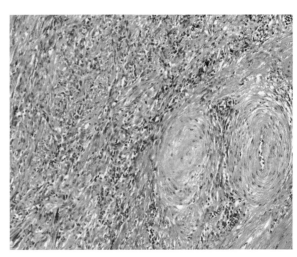

图 2-1-1-6 间质常见厚壁血管聚集。HE 染色，中倍镜下观

活的肿瘤细胞岛聚集在血管周围。在早期的坏死灶中，无细胞的坏死区与存活的肿瘤细胞之间也可突然过渡，且无带状的肉芽组织或纤维化间质分隔。

• 肿瘤性坏死灶内常见坏死细胞碎屑和凋亡小体，而梗死性坏死则缺如（图 2-1-1-10~2-1-1-13）。

免疫组化和特殊染色

• 肿瘤细胞免疫组化染色表达 SMA、desmin、H-caldesmon、vimentin、ER、PR、WT-1 和 oxytocin 受体，斑驳状表达 p16，野生型表达 p53 蛋白，在部分病例中肿瘤细胞可散在表达角蛋白 AE1/3，不表达 EMA（图 2-1-1-14~2-1-1-18）。

• Masson 三色染色显示无细胞的坏死区有致密的胶原纤维沉积，少数病例显示网状纤维染色，无细胞的坏死区显示单个细胞被蜂窝状纤维围绕。

分子病理学

• 平滑肌瘤为单克隆性平滑肌生长，这一观点不仅可由 X 染色体失活佐证，深入的细胞遗传学研究也可提供更多证据。

• 约 40% 的 平 滑 肌 瘤 有 t（12;14）（q15;q23-24）、染色体 6 短臂重排、染色体 7 长臂中

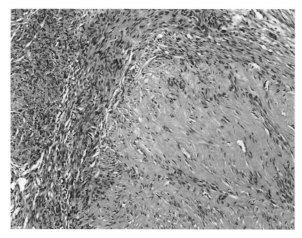

图 2-1-1-7　间质玻璃样变性。HE 染色，中倍镜下观

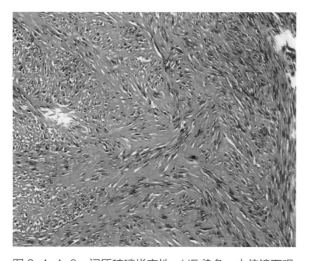

图 2-1-1-8　间质玻璃样变性。HE 染色，中倍镜下观

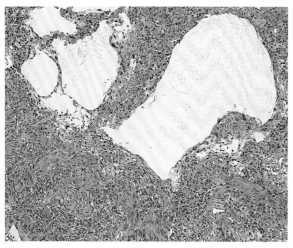

图 2-1-1-9　微囊性变。HE 染色，低倍镜下观

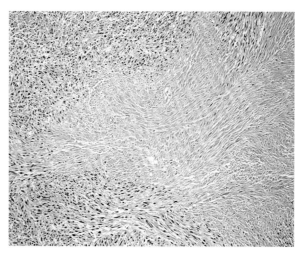

图 2-1-1-10　平滑肌肉瘤的肿瘤性坏死，坏死区与存活的肿瘤细胞之间突然过渡。HE 染色，低倍镜下观

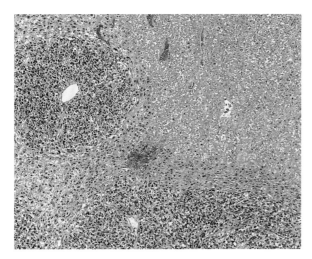

图 2-1-1-11 平滑肌肉瘤的肿瘤性坏死，坏死灶周围可见围绕血管存活的肿瘤细胞岛。HE 染色，低倍镜下观

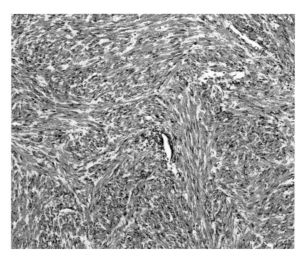

图 2-1-1-14 肿瘤细胞表达 SMA。IHC 染色，中倍镜下观

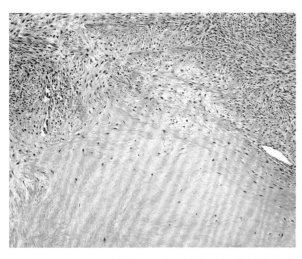

图 2-1-1-12 梗死性坏死，梗死灶与存活的肿瘤细胞之间可见带状肉芽组织分隔。HE 染色，低倍镜下观

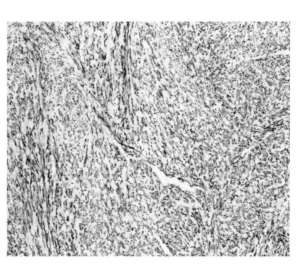

图 2-1-1-15 肿瘤细胞表达 desmin。IHC 染色，中倍镜下观

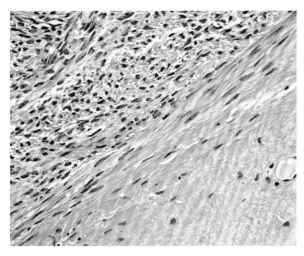

图 2-1-1-13 梗死性坏死，梗死灶周围可见少细胞的纤维带。HE 染色，中倍镜下观

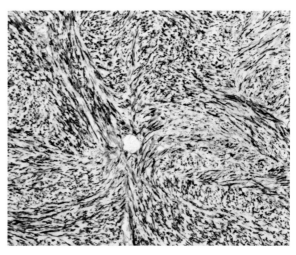

图 2-1-1-16 肿瘤细胞表达 H-caldesmon。IHC 染色，中倍镜下观

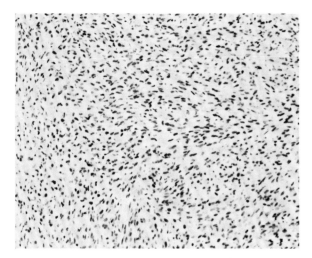

图 2-1-1-17　肿瘤细胞表达 ER。IHC 染色，中倍镜下观

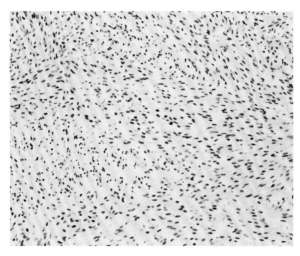

图 2-1-1-18　肿瘤细胞表达 PR。IHC 染色，中倍镜下观

间性缺失。近年有研究者发现 *MED12* 点突变和缺失伴 *RAD51B* 表达上调（60%~70% 的病例）。

• 无 *MED12* 缺失的病例倾向发生 *HMGA2* 过表达伴 *RAD51B*（10%~20% 的病例），FH 失活、*COL4A6-COL4A5* 缺失等。*MED12* 和 *HMGA2* 均异常的病例也存在。

• *HMGA2* 重排者通常为单结节肿瘤，而 *MED12* 异常者多为多结节肿瘤。

【预后和治疗】

• 子宫平滑肌瘤的生物学行为表现为良性肿瘤。

• 治疗方式包括手术切除（常规手术和腔镜手术）、内分泌治疗［促性腺激素释放激素类似物（GnRHa）等］，以及介入（栓塞）治疗等。

三、核分裂活跃的平滑肌瘤

• 核分裂活跃的平滑肌瘤（mitotically active leiomyoma）为普通型平滑肌瘤伴核分裂象 ≥ 5 个 /10 HPF。

• 与妊娠、外源性孕激素使用以及分泌性子宫内膜等相关，推测可能是孕激素引起的核分裂活跃效应。

• 常见于浆膜下，直径 0.3~10.0 cm（平均 5.0 cm）。

• 肿瘤细胞的密度中度增高，细胞无或仅有轻度多形性；核分裂象一般为（5~9）个 /10HPF ［（6~14）个 /10HPF（WHO，2020）］，但可更高些，可呈弥漫性、区域性或局灶性分布，无非典型核分裂象，偶见梗死性坏死、无肿瘤性坏死（图 2-1-1-19）。

• 其他方面类似普通型平滑肌瘤，但核分裂象大于 20 个 /10 HPF，因缺乏预后资料，诊断时应注明"经验有限"。

• 核分裂活跃的平滑肌瘤主要需要与 SMTUP 和普通型平滑肌肉瘤相鉴别。

• 与 SMTUP 的区别主要在于核分裂活跃的平滑肌瘤缺乏可观察到的轻、中度的细胞非典型性。

• 对于单纯的核分裂象大于 15 个 /10 HPF 的普通型平滑肌瘤，2014 年 WHO 分类推荐将其归入 SMTUP 的范畴，但事实上对此类平滑肌肿瘤的了解还相当有限，推荐进行随访。

• 与普通型平滑肌肉瘤的鉴别点是本病变无显著的核非典型性，无肿瘤性坏死。

• 生物学行为表现为良性。

四、有奇异核的平滑肌瘤

• 有奇异核的平滑肌瘤（leiomyoma with bizarre

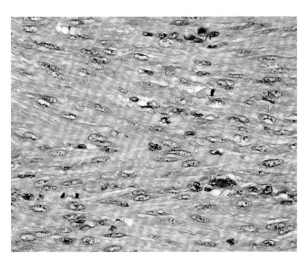

图 2-1-1-19　肿瘤细胞密度轻、中度增高，无或仅有轻度多形性，核分裂象大于 10 个 /10 HPF，无非典型核分裂象，无肿瘤性坏死。HE 染色，中倍镜下观

nuclei）又称共质体（合胞体）性平滑肌瘤、奇异性平滑肌瘤及多形性平滑肌瘤，曾称非典型平滑肌瘤，但现在不推荐使用这个名称。

• 镜下肿瘤细胞显示中、重度的非典型性，表现为细胞明显增大而不规则，核浓染且常见分叶核和多叶核及核内包涵体形成，染色质粗糙、污秽，核仁显著，有时可有嗜酸性的突出核仁；常有结构模糊的"污迹样"核，其胞质内可有胞质假包涵体。非典型核可呈局灶、多灶和弥漫分布。常见核固缩和凋亡碎片，核碎裂的肿瘤细胞具有呈强嗜酸性的胞质，胞质周围可见收缩间隙，不同于非典型核分裂象所见。核分裂象通常<5 个 /10 HPF（WHO，2020），无肿瘤性坏死（图 2-1-1-20~2-1-1-22）。

• 奇异核的密度在 10% 以下为低密度、在 10%~50% 为中密度、在 50% 以上高密度。有高密度奇异核的肿瘤多复发，需仔细观察，在年轻患者中常重分类为恶性潜能不定的平滑肌肿瘤。

• 计数有奇异核的平滑肌瘤的核分裂象时应注意与奇异核碎裂和核固缩相区别，后者可类似核分裂象，特别是异常核分裂象（假非典型核分裂象）。

• 免疫组化染色，肿瘤细胞可弥漫表达 p16，奇

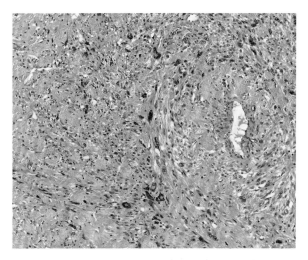

图 2-1-1-20　普通型平滑肌瘤背景中局灶分布的奇异核。HE 染色，低倍镜下观

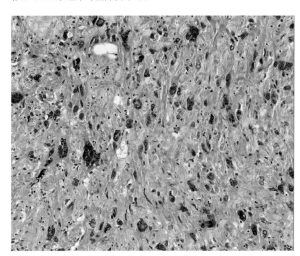

图 2-1-1-21　奇异核呈弥漫分布。HE 染色，中倍镜下观

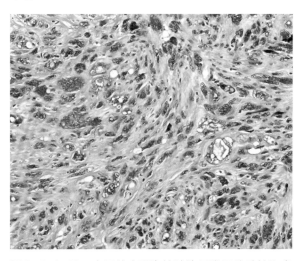

图 2-1-1-22　奇异核表现为核浓染且常见分叶核和多叶核以及核内包涵体形成，染色质粗糙、污秽。HE 染色，中倍镜下观

异核可表达 p53（图 2-1-1-23），一般 Ki-67 增殖指数小于 10%。

• 10%~15% 的肿瘤有 *MED12* 突变或 *HMGA2* 过表达（Makinen 等，2017）。有奇异核的平滑肌瘤有特征性的基因组不稳定性。

• 有奇异核的平滑肌瘤主要需要与延胡索酸水合酶缺陷型平滑肌瘤（fumarate hydratase-deficient leiomyoma，FH 缺陷型平滑肌瘤）相鉴别，特别是在有嗜酸性核仁时。Rabban 等（2019）的研究中显示大多数有奇异核的平滑肌瘤有 FH 缺失形态学（77%）。FH 缺陷型平滑肌瘤常见大的嗜酸性核仁伴明显的核仁周围空晕，有神经鞘瘤（neurilemoma）样生长模式，间质常见鹿角状薄壁血管及局灶的肺泡样水肿区，免疫组化染色显示 FH 蛋白表达缺失。

• 静脉内平滑肌瘤病可有大而不规则的深染核，但其特定的生长模式，常有 *HMGA2* 过表达，分子改变不同于有奇异核的平滑肌瘤。

• SMTUP 伴有奇异核者可类似有奇异核的平滑肌瘤，但其通常核分裂象大于 5 个 /10 HPF。

• 平滑肌肉瘤伴有奇异核者与有奇异核的平滑肌瘤的区别为前者常见明显增高的核分裂象（>10 个 /10HPF）伴（或不伴）肿瘤性坏死。

• 需要注意的是，有奇异核的平滑肌瘤可弥漫

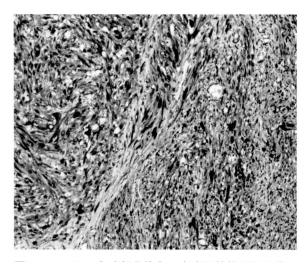

图 2-1-1-23 免疫组化染色，有奇异核的平滑肌瘤可弥漫表达 p16。中倍镜下观

表达 p16，奇异核可表达 p53，因此这两种标志物不能用于与平滑肌肉瘤的区分（图 2-1-1-23）。

• 生物学行为表现为良性，病变切除不彻底偶尔可复发，有非典型核分裂象和 Ki-67 增殖指数大于 30% 为令人担忧的特点，8% 的肿瘤有浸润性边界，其临床意义未定。

• 近年来，有研究确定有奇异核的平滑肌瘤可分为两种基因组亚型，这两种亚型各有独特的遗传免疫组化和形态学特点。其中一种亚型为 FH 异常，另一种亚型为 TP53 和（或）RB 异常。FH 异常的肿瘤有 FH 缺陷型平滑肌瘤的形态学特点（详见本节"延胡索酸水合酶缺陷型平滑肌瘤"部分）；而 FH 和 2SC 染色正常者较常有 TP53 和 RB 改变。

五、富于细胞性平滑肌瘤

• 细胞密度较高的平滑肌瘤称为富于细胞性平滑肌瘤（cellular leiomyoma），其中细胞密度非常高者称高度富于细胞性平滑肌瘤（highly cellular leiomyoma）。

• 肉眼外观同普通型平滑肌瘤，但边界可不甚规整，特别是高度富于性平滑肌瘤。切面呈灰黄、灰红色，质地较软，直径 0.5~15.0 cm（平均 4.6 cm）。

• 镜下，与普通型平滑肌瘤相比，富于细胞性平滑肌瘤的边界通常不甚规整，特别是高度富于细胞性平滑肌瘤常见局灶的与周围的正常平滑肌交错状生长，易与低级别子宫内膜间质肉瘤相混淆。

• 肿瘤细胞密度明显增高，但核无非典型性，核分裂象 ≤ 4 个 /10 HPF，肿瘤细胞核互相接触，胞质相对稀少，特别是高度富于细胞性平滑肌瘤，其在低倍镜下呈蓝染。肿瘤间质较少，但常见明显的厚壁血管伴（或不伴）管壁的玻璃样变性。肿瘤内常见收缩间隙（图 2-1-1-24~2-1-1-26）。

• 高度富于细胞性平滑肌瘤会被误认为低级别子宫内膜间质肉瘤，因此主要需要与低级别子宫

内膜间质肉瘤相区别。两者均可有交错状生长的边界，免疫组化染色均可表达 CD10、SMA 和 H-caldesmon（图 2-1-1-27），但子宫内膜间质肉瘤呈核 β-catenin 阳性，不同于高度富于细胞性平滑肌瘤。富于细胞性平滑肌瘤以束状排列为主且常见大的厚壁血管，而低级别子宫内膜间质肉瘤以无结构或旋涡状生长为主，伴有小的薄壁血管，可据此鉴别（表 2-1-1-2）。此外，低级别子宫内膜间质肉瘤常见 JAZF1 或 PHF1 基因重排，而富于细胞性平滑肌瘤无此类基因重排。

- 富于细胞性平滑肌瘤虽细胞密度高，但无细胞非典型性、无肿瘤性坏死，有丝分裂指数也不高，这些特点均有助于与平滑肌肉瘤相鉴别。
- 肌层局灶性富于细胞一般多见于绝经后女性，多位于黏膜下肌层，呈条带状外观，虽富含细胞但不形成包块，且与正常肌层平滑肌融合。
- 富于细胞性平滑肌瘤与染色体 1p 丢失相关，常伴其他染色体异常，特别是 19 号和 22 号染色体丢失。
- 生物学行为通常表现为良性。

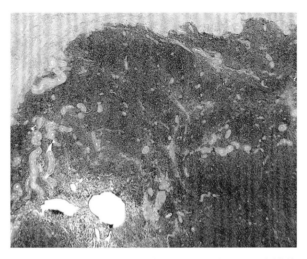

图 2-1-1-24 富于细胞性平滑肌瘤的边界可见交错状生长，肿瘤富于细胞，可见收缩间隙。HE 染色，低倍镜下观

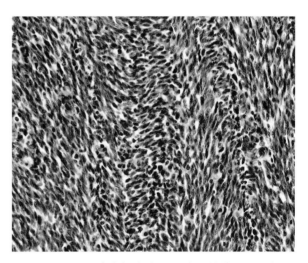

图 2-1-1-26 肿瘤细胞胞质稀少，核伸展且互相重叠，呈致密的束状结构，无明显的多形性。HE 染色，中倍镜下观

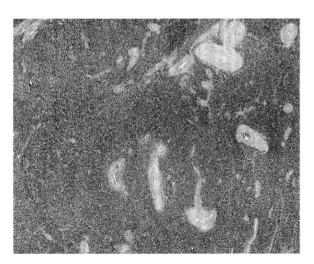

图 2-1-1-25 肿瘤明显富含细胞，呈蓝染，间质可见厚壁血管。HE 染色，低倍镜下观

图 2-1-1-27 免疫组化染色，富于细胞性平滑肌瘤可表达 CD10，易被误认为低级别子宫内膜间质肉瘤。中倍镜下观

表 2-1-1-2　子宫高度富于细胞性平滑肌瘤与低级别子宫内膜间质肉瘤的鉴别要点

特征	高度富于细胞性平滑肌瘤	低级别子宫内膜间质肉瘤
边界	较圆整或欠规则	较圆整，有局灶舌状突起或明显浸润
细胞的排列方式	束状交错	弥漫分布
细胞形态	多为较长的梭形	多为卵圆形或纺锤状
血管	多为厚壁动脉	多为薄壁小动脉
裂隙样间隙	常见	无或罕见
CD10	阳性率可达 40%	典型阳性
desmin/H-caldesmon	典型阳性	典型阴性，有平滑肌化生者例外

注：译自 Clement PB，Young R H. Atlas of gynecologic surgical pathology, 3rd edi. Saunders, New York, 2014,p222,Table 9.1.

六、水肿性平滑肌瘤

- 水肿性平滑肌瘤（hydropic leiomyoma）的大体观取决于水肿的程度和分布，其外观呈黄白色至淡粉色不等，切面质软而有光泽，常见囊性变性。瘤体直径 3.0~10.0 cm（平均 6.1 cm）。

- 镜下表现为在普通型平滑肌瘤背景中出现局灶或广泛分布的水肿湖，后者有时边界较清楚。

- 水肿区主要由呈透明浅染的水肿液或嗜酸性的蛋白液组成，其间可见散在的稀疏的纤维母细胞样细胞伴薄的束状胶原纤维沉积，其内仅有少量的肿瘤性平滑肌细胞，肿瘤细胞可为上皮样，常呈小巢状或条索状排列。间质可见丰富的血管，包括毛细血管和厚壁的大血管（图 2-1-1-28~2-1-1-30）。

- 平滑肌瘤结节被水肿的结缔组织包围，即结节周围水肿改变，可类似血管内平滑肌瘤病，但其并不在血管腔内。

- 平滑肌瘤水肿改变，特别是结节周围水肿改变可进展为肉眼下呈胎盘样或胎盘子叶样外观的肿瘤，称为胎盘样平滑肌瘤或胎盘子叶样平滑肌瘤。

- 水肿性平滑肌瘤主要需要与黏液性平滑肌瘤相区别，因为水肿液和黏液样变有时在光镜下难以区分。此时，阿尔辛蓝和胶体铁染色可有助于两者的区分，黏液物质均呈弥漫强阳性，而水肿液通常为阴性或仅为弱阳性。

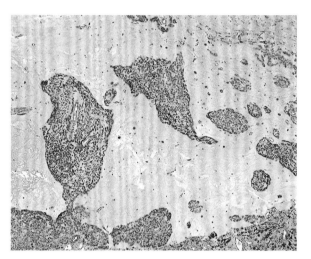

图 2-1-1-28　水肿区散布于平滑肌瘤之中，由透明浅染的水肿液或嗜酸性的蛋白液组成。HE 染色，低倍镜下观

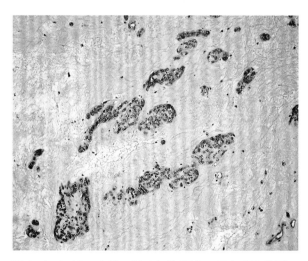

图 2-1-1-29　水肿区肿瘤细胞稀少，呈小巢状排列。HE 染色，中倍镜下观

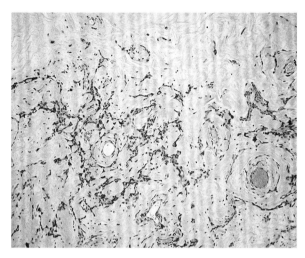

图 2-1-1-30 水肿区肿瘤细胞围绕厚壁血管呈条索状排列。HE 染色，低倍镜下观

• 生物学行为通常表现为良性。

附：囊性平滑肌瘤

• 平滑肌瘤偶可呈囊性，称为囊性平滑肌瘤（cystic leiomyoma），这是由极度水肿变性所致，也可由坏死形成。

七、黏液样平滑肌瘤

• 巨检质地较软，切面富含黏液而有光泽。

• 镜下，诊断黏液样平滑肌瘤（myxoid leiomyoma）需要黏液样变区超过肿瘤体积的 50%。黏液样变区富含透明质酸酶，阿尔辛蓝和胶体铁染色呈阳性。

• 肿瘤边界清楚，无浸润性生长。黏液区肿瘤细胞呈长梭形和星芒状，排列较稀疏，局部可见微囊网状结构，非典型性轻微，核分裂象小于 2 个 /10 HPF，无肿瘤性坏死，无淋巴浆细胞浸润（图 2-1-1-31，2-1-1-32）。

• 黏液样平滑肌瘤的诊断需要严格遵循上述诊断标准，鉴别诊断包括水肿性平滑肌瘤、黏液性平滑肌肉瘤、炎性肌纤维母细胞肿瘤等。

• 与水肿性平滑肌瘤的鉴别方法如前文所述。

• 与黏液样平滑肌肉瘤的鉴别要点是本病变缺乏明显的核非典型性，核分裂象小于 2 个 /10 HPF，无肿瘤性坏死和浸润性边界。

• 有非典型核分裂象和 Ki-67 增殖指数大于 30%，提示预后不良，8% 的肿瘤有浸润性边界，其临床意义不明。

• 与炎性肌纤维母细胞肿瘤的主要区别是本病变无炎性肌纤维母细胞肿瘤背景中的浆细胞浸润，免疫组化染色不表达 ALK 蛋白，分子遗传学上无 *ALK* 基因重排。

• 生物学行为通常表现为良性。

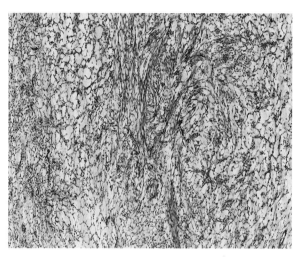

图 2-1-1-31 肿瘤细胞排列稀疏，局部呈微囊网状结构，富含黏液性间质。HE 染色，低倍镜下观（张祥盛教授惠赠）

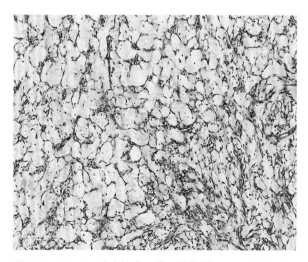

图 2-1-1-32 肿瘤细胞呈伸展的长梭形和星芒状，无明显的非典型性，核分裂象稀少。HE 染色，中倍镜下观（张祥盛教授惠赠）

八、上皮样平滑肌瘤

- 上皮样平滑肌瘤（epithelioid leiomyoma）的定义为上皮样肿瘤细胞占肿瘤的 50% 以上。肿瘤细胞为圆形或多角形，具有丰富的嗜酸性或透明胞质，呈实性片状、巢状或梁状排列。核呈圆形或卵圆形，居中或偏位，染色质均匀，可见小核仁，无明显的核深染和不规则，核分裂象小于 2 个 /10 HPF，无肿瘤性坏死（图 2-1-1-33~2-1-1-36）。

- 细胞胞质嗜酸或有空泡的上皮样平滑肌瘤，以往称为平滑肌母细胞瘤（leiomyoblastoma），因该名称可与恶性肿瘤相混淆，现不推荐使用。

- 免疫组化染色可表达广谱角蛋白 AE1/3，有时可不表达 desmin 和 H-caldesmon，可局灶表达 HMB45 和性索标志物，一致性表达 HDAC8，后者对于诊断上皮样平滑肌瘤具有较高的敏感性（图 2-1-1-37，2-1-1-38）。

- 鉴别诊断主要包括上皮样平滑肌肉瘤、PEComa 及卵巢性索样子宫肿瘤。

- 上皮样平滑肌肉瘤常见明显的核多形性，核分裂象大于或等于 3 个 /10 HPF，伴或不伴肿瘤性坏死。

- PEComa 常与血管网关系密切，可见围绕厚壁血管的放射状排列。免疫组化染色，上皮样平滑肌瘤和 PEComa 均可表达 SMA 和 HMB45，而 PEComa 常表达其他黑色素标志物，如组织蛋白酶 K（Cathepsin K）、Melan-A 以及小眼畸形相关转录因子（microphthalmia-associated transcription factor，MITF）等，此外，部分 PEComa 可表达 TFE3 蛋白且伴有 TFE3 基因重排，而上皮样平滑肌瘤通常不表达上述标志物。

- 卵巢性索样子宫肿瘤常见多少不等的上皮样肿瘤呈条索状、梁状及小管状结构，肿瘤细胞除了表达角蛋白和平滑肌标志物之外，还可表达性索标志物（如 SF1、α-inhibin、calretinin、CD99、CD56 及 Melan-A 等）。

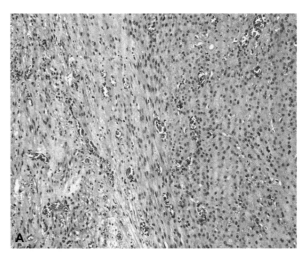
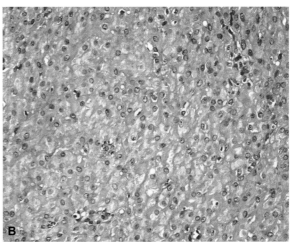

图 2-1-1-33　普通型平滑肌瘤细胞（上图左侧）过渡为上皮样平滑肌瘤细胞（上图右侧和下图）。按照定义，诊断上皮样平滑肌瘤需上皮样平滑肌瘤细胞占肿瘤的 50% 以上。HE 染色，低倍镜下观

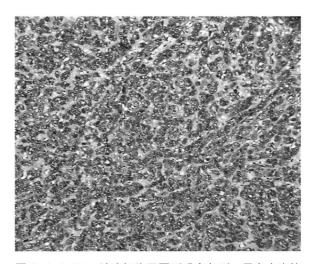

图 2-1-1-34　肿瘤细胞呈圆形或多角形，具有丰富的嗜酸性或浅染的胞质，核为圆形，无或罕见多形性，核分裂象罕见。HE 染色，中倍镜下观

• 丛状小瘤（plexiform tumorlet）为显微镜下的小灶上皮样条索或小细胞巢，多单发，也可多发，通常位于黏膜下肌层，但可位于肌层任何部位，也可位于子宫内膜中，一般小于 1 cm。以往认为其是血管瘤或子宫内膜间质肿瘤（一种 PEComa），然而近年的研究证实该肿瘤的细胞有平滑肌细胞的超微结构特征和免疫表型，偶有平滑肌瘤出现这种性索样上皮成分较弥漫且平滑肌标志物呈阳性的情况，但范围超出丛状小瘤

（有弥漫丛状结构的高度富于细胞的子宫平滑肌瘤）（朱杨丽等，2011）。

• 生物学行为通常表现为良性，偶尔可复发。

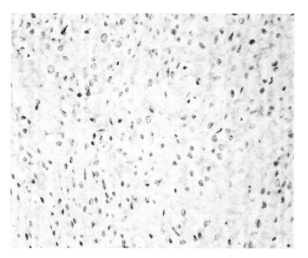

图 2-1-1-37　免疫组化染色，可不表达或弱表达 desmin。低倍镜下观

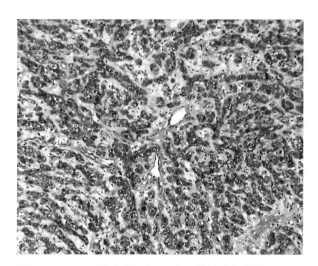

图 2-1-1-35　上皮样平滑肌瘤呈巢状或梁状排列，需要与 PEComa 及卵巢性索样子宫肿瘤相区别。HE 染色，低倍镜下观

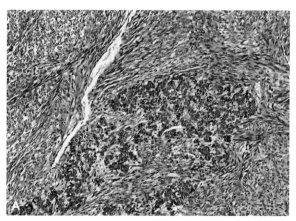

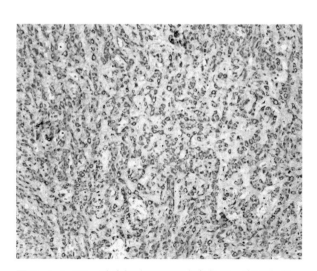

图 2-1-1-36　肿瘤细胞呈圆形或多角形，胞质丰富，核为圆形，染色质呈空泡状，可见小核仁。HE 染色，中倍镜下观

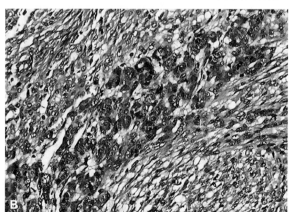

图 2-1-1-38　免疫组化染色，不表达 HMB45，可与 PEComa 鉴别诊断。低倍镜和中倍镜下观

九、脂肪平滑肌瘤

- 脂肪平滑肌瘤（lipoleiomyoma）罕见，占所有子宫平滑肌瘤的比例小于2%。瘤体直径为0.5~35.5 cm（平均4.6 cm）。

- 大体观取决于脂肪成分的比例，脂肪成分较少者大体表现为散在的灰黄色病灶，脂肪成分较多者瘤体成分呈叶状、质软，类似脂肪瘤。

- 镜下，肿瘤由比例不等的成熟平滑肌细胞和脂肪细胞混合组成，间质常见较多的血管以及玻璃样变性。脂肪细胞可能来源于化生、异位或医源性植入。

- 平滑肌细胞成分和脂肪细胞成分均无细胞非典型性、增多的核分裂象及肿瘤性坏死（图2-1-1-39~2-1-1-42）。

- 一般的脂肪平滑肌瘤中通常无脂肪母细胞，但在有奇异核的脂肪平滑肌瘤中可见到散在的脂肪母细胞，表现为核增大、浓染及脂肪空泡挤压细胞核形成的锯齿状核切迹。少数病例中，脂肪成分以棕色脂肪细胞为主，组织学上类似冬眠瘤。

- 鉴别诊断包括血管平滑肌脂肪瘤和脂肪平滑肌肉瘤。血管平滑肌脂肪瘤内常见发育畸形的厚壁血管，平滑肌样瘤细胞胞质淡染而非呈强嗜酸性，免疫组化染色表达黑色素标志物和平滑肌标志物，一般不表达激素受体。脂肪平滑肌肉瘤细胞的核非典型性明显、核分裂象增多且坏死明显。

- 有奇异核的脂肪平滑肌瘤需要与脂肪平滑肌肉瘤相鉴别，后者除了核非典型性之外，还可见核分裂象增多和肿瘤性坏死，可据此鉴别。

- 脂肪平滑肌瘤的生物学行为通常表现为良性，罕见情况下可发生脂肪肉瘤的转化。

十、卒中性平滑肌瘤

- 卒中性平滑肌瘤（apoplectic leiomyoma）常与外源性孕激素或类似激动剂的使用有关。多数患者有子宫肌瘤病史，这与口服避孕药、使用宫

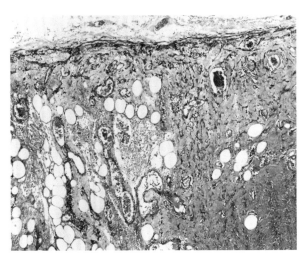

图 2-1-1-39 肿瘤边界清楚，由比例不等的平滑肌、血管及脂肪组织组成。HE 染色，低倍镜下观

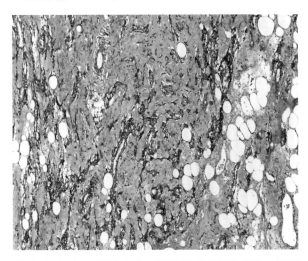

图 2-1-1-40 脂肪成分与平滑肌成分混杂分布，间质可见较多的血管，并常见玻璃样变性。HE 染色，中倍镜下观

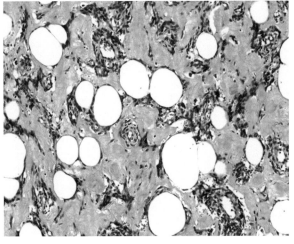

图 2-1-1-41 脂肪细胞与平滑肌细胞均分化成熟，罕见明显的多形性。HE 染色，高倍镜下观

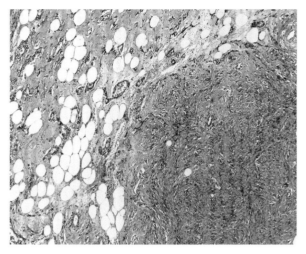

图 2-1-1-42　脂肪平滑肌瘤过渡为普通型平滑肌瘤。HE 染色，低倍镜下观

图 2-1-1-43　平滑肌瘤内有多个星状的出血灶及坏死灶，边界相对清楚。HE 染色，低倍镜下观

内节育器或妊娠有关。

- 瘤体直径为 0.2~15.9 cm（平均直径为 6.0 cm），切面显示肿瘤中央有不同程度的出血和充血，部分可见坏死或囊性变性，约 2/3 的病例累及多个平滑肌瘤。

- 镜下，肿瘤内有多个卵圆形或星状的出血灶及坏死灶，坏死灶周边可见致密的梭形细胞或上皮样肿瘤细胞聚集，此区域的肿瘤细胞常见核固缩、核分裂象增多（1~14 个 /10 HPF，平均 3 个 /10 HPF），以及间质水肿伴少量的慢性炎症细胞浸润（图 2-1-1-43，2-1-1-44）。

- 部分病例可发生间隙状的囊性变性，其内充满无细胞的玻璃样变性或黏液样物质。卒中性平滑肌瘤的送检标本中如果存在子宫内膜组织，可见明显的孕激素的作用影响，表现为腺体增殖不活跃及假蜕膜样间质改变。

- 卒中性平滑肌瘤主要需与恶性潜能未定的平滑肌瘤或平滑肌肉瘤相鉴别。准确地了解卒中性平滑肌瘤患者中可能存在的新近外源性孕激素使用史或妊娠史对于鉴别诊断非常重要。此外，在卒中性平滑肌瘤中，核分裂象增多仅表现在坏死灶周围的肿瘤细胞上，而远离坏死灶的肿瘤细胞无核分裂象增多的表现，肿瘤细胞缺乏明显的多形性和非典型性。

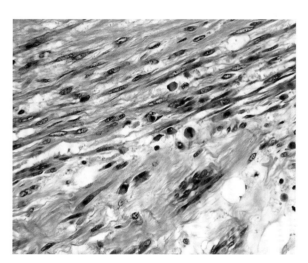

图 2-1-1-44　出血灶及坏死灶周围的平滑肌细胞可见活跃的核固缩、凋亡小体和水肿变性。HE 染色，高倍镜下观

- 生物学行为表现为良性。

十一、延胡索酸水合酶缺陷型平滑肌瘤

- 延胡索酸水合酶缺陷型平滑肌瘤（fumarate hydratase-deficient leiomyoma）罕见，约占所有平滑肌瘤的 0.2%~0.4%。延胡索酸水合酶基因（*FH* 基因）位于 1q42.3~43，由其编码的蛋白酶 FH 是三羧酸循环中的一种核心关键酶，能够催

化和水解延胡索酸为苹果酸。

· 遗传性平滑肌瘤病和肾细胞癌综合征（HLRCC 综合征）又称 Reed 综合征，是一种罕见的常染色体显性遗传病，其驱动事件为 *FH* 基因的双等位基因失活，一个等位基因的胚系突变伴另一个等位基因的体细胞突变。

· 女性 HLRCC 综合征患者几乎均有皮肤和（或）子宫的多发性平滑肌瘤。与该综合征相关的子宫平滑肌瘤多为早发且有严重的临床症状，这常常是患者就诊的首要原因。Rabban 等（2019）回顾 2060 例子宫平滑肌瘤，肯定遗传学诊断 HLRCC 综合征的发生率为 0.24%。

· 中位发病年龄约为 38 岁（20~87 岁），发病年龄越小，FH 缺陷型的比例越高。在 40 岁以下的子宫平滑肌瘤患者中，FH 缺陷型的占比约为 2.6%；而在 30 岁以下的子宫平滑肌瘤患者中，FH 缺陷型的占比可达 4.6%。临床上，约 50% 的患者为多发性子宫平滑肌瘤，即多个平滑肌瘤均为 FH 缺陷型，更常见的情况是多个平滑肌瘤中仅有 1 个或部分为 FH 缺陷型。

· 大体观察，病变通常质地较软，旋涡状结构不明显或缺如（图 2-1-1-45）。肿瘤体积常较大，直径多大于 10 cm（Rabban 等，2019）。

· 组织学上，FH 缺陷型子宫平滑肌瘤通常富含细胞，低倍镜下可见明显数量不等的鹿角状血

管、血管外皮瘤样结构和肺泡样水肿区。肿瘤细胞胞质呈原纤维状，核的束状排列不甚明显，核呈卵圆形或短梭形，部分肿瘤细胞核为链状、列兵样或栅栏状排列，类似神经鞘瘤中所见（表 2-1-1-2）。

· 高倍镜下，肿瘤细胞几乎均可见明显的紫红色或嗜酸性核仁伴核周空晕以及胞质内的圆形嗜酸性玻璃样小球沉积，前者在不同的肿瘤或同一肿瘤的不同区域表现的明显程度不同，有时候寻找起来可能很困难，尤其是在缺乏核非典型性的病例中（表 2-1-1-3）。

· 多数肿瘤显示一定程度的核非典型性（中度为主，少数为重度），呈局灶或弥漫分布，表现为奇异核、多核或花环状核伴核深染及核内包涵体形成等，在存在核非典型性的区域更容易观察到大的嗜酸性核仁及核周空晕。核分裂象通常小于 5 个 /10 HPF，可见非典型核分裂象，罕见坏死（表 2-1-1-3）。

· 约 60% 的病例在肿瘤细胞之间可见局灶的间质水肿，水肿区周围围绕着梭形肿瘤细胞，类似肺泡样结构（图 2-1-1-46~2-1-1-51，表 2-1-1-3）。

· 总体来说，FH 缺陷型子宫平滑肌瘤在组织学分类亚型中，约 20% 为无或仅有轻度非典型性的富于细胞性平滑肌瘤，约 80% 为非典型平滑肌瘤或恶性潜能未定的平滑肌瘤，几乎不表

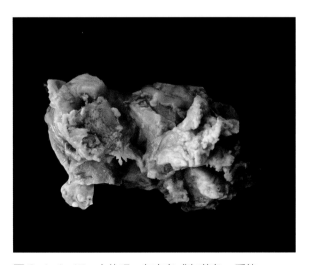

图 2-1-1-45　大体观，灰白色或灰黄色，质软

表 2-1-1-3　HLRCC 综合征的子宫平滑肌瘤的形态学特点

低倍镜下特点
鹿角状血管
肺泡样水肿
平滑肌细胞核呈链状排列
平滑肌有奇异核
高倍镜下特点
核仁大，核周有空晕
胞质内有嗜酸性小球

现为平滑肌肉瘤。然而，Rabban 等（2019）的研究显示大多数（77%）有奇异核的平滑肌瘤有 FH 缺失的形态学表现，这类形态学改变在富于细胞性平滑肌瘤中的发生率为 1.67%，在平滑肌瘤中的发生率为 0.9%，在平滑肌肉瘤和恶性潜能未定的平滑肌瘤中则未见。

• FH（表达缺失）与 2SC（过表达）可作为诊断和筛查 FH 缺陷型子宫平滑肌瘤的免疫组化染色标志物（图 2-1-1-52，2-1-1-53）。关于 FH 蛋白表达缺失与 *FH* 突变（体细胞突变和

胚系突变）之间相关性的报道差异比较大，为 50%~100%，这可能与 *FH* 突变的复杂性以及应用的分子遗传学手段的敏感性有关。

• 无论是体细胞突变还是胚系突变，*FH* 突变并不一定意味着 FH 表达缺失，部分 *FH* 错义突变的肿瘤可无 FH 表达缺失。因此，Rabban 等（2019）认为有 FH 表达缺失形态学特点的子宫平滑肌肿瘤患者，宜进行相关遗传学咨询和分子检查。

• Ahvenainen 等（2022）的免疫组化研究

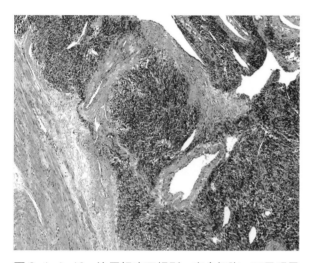

图 2-1-1-46　边界轻度不规则，富含细胞，可见明显的血管外皮瘤样结构。HE 染色，低倍镜下观

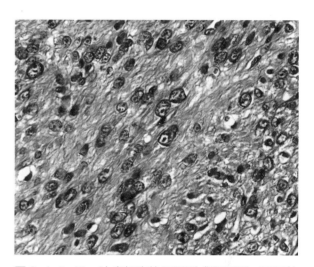

图 2-1-1-48　肿瘤细胞核呈圆形或卵圆形，可见特征性的嗜酸性核仁伴核周空晕，有时候该特征可能较局限。HE 染色，高倍镜下观

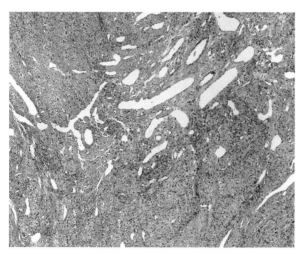

图 2-1-1-47　明显的血管外皮瘤样结构。HE 染色，低倍镜下观

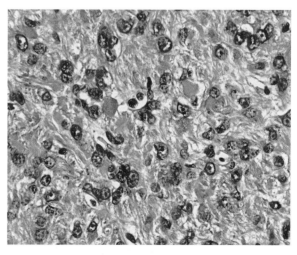

图 2-1-1-49　肿瘤细胞胞质内的圆形嗜酸性玻璃样小球沉积。HE 染色，高倍镜下观

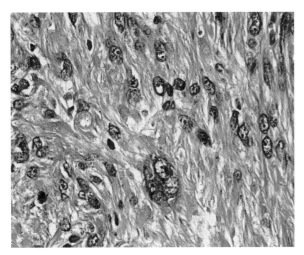

图 2-1-1-50 局部可见奇异核伴明显的核仁及核周空晕。HE 染色，高倍镜下观

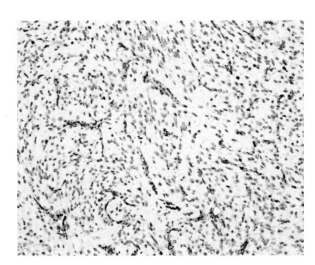

图 2-1-1-52 FH 免疫组化染色显示肿瘤细胞的 FH 表达完全缺失，间质血管内皮呈 FH 阳性可作为内对照。高倍镜下观

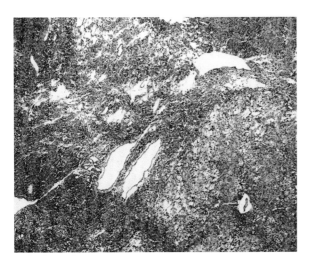

图 2-1-1-51 局灶的间质水肿，类似肺泡样水肿。HE 染色，低倍镜下观

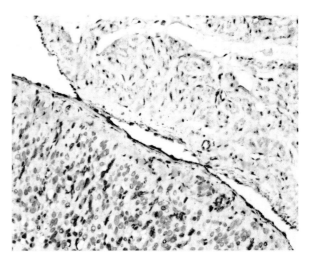

图 2-1-1-53 FH 免疫组化染色显示肿瘤细胞的 FH 表达完全缺失，间质血管内皮及周围正常平滑肌呈 FH 阳性可作为内对照。高倍镜下观

发现，2SC 的敏感性和特异性均为 100%，AKR1B10 准确证实的多数肿瘤有 100% 的敏感性和 99% 的特异性，FH 的特异性为 100%，敏感性为 91%。他们认为如病史和肿瘤的组织病理学改变支持潜在 FH 缺失，可用 2SC 确定 FH 状态，如染色异常可直接做遗传学咨询和突变检测。

• 绝大多数 FH 缺陷型平滑肌瘤为 *FH* 体细胞突变型，*FH* 胚系突变型 /HLRCC 综合征相关型病例罕见。

• 尽管大多数 *FH* 突变的子宫平滑肌瘤为体细胞突变型，但在年轻（特别是 30 岁以下）患者中 *FH* 胚系突变的比例相对较高，因此，应该重点关注这部分患者，警惕 HLRCC 综合征的可能性，而明确的诊断需要结合相关的病史、家族史及 *FH* 的胚系突变检测，由于 *FH* 突变的复杂性，应尽可能采用较敏感的分子诊断手段，如高通量二代测序等，不仅应对肿瘤组织，还应对非肿瘤性组织或外周血同步进行胚系突变检测。

• Chan 等（2019）对 6 例女性 HLRCC 综合

征患者的子宫平滑肌瘤切除标本或子宫切除标本进行了详细的形态学和免疫组化研究，患者均较年轻（24~36 岁），平滑肌瘤可多发或单发，一般有弥漫 FH 缺失的形态学表现，但也可为局灶性和轻微表现；免疫组化染色显示，6 例均为 *FH* 胚系突变，其中 1 例仍有 FH 表达，因此他们认为年轻患者如平滑肌瘤的形态学特点与 FH 缺陷型平滑肌瘤相符，即使免疫组化显示仍有 FH 表达，也应进行遗传学咨询。

• FH 缺陷型子宫平滑肌瘤（无论是否与 HLRCC 综合征相关）本身不具有侵袭性和转移潜能，核分裂象通常小于 5 个 /10 HPF，可见非典型核分裂象，但罕见坏死。由于许多患者较年轻且在平滑肌瘤常为多发的同时伴有较严重的临床症状，因而需要行早期的平滑肌瘤切除，部分患者可能需要多次行平滑肌瘤切除并最终行子宫切除。

• 女性 HLRCC 综合征患者几乎均有皮肤和（或）子宫的多发性平滑肌瘤，其中 15%~20% 可进一步发生一种独特类型的具有高度侵袭性的肾细胞癌，后者通常是导致患者死亡的主要原因。因此，病理学检查子宫平滑肌瘤对筛查可能患 HLRCC 综合征的患者以及进行密切的肾细胞癌监控具有重要的临床意义。

十二、弥漫性平滑肌瘤病

• 弥漫性平滑肌瘤病（diffuse uterine leiomyomatosis），子宫弥漫增大，肌层内可见弥漫分布的数目众多的灰白色旋涡状结节，结节直径小于 3 cm。这类肿瘤有时甚至会导致子宫对称性增大。

• 许多微小结节肉眼不可见。在镜下可见肌层内有大量边界不清、部分呈融合性生长的平滑肌瘤样结节，肿瘤细胞通常较丰富，呈细胞学良性，核分裂不活跃，类似富于细胞性平滑肌瘤，肌层内的血管可受到明显的挤压，呈长的间隙状贴在平滑肌瘤样结节周围生长。

• 组织学上可能类似血管内平滑肌瘤病，但与之不同的是，弥漫性平滑肌瘤病的间隙状血管通常为局灶分布，且缺乏血管内平滑肌瘤病中可见的脉管内蠕虫样血栓状结构，内皮细胞免疫组化染色可进一步帮助鉴别诊断。

• 有一研究发现各结节有涉及不同等位基因的非随机性 X 染色体失活，提示各结节有不同克隆起源。

十三、分隔性平滑肌瘤和绒毛叶状分隔性平滑肌瘤

• 分隔性（夹层）平滑肌瘤（dissecting leiomyoma）是一种很罕见的良性平滑肌瘤亚型，其特点为肿瘤呈舌状扩展并分隔邻近肌层，甚可扩展到子宫外。

• 临床上通常表现为盆腔包块、腹痛或月经量过多。

• 大体观，肿瘤为分叶状，边界不清，可表现为突出于子宫表面的较大外生性包块，表面常粗糙不平，类似胎盘母体面子叶，称绒毛叶状分隔性平滑肌瘤。

• 切面多为结节状，质软，呈棕红色，可见充血、囊性变性。在多数情况下，子宫外的外生性包块与子宫肌壁内的包块相连续，少数情况下可能没有肌壁内的包块。

• 镜下，子宫内和子宫外的肿瘤均表现为边界不清的结节状生长，子宫内的肿瘤呈弯曲的突起切割肌层的平滑肌束和血管，局灶可见血管内生长。子宫外的肿瘤常见水肿和明显扩张的血管。肿瘤细胞多为普通的梭形细胞型平滑肌瘤，少数可为上皮样肿瘤细胞或伴有成熟的脂肪成分。

• 主要与血管内平滑肌瘤病进行鉴别诊断，血管内平滑肌瘤病的表现为大体上和镜下可见明显的血管内生长。

• 绒毛叶状分隔性平滑肌瘤（cotyledonoid dissecting leiomyoma）的生物学行为表现为良

性，子宫全切通常可达到治愈的目的，子宫部分切除者可出现复发。

十四、静脉内平滑肌瘤病

• 2020 年 WHO 的定义：静脉内平滑肌瘤病（intravenous leiomyomatosis）为无限制或超出平滑肌瘤范围的良性平滑肌在静脉内生长，有时有盆腔内或盆腔外扩散。

• 大体表现为多个不规则的蠕虫样结节浸润子宫肌壁间或子宫旁的血管，伴（或不伴）普通的平滑肌瘤样结节，切面可从腔隙样结构中突出。子宫的静脉可因肿瘤填塞而扩张，肿瘤可循脉管系统进入子宫阔韧带、卵巢、子宫颈或阴道。少数患者的肿瘤可扩散、突入下腔静脉，甚至到达右心房，从而导致心肺功能不全。

• 镜下表现为细胞学温和的平滑肌瘤样细胞于子宫静脉内生长，多数伴有普通型平滑肌瘤，而部分病例表现为肿瘤的大部分或全部在静脉内生长。静脉内生长的肿瘤可表现为自由漂浮的肿瘤细胞团，或为局灶或广泛地附着于血管内膜的血栓状结节。

• 肿瘤细胞密度不等，以梭形细胞为主，偶可为上皮样、黏液样或脂肪平滑肌瘤样细胞，核分裂象稀少；间质富含血管，常见间隙，可见水肿和玻璃样变性（图 2-1-1-54~2-1-1-56）。

• 与静脉内平滑肌瘤病不同，如果平滑肌瘤侵入血管仅为镜下所见，且局限在肿瘤内，则称为平滑肌瘤血管浸润。这种情况罕见且常为偶然发现，理论上可能提示静脉内平滑肌瘤病。

• 罕见的病例，无论是静脉内平滑肌瘤病还是平滑肌瘤血管浸润，均与良性转移性平滑肌瘤相关。

• 静脉内平滑肌瘤病主要需要与低级别子宫内膜间质肉瘤、子宫弥漫性平滑肌瘤病、水肿性平滑肌瘤、平滑肌肉瘤及子宫动脉突入静脉腔隙内相鉴别。鉴别要点为静脉内平滑肌瘤病肿瘤细胞周围腔隙有内皮细胞衬覆，肿瘤表面也有内皮细胞。

• 静脉内平滑肌瘤病常有复发性 22q12.3-q13.1 和 1p 丢失，以及 12q 获得，但不像平滑肌瘤，无 *MED2* 丢失。

• 如果通过切除子宫和累及的静脉完整切除肿瘤，则局部复发率较低。如果存在广泛的静脉内生长或肿瘤仅被部分切除，则局部复发率较高。

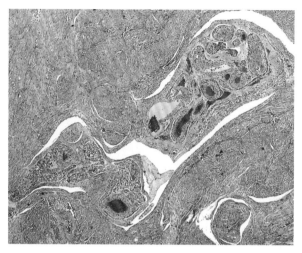

图 2-1-1-54 平滑肌瘤于子宫壁的静脉内生长，漂浮于腔隙内。HE 染色，低倍镜下观

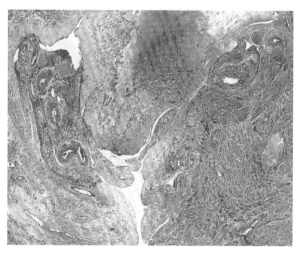

图 2-1-1-55 平滑肌瘤一侧贴在血管内膜上，另一侧表现为间隙状扩张，间质中可见丰富的血管。HE 染色，低倍镜下观

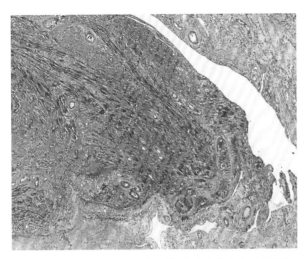

图 2-1-1-56 平滑肌瘤突入静脉腔隙内生长，局部可见玻璃样变性。HE 染色，低倍镜下观

附：平滑肌瘤有血管浸润

• 平滑肌瘤有血管浸润（leiomyoma with vascular invasion）指罕见情况下，典型的平滑肌瘤或变异型平滑肌瘤有镜下的血管内生长，且仅限于肿瘤内。

• 这种情况多数病例无临床后果，偶可伴良性肺平滑肌结节（良性转移性平滑肌瘤）。

• 有些病例可能是早期的血管内平滑肌瘤病。

十五、腹膜播散性平滑肌瘤病

• 腹膜播散性平滑肌瘤病（disseminated peritoneal leiomyomatosis）是一种表现为盆腔或腹部腹膜表面广泛播散的平滑肌瘤样结节的疾病。

• 患者常有子宫平滑肌瘤病史，多数患者无症状，部分患者的症状可能与肿瘤造成的机械性梗阻（如肠梗阻和肾积水）有关，部分患者是因其他疾病而偶然发现。该疾病与内源性或外源性的性激素过度刺激有关。

• 结节可从十数个到数百个不等，大小为仅可在镜下识别（微小瘤）到直径 5 cm 不等。

• 镜下，肿瘤边界清楚，类似普通型子宫平滑肌瘤，细胞非典型性轻微，核分裂象罕见，可伴有子宫内膜异位症或输卵管黏膜异位症，部分病例可见类似性索间质成分的上皮样肿瘤细胞。

• 腹膜播散性平滑肌瘤病主要需要与腹膜播散性癌和良性转移性平滑肌瘤相鉴别，前者具有显著的细胞非典型性、核分裂象及促纤维增生性间质反应，后者的结节通常较少，主要发生于肺。

• 此外，腹膜播散性平滑肌瘤病还需要与躯体型深部平滑肌瘤 / 肉瘤相鉴别，后者免疫组化染色不表达雌、孕激素受体，常见肿瘤多形性和较显著的核分裂象及坏死等。

• 腹膜播散性平滑肌瘤病的治疗方式以手术切除为主，在激素刺激结束后病变可自行退变，复发可发生于再次激素刺激。促性腺激素释放激素激动剂或芳香酶抑制剂是可考虑的替代疗法。

十六、良性转移性平滑肌瘤

• 2020 年 WHO 的定义：转移性平滑肌瘤（metastasizing leiomyoma）为子宫外（最常为肺）境界清楚的良性平滑肌结节状增生，患者常有子宫平滑肌瘤病史。

• 多见于肺和胸膜，少见于腹腔、盆腔和（或）纵隔淋巴结、阑尾、肋骨、心脏及后腹膜等，多为双侧多发，少数可为单侧或孤立性单发。多数患者无症状，因其他原因进行影像学检查而偶然发现。患者通常数年或十数年前切除过子宫平滑肌瘤。

• 肺病变镜下表现为大小不等的多个边界相对较清楚的圆形或卵圆形平滑肌瘤性结节，肿瘤周围有时可见内陷的良性肺泡上皮，部分病例仅表现为肺间质的微小结节。

• 组织学上良性转移性平滑肌瘤类似普通型子宫平滑肌瘤，无明显的细胞非典型性、增高的核分裂象及肿瘤性坏死，偶可混有少量成熟的脂肪组织，免疫组化染色除了表达平滑肌标志物之外，还表达雌、孕激素受体，不表达黑色素标志物（图 2-1-1-57~2-1-1-62）。

• 文献中有一例子宫脂肪平滑肌瘤，肺结节也为脂肪平滑肌瘤。

• 近年来的分子遗传学证据表明部分良性转移性平滑肌瘤可见 19q 和 22q 末端的缺失，而约 3% 的子宫平滑肌瘤同样可见这一分子遗传学异常，提示这些子宫平滑肌瘤可能较易于发生转移。

• 良性转移性平滑肌瘤主要需要与肺的淋巴管平滑肌瘤病和肺的平滑肌瘤性错构瘤相鉴别，淋巴管平滑肌瘤病常导致肺实质的进行性破坏，肿瘤细胞除了表达平滑肌标志物之外还表达多个黑色素标志物。肺的平滑肌瘤性错构瘤常混有其他间叶组织成分，包括软骨、脂肪及血管等，免疫组化染色不表达雌、孕激素受体。

• 良性转移性平滑肌瘤的生物学行为表现为惰性，单侧或孤立性病灶可通过切除治愈。双侧或多灶性病变可采用部分切除辅以激素抑制治疗，少数病例可发生自行退变。

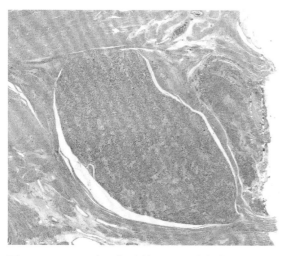

图 2-1-1-57 富于细胞性平滑肌瘤与静脉内生长，可类似低级别子宫内膜间质肉瘤。肿瘤内可见多灶的厚壁血管，可与低级别子宫内膜间质肉瘤相区别。HE 染色，低倍镜下观

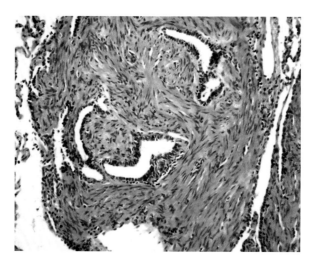

图 2-1-1-59 结节由交错束状排列的成熟平滑肌样细胞组成，周围可见内陷的良性肺泡上皮。HE 染色，高倍镜下观（孟凡青教授惠赠）

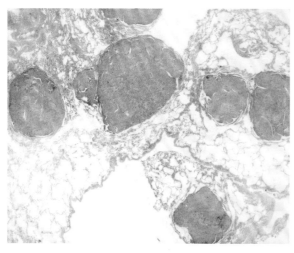

图 2-1-1-58 肺实质内有多个边界相对清楚的结节状包块。HE 染色，低倍镜下观（孟凡青教授惠赠）

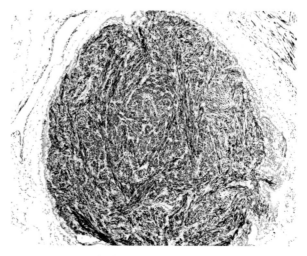

图 2-1-1-60 免疫组化染色显示肿瘤细胞弥漫表达 desmin。中倍镜下观（孟凡青教授惠赠）

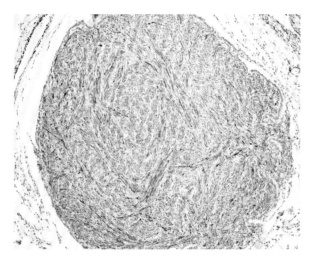

图 2-1-1-61　免疫组化染色显示肿瘤细胞弥漫表达 SMA。中倍镜下观（孟凡青教授惠赠）

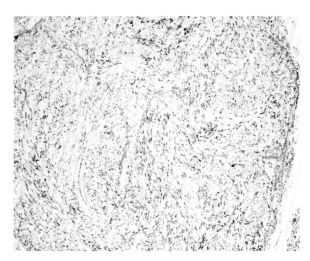

图 2-1-1-62　免疫组化染色显示肿瘤细胞弥漫表达 ER。中倍镜下观（孟凡青教授惠赠）

十七、血管平滑肌瘤

- 血管平滑肌瘤（vascular leiomyoma）是一类发生于许多肌壁的大口径血管的平滑肌瘤。

- 血管平滑肌瘤如果血管成分突出，需与血管瘤和动静脉畸形相区别，后两者边界不清，而血管平滑肌瘤边界清楚，且或多或少有典型的梭形细胞型平滑肌瘤成分。

- 子宫肌层血管瘤极少见，且一般为海绵状血管瘤。

十八、腹膜平滑肌瘤或称 "寄生性" 平滑肌瘤

- 这是子宫浆膜下平滑肌瘤发生罕见的脱落并附着于盆腔腹膜形成的平滑肌瘤。

- 子宫浆膜下平滑肌瘤脱落的原因可能为梗死伴腹膜炎性粘连。

- 这种情况偶可见于腹腔镜下切割平滑肌瘤时平滑肌瘤组织碎屑种植。

- 诊断腹膜平滑肌瘤（peritoneal leiomyoma）应非常谨慎，因为腹膜后和胃肠道的平滑肌肉瘤可呈类似的特征（细胞形态温和且核分裂象少见）。ER 呈阳性有助于确定平滑肌瘤为女性生殖器官起源。

十九、有其他少见成分的平滑肌瘤

- 平滑肌瘤有造血细胞，多量造血细胞可浸润平滑肌瘤，有时无明确原因。平滑肌瘤偶可有髓外造血灶而无系统性疾病。

- 平滑肌瘤可罕见地有多量淋巴细胞浸润，类似淋巴瘤（图 2-1-1-63，2-1-1-64），但浸润的淋巴细胞局限于平滑肌瘤内。此外，浸润的淋巴细胞表现出多形性，以小淋巴细胞为主，部分为大淋巴细胞、浆细胞和组织细胞，浸润的淋巴细胞还具有多克隆性。有些平滑肌瘤的多量淋巴细胞与 GnRHa 治疗相关。

- 平滑肌瘤中可罕见存在小灶子宫内膜腺体和间质，可能由子宫腺肌病、浆膜下子宫内膜异位或卷入正常内膜所致。

- 罕见的情况中，平滑肌瘤中有多量炎症细胞浸润，包括组织细胞、肥大细胞、嗜酸性粒细胞和中性粒细胞［脓肌瘤（pyomyoma），通常由细菌感染导致］。

- 平滑肌瘤中偶可有骨、软骨、骨骼肌和衬覆间皮细胞的小管。

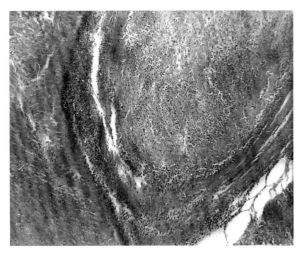

图 2-1-1-63　平滑肌瘤中有多量淋巴细胞浸润，部分区域淋巴细胞密集

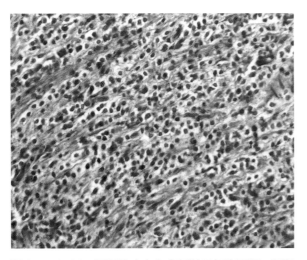

图 2-1-1-64　平滑肌瘤中有多量淋巴细胞浸润。浸润的淋巴细胞具有非典型性，类似淋巴瘤，但免疫组化染色为多克隆性（此处未显示）

• 平滑肌瘤中偶可有横纹肌瘤样细胞。

精粹与陷阱

• 有奇异核的平滑肌瘤中的非典型细胞的核碎裂产生的碎片可类似非典型核分裂象，应注意两者之间的区别。需对非奇异核部分的平滑肌瘤细胞计数核分裂象，必要时可进行有关核分裂象的免疫组化染色。

• 计数核分裂象对判断肿瘤良恶性至关重要，因此只有明确的核分裂象才能被计数。

• 静脉内平滑肌瘤病常有多个瘤样结节，应与水肿性平滑肌瘤和分隔性平滑肌瘤相区别，因为这三者的手术范围不同。新鲜标本巨检，瘤样结节可从多个间隙中明显鼓出；镜下，瘤样结节和周围间隙有内皮细胞覆盖或衬覆。

• 平滑肌瘤黏液样变可累及部分平滑肌瘤，此种情况可类似黏液样平滑肌肉瘤浸润肌层。注意到梭形平滑肌细胞为肿瘤的一部分，而非属于周围肌层，可避免误诊。

• 核分裂活跃的平滑肌瘤中的核分裂象为正常核分裂象，而非异常核分裂象。

第二节 恶性潜能未定的子宫平滑肌肿瘤

【概述】

• 恶性潜能未定的平滑肌瘤（smooth muscle tumor of uncertain malignant potential, SMTUMP）是一组具有异质性的平滑肌肿瘤，组织学上无法明确地归为良性的平滑肌瘤或恶性的平滑肌肉瘤。

• 2020 年 WHO 的定义：子宫恶性潜能未定的平滑肌瘤的形态学特点超过平滑肌瘤及其亚型的标准，但又不够诊断平滑肌肉瘤，仅少数病例有恶性行为。

• SMTUMP 这一术语也用于有低复发风险的平滑肌瘤。有研究者将这种有复发可能的平滑肌瘤人为分为 SMTUMP 和 ST–LMP（低度恶性潜能平滑肌瘤）两个范畴。因很难对两者明确区分，两者均受到争议，目前病理医师和妇产科医师对 SMTUMP 已广泛理解。

• SMTUMP 具有异质性，排除了平滑肌瘤的变异型和平滑肌肉瘤后，包括以下 3 类病变：①很难诊断的良性平滑肌瘤；②有复发风险且为惰性的复杂和（或）有长的无病间隔期的平滑肌瘤；③很难诊断的常规平滑肌肉瘤。

【临床表现】

• 患者多为 30~50 岁的女性（平均年龄约为 45 岁），较平滑肌肉瘤的发病年龄平均年轻约 10 岁。

• 临床表现与子宫平滑肌瘤相同。

【病理改变】

巨检

• 大体观，切面可类似平滑肌瘤或平滑肌肉瘤，瘤体直径为 2.5~12.2 cm（平均为 7.2 cm）。

镜检

• 这是一挑战性诊断区域，下面是对该区域的梭形细胞平滑肌肿瘤诊断的一般性指导，但这些不应视为严格的诊断标准（WHO，2020）（表 2-1-2-1）。

（1）有局灶性 / 多灶性或弥漫核非典型性，核分裂象为 6~9 个 /10HPF（2~4 个 /mm²），但无肿瘤细胞坏死。有这些特点的肿瘤复发率为 12%～17%，应注意有些肿瘤虽然核分裂象较少，但是也会复发。

（2）有肿瘤细胞坏死 (在 28% 的肿瘤中见

表 2-1-2-1 恶性潜能未定的有梭形细胞形态学特征的子宫平滑肌瘤

肿瘤细胞坏死	中至重度非典型性	核分裂象 [a]		复发率
		核分裂象 /mm²（核分裂象计数 /10 HPF）	平均核分裂象 /mm²（核分裂象 /10HPF）在复发肿瘤中	
无	局灶性 / 多灶性	<4 个（<10 个）	1.4 个（3.2 个）	17%（35 例中 6 例）
无	弥漫	<4 个（<10 个）	1.5 个（3.5 个）	12%（81 例中 10 例）
有	无（或轻度非典型性）	<4 个（<10 个）	1.1 个（2.6 个）	28%（18 例中 5 例）
无	无	>6.5 个（>15 个）	无可用资料	0%（42 例中 0 例）

注：[a]HPF 界定为直径 0.55mm 和面积 0.24mm²；应至少评估 2.4mm²（10HFP）。

译自 WHO Classification of Tumours, Female Genital Tumours 5th edi. WHO, 2020, p280, Table 6.03.

到），但无其他令人担忧的特点。这些肿瘤也会复发。由于判断肿瘤细胞坏死的困难性，以及易与早期梗死性坏死混淆，恶性潜能未定的诊断也适用于任何外观温和但有明确肿瘤细胞坏死或未定类型坏死的平滑肌肿瘤。

（3）肿瘤细胞坏死且肿瘤缺乏细胞非典型性，但核分裂象 >15 个 /10HPF（>6 个 /mm²）。虽然有 42 例报告无复发，但数据有限，最好仍放在这一范畴。

（4）肿瘤有弥漫性核非典型性，但核分裂象因显著而不能确定计数。PHH3 免疫组化染色可帮助确定这些病例的核分裂象。

• 肿瘤有中至重度核非典型性和计数不能确定的核分裂象或类型不能确定的坏死。

• 在上皮样和黏液样平滑肌肿瘤范畴内，标准更严格，超过平滑肌瘤标准但又达不到诊断平滑肌肉瘤的阈值者，均放入恶性潜能未定范畴。

• 有研究者将普通型 SMTUMP 称为低级别平滑肌肉瘤，但因为无确切的诊断标准且妇产科病理学文献中对此名称无肯定性先例，因此该名称未被 WHO 采纳。

• SMTUMP 这一名称常用于对肿瘤的恶性标准不确定的情况［例如，是否明确为凝固性坏死（肿瘤性）；核分裂象计数难以确定；平滑肌细胞类型难以确定；是否明确为上皮样等］和对肿瘤的生物学行为不确定的情况（有关肿瘤结局的临床资料很少）。

• 以下类型的肿瘤可局部复发，可位于静脉内，可累及子宫阔韧带、盆腔软组织、腹膜和肺，均非 SMTUMP：核分裂活跃的平滑肌瘤、静脉内平滑肌瘤病、寄生性平滑肌瘤、弥漫性平滑肌瘤病、分隔性平滑肌瘤、良性转移性平滑肌瘤、有奇异核的平滑肌瘤、卒中性平滑肌瘤、富于细胞性平滑肌瘤、弥漫性腹膜平滑肌瘤病和分隔性平滑肌瘤腹膜种植、炎性肌纤维母细胞肿瘤及有平滑肌分化的子宫内膜间质肿瘤。

• 上述类型平滑肌瘤的复发性或转移性病变如果保持先前肿瘤的组织学外观，则仍应属于良性病变，可通过手术切除治疗。

• 为避免过度诊断，应对任何显示一项以上恶性特征的平滑肌瘤广泛取材。

• 有些复发性或转移性平滑肌瘤和变异型平滑肌瘤在腹膜外可显示形态学进展证据，复发性或转移性平滑肌瘤如达到平滑肌肉瘤的诊断标准，应诊断为平滑肌肉瘤。然而，如果更富含细胞、有更多核分裂象或侵犯超出典型平滑肌瘤范围，但还未达到诊断为平滑肌肉瘤的标准，按 Stanford 标准可诊断为 SMTUMP 或 ST-LMP。

免疫组化和分子病理学

• p53 和 p16 有助于区别无奇异核的 SMTUMP 与常规平滑肌肉瘤，后者常呈弥漫阳性。对确定的 SMTUMP，有研究表明 p53 和 p16 弥漫阳性者较局灶阳性者复发风险高。

• ATRX 和 DAXX 在一组平滑肌肉瘤和死于复发或转移的侵袭性 SMTUMP 病例中表达缺失。MED 的表达在平滑肌瘤、SMTUMP、平滑肌肉瘤中呈梯度下降。

【鉴别诊断】

• SMTUMP 主要需要与炎性肌纤维母细胞肿瘤和 FH 缺陷型平滑肌瘤相鉴别。

• 炎性肌纤维母细胞肿瘤与 SMTUMP 相似，两者均可见一定程度的肿瘤细胞非典型性、较高的核分裂象、肿瘤性坏死及不规则 / 浸润性边界，免疫组化染色显示 SMA 和 desmin 等。与 SMTUMP 不同，炎性肌纤维母细胞肿瘤组织上常见多少不等的浆细胞浸润，半数以上肿瘤细胞表达 ALK 蛋白并存在 ALK 基因重排，可据此鉴别。

• Devereaux 等于 2019 年报道了在 43 例被诊断为 SMTUMP 的病例中，经 ALK 免疫组化检测和原位杂交证实，有 6 例为炎性肌纤维母细胞肿瘤。

• SMTUMP 应根据细胞非典型性、核分裂象计数和肿瘤性坏死与平滑肌肉瘤相区别，有时非常难区别。

【预后】

• SMTUMP 的局部复发率为 7%~36.4%，但部分病例切除即可治愈。组织形态学通常无法准确地预测肿瘤的生物学行为，所有被诊断为 SMTUMP 的患者均应接受长期随访。

• 研究者提出的预测复发的变量包括局灶性、多灶性或弥漫性的显著细胞学非典型性（复发率约为 14%）以及肿瘤细胞坏死（复发率约为 26.7%）。

• 研究者提出的预测 SMTUMP 不良生物学行为的临床病理学变量包括不规则/浸润性边界、上皮样肿瘤细胞分化、血管内生长以及存在非典型核分裂象等。

附：可能多中心起源的低级别平滑肌肿瘤

• 多中心起源的盆腔平滑肌瘤伴子宫平滑肌瘤，形态学类似典型子宫平滑肌瘤，这种情况可称为"非特殊性平滑肌瘤病（leiomyomatosis，NOS）"。

• Posligua 等（2012）报告了 19 例低级别子宫平滑肌瘤伴同步（3 例）和非同步（16 例）低级别腹腔和（或）腹膜后平滑肌瘤。多数子宫肿瘤一开始被诊断为 SMTUMP 或低级别平滑肌肉瘤。

• 子宫肿瘤直径 3~19 cm，子宫外肿瘤直径 2~30 cm。无一例镜下符合子宫平滑肌肉瘤的诊断标准。子宫肿瘤的核分裂象为 1~12 个/10HPF（平均 5 个/10HPF），子宫外肿瘤的核分裂象为 1~14 个/10HPF（平均 6 个/10HPF）。30% 的子宫肿瘤有肿瘤性坏死。子宫和子宫外肿瘤的 Ki-67 增殖指数均低。

• Posligua 等提出按第二 mullerian 系统的概念，子宫内外肿瘤均为独立原发性，有些特征与良性转移性平滑肌瘤、播散性平滑肌瘤病和 SMTUMP 相同。

精粹与陷阱

• 广泛取材对诊断 SMTUMP 非常重要，须在肿瘤直径上每隔 1 cm 至少取 1 个组织块，因为有的平滑肌肉瘤部分区域可为 SMTUMP。

• 有奇异核的平滑肌瘤的核分裂象计数对诊断非常重要，特别是在无凝固性坏死的情况下，如表现出以下几点则倾向诊断有奇异核的平滑肌瘤而非 SMTUMP 或平滑肌肉瘤：①肿瘤的其他部位无或极少有典型核分裂象（如果肿瘤细胞中仅有少数这种奇特的核分裂象，应注意）；②有这种奇特的核分裂象的细胞无完整的胞质；③有奇异核的平滑肌瘤和多数 SMTUMP 的 Ki-67 增殖指数小于 10%，平滑肌肉瘤的 Ki-67 增殖指数常大于 30%；④核分裂象标志物免疫组化染色，这些奇特的核分裂象呈局限性。

• 恶性潜能未定的平滑肌瘤的诊断应较严格，不宜用低度恶性平滑肌肉瘤这一诊断。

第三节 子宫平滑肌肉瘤

【概述】

• 2020 年 WHO 的定义：子宫平滑肌肉瘤为子宫肌层平滑肌衍化而来的恶性间叶性肿瘤，显示梭形细胞、上皮样或黏液样形态学。

• 子宫平滑肌肉瘤占所有子宫恶性肿瘤的 1%~2%，年发病率为（0.3~0.4）/100 000。

• 主要的组织学类型包括普通型（梭形细胞型）、上皮样型及黏液样型等，这些类型具有不同的诊断恶性的阈值。部分肿瘤可能有多种组织学类型混合存在，分类一般取决于主要的组织学类型。

• 部分子宫平滑肌肉瘤可伴有异源性成分或分化，主要包括脂肪平滑肌肉瘤、伴有横纹肌肉瘤分化、伴有骨肉瘤或软骨肉瘤分化。

一、普通型（梭形细胞型）平滑肌肉瘤

【临床表现】

• 普通型（梭形细胞型）平滑肌肉瘤 [conventional (spindled) leiomyosarcoma] 是最常见的子宫平滑肌肉瘤，多见于 50 岁以上的女性，在使用他莫昔芬治疗乳腺癌的患者中发病率更高。

• 临床症状呈非特异性，包括异常子宫出血、腹痛或腹部包块等。

• 约半数患者在诊断时存在子宫外的扩散或转移，偶尔临床表现与这些扩散或转移以及肿瘤破裂（腹腔积血）有关。

• 临床表现常与子宫平滑肌瘤相似，但是绝经后未使用激素替代治疗的女性，子宫平滑肌瘤变大时，应怀疑子宫平滑肌肉瘤。

• 子宫平滑肌肉瘤可局部和区域性扩散，也可累及消化道和泌尿道，血行转移多累及肺。

• 少数病例起源于子宫平滑肌瘤。

【病理改变】

巨检

• 肿瘤通常为单发，直径在 5 cm 以上，平均为 10 cm（其中 25% 小于 5 cm）。切面质软，常突出，呈灰黄或灰褐色，边界不清，常见出血、坏死（表 2-1-3-1）。

• 2/3 的肿瘤为肌壁内肿瘤，1/5 为黏膜下肿瘤，1/10 为浆膜下肿瘤，1/20 发生于子宫颈。

• 平滑肌肉瘤可表现为多发的普通型平滑肌瘤背景中的单个结节出现恶性特征。

镜检

• 肿瘤细胞以致密的长束状纵横交错和不规则排列的梭形细胞为主，具有丰富的嗜酸性胞质及纵行的胞质内纤维，不规则的杆状核伴有粗糙的染色质和显著的核仁。肿瘤细胞的核具有明显的多形性，常见多核、分叶状核。非典型细胞可为局灶性、多灶性或弥漫分布，约半数病例可有瘤巨细胞和多核肿瘤细胞。

• 当存在肿瘤性坏死时，坏死灶与非坏死灶过渡突然，无良性平滑肌瘤梗死灶周围可见的肉芽组织带或纤维化带，可表现为围绕血管周围生长的肿瘤细胞存活，而远离血管的肿瘤细胞坏死，这是由于肿瘤生长过快以致远离血管的肿瘤细胞因血供不足而坏死。肿瘤性坏死与早期梗死的区别可能存在明显的观察者间差异。

• 平滑肌肉瘤的周围常表现为浸润性生长，但

表 2-1-3-1　平滑肌瘤和平滑肌肉瘤的巨检比较

平滑肌瘤	平滑肌肉瘤
通常为多发	通常为单发（50%~75%）
大小不一，直径通常为 3~5 cm	较大，直径通常为 5~10 cm，或更大
质地硬实，切面呈旋涡状、色白	质地软，切面为鱼肉状，呈灰黄或灰褐色
出血和坏死不常见（梗死性坏死）	出血和坏死常见（凝固性坏死）

注：译自 Blaustein's pathology of the Female Genital Tract,7th edi.,Kurman RJ, Ellenson LH, Ronnett BM, Springer, New York, 2019, p562, Table 3.

这种特征不是诊断平滑肌肉瘤的必要条件（图 2-1-3-1~2-1-3-7）。

• 普通型平滑肌肉瘤的诊断至少需要满足以下 3 个特征中的 2 个：①中到重度的细胞非典型性；②核分裂象≥ 10 个 /10 HPF，典型者为 15 个 /10 HPF（Pelmus 等，2009）；③存在肿瘤性坏死（表 2-1-3-2）。

• 核分裂象计数需要在细胞密度较高的区域进行，避免在紧邻坏死灶的区域进行核分裂象计数。肿瘤内常见非典型核分裂象。

• 部分病例可见反应性的破骨样巨细胞沉积（图 2-1-3-8）。

• 子宫平滑肌肉瘤一般被直接归类为高级别，不需要再根据细胞非典型性、核分裂象或坏死情况等进行再分级。

免疫组化和分子病理学

• 肿瘤细胞不同程度地表达 SMA、desmin、H-caldesmon 和 HDAC8，40%~50% 的肿瘤细胞表达 ER 或 PR。肿瘤细胞常常过表达 p16 和 p53，但这两种标志物对于子宫平滑肌肉瘤的诊断既不敏感也不具有特异性，部分有奇异核的平滑肌瘤亦可表达这两种标志物（图 2-1-3-9~2-1-3-11，表 2-1-3-3）。

• 少数子宫平滑肌肉瘤可表达 CD117 和 DOG1，偶尔可表达 HMB45，在鉴别诊断时需要注意。

• 平滑肌肉瘤有基因组不稳定性，特别是常有 10q 及 13q 丢失和 17p 获得，以及 2p16q 丢失。

• *TP53* 突变见于 1/3 的病例。

• ATRX 表达丢失与端粒体替代性延长（ALT）导致 ALT 表型，可能有助于靶向治疗。

• *MED2* 突变不常见，似未见 *HMGA2* 易位的报道。

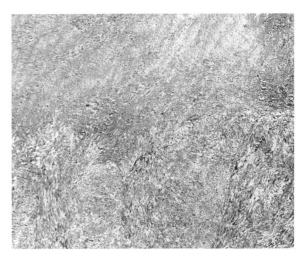

图 2-1-3-1　平滑肌肉瘤的凝固性坏死，坏死灶与存活的肿瘤细胞灶过渡突然。HE 染色，低倍镜下观

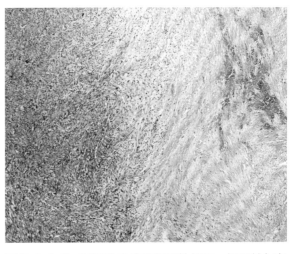

图 2-1-3-2　平滑肌肉瘤的凝固性坏死，坏死灶与存活的肿瘤细胞灶突然过渡。HE 染色，低倍镜下观

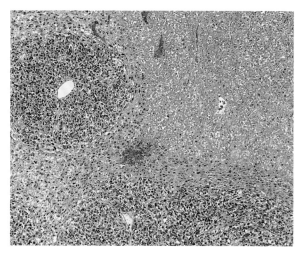

图 2-1-3-3　平滑肌肉瘤的肿瘤性坏死，坏死灶周围可见围绕血管的存活的肿瘤细胞岛。HE 染色，低倍镜下观

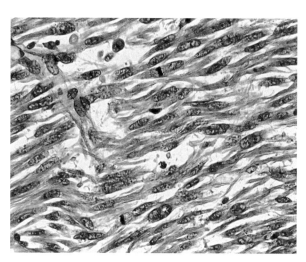

图 2-1-3-5　梭形细胞型平滑肌肉瘤伴局灶的非典型核以及活跃的核分裂。HE 染色，高倍镜下观

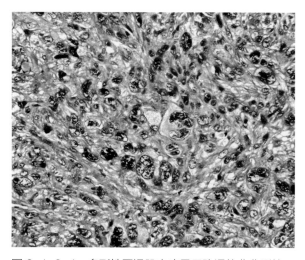

图 2-1-3-4　多形性平滑肌肉瘤显示弥漫的非典型核、活跃的核分裂和肿瘤性坏死。HE 染色，高倍镜下观

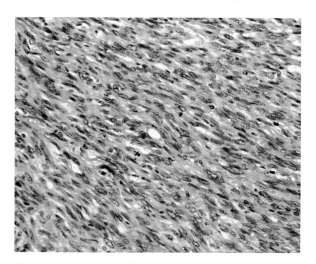

图 2-1-3-6　梭形细胞型平滑肌肉瘤伴局灶的非典型核及活跃的核分裂。HE 染色，中倍镜下观

表 2-1-3-2　有典型平滑肌分化的子宫平滑肌肉瘤诊断标准

肿瘤细胞坏死	非典型性	核分裂象计数	诊断
存在	弥漫，中到重度	任何水平	平滑肌肉瘤
存在	无到轻度	≥ 10 个 /10HPF	平滑肌肉瘤
存在	无到轻度	< 10 个 /10HPF	SM-LMP/SMTUMP*
无	弥漫，中到重度	≥ 10 个 /10HPF	平滑肌肉瘤
无	弥漫，中到重度	< 10 个 /10HPF	SMTUMP
无	无到轻度	< 5 个 /10HPF	平滑肌瘤
无	无到轻度	5~20 个 /10HPF	核分裂活跃的平滑肌瘤
无	局灶，中到重度	≥ 5 个 /10HPF	SMTUMP（经验有限）
无	局灶，中到重度	< 5 个 /10HPF	有奇异核的平滑肌瘤

注：* 如果排除了梗死性 / 卒中性平滑肌瘤。

译自 Blaustein's pathology of the Female Genital Tract,7th edi.,Kurman RJ, Ellenson LH, Ronnett BM, Springer, New York, 2019, p563, Table 4.

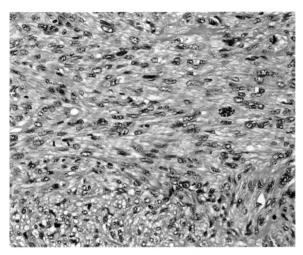

图 2-1-3-7　梭形细胞型平滑肌肉瘤显示活跃的核分裂及非典型核分裂象。HE 染色，中倍镜下观

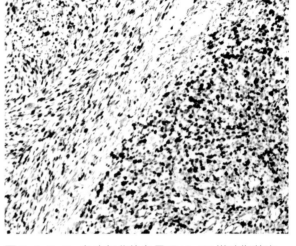

图 2-1-3-9　免疫组化染色显示 Ki-67 增殖指数高。中倍镜下观

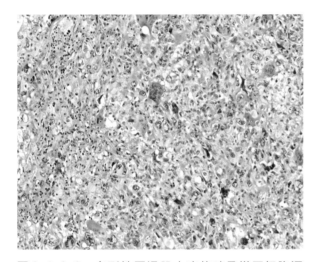

图 2-1-3-8　多形性平滑肌肉瘤伴破骨样巨细胞沉积。HE 染色，中倍镜下观

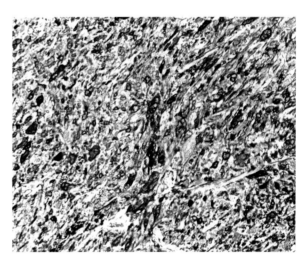

图 2-1-3-10　免疫组化染色显示多形性平滑肌肉瘤细胞的胞质和核弥漫表达 p16。中倍镜下观

- *C-MYC* 原癌基因表达见于 50% 的平滑肌瘤和平滑肌肉瘤，但 MDM2 蛋白表达见于后者而不见于前者。
- KRAS 不表达于平滑肌肉瘤，γ- 平滑肌 isoactin 基因缺乏可能与平滑肌肉瘤的组织学诊断相关。
- 20% 的平滑肌肉瘤 *COL4A5* 和 *COL4A6* 缺失（Quade 等，2017）。
- 近年来的研究表明 *CDKN2A* 涉及肿瘤发生。P16nhrr 与 CDK4-cyclinD1 复合体结合，可作为细胞周期的负性调节剂，因而 p16 缺失会导致肿瘤生长抑制缺失。

图 2-1-3-11　免疫组化染色显示梭形细胞型平滑肌肉瘤 p53 过表达。中倍镜下观

表 2-1-3-3　普通型（梭形细胞型）平滑肌肉瘤的免疫组化特征和鉴别诊断

病变类型	desmin	CD10	p53	MIB1	FH	c-kit	STAT-6
平滑肌肉瘤	++	–/+	–/++	弥漫	完整	多样化	–
卒中性平滑肌瘤	++	–/+	未分析	地图样	完整	未分析	–
有奇异核的平滑肌瘤（FH 缺陷型）	++	–/+	–	低	丢失	未分析	–
有奇异核的平滑肌瘤（p53 突变型）	++	–/+	++/–	多样化	完整	未分析	–
低级别子宫内膜间质肉瘤	–/+	++/–	–	低	完整	多样化	–
胃肠道间质瘤	–	–/+	–/+	多样化	未分析	弥漫	–
孤立性纤维性肿瘤	–	+/–		多样化	未分析		++
异源性肉瘤	+*	–/+	++	弥漫	未分析	多样化	
未分化肉瘤	–	–/+	++	弥漫	未分析	多样化	

注：* 横纹肌肉瘤例外。

译自 Blaustein's pathology of the Female Genital Tract,7th edi.,Kurman RJ, Ellenson LH, Ronnett BM, Springer, New York, 2019, p567, Table 5.

- 近年来的研究显示，平滑肌肉瘤的 PD-L 显著表达和细胞毒性 T 细胞浸润增强和增多，为靶向治疗提供了可能性（Shnes 等，2019）。

【鉴别诊断】

- 有奇异核的平滑肌瘤、富于核分裂象的平滑肌瘤及 SMTUMP 等与普通型平滑肌肉瘤的鉴别需要广泛取材并仔细评估诊断平滑肌肉瘤的 3 个特征，包括细胞非典型性、核分裂象及肿瘤性坏死（表 2-1-3-2）。当上述肿瘤存在疑似平滑肌肉瘤的特征时，更应谨慎判断。

- 应与子宫其他类型的肉瘤相鉴别，包括横纹肌肉瘤、未分化肉瘤及癌肉瘤等。

- 横纹肌肉瘤偶可表现为一种平滑肌肉瘤样的异源性肉瘤，多数为多形性平滑肌肉瘤样，肿瘤细胞具有条带状的嗜酸性胞质和胞质内横纹，免疫组化染色表达 MyoD1 和 myogenin，可据此鉴别。

- 子宫未分化肉瘤无平滑肌肉瘤可见的明显的束状肿瘤细胞和嗜酸性原纤维状胞质，免疫组化染色不表达 SMA。

- 癌肉瘤存在可识别的癌成分，免疫组化染色表达上皮标志物和 PAX8 等。

【预后】

- 预后差，常在诊断后的 2 年内出现局部复发或转移。总体的 5 年生存率为 15%~25%。肿瘤局限于子宫内，尤其是瘤体直径小于 5 cm 者预后相对较好。

- 预后除与临床分期和解剖学扩散范围有关外，与肿瘤大小也有关，大于 5 cm 的肿瘤预后常不良，转移性平滑肌肉瘤中，仅 20% 的肿瘤小于 5 cm。

- 核分裂象计数似为预后指征。

- Ⅰ 期平滑肌肉瘤中的 PR 表达似乎有利于预后。

二、上皮样平滑肌肉瘤

- 上皮样平滑肌肉瘤（epitheloid leiomyosarcoma）为上皮样肿瘤细胞成分占肿瘤的 50% 以上。上皮样肿瘤细胞呈多角形或圆形，具有丰富的嗜酸性或透明浅染的胞质，呈实性片状、巢状或条索状结构。

· 部分病例可见局部肿瘤细胞呈横纹肌样，偶尔可伴有性索样成分。近年来有研究表明，有横纹肌样细胞特征的上皮样平滑肌肉瘤为一分子亚组，可证实有 *PGR* 和 *NR4A3* 基因融合（Chiang 等，2019）。

· 间质可见玻璃样变性和水肿，部分病例可见破骨样巨细胞沉积。

· 具有上皮样特征的平滑肌瘤诊断为上皮样平滑肌肉瘤至少需要具有以下 3 个特征中的 2 个：①中到重度的细胞非典型性；②核分裂象 ≥ 4 个 /10 HPF（一般大于 5 个 /10 HPF）；③存在肿瘤性坏死。当仅有 1 个特征时，需要诊断为上皮样 SMTUMP（图 2-1-3-12~2-1-3-15）。

· Chapel 和 Nucci 等（2022）分析其所在医院病理科的 1177 例平滑肌瘤中有 81 例为上皮样平滑肌肉瘤，满足下列 3 个特征中的 2 个即可诊断：①中到重度细胞非典型性；②核分裂象 ≥ 4 个 /10HPF；③坏死。但有时上皮样平滑肌肉瘤的核分裂象可很低。如缺乏这些改变，但肿瘤直径大于 5 cm；有血管累及、浸润性边界或非典型核分裂象，至少应称为恶性潜能未定。

· *PGR* 基因融合的上皮样平滑肌肉瘤中上皮样细胞和横纹肌样细胞核分裂活跃（平均 10 个 /10HPF），而梭形细胞成分核分裂象小于 1 个 /10HPF。

· 上皮样平滑肌肉瘤的免疫表型特征与普通型平滑肌肉瘤的基本相似。值得注意的是，与上皮样平滑肌瘤一样，上皮样平滑肌肉瘤可显示 desmin、H-caldesmon 阴性而局灶表达广谱角蛋白，两者一致性地表达 HDAC8，这些特征有助于上皮样平滑肌肿瘤的诊断（图 2-1-3-16~2-1-3-18，表 2-1-3-4）。

· 除了与上皮样 SMTUMP 相鉴别之外，上皮样平滑肌肉瘤还应与转移性低分化癌、恶性 PEComa 及腺泡状软组织肉瘤等相鉴别（表 2-1-3-4）。

· 转移性低分化癌常见促纤维增生性间质反

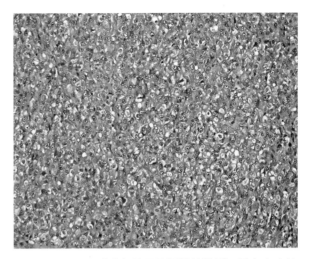

图 2-1-3-12 肿瘤细胞呈弥漫片状排列，具有丰富的嗜酸性胞质、圆形核及空泡状染色质。HE 染色，低倍镜下观

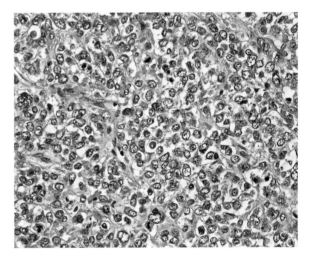

图 2-1-3-13 核分裂活跃。HE 染色，中倍镜下观

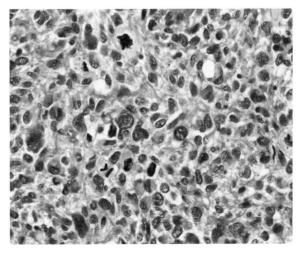

图 2-1-3-14 散在的多形性核伴活跃的核分裂。HE 染色，高倍镜下观

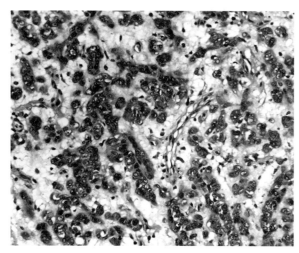

图 2-1-3-15 局灶的巢状结构类似性索分化。HE 染色，高倍镜下观

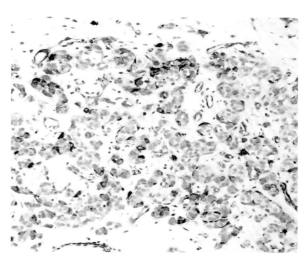

图 2-1-3-17 表达 H-caldesmon。IHC，中倍镜下观

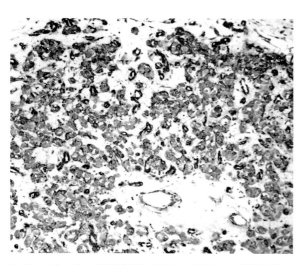

图 2-1-3-16 弥漫性表达 SMA。IHC，中倍镜下观

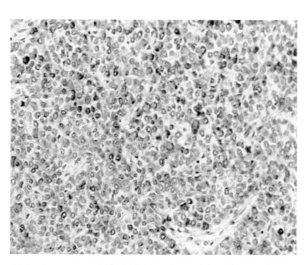

图 2-1-3-18 表达广谱角蛋白，易被误诊为上皮样肿瘤。IHC，中倍镜下观

应，表达多个上皮标志物（如 CAM5.2），不表达 SMA。

• 恶性 PEComa 除了表达平滑肌标志物之外，常表达多个黑色素标志物（如 HMB45、Melan-A、Cathepsin K 以及 MITF），可据此鉴别。

• 腺泡状软组织肉瘤偶可见于子宫体，组织学上以宽阔的腺泡状结构为主，免疫组化染色不表达 SMA，核特征性地表达 TFE3，遗传学上可见特征性的 *ASPL-TFE3* 基因融合，可通过 *TFE3* 的断裂分离探针 FISH 检测进行鉴别。

• 上皮样平滑肌肉瘤的侵袭性强，预后差。

• *PGR* 基因融合的肉瘤似有较惰性的行为（Momeni-Boroujeni 和 Chiang，2020）。

• 有弥漫重度核非典型性的肿瘤预后差。

三、黏液样平滑肌肉瘤

• 黏液样平滑肌肉瘤（myxoid leiomyosarcoma）为平滑肌肉瘤伴有广泛的黏液性间质，大体上质软有光泽，切面有黏质感，可见出血、坏死。诊断黏液样平滑肌肉瘤需要黏液性间质至少占肿瘤的 60%。

表 2-1-3-4　上皮样平滑肌肉瘤的免疫组化特征和鉴别诊断

病变类型	desmin	HMB45	TFE3	CD10	inhibin	cyclinD1	CK	hPL
上皮样平滑肌肉瘤	++/–	–/+	–	–/+	–	–	–/+	–
血管周上皮样细胞肿瘤（有嗜酸性粒细胞）	+/–	+	–	–/+	–	–	–	未分析
血管周上皮样细胞肿瘤（有透明细胞）	–	++	++	未分析	–			未分析
子宫内膜间质肉瘤－性索样	+/–	–	–	++	++	–	+/–	未分析
内膜间质肉瘤－YWHAE（低级别）	–			++				未分析
内膜间质肉瘤－YWHAE（高级别）	–					++		未分析
类似卵巢性索样的子宫肿瘤	+/–	–	–	+	++	–	+/–	未分析
未分化癌	–					–/+	+/–	未分析
胎盘部位滋养细胞肿瘤	–	–	–	+/–	+	–	++	+
未分化肉瘤				–/+		–/+		未分析

注：血管周上皮样细胞肿瘤有透明细胞，类似 Xp11 易位肾细胞癌。

译自 Blaustein's pathology of the Female Genital Tract,7th edi.,Kurman RJ, Ellenson LH, Ronnett BM, Springer, New York, 2019, p567, Table 7.

- 黏液区的肿瘤细胞排列稀疏，呈梭形、卵圆形或星芒状，间质为大量呈浅染、嗜酸性或嗜碱性的黏液性物质聚集，其他少黏液的区域富含细胞且肿瘤细胞显示明显的束状结构（图 2-1-3-19~2-1-3-21）。

- 多数黏液样平滑肌肉瘤为低细胞性且核分裂象较少，如果具有高度细胞非典型性则核分裂象可较多。

- 细胞呈非典型性、肿瘤坏死或核分裂象 >1 个 /10HPF 是诊断黏液样平滑肌肉瘤的要点（2020 年 WHO）。此外，不规则 / 浸润性边界也是诊断要点（表 2-1-3-5，图 2-1-3-22，2-1-3-23）。

- 浸润性生长是识别平滑肌瘤中发生的特殊黏液样平滑肌肉瘤的关键之一（Mittal 等，2000）。肌层浸润和血管浸润有助于诊断黏液样平滑肌肉瘤。

- Parra-Harran 等（2016）提议按下列标准来分类黏液样平滑肌肿瘤。

（1）黏液样平滑肌肉瘤：浸润性边界和下列 3 项中至少 1 项：核呈非典型性（++/+++），核分裂象 >1 个 /10HPF 和肿瘤细胞坏死。

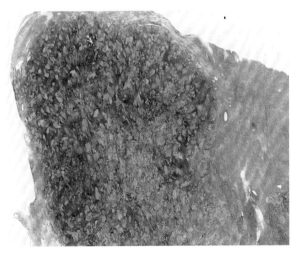

图 2-1-3-19　左侧为黏液样平滑肌肉瘤，肿瘤显示广泛的间质黏液样变；右侧为普通型平滑肌肉瘤。HE 染色，低倍镜下观（张祥盛教授惠赠）

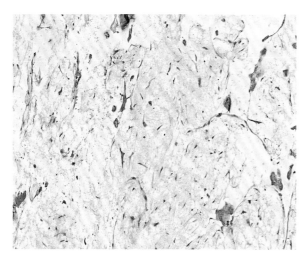

图 2-1-3-20　间质显示广泛的黏液样变，肿瘤细胞稀少，呈星芒状。HE 染色，低倍镜下观（张祥盛教授惠赠）

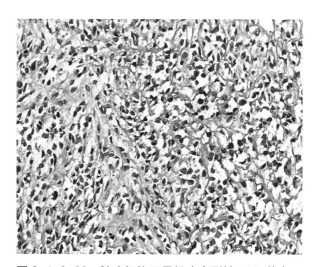

图 2-1-3-22　肿瘤细胞可见轻度多形性。HE 染色，中倍镜下观（张祥盛教授惠赠）

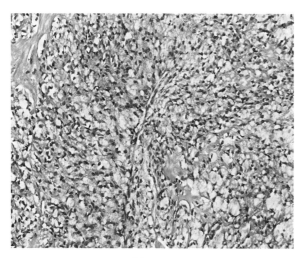

图 2-1-3-21　可见黏液性间质分隔，肿瘤细胞排列成微囊网状结构。HE 染色，中倍镜下观（张祥盛教授惠赠）

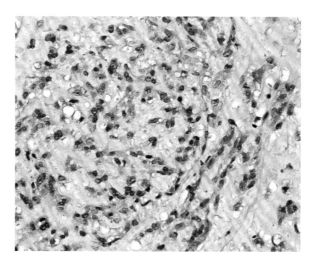

图 2-1-3-23　肿瘤细胞可见核分裂象增多（>2 个 /10 HPF）。HE 染色，高倍镜下观

（2）考虑黏液样平滑肌肉瘤：肿瘤有浸润性边界和诊断黏液样平滑肌瘤的 3 项条件均不满足，以及肿瘤有较清边界和 3 项中至少满足 2 项。

（3）黏液样 SMTUMP：肿瘤有较清楚边界和仅满足 3 项中的 1 项。

（4）黏液样平滑肌瘤：边界清楚，无核非典型性，核分裂象 <2 个 /10HPF 和肿瘤细胞坏死。

· 黏液样平滑肌肉瘤的免疫表型特征与普通型平滑肌肉瘤基本相似。但是需要注意的是，ER 在黏液样平滑肌肉瘤中的表达明显较低（仅约 30%）。阿尔辛蓝和胶体铁染色有助于识别肿瘤内丰富的黏液性间质。

· 有无浸润性边界对于黏液样平滑肌肉瘤具有明显的预后意义。在目前文献报道的具有清楚边界的黏液样平滑肌肉瘤中无 1 例出现复发和转移，有研究者推荐将这类黏液样平滑肌肿瘤重新分类为黏液样 SMTUMP，但尚需要更多的病例和更长时间的随访证据（图 2-1-3-24）。

· 黏液样平滑肌肉瘤的鉴别诊断除了黏液样平滑肌瘤和黏液样 SMTUMP 之外，还包括炎性肌纤维母细胞肿瘤及 BCOR 基因异常的高级别子宫内膜间质肉瘤（表 2-1-3-6）。

· 炎性肌纤维母细胞肿瘤常见黏液性间质和浸润性生长，可与黏液样平滑肌肉瘤相混淆，但

表 2-1-3-5　子宫平滑肌肉瘤的基本诊断标准

普通型（梭形细胞型）平滑肌肉瘤 　至少有 2 项： 　　显著的细胞学非典型性（核非典型性 ++/+++）； 　　肿瘤细胞坏死； 　　核分裂象 ≥ 4 个 /10HPF
上皮样平滑肌肉瘤 　至少有 1 项： 　　中到重度细胞学非典型性（核非典型性 ++/+++）； 　　肿瘤细胞坏死； 　　核分裂象 ≥ 4 个 /10HPF
黏液样平滑肌肉瘤 　至少有 1 项： 　　中到重度细胞学非典型性（核非典型性 ++/+++）； 　　肿瘤细胞坏死； 　　核分裂象 >1 个 /10HPF； 　　浸润性不规则 / 边界

注：译自 WHO Classification of Tumours, 5th edi. Female Genital Tumours, 2020, p285, Box 6.02.

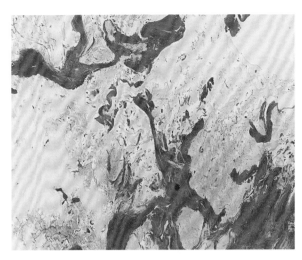

图 2-1-3-24　肿瘤在平滑肌束内的浸润性边界。HE 染色，低倍镜下观（张祥盛教授惠赠）

炎性肌纤维母细胞肿瘤常见多少不等的浆细胞浸润，免疫组化染色半数以上表达 ALK 且存在 *ALK* 基因重排，可据此鉴别。

• 伴有 *ZC3H7B-BCOR* 基因融合和 *BCOR* 内部串联重复（*BCOR–ITD*）的高级别子宫内膜间质肉瘤同样常见广泛的黏液性间质、肌层浸润、表达子宫平滑肌标志物等，因此需要与黏液样平滑肌肉瘤相鉴别，但与后者不同的是，与 *BCOR* 基因异常相关的高级别子宫内膜间质肉瘤免疫组化染色常弥漫表达 BCOR、SATB2、TLE1、cyclinD1 及 CD10，可据此鉴别。必要时行 *BCOR* 基因重排 FISH 检测或内部串联重复 Sanger 测序可进一步鉴别诊断（图 2-1-3-25~2-1-3-27）。

• 子宫黏液样平滑肌肉瘤的遗传学改变目前尚不清楚，近年来有文献报道 *PLAG* 基因重排可区别子宫一亚组黏液样平滑肌肉瘤与其他黏液样间

表 2-1-3-6　黏液样平滑肌肉瘤的免疫组化特征和鉴别诊断

病变类型	desmin	SMA	ALK	CD10	cyclinD1	BCOR	CK
黏液样平滑肌肉瘤	+/–	+/–	–	–	–	–	–
平滑肌瘤退行性变	++	++	–	–	–	–	–
炎性肌纤维母细胞肿瘤	+/–	+/–	++	+/–	–	–	–/+
子宫内膜间质肉瘤 – 黏液样	–	+/–	–	+	–	–/+	–
内膜间质肉瘤 –BCOR	+/–	+/–	–	+	+/–	+/–	–
未分化癌*	–	–	–	–	–	+/–	+/–
未分化肉瘤	–	–/+	–	–/+	–/+	–	–

注：*这些病变典型地丢失 PAX8 和 E-cadherin 表达，存在 DNA 修复缺陷和染色质改建异常（如 *ARID 1I/SMARCA* 1 或 *SMARCA* 4 表达）。

译自 Blaustein's pathology of the Female Genital Tract,7th edi.,Kurman RJ, Ellenson LH, Ronnett BM, Springer, New York, 2019, p567, Table 6.

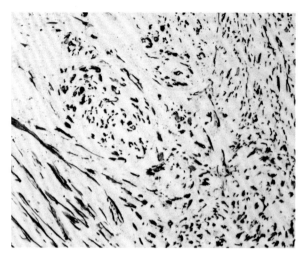

图 2-1-3-25 免疫组化染色显示肿瘤细胞弥漫表达 SMA。中倍镜下观

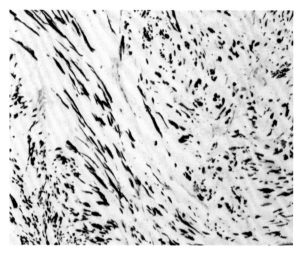

图 2-1-3-26 免疫组化染色显示肿瘤细胞弥漫表达 desmin。中倍镜下观

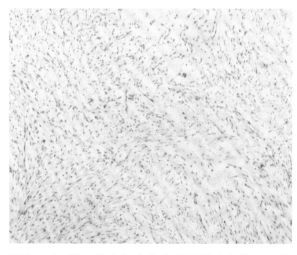

图 2-1-3-27 免疫组化染色显示肿瘤细胞不表达 CD10。中倍镜下观

叶性肉瘤。新发现的 *TRPS1-PLAG1* 或 *RAD51B-PLAG1* 基因融合可见于约 25% 的黏液样平滑肌肉瘤，或许可用作有价值的诊断性生物标志物（Arias–Stella 等，2019）。

- *PLAG1* 基因融合的黏液样平滑肌肉瘤，融合伴侣包括 *TRPS1* 和 *RAD51B*，为浸润性肿瘤，由梭形细胞组成，偶可有上皮样细胞，伴丰富的黏液样（偶可为嗜酸性）基质，核非典型性可呈轻、中和重度，核分裂象多少不一，肿瘤中纤细的血管多于厚壁血管，肿瘤细胞坏死常见，一般无脉管累及，PLAG1 弥漫核表达，ALK 呈阴性，50% 以下的肿瘤细胞 BCOR 呈阴性、弱阳性或阳性（Momeni–Boroujeni 和 Chiang，2020）。

- 黏液样平滑肌肉瘤应与水肿性平滑肌瘤相区别，后者水肿区细胞少，但无细胞非典型性和核分裂象，肿瘤边界完整，无浸润。

- 黏液样平滑肌肉瘤与黏液纤维样低级别子宫内膜间质肉瘤的区别为后者常呈 CD10 阳性，有螺旋动脉样小血管而较少有厚壁血管。

- 黏液样平滑肌肉瘤的镜下形态与软组织黏液纤维肉瘤相似，但在血管丰富程度和细胞非典型性方面不如后者。

- 炎性肌纤维母细胞肿瘤常为有黏液样背景的梭形细胞肿瘤，但其 ALK 呈阳性，有别于黏液样平滑肌肉瘤。

- 高级别子宫内膜间质肉瘤中的 *BCOR* 基因异常的肿瘤常有黏液样改变，但其无 PLAG1 表达。

- 黏液样平滑肌肉瘤的预后同一般平滑肌肉瘤一样，但无细胞非典型性、极少有核分裂象且因浸润性生长而诊断的平滑肌肉瘤可复发而很少转移。

- 有弥漫核非典型性的肿瘤预后差。

四、脂肪平滑肌肉瘤

- 脂肪平滑肌肉瘤（lipoleiomyosarcoma）在组织学上表现为高级别平滑肌肉瘤混有多少不等

的成熟脂肪细胞和脂肪母细胞。其中的主要组织学成分为普通型平滑肌肉瘤，其次为成熟的脂肪组织，脂肪母细胞仅散在分布于肿瘤内，既可表现为典型的多泡状脂肪母细胞，亦可表现为不典型的单泡状脂肪母细胞（图 2-1-3-28~2-1-3-30）。

• 免疫组化染色，平滑肌肉瘤细胞表达 SMA 和 desmin，脂肪细胞和脂肪母细胞表达 S-100 蛋白，分子遗传学上无 12q13-15（包括 *MDM2* 基因）扩增，因此可与去分化脂肪肉瘤相区别。

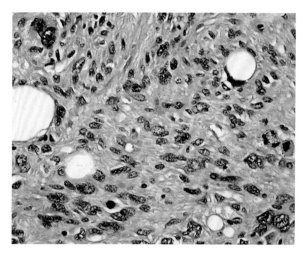

图 2-1-3-30 平滑肌肉瘤成分中可见散在的脂肪母细胞。HE 染色，高倍镜下观

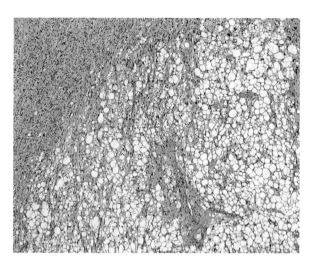

图 2-1-3-28 肿瘤由多少不等的平滑肌肉瘤成分、成熟的脂肪组织成分和散在的脂肪母细胞组成。HE 染色，低倍镜下观

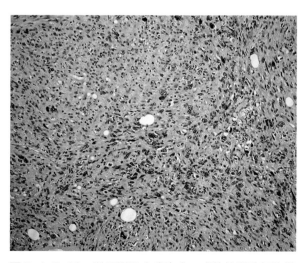

图 2-1-3-29 以平滑肌肉瘤为主，成熟的脂肪细胞散在分布。HE 染色，中倍镜下观

精粹与陷阱

• 上皮样平滑肌肉瘤有时可呈 CK 阳性、HMB45 阳性，但如有至少 1 种平滑肌标志物呈阳性，且上皮样细胞与周围梭形细胞有移行，则有助于与未分化癌、滋养细胞肿瘤和血管周上皮样细胞肿瘤等相区别。

• 上皮样平滑肌肉瘤的核分裂象诊断标准低于普通型平滑肌肉瘤。

• 黏液样平滑肌肉瘤的核分裂象可很少。

• 任何子宫黏液样平滑肌肿瘤，如果有显著核非典型性，不管有无坏死以及核分裂象为多少，均应归为黏液样平滑肌肉瘤。

• 有无凝固性坏死（肿瘤性）对诊断平滑肌肉瘤很重要，但准确判断凝固性坏死并非易事。

• 一些子宫平滑肌肉瘤病例可呈 CD10、HMB45、CD117 和 DOG1 阳性，应注意勿误认为子宫内膜间质肉瘤、血管周上皮样细胞肿瘤和胃肠道间质瘤等疾病。

• 有显著核非典型性的平滑肌瘤包括有奇异核的平滑肌瘤、静脉内平滑肌瘤病和 FH 缺陷型平滑肌瘤。

第二章

子宫内膜间质肿瘤和其他间叶性肿瘤

赵 明 曹登峰 张建民

十、其他软组织肿瘤

十一、淋巴瘤和髓系肿瘤

第一节　子宫内膜间质结节和低级别子宫内膜间质肉瘤

一、子宫内膜间质肿瘤概论

• 子宫内膜间质肿瘤占所有子宫间叶性肿瘤的7%~25%，占子宫恶性肿瘤的1%以下，在子宫间叶性肿瘤中，发生率仅次于子宫平滑肌肿瘤。

• 子宫内膜间质肿瘤的分类在近年来有了巨大的进展，这主要归功于分子遗传学手段的广泛应用，尤其是高通量二代测序和RNA测序，最近的研究通过一系列的分子遗传学手段阐述了许多具有重现性遗传学异常（主要是基因易位）以及特异性临床病理学特征的子宫内膜间质肉瘤，包括最早于低级别子宫内膜间质肉瘤中发现的由t（7;17）（p15;q21）转位导致的 JAZF1-SUZ12 基

因融合，以及最近在高级别子宫内膜间质肉瘤中发现的 BCOR 基因异常等。这些重现性遗传学异常的阐明为研究组织学诊断标准和理解子宫内膜间质肉瘤的病理发生机制提供了强有力的帮助。

• 在2020年的WHO女性生殖系统肿瘤分类中，子宫内膜间质肿瘤被分为4大类，包括子宫内膜间质结节、低级别子宫内膜间质肉瘤、高级别子宫内膜间质肉瘤及未分化子宫肉瘤（表2-2-1-1）。

• 未分化子宫肉瘤以前被称为未分化子宫内膜间质肉瘤（undifferentiated endometrial stromal sarcoma），因其中有些肿瘤可能为平滑肌细胞或其他细胞起源，故现用未分化子宫肉瘤这一术语。

表 2-2-1-1　子宫内膜间质肿瘤分类

病变类型	生物学行为	细胞非典型性
子宫内膜间质结节	良性	轻微
低级别子宫内膜间质肉瘤	恶性，低度	轻微
高级别子宫内膜间质肉瘤		
YWHAE-FAM22	恶性，中度	较一致
ZC3H7B-BCOR	恶性，中度	中度
源自低级别子宫内膜间质肉瘤	恶性，高度	显著
未分化子宫肉瘤	恶性，高度	显著

二、子宫内膜间质结节

• 2020 年 WHO 的定义：子宫内膜间质结节（endometrial stromal nodule，ESN）是类似增生期子宫内膜间质和无淋巴管血管侵犯的境界清楚的子宫内膜间质肿瘤。

【临床表现】

• 子宫内膜间质结节为罕见病变，发病年龄为 20~86 岁（平均 53 岁），大多数患者表现为异常子宫出血，约 10% 的患者临床无症状，因其他原因行子宫切除时偶然发现。

【病理改变】

巨检

• 大体观，边界清楚、无包膜，可位于子宫肌壁间、内膜或浆膜下，瘤体直径为 1~22 cm。

• 肿瘤常突出于切面，呈灰黄色，质软，呈均质性，常有 1 个或数个充满液体的小囊肿，也可见出血、坏死和囊性变性。

镜检

• 肿瘤细胞小而一致，呈短梭形或卵圆形，胞质稀少，类似增生期子宫内膜间质细胞，具有圆形或卵圆形的核，核轮廓平滑，核仁不明显，核分裂象不等（通常小于 5 个 /10 HPF，偶可高达 20 个 /10 HPF）。偶尔，因蜕膜化细胞的存在可有较丰富的胞质。

• 特征性的组织学表现为肿瘤细胞弥漫分布，并围绕小的薄壁螺旋动脉呈同心圆状或旋涡状排列（图 2-2-1-1，2-2-1-2），也有弯曲的壁薄和（或）扩张的小血管。在肿瘤的周边偶尔可见到直径较大的厚壁血管。

• 肿瘤一般边界平滑，在肿瘤与周围正常肌层平滑肌的边界处可允许出现低于 4 个且长度在 3 mm 以下的指状生长物或突起。

• 间质结节一般为富于细胞性，但程度不一，可有广泛水肿和玻璃样变性区，囊性变性常见。

• 可出现透明样条带和斑块，有时非常突出。偶尔可有钙化和骨化。

• 囊性变性形成的囊肿衬覆间质细胞和（或）泡沫细胞。泡沫样组织细胞可簇集在肿瘤细胞间或与肿瘤细胞混合存在。有的病例可见到胆固醇裂隙或坏死（梗死性），可伴新鲜或陈旧出血。

• 肿瘤中可有炎症细胞浸润，多为淋巴细胞。

• 同低级别子宫内膜间质肉瘤一样，子宫间质结节也有多种形态变异，如纤维和（或）黏液样、乳头状或假乳头状、上皮样或透明细胞样，以及

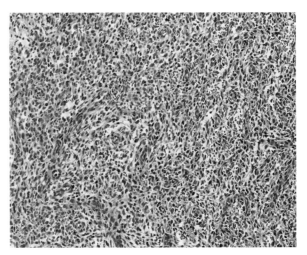

图 2-2-1-1　肿瘤细胞小而一致，呈卵圆形，胞质稀少，类似增生期子宫内膜细胞。HE 染色，中倍镜下观

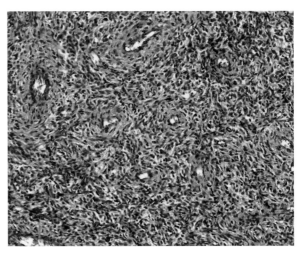

图 2-2-1-2　肿瘤细胞围绕小的薄壁血管呈同心圆状或旋涡状排列。HE 染色，中倍镜下观

平滑肌、骨骼肌、性索样、腺体和脂肪细胞分化等（详见本节"低级别子宫内膜间质肉瘤"部分）。

• 无淋巴管和血管内浸润，否则应诊断为低级别子宫内膜间质肉瘤（图 2-2-1-3~2-2-1-6）。

• 子宫内膜间质结节的诊断需要评估整个病变，并广泛取材评估病变的边界。因此，子宫内膜间质结节的诊断一般依据子宫切除标本。

• 在诊刮活检标本中，应避免诊断子宫内膜间质结节。但当子宫内膜活检标本中存在 5 mm 以上的且仅有子宫内膜样间质而无腺体的组织时，需要考虑子宫内膜间质肿瘤的可能，但仅凭镜检无法区分子宫内膜间质结节和低级别间质肉瘤。

免疫表型和分子遗传学

• 肿瘤细胞表达 ER、PR 和 CD10，局灶或弱表达 SMA、desmin 和 β-catenin 等，也可表达一些 CK 标志物，不表达 cyclinD1 和 BCOR（图 2-2-1-7，2-2-1-8）。

• 分子遗传学特征类似低级别子宫内膜间质肉瘤（详见本节"低级别子宫内膜间质肉瘤"部分）。

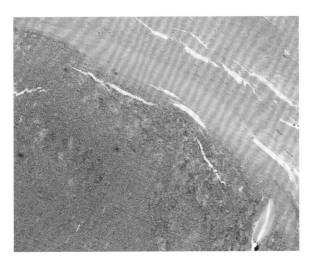

图 2-2-1-3　肿瘤通常边界清楚，呈推挤状。HE 染色，低倍镜下观

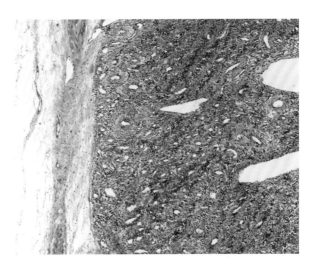

图 2-2-1-5　肿瘤通常边界清楚，呈推挤状。HE 染色，中倍镜下观

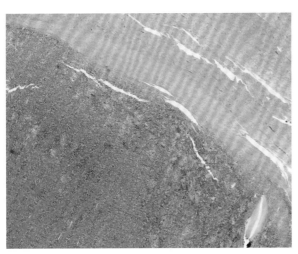

图 2-2-1-4　肿瘤通常边界清楚，呈推挤状。HE 染色，中倍镜下观

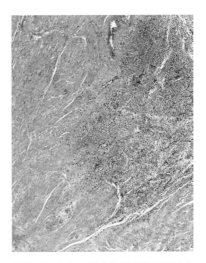

图 2-2-1-6　可允许出现不超过 3 个且长度不超过 3 mm 的舌状生长或突起。HE 染色，低倍镜下观

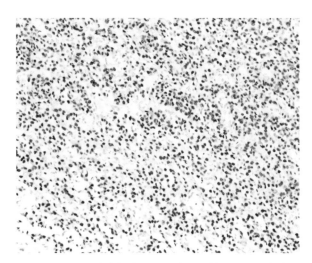

图 2-2-1-7　肿瘤细胞呈 ER 弥漫阳性。IHC，中倍镜下观

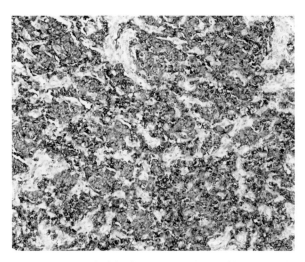

图 2-2-1-8　肿瘤细胞呈 CD10 弥漫阳性。IHC，中倍镜下观

【鉴别诊断】

• 子宫内膜间质结节的鉴别诊断包括富于细胞性病变，特别是高度富于细胞性平滑肌瘤、子宫内膜息肉伴富于细胞性间质、低级别子宫内膜间质肉瘤伴局限性浸润性生长及卵巢性索样子宫肿瘤等。

• 高度富于细胞性平滑肌瘤以厚壁血管为主，至少局灶可见典型的长束状排列，可见收缩间隙，肿瘤细胞核两端钝圆。然而，当子宫内膜间质结节有广泛平滑肌分化时，两者鉴别困难，如果分子检测确定存在 *JAZF1* 或 *PHF1* 基因重

排，有助于诊断子宫内膜间质结节。

• 子宫内膜间质息肉伴富于细胞性间质，良性腺体散布于肿瘤内，可见成簇聚集的厚壁螺旋动脉。

• 低级别子宫内膜间质肉瘤伴局限性浸润性生长，肿瘤边界表现为出现 3 个以上长度超过 3 mm 的舌状生长物或突起。如果有脉管累及，应诊断为低级别子宫内膜间质肉瘤。

• 卵巢性索样子宫肿瘤，可见条索状、小梁状或中空小管状结构，免疫组化染色表达上皮、平滑肌及性索 – 间质等多种成分的标志物。一般无间质细胞肿瘤的典型形态学表现。此外，其基因谱系不同于子宫内膜间质结节，可借助分子手段区别。

【预后】

• 按照上述严格标准诊断的子宫内膜间质结节，生物学行为表现为良性。

• 病变如果切除彻底，一般不复发。

三、低级别子宫内膜间质肉瘤

• 2020 年 WHO 的定义：低级别子宫内膜间质肉瘤（low-grade endometrial stromal sarcoma, LGESS）是类似增生期子宫内膜间质的、显示浸润性生长的有或无淋巴管血管浸润的恶性间质肿瘤。

【临床表现】

• 通常发生于年轻女性和围绝经期女性，发病年龄为 18~83 岁（平均 46 岁）。

• 常见的临床症状为阴道出血和盆腔痛，以及子宫增大或盆腔包块。

• 少数病例与雌激素/他莫昔芬的长期使用或盆腔放疗有关。

• 少数患者一开始就表现为转移性病变，最常见的转移部位是肺和卵巢。

【病理改变】

巨检

· 瘤体直径为1~15 cm，可位于子宫肌壁间，亦可突入于子宫腔。

· 切面呈灰黄或灰褐色，质软，边界不清，可为多结节不规则融合，常见蠕虫样的瘤栓侵袭至子宫肌层以及血管内甚至子宫旁静脉内。常见出血、坏死和囊性变性，偶可突出为囊性。

· 黏液样变异型肿瘤切面可呈胶样，有稠厚黏液；有成纤维细胞增生或平滑肌分化的肿瘤切面可呈灰白色，质地较坚实、柔韧，或呈灰黄或灰褐色，质软。肿瘤中可夹杂这类区域。

镜检

· 肿瘤细胞类似正常的增生期子宫内膜间质细胞，呈模糊的巢状或粗梁状排列。肿瘤细胞呈卵圆形或短梭形，大小较一致，胞质稀少，呈嗜酸性或浅染。肿瘤细胞核小而一致，呈圆形或卵圆形，核分裂象通常小于10个/10 HPF，但有时可多达32个/10 HPF，因此核分裂象大于10个/10 HPF并不能排除LGESS的诊断。

· 间质内富含螺旋动脉样的小血管，常见肿瘤细胞围绕这种小血管呈同心圆状排列。

· 此外，间质常见玻璃样变性斑块沉积，有时可见较广泛的玻璃样变性（图2-2-1-9~2-2-1-15）。肿瘤组织可有出血、坏死和囊性变性。

· 肿瘤的边界不清，肿瘤细胞呈舌状或大小不一的不规则岛状突入周围肌层，突起的数量和长度超过子宫内膜间质结节中所见，常见淋巴管和血管内浸润。

· 此外，肿瘤组织局灶可见平滑肌分化（常表现为星状结节状外观，伴有中央区玻璃样变性和周围放射状的平滑肌束分布）、纤维黏液样间质、泡沫样间质细胞聚集、上皮样或横纹肌样肿瘤细胞形态、腺体分化及性索样分化等（图2-2-1-16~2-2-1-28，表2-2-1-2）。

（1）纤维和黏液样改变，低倍镜下显示为少

图2-2-1-9　肿瘤细胞围绕螺旋动脉样血管呈同心圆状排列。HE染色，低倍镜下观

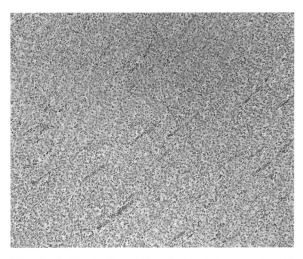

图2-2-1-10　肿瘤细胞排列成粗梁状和模糊的巢状结构，间质内可见纤细的血管。HE染色，低倍镜下观

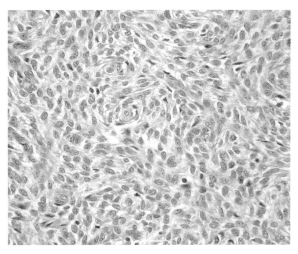

图2-2-1-11　肿瘤细胞类似增生期子宫内膜间质细胞。HE染色，高倍镜下观

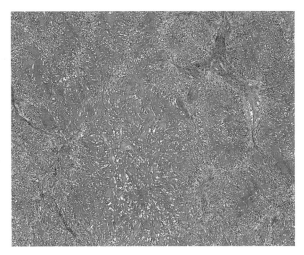

图2-2-1-12 间质有广泛的玻璃样变性。HE 染色，低倍镜下观

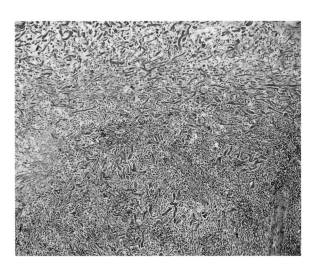

图2-2-1-14 子宫内膜间质肉瘤伴间质玻璃样变性斑块。HE 染色，低倍镜下观

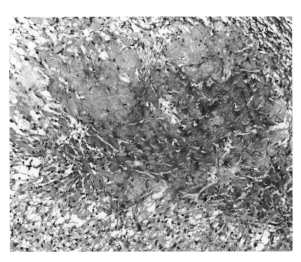

图2-2-1-13 低级别子宫内膜间质肉瘤伴间质玻璃样变性。HE 染色，高倍镜下观

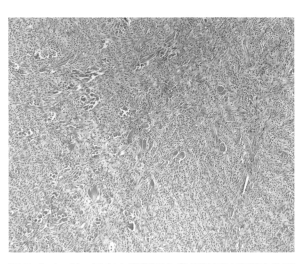

图2-2-1-15 子宫内膜间质肉瘤伴间质玻璃样变性斑块。HE 染色，中倍镜下观

细胞区，不同于 LGESS 常见的富含细胞的蓝染区。这种改变既可有突出的纤细（或致密）的胶原纤维或黏液样背景，也可有广泛的玻璃样变性。纤维母细胞变异型为纤维母细胞样细胞排列成结节状、束状，或呈弥漫分布。黏液样变异型，肿瘤细胞在黏液样背景中较稀疏，低级别的核小而呈圆形或卵圆形。这种变异型可能与 *YWHAE-FAM22* 高级别子宫内膜间质肉瘤相关。

（2）平滑肌分化，有平滑肌分化的间质肿瘤亦称间质平滑肌瘤（stromomyoma），但现在研究者多主张称子宫内膜间质结节伴平滑肌分化

或低级别子宫内膜间质肉瘤伴平滑肌分化。化生的平滑肌由梭形细胞组成，排列为不规则的长束（或短束）状或结节状，或为不规则的上皮样细胞巢。有的结节中央有放射状的红染透明区，称为星爆模式。Oliver 等（2007）发现在此型肿瘤中，平滑肌间和间质中的肿瘤成分均有高频度 *JUZF1-JJAZ1* 基因融合，这一点可有助于诊断此型子宫内膜间质肿瘤。

（3）性索样成分，多为局灶性，由类似卵巢性索细胞的上皮样细胞组成，细胞有多少不等的嗜酸性或泡沫样富脂质胞质，排列为巢状、条索

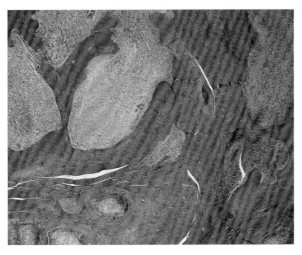

图 2-2-1-16　子宫内膜间质肉瘤的不规则浸润性边界。HE 染色，低倍镜下观

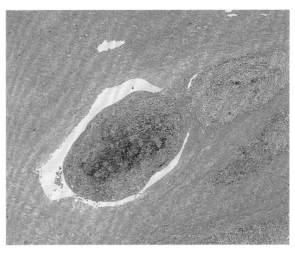

图 2-2-1-19　子宫内膜间质肉瘤的脉管内瘤栓。HE 染色，低倍镜下观

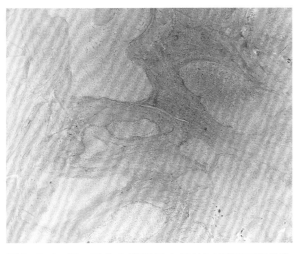

图 2-2-1-17　子宫内膜间质肉瘤的不规则浸润性边界。HE 染色，低倍镜下观

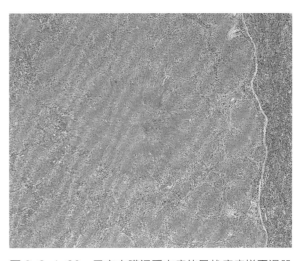

图 2-2-1-20　子宫内膜间质肉瘤伴星状瘢痕样平滑肌分化。HE 染色，低倍镜下观

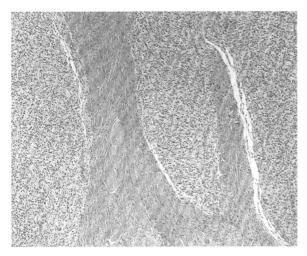

图 2-2-1-18　子宫内膜间质肉瘤细胞呈舌状浸润边界。HE 染色，中倍镜下观

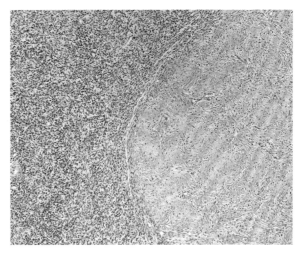

图 2-2-1-21　子宫内膜间质肉瘤伴规则的结节状平滑肌分化。HE 染色，中倍镜下观

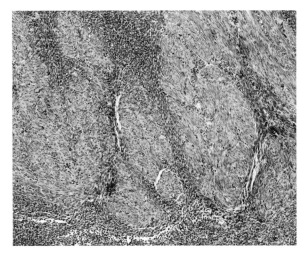

图 2-2-1-22　子宫内膜间质肉瘤伴不规则的结节状平滑肌分化。HE 染色，低倍镜下观

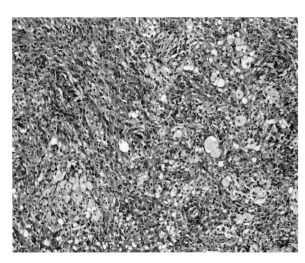

图 2-2-1-25　子宫内膜间质肉瘤伴泡沫样组织细胞沉积。HE 染色，中倍镜下观

图 2-2-1-23　子宫内膜间质肉瘤伴纤维黏液样间质。HE 染色，中倍镜下观

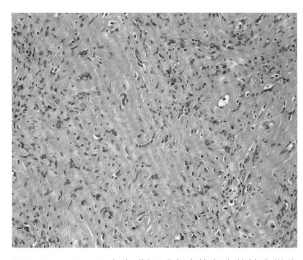

图 2-2-1-26　子宫内膜间质肉瘤伴条索状性索样分化。HE 染色，低倍镜下观

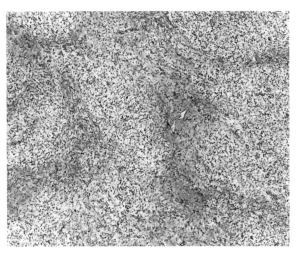

图 2-2-1-24　子宫内膜间质肉瘤伴纤维黏液样间质和丰富的血管网。HE 染色，中倍镜下观

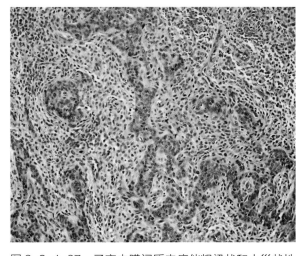

图 2-2-1-27　子宫内膜间质肉瘤伴粗梁状和小巢状性索样分化。HE 染色，中倍镜下观

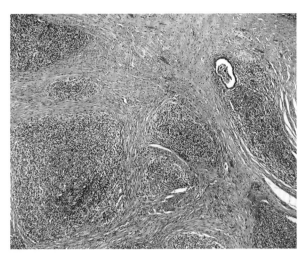

图 2-2-1-28　子宫内膜间质肉瘤伴局灶的腺体分化。HE 染色，低倍镜下观

状、小梁状和中空 / 实性小管状，有些可类似黄素化的间质或睾丸间质细胞。D'Angelo 等（2013）发现这些性索样成分与 *PHF1* 基因重排相关。

（4）腺体成分，罕见的子宫内膜间质肿瘤中可有子宫内膜样腺体，通常为局灶性，偶尔可弥漫分布，在部分病例中可为增生性并有细胞非典型性，类似 FIGO 1 级子宫内膜样腺癌。

（5）乳头和假乳头结构，罕见的 LGESS 可有乳头（有纤维轴心）或假乳头（无纤维轴心）结构。

（6）上皮样细胞，罕见的子宫内膜间质肿瘤中会出现有中等到丰富的嗜酸性胞质（偶可为颗粒状胞质）的卵圆形或多角形细胞，这些细胞与间质肿瘤细胞均呈 CD10 阳性。如有 H-caldesmon 和 desmin 阳性，提示平滑肌分化。

（7）伴高级别肉瘤成分，罕见的 LGESS 可含高级别肉瘤成分，提示后者源于 LGESS。高级别成分的细胞非典型性较低级别成分显著，且核分裂象多并常见坏死，CD10 和 PR 染色减退或缺失。

高级别肉瘤成分侵袭性强，也称去分化子宫内膜间质肿瘤（dedifferentiated endometrial stromal sarcoma）。高级别区域亦见于 YWHAE-FAM22 间质肉瘤中。

免疫组化

• LGESS 通常表达 CD10、ER 和 PR，CD10 不一定呈弥漫或强表达，呈局灶性且弱表达的情况并不少见，甚可显示 CD10 阴性（图 2-2-1-29，2-2-1-30）。应注意 CD10 并非子宫内膜间质肿瘤的特异性标志物，在其他肿瘤中也可呈阳性。

• 肿瘤细胞可局灶性表达 SMA、CK、WT-1、vimentin 及 calretinin 等非特异性标志物。

• IFITM1（CD225）为新发现的有潜能的良恶性内膜间质细胞标志物，其敏感性与 CD10 类似，在平滑肌肿瘤中基本不表达，显示其特异性

表 2-2-1-2　子宫内膜间质结节和低级别内膜间质肉瘤的形态学变异

病变类型
平滑肌分化
骨骼肌成分
性索样成分
纤维母细胞和（或）黏液样成分
子宫内膜样腺体
假乳头状或乳头状（罕见）结构
脂肪细胞（罕见）成分
横纹肌样成分
上皮样（多角形细胞，有较易识别出的胞质，罕见）细胞或透明胞质
有奇异核的细胞（罕见）
破骨细胞样巨细胞（罕见）

注：译自 Blaustein's pathology of the Female Genital Tract,7th edi.,Kurman RJ, Ellenson LH, Ronnett BM, Springer, New York, 2019,p582,Table 9。

优于 CD10，但仍需更多研究证实。

• 普通型子宫内膜间质肿瘤可表达平滑肌标志物，通常为 SMA 和 calponin，desmin 表达不常见，罕见表达 caldesmon、HDCA8 和平滑肌肌球蛋白。

• 伴有平滑肌分化的 LGESS 常表达 desmin、H-caldesmon、SMA 和 HDCA8，但有纤维母细胞形态的子宫内膜间质肉瘤也可表达 desmin。

• 伴有性索样分化的 LGESS 可表达 α-inhibin、Melan-A、WT-1、CD99 及 CD56 等。

• 半数以上的 LGESS 可核表达 β-catenin。可局灶性或弱表达 CD117 及 cyclinD1，一般不表达 DOG1 和 CD34（图 2-2-1-31，2-2-1-32）。约半数 LGESS 可表达 CK，这可能造成与其他肿瘤的混淆。

• 肿瘤细胞一般不表达 BCOR、cyclinD1、DOG1 和 CD117。

• Albores-Saavedra 等（2014）发现 25% 的 LGESS 可 HMB45 呈阳性，但仅凭此点和存在透明细胞并不能诊断为血管周上皮样细胞肿瘤。

分子遗传学

• *JAZF1-SUZ12* 是低级别子宫内膜间质肿瘤最常见的融合基因，存在于 65%~75% 的子宫内膜间质结节和 48%~55% 的 LGESS。因此，

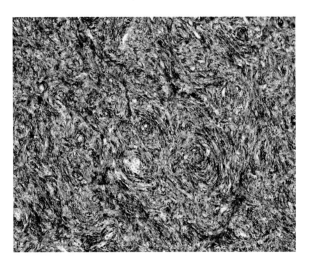

图 2-2-1-29　子宫内膜间质肉瘤弥漫表达 CD10。IHC，中倍镜下观

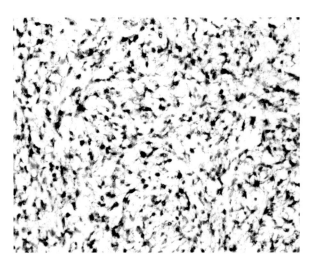

图 2-2-1-31　子宫内膜间质肉瘤的核表达 β-catenin。IHC，中倍镜下观

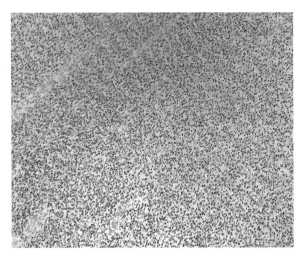

图 2-2-1-30　子宫内膜间质肉瘤弥漫表达 ER。IHC，中倍镜下观

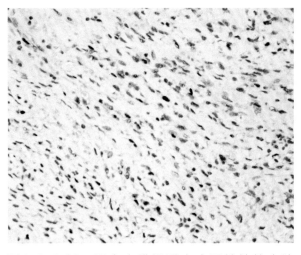

图 2-2-1-32　子宫内膜间质肉瘤局灶性核表达 cyclinD1。IHC，中倍镜下观

JAZF1-SUZ12 可用于诊断子宫内膜间质结节和低级别子宫内膜间质肉瘤，研究者推测该融合基因在肿瘤发生的早期起作用。

• *JAZF1-SUZ12* 更常见于显示经典型组织学特征的 LGESS，而非显示组织学亚型特征的 LGESS（分别为 53% 和 24%）。

• 一些 LGESS 在遗传学上有涉及 *PHF1* 基因融合的表现，融合基因包括 *BRD8-PHF1*、*EPC1-PHF1*、*EPC2-PHF1*、*JAZF1-PHF1* 及 *MEAF6-PHF1* 等。

• 目前已经发现的 LGESS 其他少见的融合基因包括 *MBTD1-CXorf67* 及 *JAZF1-BCORL1* 等（图 2-2-1-33，2-2-1-34）。

• 在子宫 LGESS 的诊断实践中，在组织学和免疫组化染色诊断及鉴别诊断困难时，应用分子遗传学手段（荧光原位杂交、PCR 及二代测序等）检测上述融合基因有助于 LGESS 的诊断，尤其适用于 LGESS 与子宫平滑肌瘤、子宫平滑肌肉瘤及卵巢性索样子宫肿瘤的鉴别诊断，在这三种肿瘤中尚未发现涉及 *JAZF1* 和 *PHF1* 的基因重排和基因融合。

【鉴别诊断】

• LGESS 的鉴别诊断主要包括子宫内膜间质结节、高级别子宫内膜间质肉瘤、子宫平滑肌肿瘤、子宫内膜间质息肉、米勒管腺肉瘤及低度恶性纤维黏液样肉瘤等。

• 与子宫内膜间质结节的鉴别诊断详见前文所述。在无脉管浸润的情况下，肿瘤在肉眼观察下边界清楚，但镜下舌状边缘突起超过 3 个，虽然肿瘤的预后可能较好，但应诊断为低级别子宫内膜间质肉瘤。

• 高级别子宫内膜间质肉瘤通常表现为肿瘤细胞呈圆形，核分裂象较多，免疫组化染色更常见弥漫表达 cyclinD1、CD117 及 BCOR。但需要注意的是，LGESS 与高级别子宫内膜间质肉瘤有时候可能存在明显的形态学和免疫表型的重叠，

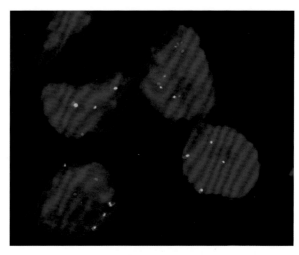

图 2-2-1-33　子宫内膜间质肉瘤显示 *JAZF1* 重排（*JAZF1* 断裂分离探针示红、绿分离信号）。FISH 检测

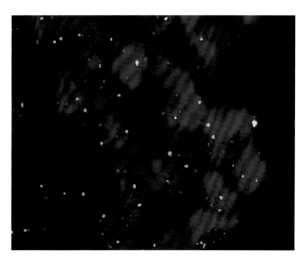

图 2-2-1-34　子宫内膜间质肉瘤显示 *PHF1* 重排（*PHF1* 断裂分离探针示红、绿分离信号）。FISH 检测

某些在组织学上看起来是 LGESS 的肿瘤，在分子遗传学上具有高级别子宫内膜间质肉瘤的特征，反之亦然，因此在某些病例中如想明确地区分两者需要行分子遗传学检测（详见本章第二节"高级别子宫内膜间质肉瘤"部分）。

• 伴有平滑肌分化的 LGESS 需要与富于细胞性平滑肌瘤，特别是高度富于细胞性平滑肌瘤相区别，后者边界可不规则，且呈 CD10 阳性或弥漫阳性。LGESS 中的平滑肌分化的常见表现为星状结节状平滑肌分化区伴有中央区的玻璃样变性和周围放射状的平滑肌束分布，而富于细胞性

平滑肌瘤的不规则边界较局限，肿瘤内的血管以厚壁血管为主，至少局灶可见典型的长束状排列（LGESS 的肿瘤细胞为弥漫分布），可见收缩间隙，肿瘤细胞的核两端钝圆。

• 伴有腺体分化的 LGESS 需要与子宫腺肉瘤相鉴别。LGESS 中的腺体成分通常是肿瘤中内陷的良性子宫内膜腺体，多倾向于在肿瘤的周边分布，而子宫腺肉瘤中的腺体亦是肿瘤成分，常见肿瘤间质细胞围绕被挤压成间隙状或扩张的腺体，形成袖套状结构。

• 伴有性索样分化的 LGESS 需要与卵巢性索样子宫肿瘤相鉴别。卵巢性索样子宫肿瘤的性索样成分丰富，无明显可识别的 LGESS 成分，免疫表型显示上皮、平滑肌、性索的多相分化，较常见表达性索标志物。有研究表明卵巢性索样子宫肿瘤表达 FOXL2，而 LGESS 不表达（Stewart 等，2016）。

• 伴有纤维黏液样间质的 LGESS 需要与伴有 BCOR 基因异常的高级别子宫内膜间质肉瘤相区别，后者除了可见广泛的黏液样变之外，常见明显的细胞非典型性及肿瘤性坏死，无典型 LGESS 的组织学特征，免疫组化染色常弥漫强表达 cyclinD1、SATB2、BCOR，分子遗传学显示 ZC3H7B-BOCR 基因融合或 BCOR 内部串联重复（BCOR-ITD）。

• 黏液样平滑肌肉瘤可与纤维或黏液样变异型 LGESS 相混淆，但前者除平滑肌标志物呈阳性外，还有局灶性的长梭形细胞束状排列和厚壁血管。

• 纤维黏液样子宫内膜间质肉瘤还需与低度恶性纤维黏液样肉瘤和有黏液样变的神经鞘瘤相鉴别。低度恶性纤维黏液样肉瘤多见于年轻人肢体的深部软组织内，偶可转移至盆腔及腹腔等部位，肿瘤具有交替分布的纤维性和黏液性区域，血管网表现为典型的拱形血管，免疫组化染色弥漫表达 MUC4，分子遗传学上常见 FUS-CREB3L1/2 及 EWSR1-CREB3L1 基因融合。神经鞘瘤则呈 S-100 蛋白和 SOX10 等神经标志物

阳性。

• 炎性肌纤维母细胞肿瘤常有黏液样背景，需要与纤维黏液样子宫内膜间质肉瘤相区别，前者常有炎症细胞，肿瘤细胞呈 ALK 阳性。

【预后】

• LGESS 通常是一种生物学行为较惰性的肿瘤。

• 分期是最重要的预后因素。约 65% 的患者在诊断时为 FIGO Ⅰ～Ⅱ期，约 35% 为 FIGO Ⅲ～Ⅳ期，FIGO Ⅰ～Ⅱ期患者的 5 年生存率大于 90%，10 年生存率约为 75%。FIGO Ⅲ～Ⅳ期患者的 5 年生存率约为 50%。

• 1/3～1/2 的患者有一次或多次复发。

• 淋巴转移率为 0%～16%，常伴肉眼下子宫外病变、广泛的肌层浸润和淋巴管血管浸润。

• 对于伴有基因重排的 LGESS 与无基因重排的 LGESS，目前尚无研究证据显示两者之间存在治疗选择和预后的差别。

• 在年龄大于 50 岁、多产次和绝经后状态对生存率的影响方面有争议。

• Feng 等（2013）发现核分裂象大于 3 个 /10HPF 的肿瘤复发风险增加。

• 一些病理学因素，如核分裂活跃性和坏死对预后的影响也存在争议。肿瘤大小、淋巴和血管浸润、激素状态和倍体性对预后的影响，目前尚不清楚。

• 治疗方式为全子宫和双附件切除，因为仅全切子宫的复发风险高。大网膜切除和淋巴结清扫对早期患者的生存率似乎影响不大。复发病变可采用放疗，复发和转移病变均可采用激素治疗。

精粹与陷阱

• 在刮宫标本中见到多灶无腺体的分化好的增生内膜间质，特别是有大于 5 mm 者，可诊断为"子宫内膜间质增生，考虑子宫内膜

间质结节或低级别子宫内膜间质肉瘤"，并注明如子宫有包块，建议切除子宫评估包块边缘以进一步诊断。

- 诊断纤维和黏液样变异型 LGESS 时，要注意与黏液样平滑肌肿瘤和 IMT 相区别。除免疫组化染色 CD10 呈阳性，肌标志物和 ALK 呈阴性外，间隔规则的管壁受压变薄且分支较长的毛细血管和（或）许多小动脉，特别是后者，常提示间质肿瘤。

- 既有子宫内膜间质细胞又有平滑肌成分的肿瘤，以往称为间质平滑肌瘤，现多主张称为间质肿瘤伴平滑肌分化。

- 肿瘤内间质细胞与平滑肌成分指状交错可为间质肿瘤浸润肌层，勿认为一定是间质肿瘤伴平滑肌分化。

- 证实 LGESS 转移时有一潜在陷阱，转移性病变可有突出的平滑肌分化或纤维和黏液样改变，甚至这些改变在原发的子宫病变中可不明显，此外，还有一些非特异性改变，如囊性变性、血管外皮瘤样血管、无典型的螺旋动脉等。

第二节　高级别子宫内膜间质肉瘤和未分化子宫肉瘤

一、高级别子宫内膜间质肉瘤

【概述】

- 2020 年 WHO 的定义：高级别子宫内膜间质肉瘤（high-grade endometrial stromal sarcoma，HGESS）是一种有一致的高级别圆形和（或）梭形细胞形态学的恶性子宫内膜间质肿瘤，有时可有低级别成分。

- 除 *YWHAE-NUTM2A/B* 基因融合外，近年又发现了涉及 X 染色体上 *BCOR* 基因异常的具有独特临床病理学特征的 HGESS，包括伴有 t（X;22）（p11;q13）转位导致的 *ZC3H7B-BOCR* 基因融合及 *BCOR* 内部串联重复（*BCOR-ITD*）。虽然这些 HGESS 较 LGESS 少见得多，但多数具有明显的侵袭性和较差的预后，因此认识和准确地诊断 HGESS 具有重要的临床意义。

- HGESS 的形态学谱系变化较大，部分在组织学和免疫表型上与 LGESS 存在明显的重叠，免疫组化特点多样化，证实诊断往往需要借助分子遗传学检测（表 2-2-2-1）。

- 临床表现无特异性，与 LGESS 相似，多发生于围绝经期女性。大体检查，HGESS 可表现为类似 LGESS 的蠕虫样侵蚀性外观，亦可表现为明显的破坏性浸润性生长。

1. 伴有 *YWHAE-NUTM2A/B*（先前 *FAM2A/B*）基因融合的子宫内膜间质肉瘤

【临床表现】

- 患者年龄跨度大（20~70 岁），临床表现多为阴道不规则出血，以及盆腔检查发现子宫增大或盆腔包块。

【病理改变】

巨检

- 肿瘤较大（中位直径为 8 cm），切面色白，

表 2-2-2-1　高级别子宫内膜间质肉瘤的主要特征

特征	高级别子宫内膜间质肉瘤	
	YWHAE 型	BCOR 型
分子遗传学	t（10;17）（q22;p13）转位反映了累及 YWHAE 的基因融合	t（X;22）（p11;q13）转位导致的 ZC3H7B-BCOR 基因融合以及 BCOR 内部串联重复（BCOR-ITD）
组织学	上皮样，巢状或均一排列，有纤细血管	黏液样背景，细胞呈圆形和梭形
LGESS 成分	可伴有	不伴有
免疫组化	cyclinD1 和 BCOR 呈阳性，CD10、ER 和 PR 呈阴性（低级别成分例外）	cyclinD1 呈阳性，BCOR、CD10、ER 和 PR 表达不定
生物学行为	临床上为侵袭性	BCOR 融合型临床上为侵袭性，BCOR-ITD 临床上可能较为惰性（但研究病例尚少）

呈鱼肉状，常有出血和坏死。

镜检

· 镜下表现类似 LGESS，显示肌层和静脉内浸润性生长，低倍镜下肿瘤显示舌状的浸润性边界。

· 肿瘤一般富含细胞，肿瘤细胞多数为圆形、上皮样，具有稀少至中等量的嗜酸性胞质，被纤细的分支状毛细血管网分割成模糊的致密的巢状结构或弥漫生长，其他组织学类型包括假腺样结构、假乳头状结构以及菊形团结构，偶见性索样分化特征。

· 上皮样肿瘤细胞的核呈圆形或轻度不规则，较 LGESS 细胞的核稍大，大小为淋巴细胞核的 4~6 倍，可见轻度的多形性，染色质呈细颗粒状或空泡状，核仁不明显，偶见奇异核，但核的多形性不如未分化子宫肉瘤明显，核分裂活跃，典型者大于 10 个 /10 HPF，常可达 20~30 个 / 10HPF，常见肿瘤性坏死和淋巴管血管内浸润。

· 约半数的肿瘤可见伴随的低级别梭形细胞灶，后者常表现为纤维母细胞样、纤维样或纤维黏液样，类似 LGESS，此区域的梭形细胞具有温和的卵圆形至拉长的核，染色质纤细，核仁不明显，核分裂象通常小于或等于 3 个 /10 HPF，可见螺旋动脉样小血管，一般无肿瘤性坏死。偶尔在转移灶中可见到 YWHAE-NUTM2A/B 基因融

合的 HGESS，由普通型 LGESS 转化而来。

· 高级别圆细胞肉瘤灶与低级别梭形细胞灶在不同病例之间的比例不同，偶尔仅表现为 LGESS 中灶状的高级别圆细胞肉瘤成分。转移性肿瘤既可表现为混合性的组织学形态，亦可表现为单纯的高级别圆细胞肉瘤或低级别梭形细胞肉瘤（图 2-2-2-1~2-2-2-8）。

免疫组化

· 免疫组化染色，低级别梭形细胞灶通常表达 CD10、ER 和 PR，Ki-67 增殖指数通常小于 10%，不表达或弱表达 cyclinD1。高级别圆细胞肉瘤成分一般不表达 CD10、ER 和 PR，弥

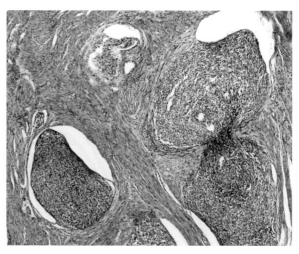

图 2-2-2-1　肿瘤边界呈不规则浸润性生长，可见脉管内瘤栓。HE 染色，低倍镜下观

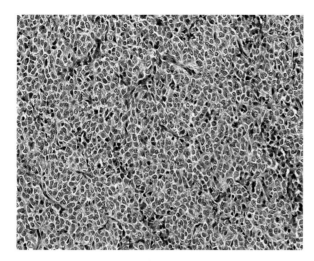

图 2-2-2-2　肿瘤细胞被纤细的毛细血管网分割成巢状结构。HE 染色，中倍镜下观

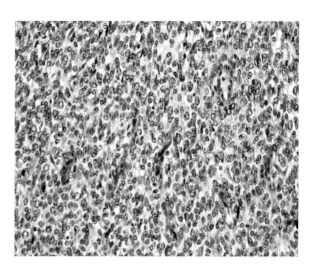

图 2-2-2-5　肿瘤细胞呈圆形，大小较一致，被纤细的毛细血管网分割成模糊的巢状结构。HE 染色，中倍镜下观

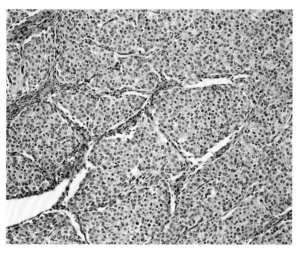

图 2-2-2-3　肿瘤细胞被纤细的毛细血管网分割成巢状结构。肿瘤细胞呈圆形，大小较一致，胞质稀少至中等量。HE 染色，中倍镜下观

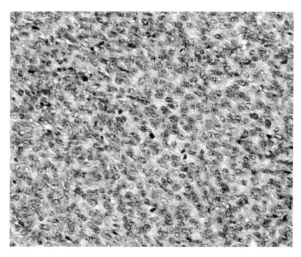

图 2-2-2-6　肿瘤细胞呈圆形，大小较一致，核染色质均匀或呈空泡状，核分裂活跃。HE 染色，中倍镜下观

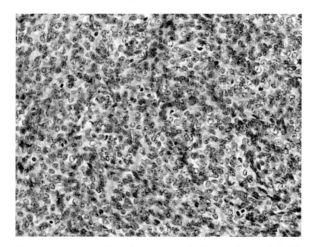

图 2-2-2-4　肿瘤细胞呈圆形，大小较一致，被纤细的毛细血管网分割成模糊的巢状结构。HE 染色，中倍镜下观

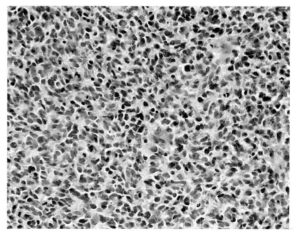

图 2-2-2-7　肿瘤细胞呈圆形，大小较一致，核染色质呈空泡状，局部可见非典型性，核分裂活跃。HE 染色，中倍镜下观

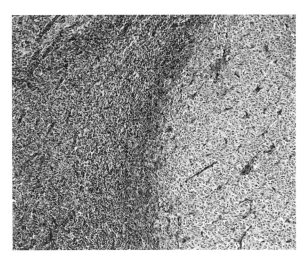

图 2-2-2-8   低级别子宫内膜间质肉瘤（左侧）向高级别子宫内膜间质肉瘤过渡（右侧）。HE 染色，中倍镜下观

漫强表达 cyclinD1（大于 70% 的肿瘤细胞）和 BCOR，Ki-67 增殖指数高。高级别圆细胞肉瘤成分通常胞膜和胞质弥漫表达 CD117（DOG1 阴性），而 CD117 在低级别梭形细胞灶中通常仅为弱阳性。p53 在两种成分中均为野生型，CK、SMA、desmin、HMB45、Melan-A、S-100 蛋白等通常均为阴性（图 2-2-2-9~2-2-2-13）。

分子遗传学

· t（10;17）（q22;p13）转位导致 *YWHAE-FAM22*（亦称 *YWHAE-NUTM2A/B*）基因融合。该融合基因同样可见于少数肾透明细胞肉瘤及软组织的尤因肉瘤样肿瘤，但在女性生殖系统肿瘤，*YWHAE-NUTM2A/B* 融合基因仅见于 HGESS，在其他可能与 HGESS 发生误诊的女性生殖系统肿瘤（包括子宫腺肉瘤、癌肉瘤、平滑肌肿瘤等）中尚未发现该融合基因。

· 因此，分子遗传学手段（包括 FISH 检测、RT-PCR 及 RNA 二代测序）手段 *YWHAE* 断裂或 *YWHAE-NUTM2A/B* 融合基因可用于对 HGESS 的明确诊断（图 2-2-2-14）。

【鉴别诊断】

· 主要需要与 LGESS、上皮样平滑肌肉瘤、未

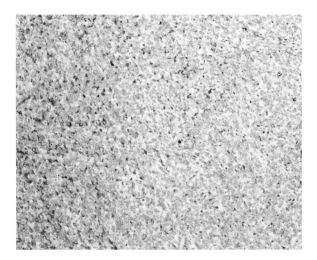

图 2-2-2-9   肿瘤细胞局灶表达 CD10。IHC，中倍镜下观

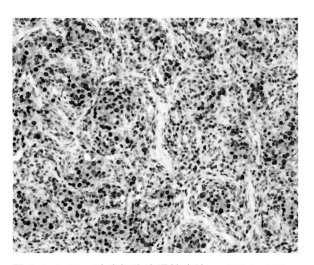

图 2-2-2-10   肿瘤细胞弥漫核表达 cyclinD1。IHC，中倍镜下观

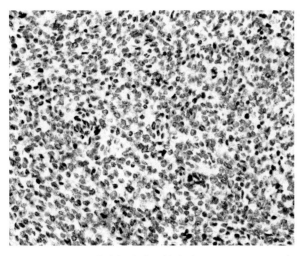

图 2-2-2-11   肿瘤细胞弥漫核表达 BCOR。IHC，高倍镜下观

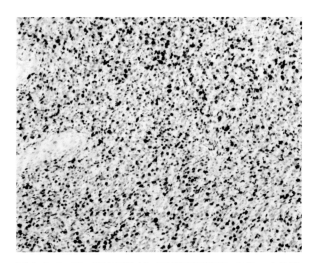

图 2-2-2-12 肿瘤细胞 Ki-67 增殖指数高。IHC，中倍镜

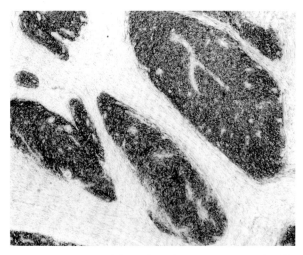

图 2-2-2-13 肿瘤细胞弥漫表达 CD117。低中倍镜下观

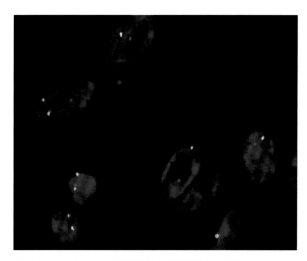

图 2-2-2-14 高级别子宫内膜间质肉瘤显示 *YWHAE* 基因重排（*PHF1* 断裂分离探针示红、绿分离信号）。FISH 检测

染色表达 SMA、desmin 及 H-caldesmon 等平滑肌标志物，一般不表达 cyclinD1、BCOR 及 CD117，分子遗传学上无 *YWHAE-NUTM2A/B* 融合基因。

• 与子宫未分化肉瘤的鉴别要点是，子宫未分化肉瘤的细胞多形性更明显，常见奇异核，虽然其可呈 cyclinD1 阳性，但 CD10 阳性更明显，分子遗传学上无 *YWHAE-NUTM2A/B* 融合基因。

• 未分化癌 / 去分化癌细胞呈弥漫性生长，且可呈 cyclinD1 阳性，但其 CK 也可呈阳性，约半数病例有 MLH1 和 PMS2 缺失，有 E-cadherin 和 CD44 缺失，去分化癌可伴低级别子宫内膜样腺癌。

【预后】

• 伴有 *YWHAE-NUTM2A/B* 基因融合的 HGESS 侵袭性强，约 80% 的此类肿瘤在诊断时处于进展期。

• HGESS 有较强侵袭性，复发和进展速度超过 LGESS，但预后较未分化子宫肉瘤好些。

2. 伴有 *BCOR* 基因异常的高级别子宫内膜间质肉瘤

• 是近年描述的一种伴有独特临床病理学和分

分化癌 / 去分化癌及未分化子宫肉瘤相鉴别。

• 与 LGESS 的鉴别要点包括：①高级别圆细胞肉瘤形态；②核分裂活跃；③肿瘤性坏死；④免疫组化染色高级别灶通常不表达 ER、PR、CD10，而弥漫表达 cyclinD1、BCOR 及 CD117 等标志物。在较多区域有 LGESS 灶的 HGESS 中，进行免疫组化染色需要选择存在高级别圆细胞肉瘤灶的蜡块，行 *YWHAE-NUTM2A/B* 融合基因分子遗传学检测的话则任何蜡块均可，因为该融合基因在肿瘤的低级别和高级别灶中均一存在。

• 与上皮样平滑肌肉瘤的鉴别要点是，上皮样平滑肌肉瘤常伴有普通型平滑肌肉瘤形态，免疫组化子遗传学特征的 HGESS。

• 分子遗传学上主要包括两类涉及 BCOR 基因的异常，即 t（X;22）（p11;q13）转位导致的 ZC3H7B-BCOR 基因融合以及 BCOR 内部串联重复（BCOR-ITD），目前后者仅有少数病例报道。

【临床表现】

• 患者发病年龄跨度大（28~71 岁），多为 40~50 岁。BCOR-ITD 亚组发病年龄较轻（18~32 岁）。

• 临床表现无特异性，包括阴道出血和盆腔包块，肿瘤诊断出时已有子宫外病变的情况并不少见。

【病理改变】

巨检

• 肉眼观察肿瘤较大（平均直径为 10 cm），呈息肉样，位于子宫内膜中心，但也可位于肌层基底部。切面为实性，硬度不一，但较软，呈浅褐色、黄色或粉红色。

镜检

• 低倍镜下，肿瘤通常舌状浸润，推进缘较宽或具有损毁性不规则的边界（后者较少见），或两种浸润方式均有。

• ZC3H7B-BCOR 基因融合的 HGESS 细胞呈梭形，随机束状排列，密度中等，生长方式均一。肿瘤细胞核呈卵圆形或短梭形，染色质均匀，核仁不明显，偶见多形性，核分裂较活跃，通常大于 10 个 /10 HPF，胞质少或相对丰富，染色呈灰色或嗜酸性。

• 血管呈小动脉样（但无显著的周围旋涡状肿瘤细胞排列），但也有大血管和（或）血管外皮瘤样血管。间质常见较为弥漫的黏液样变及大小不一的嗜碱性（或胶原性）物质池，常见胶原斑块。肿瘤组织常见坏死，约半数病例可见淋巴管血管内瘤栓。

• 无（或罕见）LGESS 可见的围绕螺旋动脉的同心圆状排列细胞，无伴有 YWHAE-

NUTM2A/B 基因融合的 HGESS 可见的被纤细的毛细血管网分割的致密巢状结构。

• 肿瘤不伴普通型或变异型 LGESS 成分，这不同于伴有 YWHAE-FAM22 基因融合的 HGESS。

• 伴有 BCOR-ITD 基因融合的 HGESS 可见高级别圆细胞肉瘤的形态，镜下可见与梭形细胞混合的上皮样圆细胞，无类似 LGESS 的低级别梭形细胞灶伴随（图 2-2-2-15~2-2-2-19）。

• 高级别圆细胞和梭形细胞的核分裂象 >10 个 /10HPF，而低级别梭形细胞核分裂象 <1 个 /10HPF。肿瘤坏死常见。

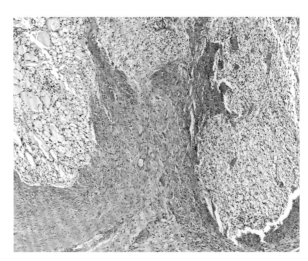

图 2-2-2-15　肿瘤与周围正常平滑肌具有不规则边界。HE 染色，中倍镜下观（吕炳建博士惠赠）

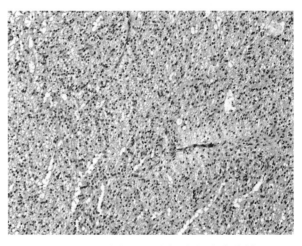

图 2-2-2-16　肿瘤细胞呈实性片状或束状排列，偶见纤细的小血管，伴有广泛的纤维黏液样间质。HE 染色，中倍镜下观（吕炳建博士惠赠）

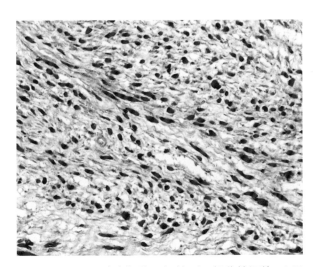

图 2-2-2-17　肿瘤细胞呈短梭形，部分核深染。HE 染色，中倍镜下观（吕炳建博士惠赠）

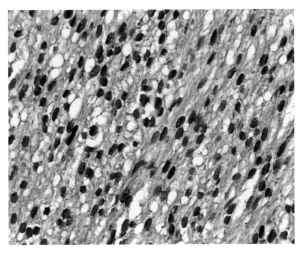

图 2-2-2-18　肿瘤细胞核深染，核分裂活跃。HE 染色，高倍镜下观（吕炳建博士惠赠）

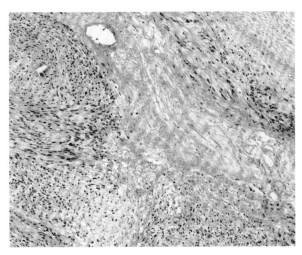

图 2-2-2-19　局灶可见肿瘤性坏死。HE 染色，中倍镜下观（吕炳建博士惠赠）

免疫组化

- 伴有 *ZC3H7B-BCOR* 基因融合的 HGESS 通常弥漫强表达 CD10 和 cyclinD1，50% 的病例核表达 BCOR；而伴有 *BCOR-ITD* 的 HGESS 局灶表达或不表达 CD10，弥漫强表达 cyclinD1（图 2-2-2-20）。ER 和 PR 在两者中的表达程度不一。部分病例可表达 SATB2（图 2-2-2-21）。

- 肿瘤细胞有不同程度的 ER 和 PR 表达，常表达 SMA，但不表达 desmin 和 caldesmon。

- 值得注意的是，尽管伴有 *BCOR* 基因异常，总体上仅约半数的肿瘤（包括伴有 *ZC3H7B-BCOR* 基因融合和 *BCOR-ITD*）表达 BCOR，而

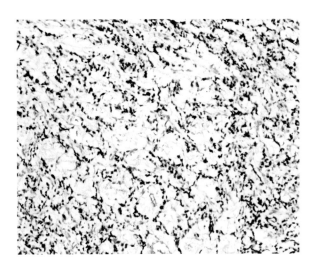

图 2-2-2-20　肿瘤细胞弥漫表达 cyclinD1。IHC，中倍镜下观

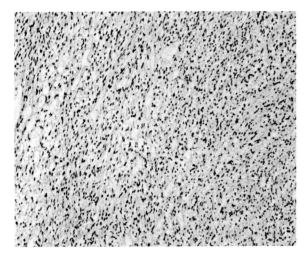

图 2-2-2-21　肿瘤细胞弥漫表达 SATB2。IHC，高倍镜下观

BCOR 通常在伴有 *YWHAE-NUTM2A/B* 基因融合的 HGESS 中呈弥漫强表达，因此仅应用 BCOR 免疫组化染色对于鉴别两者没有帮助。

• 此外，BCOR 在许多其他类型的软组织肿瘤中亦可呈较为弥漫的阳性表达，包括滑膜肉瘤、孤立性纤维性肿瘤等，这也限制了该标志物在临床的广泛应用（图 2-2-2-21）。

【鉴别诊断】

• 伴有 *ZC3H7B-BCOR* 基因融合的 HGESS 需要与纤维黏液样 LGESS、黏液样平滑肌肉瘤及炎性肌纤维母细胞肿瘤相鉴别。而伴有 *BCOR-ITD* 的 HGESS 需要与伴有 *YWHAE-NUTM2A/B* 基因融合的 HGESS 相鉴别。

• 黏液样平滑肌肉瘤细胞有雪茄样核，细胞为明显的束状排列，呈 desmin 和 caldesmon 阳性，而很少呈 cyclinD1 和 BCOR 阳性。CD10 呈阳性而无平滑肌标志物，特别是表达 desmin 的黏液样病变应考虑伴有 *ZC3H7B-BCOR* 基因融合的 HGESS。

• *BCOR* 基因异常的 HGESS 的核分裂较 LGESS 活跃，而在增生性子宫内膜间质的特征上，如螺旋小动脉等，不如后者明显，且呈 cyclinD1 和 BCOR 阳性。

• 炎性肌纤维母细胞肿瘤常有黏液样背景，肿瘤细胞呈梭形，但其常有炎症细胞浸润且肿瘤细胞呈 ALK 阳性，不同于 *BCOR* 基因异常的 HGESS。

• 伴有 *BCOR-ITD* 的 HGESS 可见伴有高级别圆细胞肉瘤的形态，易与未分化子宫肉瘤相混淆，但后者的细胞非典型性和多形性更明显，且不伴胶原斑块，具有损毁性浸润模式，分子遗传学检测无 *BCOR-ITD*。

• 仔细的形态学分析辅以免疫组化染色通常可达到初步鉴别诊断的目的，但明确的诊断需要通过分子遗传学检测证实。在临床实践中，*ZC3H7B-BCOR* 融合探针 FISH 检测是明确诊断伴有 *ZC3H7B-BCOR* 基因融合的 HGESS 的最方便、

快捷的手段，而伴有 *BCOR-ITD* 的 HGESS 的诊断一般需要应用 RT-PCT 检测 *BCOR* 基因的 ITD（图 2-2-2-22）。

【预后】

• 伴有 *ZC3H7B-BCOR* 基因融合的 HGESS 在诊断时约半数为 FIGO Ⅲ 期，总体预后较 LGESS 差。

• 伴有 *BCOR-ITD* 的 HGESS 似乎侵袭性相对较弱，但尚需要有更大宗的病例和更长随访时间的研究来进一步阐明。

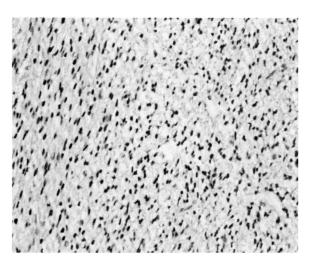

图 2-2-2-22　肿瘤细胞表达 BCOR。IHC，高倍镜下观

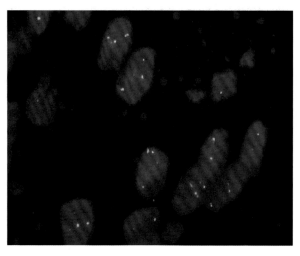

图 2-2-2-23　*ZC3H7B-BCOR* 融合探针 FISH 检测显示存在 *ZC3H7B-BCOR* 基因融合（红色信号为 *ZC3H7B*，绿色信号为 *BCOR*）。FISH 检测

3. 其他高级别子宫内膜间质肉瘤

• 高级别多形性或异源性成分可罕见地伴随低级别子宫内膜间质肉瘤。对于这种情况，有些研究者认为可诊断为高级别子宫内膜间质肉瘤，也有研究者认为应诊断为去分化子宫内膜间质肉瘤（dedifferentiated endometrial stromal sarcoma）。

• 虽然许多单形性未分化子宫肉瘤可能是高级别子宫内膜间质肉瘤，但在 2020 年 WHO 分类中仍使用"去分化子宫肉瘤"这一名称。

• 患者常有阴道出血或子宫包块，子宫外病变也并不少见。

• 高级别肉瘤成分有穿透性或损毁性浸润，肿瘤细胞多样或单一，可为上皮样或梭形，有不等量的胞质及不规则深染且核仁突出的核，多有非典型核分裂象。

• 肿瘤细胞多呈弥漫性生长，有广泛坏死，并可罕见地出现异源性分化（横纹肌肉瘤）。

• 肿瘤中有数量不一的常规 LGESS 成分。

• 免疫组化染色显示 CD10、ER 和 PR 在高级别多形性成分中常为阴性，而在低级别成分中为阳性。cyclinD1 可呈局灶阳性，p53 可过表达。肿瘤细胞可表达 AE1/3 和 CAM5.2。

• 在这些肿瘤中，*JAZF1* 和 *JJAZ1* 基因融合偶可罕见地被证实。

二、子宫未分化肉瘤

【概述】

• 2020 年 WHO 的定义：未分化子宫肉瘤（undifferentiated uterine sarcoma, UUS）是一种缺乏特异分化证据的恶性间叶肿瘤，通过排除其他疾病诊断。在以往的分类中，这种肿瘤被归类为子宫内膜间质未分化肉瘤，现在，该肿瘤因被认为不仅仅起源于内膜间质而更名，但子宫内膜间质未分化肉瘤仍可为 UUS 的同义词。

• UUS 是一种具有明显异质性的肿瘤，但缺乏明显的形态学和免疫表型特异性（如平滑肌、子宫内膜间质或其他成分的特征）。通常，根据肿瘤细胞的细胞组成将 UUS 分为非多形性 UUS 和多形性 UUS。

• 多数病例的组织发生机制不明，有些可伴（可能起源于）LGESS（去分化 LGESS）；有些可能代表肉瘤成分过度生长的恶性中胚叶混合瘤。

• 有研究显示根据 FISH 检测和靶向 RNA 测序，70% 的 UUS 为被误诊的伴有 *YWHA1/NUTM2*、*ZC3H7B-BCOR* 和 *BRD8-PHF1* 基因融合的肿瘤，以及伴有 *BCOR-ITD* 的肿瘤（Cotzia 等，2019）。

【临床表现】

• 患者多为绝经后女性，有阴道出血和包块迅速生长和（或）转移引起的相关症状和体征。

【病理改变】

• 肉眼检查显示肿瘤一般较大（直径大于 10 cm），质地较软，呈鱼肉状，累及内膜和（或）肌层，常有出血和坏死。

• UUS 在形态学上和免疫表型上均未表现出特异性。

• 多形性 UUS 可能类似多形性恶性纤维组织细胞肿瘤 / 多形性未分化肉瘤，非多形性 UUS 可表现为一致的梭形细胞、上皮样或横纹肌样细胞，呈实性片状或束状、席纹状排列，常伴有明显的细胞多形性和非典型性、核分裂活跃（核分裂象 >10 个 /10HPF）、肿瘤性坏死及淋巴管血管浸润等表现（图 2-2-2-24～2-2-2-26）。

• 免疫组化染色显示其可不同程度地表达 ER、PR、CD10、SMA 及 cyclinD1 等。多形性肿瘤常为 ER 和 PR 阴性，可表达 p16 和 p53。cyclinD1 可阳性，但常伴 CD10 阳性（不同于伴有 *YWHAE-NUTM2AB* 基因融合的 HGESS）。

• 二倍体和近似二倍体且有核形态一致性的

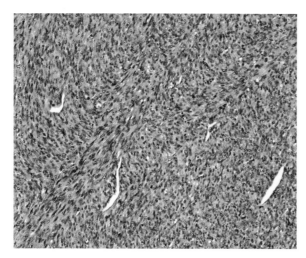

图 2-2-2-24 子宫梭形细胞型未分化肉瘤。HE 染色，中倍镜下观

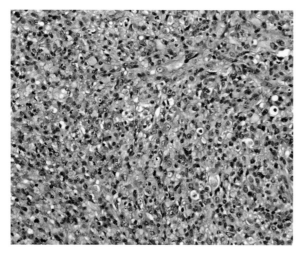

图 2-2-2-25 子宫圆细胞型未分化肉瘤。HE 染色，中倍镜下观

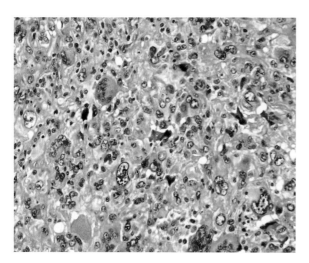

图 2-2-2-26 子宫多形性细胞型未分化肉瘤。HE 染色，中倍镜下观

UUS 可能代表了前述的一些伴有基因融合的肉瘤。

· 排除了伴有 *YMHAE-NUTM2* 和 *JAXF1-SUZ12* 基因融合的肿瘤后，UUS 的 RNA 表达分析发现 4 个分子组：细胞外基质（extracellular matrix）、平滑肌肉瘤样（LMS-like）、进化性（developmental）和低增殖（low proliferation）。拷贝数变化分析显示肿瘤的染色体改变有较广的谱系，近半数病例为二倍体或近似二倍体伴低拷贝数变化，其他病例则显示广泛的染色体易位或丢失（Binzer 等，2019）。

· 随着分子遗传学手段的广泛应用，在从前诊断为非多形性 UUS 的病例中发现了越来越多具有重现性的分子遗传学异常，因而部分肿瘤得以被进一步地分类，如前文所述的伴有 *ZC3H7B-BCOR* 基因融合和 *BCOR-ITD* 的 HGESS，从前均被归为非多形性 UUS。此外，新近发现的伴有 *SMARCA4/BRG1* 缺陷的子宫肉瘤及伴有 *NTRK*（包括 *NTRK1* 和 *NTRK3*）基因重排的子宫肉瘤等在从前也被划入 UUS 范畴。

【鉴别诊断】

· 总体来说，UUS 是一种排除性诊断，广泛地取材以寻找形态学和免疫表型分化型或低级别的肿瘤成分有时可达到明确诊断的目的，部分 UUS 可能是某些子宫肿瘤（如去分化子宫内膜样腺癌、去分化平滑肌肉瘤等）的去分化表现。

· UUS 如伴有显著的上皮样或横纹肌样形态则可能是 SWI 染色质重构复合物（包括 *SMARCB1/INI-1* 以及 *SMARCA4/BRG1*）缺失的子宫肉瘤（免疫组化染色分别显示 INI-1 和 BRG1 表达缺失）。

· 伴有类似成人纤维肉瘤样形态的子宫肉瘤可能是伴有 *NTRK* 基因重排的子宫肉瘤（免疫组化染色表达 desmin 和广谱 Trk）。

· 诊断 UUS 还需要排除子宫发生的特异性肉瘤或由其他部位播散（或转移）而来的间叶性肉

瘤等。相信随着分子遗传学手段，尤其是 RNA 二代测序的广泛应用，在 UUS 的诊断范畴中将会发现越来越多的具有特异性分子遗传学异常的子宫间叶性肿瘤，从而进一步分类。

- Cotzia 等（2019）认为多数未分化子宫肉瘤是因认识不足而被误诊的高级别子宫内膜间质肉瘤。大于或等于 50% 的细胞表达 BCOR 有助于在分子遗传学上确定高级别间质肉瘤分类的相关遗传学改变，*YWHAE* 基因重排可能为真正的未分化多形性肉瘤的其中一个亚组。研究者们对近年的 10 例子宫未分化肉瘤重新进行了评估，其中 8 例中度到强表达 BCOR 的细胞大于或等于 50%，进行了 RNA 测序的 7 例中 2 例为 *BCOR-ITD*，1 例为 *YWHAE-NUTM2B* 基因融合，因此重新分类的 10 例子宫未分化肉瘤中有 7 例为 HGESS。

【预后】

- UUS 侵袭性强，预后差，约 60% 的患者就诊时已有子宫外病变，患者通常在诊断后的 2 年内死于肿瘤的广泛播散和转移，5 年生存率低于 33%。近年来，有研究表明核分裂活跃（大于 25 个 /10 HPF）且无 *YWHAE-FAM22* 易位、无 PR 和 ER 表达的病例 5 年生存率低。

附：*SMARCA4* 缺失型子宫肉瘤

- *SMARCA4* 缺失型子宫肉瘤（*SMARCA4-deficient uterine sarcoma*）是一组近年描述的有重现性 *SMARCA4* 突变的子宫未分化肉瘤。

- 肿瘤由大的非典型上皮样细胞组成，其中一些有横纹肌样细胞形态，高度类似卵巢高血钙型小细胞癌的大细胞变异型。其他一些不常见的变化有间质索带状玻璃样变性，肿瘤细胞呈条索状排列和局灶性叶状结构以及大细胞和小细胞的双相性模式。

- 这类子宫肉瘤的分子遗传学特点为 *SMARCA4* 基因双等位失活，伴免疫组化染色 SMARCA4 表达丢失。不同于相对应的卵巢肿瘤，这类子宫肉瘤缺乏 WT-1 表达。

- 同子宫未分化肉瘤一样，肿瘤细胞 CAM5.2 和 EMA 染色呈阴性或弱阳性。desmin、pan-CK、SMA、ER 和 PR 大多呈阴性。

- 有些子宫未分化癌可与 *SMARCA4* 缺失型子宫肉瘤的形态学重叠，且显示 *SMARCA4* 或 *SMARCB1* 缺失，二者较难区别。近来有研究表明，子宫未分化癌患者的年龄较大（平均 61.2 岁，而子宫肉瘤为 38 岁）。子宫未分化癌无叶状结构。子宫肉瘤有明显的核多形性而子宫未分化癌无，子宫未分化癌可有 *TP53* 突变而子宫肉瘤一般无，近半数子宫未分化癌有微卫星不稳定性而肉瘤无，80% 的子宫未分化癌有完整的 *SMARCA4* 和 *SMARCB1*。因此，用组合的免疫组化染色区别两者，敏感性可达 100%，特异性可达 92%。此外，子宫未分化癌有内膜癌常有的基因突变（如 *TP53* 突变、*PTEN/PIK3CA* 突变），而 *SMARCA4* 缺失型子宫肉瘤无（Kolin 等，2020）。

- 肿瘤的预后差，中位总生存时间仅为 7 个月。

- 值得注意的是，*SMARCA4* 缺失不但是卵巢高血钙型小细胞癌的特征，也可见于一子宫未分化癌亚组。然而，子宫未分化癌的分子遗传学改变是复杂的，而 *SMARCA4* 缺失型子宫肉瘤除 *SMARCA4* 缺失外，无或很少有其他基因组改变。

1. 有 *NTRK* 基因融合的子宫肉瘤

- 这是一组原先考虑为子宫未分化肉瘤的梭形细胞肿瘤，有 *NTRK*（*NTRK 1* 和 *NTRK 3*）基因融合。伴 *TPM3-NTRK1* 基因融合的肿瘤超过 60%，而 *LMNA-NTRK1*、*TPR-HTRK1*、*RBPMS-NTRK3* 和 *EMNA-NTRK3* 基因融合则罕见。

- 这组肉瘤主要发生于子宫颈，罕见于子宫体，部分呈息肉状、浅棕色或黄色且有坏死，部分呈浅棕色到灰白色、编织状。

• 肿瘤细胞为梭形细胞，呈无模式的束状浸润生长，有轻到中度细胞非典型性，核呈卵圆形，染色质呈块状，核仁小，胞质丰富和嗜酸，核分裂象多少不一（1~50 个 /10HPF，中位 7 个 /10HPF），罕见病例可有显著的细胞非典型性。肿瘤可有显著的淋巴细胞浸润，有大的厚壁血管和薄壁血管，后者可呈血管外皮瘤样。可有坏死，但无脉管累及。间质和血管周围玻璃样变性。

• 免疫组化染色示子宫肿瘤细胞呈 CD34 和 S-100 阳性（也有报告 S-100 阳性细胞 <10%，这些细胞呈 CD34 阴性），desmin 阴性和 SMA 局灶阳性，cyclinD1 阳性。子宫肿瘤细胞 pan-Trk 阳性（伴 *LMNA-NTRK1* 基因融合的肿瘤为核膜阳性），因此如果识别出这组肿瘤，则临床上有靶向治疗可行性。

• 这些肿瘤的形态学与神经纤维肉瘤有重叠，起初被命名为"宫颈内膜的纤维母细胞性恶性外周神经鞘瘤（神经纤维肉瘤）"（Mills 等，2011）。

• 该肿瘤的预后资料少，有报告 4 例中的 2 例复发，1 例死于肿瘤，提示肿瘤有侵袭性行为（Momeni-Boroujeni 和 Chiang，2020）。

2. 伴 *COL1 A1-PDGFB* 基因融合的子宫肉瘤

• 这是一种子宫纤维肉瘤样肿瘤，*COL1 A1-PDGFB* 基因融合也见于隆突性皮纤维肉瘤。

• 组织学改变与伴 *NTRK* 基因融合的子宫肉瘤类似，除了存在血管浸润和无炎症细胞浸润。子宫肿瘤细胞呈 CD34 和 PDGFB 弥漫阳性，pan-Trk、ER 和 PR 阴性，cyclin D1 不同程度阳性，BCOR 阴性。

• 近年发现，该组肿瘤的基因改变还有 *PDGFB* 和 *RET* 基因融合，这些基因改变导致 kinase 异常激活，为靶向治疗提供了可能。最近还有该组肿瘤隐藏着与 kinase 相关的 *FGFR1-TACC1* 基因融合的报告（Deveraux 等，2021）。

精粹与陷阱

• 不能以核分裂象多少判断 LGESS 和 HGESS，早先以核分裂象小于 10 个 /10 HPF 为前者，大于或等于 10 个 /10 HPF 为后者的诊断，在其后的研究中未证实有预后意义，现已弃用。ESN 和 LGESS 一般核分裂象不多，但偶尔可大于或等于 10 个 /10 HPF。

• HGESS 有明显核非典型性，但形态较一致，如核多形性显著应考虑子宫未分化肉瘤。

• 子宫内膜间质肿瘤具有核非典型性、核分裂象多及免疫组化染色呈 cyclinD1 阳性的特征时，提示 HGESS。

• 现诊断 HGESS 和子宫未分化肉瘤几乎离不开免疫组化染色以及分子遗传学手段。

• 在组织学上，子宫未分化肉瘤与子宫未分化癌难以区别，因此必须广泛取材和进行免疫组化染色以排除癌成分。

第三节　其他类型的子宫间叶性肿瘤

一、类似卵巢性索肿瘤的子宫肿瘤

【概述】

• 类似卵巢性索肿瘤的子宫肿瘤（uterine tumor resembling ovarian sex cord tumor, UTROSCT）由 Clement 和 Scully 于 1976 年首先描述，当时这种肿瘤被分为两型：Ⅰ型肿瘤为子宫内膜间质结节和肉瘤，含相当比例（大于10%）的类似卵巢性索肿瘤的上皮样结构；Ⅱ型肿瘤主要或完全由性索样成分组成。Ⅰ型肿瘤现归为子宫内膜间质肿瘤伴性索样成分，而Ⅱ型肿瘤现归为 UTROSCT。

• 2020 年 WHO 的定义：UTROSCT 是一种有类似卵巢性索肿瘤中所见的形态学模式，而无可识别的子宫内膜间质成分的子宫肿瘤。因此，该肿瘤不同于具有性索分化表现的 LGESS。

• 新近发现 UTROSCT 的基因融合涉及 *GREB1* 和 *ESR1*。

• UTROSCT 的组织学起源不清楚，有研究者提出 UTROSCT 起源于内膜间质或子宫中的未定向细胞。

【临床表现】

• 患者多为中年女性，平均年龄在 50 岁左右，主要症状为异常阴道出血和盆腔痛，多数患者有子宫增大或可触及的子宫包块。

【病理改变】

巨检

• 肿瘤可发生于子宫肌壁间、黏膜下 / 息肉样的组织中或浆膜下。肉眼观察通常边界清楚且轻度不规则，偶尔可为明显的浸润性边界，切面呈灰白或灰黄色，实性质中，平均直径为 6~7 cm。

镜检

• 肿瘤镜下形态具有异质性，单形较一致的上皮样肿瘤细胞呈混合性的交织梁状、条索状、间隙样、支持细胞小管状、腺样、巢状以及弥漫片状排列。偶可有肾小球样结构形成或小管有网状外观，有研究者将这种形态学类型命名为网状型（RUTROST）。

• *GREB1* 基因融合阳性的肿瘤有舌状或不规则浸润，肿瘤细胞呈弥漫片巢状、小梁状、条索状、网状排列。上皮样肿瘤细胞有空泡核、小到明显的核仁、多少不等的嗜酸性到双嗜性胞质。肿瘤中有束状排列的横纹肌样细胞、泡沫细胞、Leydig 样细胞和卵圆形到梭形细胞。核分裂象为 1~14 个 /10HPF（中位 4.5 个 /10HPF）。血管多纤细，有囊性变性和黏液样变，可见坏死和出血（Momeni-Boroujeni 和 Chiang，2020）。

• 伴有 *ESR1* 基因融合的肿瘤有较明确的性索样成分，如支持细胞样和粒层细胞样的上皮样细胞，有空泡核和少到中等量淡染或透明的胞质，形成小管或网状结构。胖的上皮样细胞，有大的空泡核和丰富的嗜酸性或泡沫样胞质，核分裂象罕见或无（Momeni-Boroujeni 和 Chiang，2020）。

• 核分裂象 ≥ 2 个 /10HPF 可视为核分裂活跃（McCluggage 等，2017）。约 24% 的肿瘤核分裂象 >2 个 /10HPF 和有坏死为恶性。

• 间质呈内膜样或玻璃样变性，或者呈纤维样并有平滑肌存在，常较少，一般少于肿瘤的50%，其中可见成簇的黄体化细胞，偶尔可见泡沫样组织细胞沉积。

• 罕见肿瘤性坏死和淋巴管血管内浸润（图 2-2-3-1~2-2-3-4）。

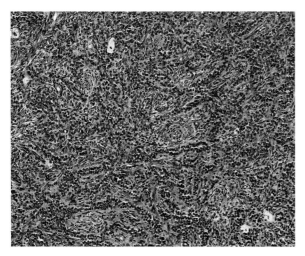

图 2-2-3-1 肿瘤细胞于致密的纤维性间质中呈挤压的条索状和小管状生长。HE 染色，低倍镜下观

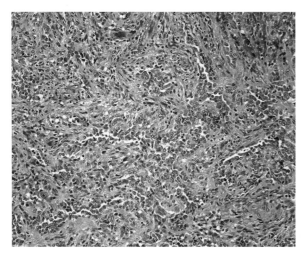

图 2-2-3-2 肿瘤细胞呈交织梁状排列。HE 染色，中倍镜下观

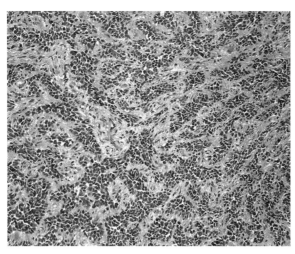

图 2-2-3-3 肿瘤细胞呈粗梁状或巢状排列。HE 染色，中倍镜下观

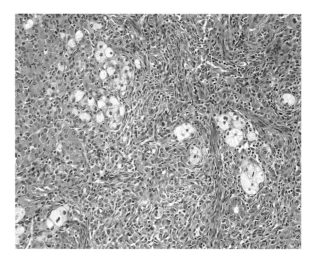

图 2-2-3-4 部分肿瘤细胞具有丰富的上皮样胞质，间质常见泡沫样组织细胞沉积。HE 染色，高倍镜下观

免疫组化

- 免疫组化染色，UTROSCT 显示多重表型分化：表达角蛋白（AE1/3 和 CAM5.2）、calretinin、WT-1、vimentin、ER 和 PR，不同程度地表达 inhibin、FOXL2、SF1、desmin、SMA、calponin、H-caldesmon、CD10、CD56、CD99 及 Melan-A，通常不表达 CD34 和 CD117（图 2-2-3-5~2-2-3-9）。大多数肿瘤不表达 EMA，也有报道称少数肿瘤可有轻到中度表达。

- 一般认为诊断 UTROSCT 至少需要肿瘤细胞表达 calretinin 和至少 1 种其他的性索间质肿瘤标志物。

- 伴有 *GREB1* 基因融合的肿瘤常表达 ER、PR、CD56 和 CD99。伴有 *ESR1* 基因融合的肿瘤常表达 inhibin、WT-1、CD56、CD99 和 AE1/3，较少表达 Melan-A（Momeni-Boroujeni 和 Chiang，2020）。

分子遗传学

- 目前，UTROSCT 显示 *GREB1* 与 *NCOA1*、*NCOA2*、*NR4A3*、*SS18* 和 *CTNNB1* 基因融合，以及 *ESR1-NCOA2* 和 *NCOA3* 基因融合（Momeni-Boroujeni 和 Chiang，2020），尚需研究其与其他 *NCOA* 基因融合阳性肿瘤的可能关系（Dickson 等，2019）。此外，近来还发现有 *NCOA1* 基因

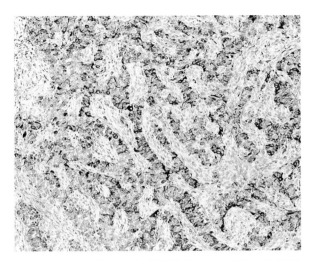

图 2-2-3-5　肿瘤细胞弥漫表达 CK。IHC，中倍镜下观

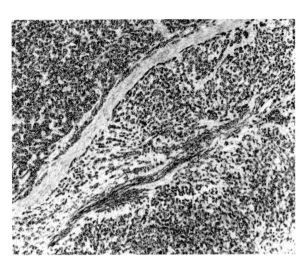

图 2-2-3-8　肿瘤细胞弥漫表达 CD56。IHC，低倍镜下观

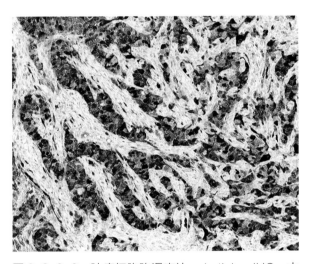

图 2-2-3-6　肿瘤细胞弥漫表达 calretinin。IHC，中倍镜下观

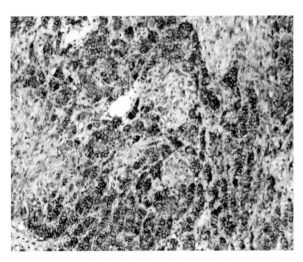

图 2-2-3-9　肿瘤细胞部分表达 CD99。IHC，中倍镜下观

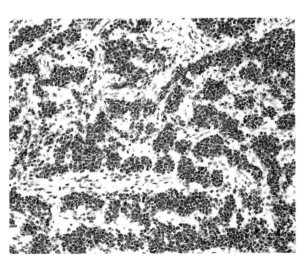

图 2-2-3-7　肿瘤细胞弥漫表达 ER。IHC，中倍镜下观

重排（Goebel 等，2020）。

• 无 LGESS 可见的 *JAZF1-SUZ12* 基因融合和 *PHF1* 基因重排，无成人型粒层细胞瘤特征性的 *FOXL2* 突变，也无 Sertoli-Leydig 细胞瘤特征性的 *DICER1* 突变（图 2-2-3-10）。

• Goebel 等（2020）研究了 26 例 UTROSCT，发现 81.8% 的病例有 *NCOA1-3* 基因重排，最常见的为 *ESR1-NCOA3* 基因融合（40.0%），无卵巢性索间质肿瘤中所见的 *FOXL2*、*DICER1*、*STK11* 或 *AKT1* 的单核苷酸变异。

• Bennett 等（2020）报告了 3 例该肿瘤有广

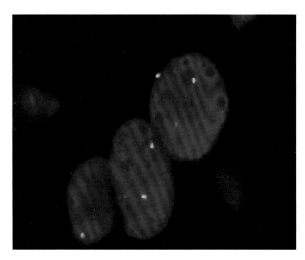

图 2-2-3-10　*NCOA2* 断裂分离探针显示 *NCOA2* 基因重排（红、绿信号分离）。FISH 检测

泛的横纹肌样分化、恶性行为和 *ESR1-NCOA2* 基因融合。Devereaux 等（2021）报告了 1 例该肿瘤的腹壁转移灶有横纹肌样形态学伴 *GTF2A1-NCOA2* 基因融合。

【鉴别诊断】

• UTROSCT 主要需要与其他可伴性索分化的子宫间叶性肿瘤相鉴别，包括子宫平滑肌瘤伴性索分化、子宫腺肉瘤伴性索分化及低级别子宫内膜间质肉瘤伴性索分化。

• 在组织学检查时仔细地寻找性索分化之外的典型组织学形态（例如，平滑肌肿瘤的平滑肌束状排列较明显，平滑肌标志物呈阳性，细胞核两端不如炎性肌纤维母细胞肿瘤细胞核尖；子宫腺肉瘤及低级别子宫内膜间质肉瘤的间质肿瘤成分标志物和 CD10 呈阳性等）。这些肿瘤的性索标志物的阳性程度一般弱于 UTROSCT。通常根据以上组织学特点可达到鉴别诊断的目的，在诊断困难时可通过分子遗传学手段检测 *JAZF1*、*PHF1* 和 *NCOA2/3* 基因重排辅助鉴别诊断。

• UTROSCT 还需要与具有性索样特征的子宫内膜样腺癌相鉴别，后者通常可见明显的腺体成分，常伴有鳞状分化，免疫组化染色表达 PAX8、CK7 和 EMA，可根据以上特征鉴别。

【预后】

• UTROSCT 的临床行为难以评估，因为有些研究未将 UTROSCT 与伴有性索分化的 LGESS 清楚区分。

• UTROSCT 通常是一种具有恶性潜能的肿瘤，多数临床表现为良性，约 23.5% 的病例可出现子宫外的扩散，8.8% 的病例最终可死于肿瘤。在 Goebel 等（2020）随访（平均 94 个月）的 11 例病例中，仅 1 例于 66 个月后复发。

• 肿瘤性坏死和核分裂活跃（大于或等于 2 个 /10 HPF）提示预后不良。UTROSCT 的治疗推荐进行子宫切除并长期随访。

• 文献中也有部分年轻患者为保持生育力而行保留子宫的手术并获得成功的案例。

• 复发肿瘤多有 *GREB1* 基因融合，*ESR1* 基因重排一般不复发。伴有 *ESR1-NCOA2* 基因融合的肿瘤有恶性行为（Bennett 等，2020）。

二、血管周上皮样细胞肿瘤

【概述】

• 2020 年 WHO 的定义：血管周上皮样细胞肿瘤（perivascular epithelioid cell tumor，PEComa）是由表达黑色素细胞和平滑肌标志物的血管周细胞组成的间叶性肿瘤家族的成员。

• PEComa 罕见发生于女性生殖系统，而子宫是最常见的发生部位，目前约有 150 例报道。

• Vang 和 Kempson（2002）描述了 2 种类型的子宫 PEComa：①排列为巢状的透明细胞，HMB45 染色呈强阳性，但平滑肌标志物的染色程度显著减弱（A 组 PEComa）；②肿瘤细胞透明或嗜酸，黑色素细胞和平滑肌标志物染色程度不一（B 组 PEComa）。

• 子宫 PEComa 不同于其他部位的 PEComa，在 B 组 PEComa 中：①子宫 PEComa 常达到恶

性标准；②恶性 PEComa 常有与平滑肌肉瘤相符的突变，而缺乏多数 PEComa 典型的突变；③有杂交平滑肌 /PEComa。

【临床表现】

• 患者多为围绝经期女性，平均 51 岁（16~71 岁），部分患者有结节性硬化综合征，该综合征的发生率小于女性生殖系统外的 PEComa。

• 临床表现为盆腔痛和阴道异常出血。

【病理改变】

巨检

• 肿瘤的直径为 0.5~13.0 cm（平均为 3.5 cm），多为孤立性实性包块，多发性包块罕见。肉眼外观可类似平滑肌肿瘤。

镜检

• 镜下，肿瘤边界可呈推挤状和类似 LGESS 的侵蚀样和舌状浸润，偶尔可表现为明显的浸润性生长（图 2-2-3-11，2-2-3-12）。

• 肿瘤细胞呈致密的实性巢状和（或）模糊的束状结构，间质可见丰富而纤细的血管网分隔，特征性表现为肿瘤细胞常在血管周围聚集（图 2-2-3-13，2-2-3-14）。

• 肿瘤细胞呈上皮样或梭形，两者比例不等。上皮样肿瘤细胞呈多角形伴有丰富的透明和颗粒

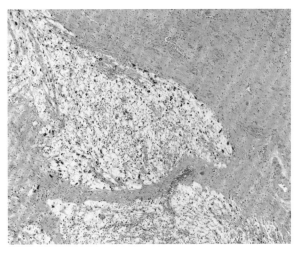

图 2-2-3-12　肿瘤表现为不规则浸润性边界。HE 染色，中倍镜下观

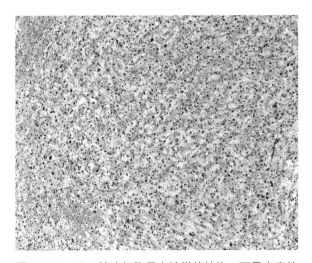

图 2-2-3-13　肿瘤细胞呈实性巢状结构，可见丰富的血管网分隔。HE 染色，低倍镜下观

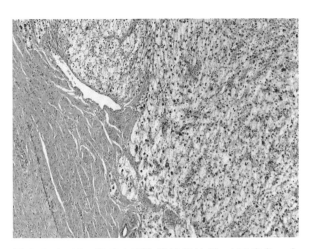

图 2-2-3-11　肿瘤表现为推挤状边界。HE 染色，中倍镜下观

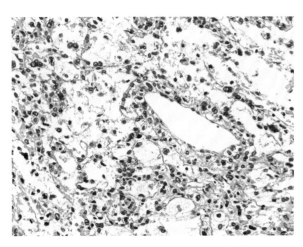

图 2-2-3-14　特征性表现为肿瘤细胞于血管周围聚集或呈放射状排列。HE 染色，中倍镜下观

状的嗜酸性胞质，有时可见胞质收缩形成蜘蛛样细胞，部分病例可见胞质内黑色素沉积（图2-2-3-15~2-2-3-18）。梭形细胞呈纺锤状，胞质相对稀少。肿瘤细胞的核呈圆形或卵圆形，常见非典型性，偶见多核巨细胞、巨核细胞和核内包涵体等，核分裂象多少不等（图2-2-3-19）。

• 部分病例可见坏死和（或）淋巴管血管内浸润（图2-2-3-20，2-2-3-21）。

• 间质常见玻璃样变性或硬化，有时可见广泛的硬化，称为硬化性PEComa（图2-2-3-22，2-2-3-23）。

• 除了上述具有经典的形态学和免疫表型特征的PEComa之外，还存在部分具有特征性组织学表现和分子遗传学特征的PEComa，如多见于后腹膜（也可发生于子宫）的硬化性PEComa。肿瘤的上皮样细胞呈梁状或条索状排列，间质为致密的硬化性间质，可见肿瘤细胞在厚壁血管周围生长，此型PEComa需要与上皮样平滑肌瘤相鉴别。

• PEComa病（PEComatosis），表现为PEComa累及包括子宫在内的多个女性生殖器官，常与结节性硬化复合症（tuberous sclerosis complex，TSC）相关，遗传学上表现为 TSC1/2 胚系突变。

• 淋巴管平滑肌瘤病样PEComa常与 TSC 异常相关，组织学上表现为围绕间隙状淋巴管生长的梭形平滑肌瘤样肿瘤细胞。

免疫组化

• 免疫组化染色，肿瘤细胞特征性地同时表达黑色素标志物和平滑肌标志物。黑色素标志物包括组织蛋白酶 K（诊断 PEComa 的敏感性最高的标志物，阳性率在99%以上）、HMB45、Melan-A 和 MITF 等（图2-2-3-24~2-2-3-26）。Bennettt（2018）报道的32例病例，组织蛋白酶 K 和 HMB45 均呈阳性，阳性率分别为77%和79%。

• 肿瘤细胞还表达平滑肌标志物（如 SMA、H-caldesmon 及 desmin 等），需要注意的是，这

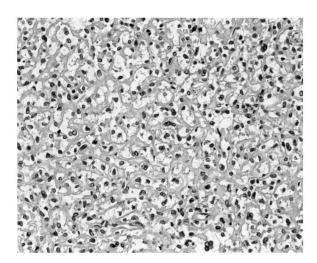

图2-2-3-15 肿瘤细胞呈上皮样，具有浅染的胞质。HE 染色，中倍镜下观

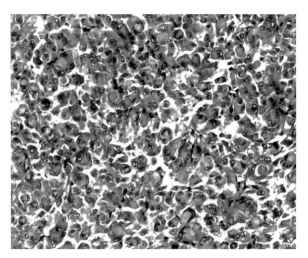

图2-2-3-16 肿瘤细胞呈上皮样，具有丰富的嗜酸性胞质。HE 染色，高倍镜下观

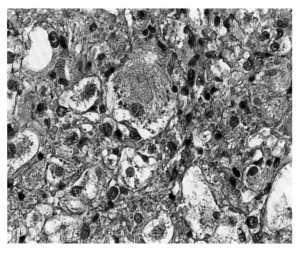

图2-2-3-17 肿瘤细胞的嗜酸性胞质朝向细胞核皱缩，形成蜘蛛样细胞。HE 染色，高倍镜下观

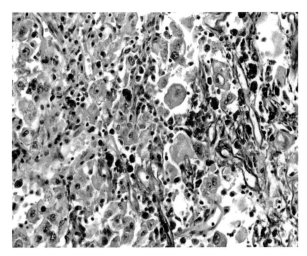

图 2-2-3-18 部分病例的肿瘤细胞胞质内可见色素沉积。HE 染色，高倍镜下观

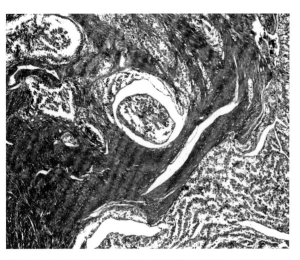

图 2-2-3-21 少数病例可见脉管内瘤栓。HE 染色，中倍镜下观

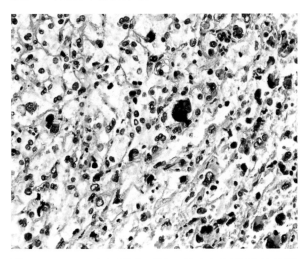

图 2-2-3-19 偶见核多形性、核内包涵体及核分裂象。HE 染色，高倍镜下观

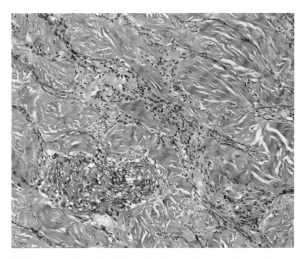

图 2-2-3-22 肿瘤常见硬化性间质，部分病例可见显著的间质硬化，仅见条索状排列的肿瘤细胞和厚壁血管，故称为硬化性 PEComa。HE 染色，中倍镜下观

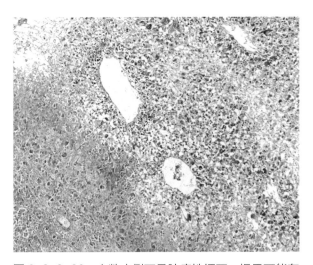

图 2-2-3-20 少数病例可见肿瘤性坏死，提示可能存在侵袭性行为。HE 染色，低倍镜下观

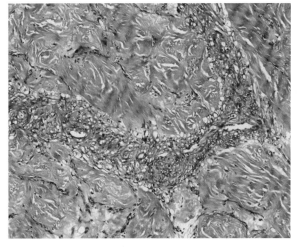

图 2-2-3-23 硬化性 PEComa，间质广泛硬化，肿瘤细胞呈条索状围绕厚壁血管生长。HE 染色，中倍镜下观

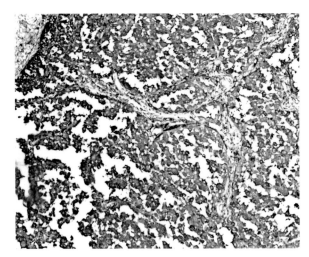

图 2-2-3-24 肿瘤细胞弥漫表达组织蛋白酶 K。IHC，中倍镜下观

图 2-2-3-25 肿瘤细胞弥漫表达 HMB45。IHC，中倍镜下观

图 2-2-3-26 肿瘤细胞局灶表达 Melan-A。IHC，中倍镜下观

些标志物在 PEComa 中的表达有时可能很局灶（图 2-2-3-27，2-2-3-28）。

· 一般需要分别应用 2 种或 2 种以上的黑色素和平滑肌标志物以明确诊断。具有上皮样形态的肿瘤细胞常更多地表达黑色素标志物，而具有梭形细胞形态的肿瘤细胞常更多地表达平滑肌标志物。

· 约 25% 的子宫 PEComa 可弥漫核表达 TFE3，其中绝大多数病例存在 TFE3 基因重排（图 2-2-3-29，2-2-3-30）。

· 伴有 TFE3 基因重排的 PEComa，肿瘤细胞通常表现为单纯的上皮样形态，常见黑色素沉积，免疫组化染色通常弥漫表达黑色素标志物而不表达平滑肌标志物，此类肿瘤通常与结节性或硬化性无关，无 TSC1/2 突变。

· 免疫组化染色弥漫表达 TFE3，但并不一定意味着存在 TFE3 基因重排，TFE3 断裂分离探针 FISH 检测可有助于明确诊断。

分子遗传学

· 大多数散发和综合征相关性肿瘤显示 TSC1 或 TSC2 基因失活，继而出现哺乳动物雷帕霉素靶蛋白（mammalian target of rapamycin，mTOR）通路活化。TSC2 的突变和杂合子性丢失伴其编码的结节蛋白表达缺失，可见于多数肿瘤。

· TFE3 基因重排而不伴 TSC1 或 TSC2 基因失活者罕见。

· TFE3 基因重排的 PEComa 中最常见的融合基因是 SFPQ-TFE3，罕见的融合基因包括 NONO-TFE3、DVL2-TFE3 及 MED15-TFE3，目前已经提出应用诊断术语"色素性 Xp11.2 易位性肿瘤"取代"TFE3 基因重排的 PEComa"。

【鉴别诊断】

· 需与子宫 PEComa 鉴别的肿瘤：子宫内膜间质肉瘤（呈 HMB45 阴性）、腺泡状软组织肉瘤（呈 HMB45 和平滑肌标志物阴性）和上皮样平滑肌肿瘤（呈平滑肌标志物较强阳性和 HMB45

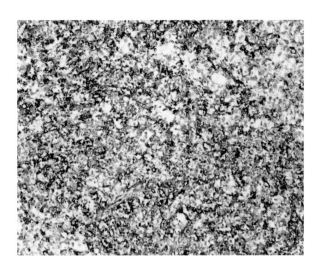

图 2-2-3-27　肿瘤细胞弥漫表达 SMA。IHC，中倍镜下观

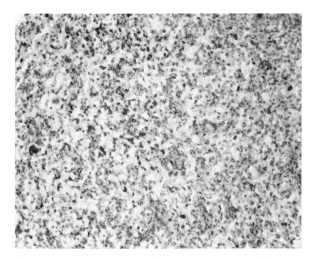

图 2-2-3-28　肿瘤细胞局灶表达 desmin。IHC，中倍镜下观

图 2-2-3-29　肿瘤细胞弥漫核表达 TFE3。IHC，中倍镜下观

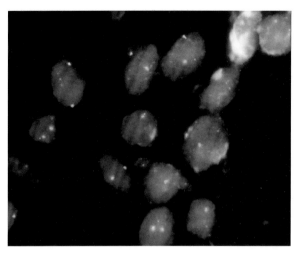

图 2-2-3-30　*TFE3* 断裂分离探针 FISH 检测显示肿瘤细胞存在 *TFE3* 基因重排（红、绿分离信号）

阴性或较弱阳性）。

• 色素性 Xp11.2 易位性肿瘤具有侵袭性。目前，研究者认为其与腺泡状软组织肉瘤具有重叠的临床病理学特征、免疫表型、分子表达谱和预后，认为两者是同一种类型的间叶性肿瘤的不同表现形式。鉴别诊断包括转移性 Xp11.2 易位性肾细胞癌、恶性黑色素瘤和普通型上皮样 PEComa。Xp11.2 易位性肾细胞癌表达 PAX8 和 CK（有时可能很局灶），可据此鉴别。恶性黑色素瘤的肿瘤细胞显示明显的核及活跃的核分裂象，免疫组化染色除了表达黑色素标志物之外，还表达 S-100 蛋白和 SOX10，不表达 TFE3。普通型上皮样 PEComa 可表达 TFE3（通常呈局灶或较弱阳性），但无 *TFE3* 基因重排，分子遗传学上表现为 *TSC1/2* 体细胞突变，除了表达黑色素标志物外，程度不定地表达平滑肌标志物。

【预后】

• 子宫 PEComa 的预后较难预测，一项研究显示 44% 的子宫 PEComa 为恶性，56% 为良性（Fadare，2008）。

• 新近的研究表明存在下列 3 个或 3 个以上特征时提示肿瘤存在侵袭性或恶性生物学行为：①肿瘤直径大于或等于 5 cm；②核分裂象大于

1个/50HPF；③存在肿瘤性坏死；④存在淋巴管和（或）血管内浸润。少于3个特征为恶性潜能未定。良性一般无这些特征，但各医疗机构的标准往往不一（表2-2-3-1）。

• mTOR抑制剂可用于治疗B组转移性恶性PEComa。

三、炎性肌纤维母细胞肿瘤

【概述】

• 2020年WHO的定义：炎性肌纤维母细胞肿瘤（inflammatory myofibroblastic tumor，IMT）是一特殊的间叶性肿瘤，由肌纤维母细胞和纤维母细胞性梭形细胞组成，伴炎性浸润。

• IMT一开始考虑为炎性假瘤，但一些肿瘤有克隆性和涉及ALK的染色体重排，表明应视其为肿瘤性病变。

• IMT累及女性生殖系统的情况不常见，子宫为该系统较为好发的部位。以往对其认识可能存在明显的不足，因而部分病例可能被误诊为平滑肌瘤或平滑肌肉瘤。

【临床表现】

• 患者年龄范围广，从儿童期到绝经后，平均为40岁左右。

• 主要临床表现为阴道异常出血和（或）与包块相关的症状，如盆腔痛或压迫感，有些患者有发热、疲劳和体重减轻的表现。肿瘤偶可为剖宫产或其他手术偶然发现。

【病理改变】

巨检

• 瘤体直径1.0~19.5 cm，平均5~7 cm，质地硬韧或较软，边界清楚或不规则浸润。切面为灰黄或灰白色，常可呈黏液样或胶样。

镜检

• 镜下，肿瘤细胞为梭形、星形或上皮样，有呈淡嗜酸性的胞质，核染色质呈颗粒状或空泡状，通常仅可见轻至中度的核非典型性，有的肿瘤可有显著非典型性，核分裂象多少不等（0~20个/10 HPF），多为2~5个/10 HPF，一般无异常核分裂象。

• 子宫IMT常可见两种比例和分布不等的形

表 2-2-3-1　血管周上皮样细胞肿瘤的生物学行为和病理特征

生物学行为	Schoolmeester 等（2014）	Bennett 等（2018）	修订的 Folpe 标准（2015）
良性	下列特征中至多3个： 肿瘤直径大于或等于5 cm； 重度非典型性； 坏死； 血管浸润	下列特征中至多2个： 肿瘤大于或等于5 cm； 重度非典型性； 坏死； 血管浸润	下列特征中至多1个： 浸润性边界； 肿瘤直径小于或等于5 cm； 核分裂象为2~3个/50HPF； 血管浸润
恶性潜能未定	核分裂象大于或等于1个/50HPF	核分裂象大于或等于1个/50HPF	下列特征中至少1个： 非典型性； 肿瘤直径大于10 cm； 核分裂象大于或等于4个/50HPF
恶性	上述特征达4条或更多	上述特征达3条或更多	有坏死或上述特征达2条或更多

注：译自 Parran-Herra C, Howitt BE. Uterine mesenchymal tumors, Surgical Pathology, 2019,12:363-396, p388, Table 2.

态学成分，最常见的是黏液型或少细胞型：梭形、胖梭形肿瘤细胞散布于明显的黏液性或水肿性间质中，类似结节性筋膜炎或组织培养样表现，背景中可见多量混合性的慢性炎症细胞浸润。

• 第二常见的是富细胞束状型：致密的梭形肿瘤细胞呈交错、束状排列，细胞密度高，黏液性间质及炎症浸润较稀疏或不明显，高度类似平滑肌瘤，偶见坏死（图 2-2-3-31~2-2-3-39）。

• 较少见的是玻璃样变性或胶原丰富模式，肿瘤常可见上述这几种模式混合存在，黏液样变和炎症细胞浸润可为局灶性。

免疫组化

• 免疫组化染色，肿瘤细胞不同程度地表达 SMA、desmin 及 H-caldesmon，束状型较黏液型的表达更显著而弥漫（图 2-2-3-40）；大多数肿瘤表达 CD10，以黏液型表达为主。ER 和 PR 一般呈阳性（图 2-2-3-41）。无 p53 和 p16 的异常表达（全或无表达）。

• 绝大多数（87.5%~100%）子宫 IMT 表达 ALK，通常为胞质表达伴核旁聚集，黏液型的 ALK 表达较束状型更显著而弥漫（图 2-2-3-42）。Mohammad 等认为 ALK 是子宫 IMT 的高度特异性标志物（Mohammad 等，2018）。

• Bennet 等（2020）研究的 23 例病例中，83% 的肿瘤细胞呈 IFTTM1（一种新的子宫内膜间质标志物）阳性，40% 呈 BCOR 阳性，96% 呈 transgelin 阳性，前两者多表达于黏液区，后者多表达于致密区，p53 均呈阴性。5 例（22%）p16 阴性肿瘤中的 4 例为恶性，1 例失访。

分子遗传学

• FISH 检测证实黏液型和束状型均存在 *ALK* 基因易位，提示束状型为肿瘤的构成部分而非正常肌层或肿瘤向平滑肌分化的证据，对诊断子宫 IMT 具有较高的特异性（图 2-2-3-43）。FISH 检测显示至少 70% 的肿瘤有 *ALK* 基因重排。

• 分子遗传学分析显示 *ALK* 有多种融合伴侣，

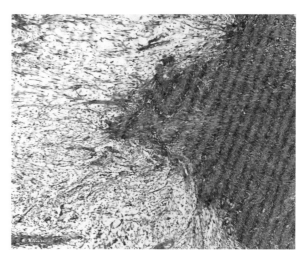

图 2-2-3-31　肿瘤由黏液区和束状平滑肌瘤样区混合组成，两者比例不等，可突然过渡。HE 染色，低倍镜下观

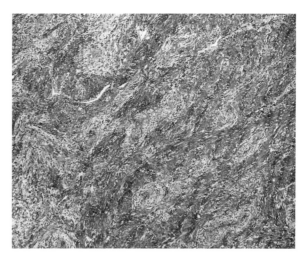

图 2-2-3-32　黏液区有时可能较稀少，与束状平滑肌瘤样区混杂分布。HE 染色，低倍镜下观

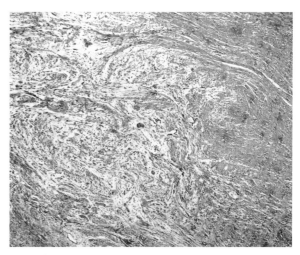

图 2-2-3-33　黏液区明显，与散在的束状平滑肌瘤样区逐渐过渡。HE 染色，低倍镜下观

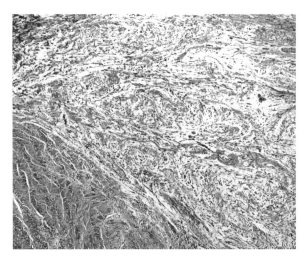

图 2-2-3-34 肿瘤与周围正常平滑肌（图片下部所示）可能边界清楚（或不清楚）。HE 染色，低倍镜下观

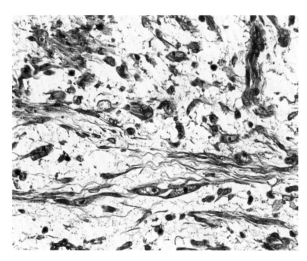

图 2-2-3-37 黏液区肿瘤细胞具有轻度多形性，纺锤状的核伴有空泡状染色质和小核仁。HE 染色，高倍镜下观

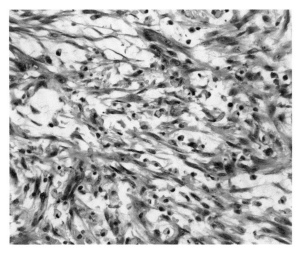

图 2-2-3-35 黏液区具有丰富的黏液性间质，肿瘤细胞呈纤维母细胞样的胖梭形。HE 染色，中倍镜下观

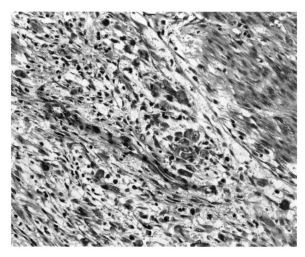

图 2-2-3-38 部分肿瘤细胞可呈上皮样或神经节细胞样。HE 染色，高倍镜下观

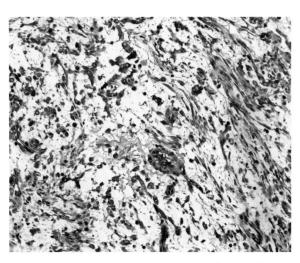

图 2-2-3-36 黏液区可见丰富的黏液性间质和较多量的浆细胞浸润。HE 染色，中倍镜下观

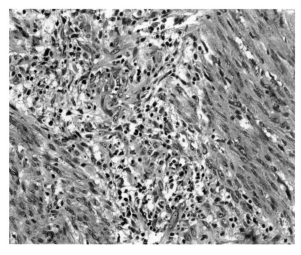

图 2-2-3-39 束状区的肿瘤细胞具有平滑肌瘤样特征，间质可见较多量的浆细胞浸润。HE 染色，高倍镜

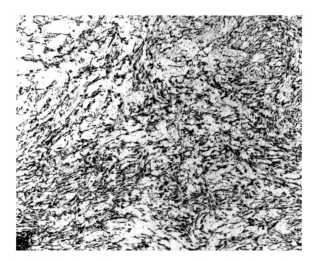

图 2-2-3-40　肿瘤细胞弥漫表达 desmin。IHC，低倍镜下观

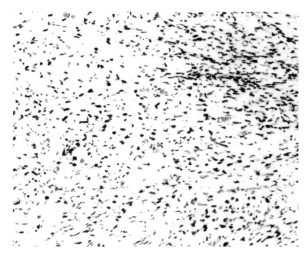

图 2-2-3-41　肿瘤细胞弥漫表达 PR。IHC，中倍镜下观

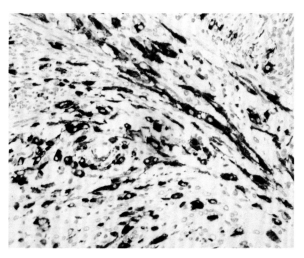

图 2-2-3-42　肿瘤细胞强表达 ALK(D5F3)。IHC，中倍镜下观

包 括 *THBS1*、*IGFBP5*、*DES*、*FIN1*、*SEC31* 和 *TMP3*。

- 子宫 IMT 中常见的融合基因为 *ALK-IGFBP5* 和 *ALK-THBS1*，因为 *IGFBP5* 与 *ALK* 位于同一染色体上，所以 FISH 检测存在这一融合的 IMT 时可表现为假阴性的 *ALK* 基因易位。因此，FISH 检测呈阴性时，如组织学符合且 ALK 免疫组化染色呈阳性，不能排除炎性肌纤维母细胞肿瘤。

- 子宫外 IMT 中证实的 *ROS1* 基因重排，未见报道于子宫 IMT。

【鉴别诊断】

- 子宫 IMT 以往确实被误诊为其他肿瘤，主要是平滑肌肿瘤。因此，鉴别诊断主要包括平滑肌肿瘤和子宫内膜间质肉瘤。束状型为主的 IMT 需要与普通型平滑肌瘤相区别，黏液型为主的 IMT 需要与黏液性平滑肌肉瘤相区别。

- 与 IMT 不同，黏液性平滑肌肉瘤的肿瘤细胞两端较钝圆而非呈纺锤状，核染色质更浓集而非呈空泡状，免疫组化染色不表达 ALK，分子遗传学上无 *ALK* 基因易位。约半数的黏液性平滑肌肉瘤存在 p53 和 p16 的异常表达（全或无表达），而 IMT 中无这两种标志物的异常表达，可据此鉴别。平滑肌标志物和 CD10 在两者中均高

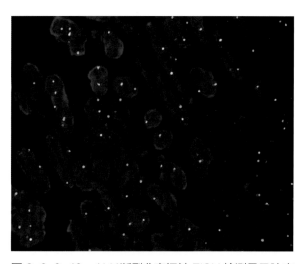

图 2-2-3-43　*ALK* 断裂分离探针 FISH 检测显示肿瘤内存在 *ALK* 基因重排（红、绿分离信号）

表达，对鉴别诊断帮助不大。

- 在平滑肌肿瘤有黏液样变的鉴别诊断中如未考虑 IMT，可造成误诊，使患者错失进行靶向治疗的机会（Collins 等，2022）。

- 伴有 *ZC3H7B-BCOR* 基因融合的高级别子宫内膜间质肉瘤可表现出明显的黏液样变，易与 IMT 相混淆，两者均高表达 CD10，可进一步增加诊断难度。与 IMT 不同的是，高级别子宫内膜间质肉瘤表现出较明显的多形性核，无明显的浆细胞浸润；免疫组化染色表达 BCOR、SATB2 及 cyclinD1 等标志物，罕见表达平滑肌标志物；分子遗传学上表现为 *ZC3H7B-BCOR* 基因融合，无 *ALK* 基因重排。

- 低级别子宫内膜间质肉瘤（LGESS）的纤维或黏液变异型也易与 IMT 相混淆，且均呈 CD10 阳性，但 LGESS 呈 ALK 阴性。

- 孤立性纤维性肿瘤（solitary fibrous tumor, SFT）可有黏液性间质，偶可发生于子宫，需与 IMT 相区别。SFT 的梭形细胞为无模式排列且血管突出，肿瘤细胞 CD34 和 STAT6 呈阳性而 ALK 呈阴性，有别于 IMT。

【预后】

- 尽管先前认为子宫 IMT 的生物学行为通常为惰性，但新近的研究指出其多数为良性，有 20%~30% 的病例可出现复发和转移。

- Collins 等（2022）报告 9 例有侵袭性行为的 IMT，包括 1 例上皮样炎性肌纤维母细胞肉瘤，多数患者在 24 个月内复发，但一般带瘤生存。

- 子宫外播散多在盆腔和腹腔，为侵袭性行为，有患者因此死亡。

- 已提出的可能预示肿瘤存在侵袭性进程的组织学特征：①存在肿瘤性坏死；②瘤体直径大于 7 cm；③有中、重度的细胞非典型性；④核分裂象增多（大于 10 个 /10 HPF）；⑤有浸润性边界；⑥有淋巴管血管浸润；⑦患者高龄。

四、腺瘤样瘤

- 腺瘤样瘤（adenomatoid tumor）是一种良性间皮细胞肿瘤，通常位于子宫角的浆膜下层，瘤体通常较小，直径为 0.5~1 cm，偶尔可达数厘米，切面呈灰黄色，质软，部分呈海绵状。

- 镜下肿瘤边界清楚，无包膜，偶可较广泛地浸润肌层。

- 肿瘤细胞呈小管状、梁索状、间隙状排列，或仅单个细胞，或类似淋巴管腔隙呈微囊状排列，穿插于致密的平滑肌束或纤维性间质之中（图 2-2-3-44~2-2-3-46）。有时肿瘤组织可能非常不明显，以至于在低倍镜下类似平滑肌瘤。有的肿瘤可有纤维组织分隔形成的囊样大间隙。间质可见淋巴细胞局灶性浸润。

- 肿瘤细胞呈上皮样或立方状，胞质稀少至丰富，部分细胞可见明显的胞质内空泡类似印戒细胞，但无细胞内黏液，核形态温和，偶见小核仁，一般无核分裂象。

- Hes 等（2003）描述腺瘤样瘤常存在肿瘤细胞胞质拉长的桥样细丝（thread-like bridging strands），为一有助于诊断的改变。

- 肿瘤细胞表达 CK、CK5/6、D2-40、calretinin、WT-1 等间皮细胞标志物，不表达内皮细胞标志

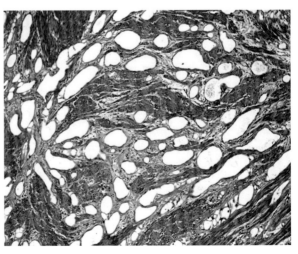

图 2-2-3-44　肿瘤呈微囊状，于平滑肌和间质内穿插性生长。HE 染色，低倍镜下观

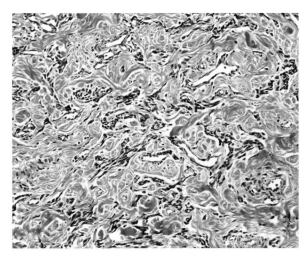

图 2-2-3-45　肿瘤细胞呈挤压的条索状，于硬化性间质内穿插性生长。HE 染色，中倍镜下观

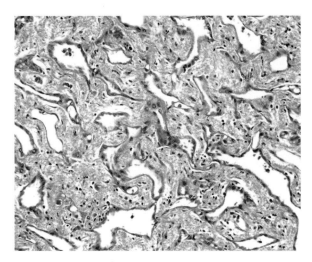

图 2-2-3-46　肿瘤细胞呈扩张的小管状，被覆单层立方上皮，胞质呈嗜酸性，形态温和，无核分裂象。HE 染色，高倍镜下观

物，如 ERG、CD31、CD34 等。此外，也不表达 CEA、CDX2 等标志物。

• 新近发现女性生殖系统发生的腺瘤样瘤存在重现性的 TRAF7 基因突变。

五、横纹肌肉瘤

• 单纯的横纹肌肉瘤（rhabdomyosarcoma）罕见累及子宫，儿童患者相对较多见，最常见的组织学类型为胚胎性横纹肌肉瘤，成人子宫横纹肌

肉瘤罕见，胚胎性、腺泡状及多形性横纹肌肉瘤均可发生。

• 成人横纹肌肉瘤可发生于任何年龄，青年人及中年人多见于子宫颈，老年人多见于子宫体。主要临床表现为阴道异常出血。

• 子宫体横纹肌肉瘤常以息肉样内膜包块的形式突入宫腔，并侵入肌层，特别是胚胎性横纹肌肉瘤常为水肿的息肉样宫腔内包块；肿瘤也可为结节状包块，完全位于肌层内。在近年研究的 1 组病例中，肿瘤平均直径为 11.7 cm（Pinto 等，2018）。

• 胚胎性横纹肌肉瘤镜下表现为紧邻表面的子宫内膜下有致密的未分化细胞带（形成层），间质一般呈黏液样或水肿样，其中肿瘤细胞的数量不等。少数病例中可有不成熟软骨灶。肿瘤细胞呈短梭形或卵圆形，核质比高，染色质深染，偶见带状横纹肌母细胞。

• 多形性横纹肌肉瘤表现为成片的多形性肿瘤细胞，可见不同分化阶段的横纹肌母细胞样细胞。诊断子宫原发的多形性横纹肌肉瘤，需要首先排除癌肉瘤或腺肉瘤以及子宫内膜间质肉瘤伴异源性横纹肌肉瘤分化，广泛取材以寻找典型的初始肿瘤灶通常可帮助明确诊断。

• 腺泡状横纹肌肉瘤通常表现为巢状或腺泡状的小圆肿瘤细胞，常见腺泡中央的肿瘤细胞失黏附、多核巨细胞聚集以及散在具有强嗜酸性胞质的横纹肌母细胞（图 2-2-3-47~2-2-3-51）。

• 免疫组化染色，肿瘤细胞通常不同程度地表达 desmin、MyoD1 和 myogenin，一般不表达激素标志物。胚胎性横纹肌肉瘤的 myogenin 通常较局灶或散在，腺泡状横纹肌肉瘤常弥漫强表达 myogenin，此外常表达 ALK 及 Olig-2（图 2-2-3-52~2-2-3-55）。

• 有时可表达上皮标志物和神经内分泌标志物，因此可被误诊为神经内分泌癌。

• 约 2/3 的腺泡状横纹肌肉瘤可有核 PAX5 阳性表达，而胚胎性横纹肌肉瘤则无。

• 在分子遗传学上，子宫胚胎性横纹肌肉瘤

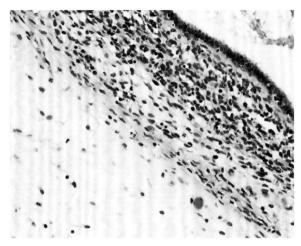

图 2-2-3-47　子宫胚胎性横纹肌肉瘤，紧邻表面的子宫内膜下可见致密的未分化生发层样间质细胞。HE 染色，中倍镜下观

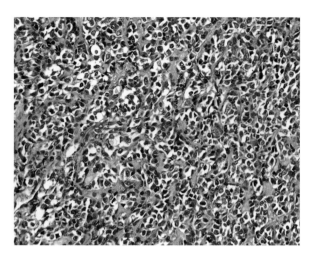

图 2-2-3-50　肿瘤细胞较一致，胞质稀少，略呈嗜酸性，核质比高，呈实性腺泡状排列。HE 染色，中倍镜下观

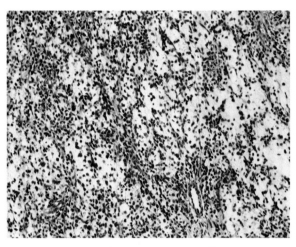

图 2-2-3-48　水肿的间质内可见聚集的深染的未分化短梭形细胞，偶见胞质呈嗜酸性的带状横纹肌母细胞。HE 染色，中倍镜下观

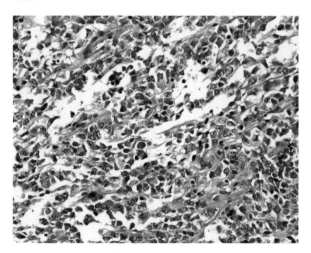

图 2-2-3-51　胞质呈嗜酸性且偏位的横纹肌母细胞。HE 染色，中倍镜下观

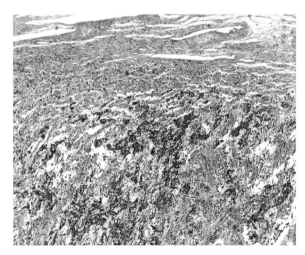

图 2-2-3-49　腺泡状横纹肌肉瘤累及子宫体。低倍镜下呈实性排列，局部可见互相挤压的腺泡状结构。HE 染色，低倍镜下观

图 2-2-3-52　胚胎性横纹肌肉瘤表达 desmin。IHC，中倍镜下观

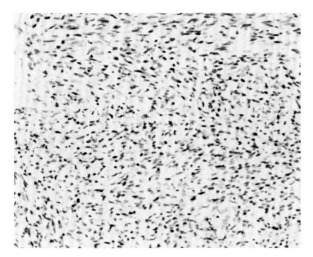

图 2-2-3-53　胚胎性横纹肌肉瘤表达 MyoD1。IHC，中倍镜下观

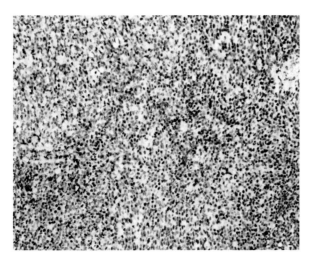

图 2-2-3-54　腺泡状横纹肌肉瘤弥漫表达 myogenin。IHC，中倍镜下观

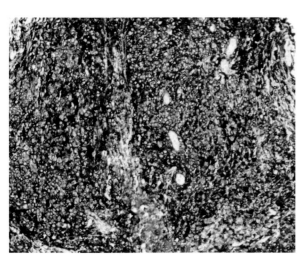

图 2-2-3-55　腺泡状横纹肌肉瘤弥漫表达 ALK。IHC，中倍镜下观

常见 *DICER1* 基因突变，可为胚系型（DICER1 综合征）或体细胞型。腺泡状横纹肌肉瘤常见 *PAX3/7* 与 *FOX01* 基因融合或 *PAX7-FOX01* 融合基因，前者的预后显著差于后者。多形性横纹肌肉瘤一般为复杂的染色体核型，常见抑癌基因 *TP53* 基因突变和 *RB1* 基因缺失。

• 横纹肌肉瘤总体上侵袭性强，预后差，总体 5 年生存率仅为 29%，腺泡状和多形性横纹肌肉瘤的预后较胚胎性横纹肌肉瘤差。

六、腺泡状软组织肉瘤

• 腺泡状软组织肉瘤（alveolar soft part sarcoma, ASPS）偶见于子宫，可发生于子宫内膜和子宫肌层，患者通常较年轻，平均年龄约为 30 岁，多有阴道异常出血。

• 肿瘤细胞呈实性巢状、腺泡状排列，被纤细的血管网分隔。

• 肿瘤细胞呈上皮样，具有丰富的嗜酸性或透明胞质，其内含有呈 PAS 阳性、耐淀粉酶消化的颗粒状结晶物（图 2-2-3-56，2-2-3-57）。核呈圆形，具有空泡状染色质和明显的核仁，核分裂象通常较少，常难以找到，偶见腺泡中央坏死。

• 肿瘤周边呈宽阔的浸润性生长，与软组织 ASPS 常见的淋巴管血管浸润不同，子宫的 ASPS 罕见血管和淋巴管浸润。

• 免疫组化染色弥漫核表达 TFE3，不表达平滑肌标志物、上皮标志物及 PAX8 等标志物，偶尔可表达黑色素标志物。

• 分子遗传学检测显示特征性的 t（x;17）（p11; q25），导致 *ASPL-TFE3* 基因融合。如前文所述，ASPS 被认为与 *TFE3* 基因重排的 PEComa 是同一类间叶性肿瘤（即色素性 Xp11.2 易位性肿瘤）的不同谱系，仅具有不同分化方向而已。

• ASPS 的鉴别诊断包括上皮样平滑肌肿瘤、转移性肾细胞癌、恶性黑色素瘤等，仔细的组织学观察辅以 TFE3 免疫组化染色通常有助于鉴别诊断，在难以诊断时，可应用分子遗传学手段，如应用 FISH 检测 *TFE3* 基因断裂（图 2-2-3-58，2-2-3-59）。

• 女性生殖系统 ASPS 的预后似乎优于软组织 ASPS，但因病例少和随访时间不足尚难有定论。

七、原始神经外胚叶肿瘤 / 骨外尤因肉瘤

• 原始神经外胚叶肿瘤（PNET）偶见于子宫，目前文献上仅有数例报道。患者多为绝经后女性，有一研究的患者中位年龄为 58 岁，多为 FIGO Ⅲ期和Ⅳ期。

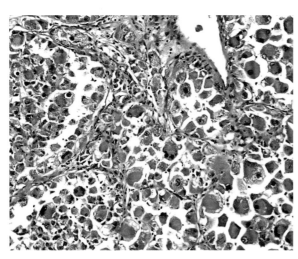

图 2-2-3-56　肿瘤细胞呈实性巢状或宽阔的腺泡状排列，间质富含血窦，肿瘤细胞的胞质丰富，呈嗜酸性，染色质呈空泡状，可见明显的核仁。HE 染色，中倍镜下观

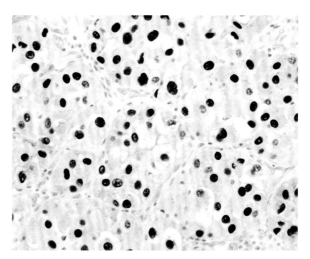

图 2-2-3-58　免疫组化染色肿瘤细胞弥漫核表达 TFE3。IHC，中倍镜下观

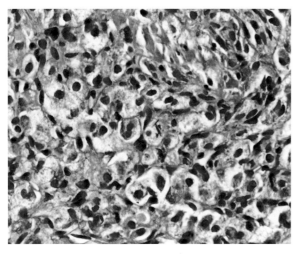

图 2-2-3-57　胞质内含有 PAS 染色呈阳性、耐淀粉酶消化的颗粒状结晶物。D-PAS 染色，中倍镜下观

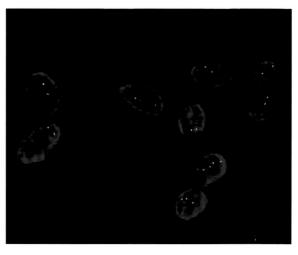

图 2-2-3-59　*TFE3* 断裂分离探针 FISH 检测显示肿瘤内存在 *TFE3* 基因重排（红、绿分离信号）

- 女性生殖系统原发的 PNET 罕见，由 Hart 于 1973 年首先报道，Elizalde（2016）回顾的英文文献中发生于子宫体者为 68 例。发病年龄为 12~78 岁，75% 以上为绝经后女性。典型临床表现是阴道出血、子宫增大、盆腔包块，通常初诊时已经是晚期。

- 过去在诊断 PNET 时，强调要与骨外尤因肉瘤、胸壁 Askin 瘤相鉴别，但多数研究者特别提出了现代 PNET 的概念，认为骨外尤因肉瘤、胸壁 Askin 瘤均属神经器官外 PNET，即属于同一家族。PNET 和 Askin 瘤的组织学来源均有 PNET 神经分化的特点，而骨外尤因肉瘤则在形态上表现得更原始，因此应将它们视为同一类肿瘤。

- 最近有研究者提出女性生殖系统的 PNET 应称为胚胎型神经外胚叶肿瘤（embryonic-type neuroectodermal tumor），其形态类似胚胎型中枢神经系统神经外胚叶肿瘤，而不是尤因肉瘤，如有 *EWSR1-FLI1* 基因融合应诊断尤因肉瘤（Hiersch 和 Ulbright，2021）。

- 肿瘤大体上质软，呈灰白或灰褐色、息肉样，切面呈肉质状浸润至肌层，常有出血和坏死。

- 镜下，肿瘤由呈弥漫片状排列的小圆形蓝色肿瘤细胞组成，部分可见纤细的间隔呈分叶状结构，偶见无细胞的原纤维性丝状神经毡样间质和假菊形团结构（图 2-2-3-60）。

- 肿瘤细胞胞质稀少，部分可透明，核呈圆形、大小较一致、深染，核仁小而不明显，核分裂活跃，常见坏死（图 2-2-3-61，2-2-3-62）。

- 肿瘤细胞 PAS 染色呈阳性，呈 vimentin、CD99、MIC2（PNET 非常敏感但不特异）和 NSE 阳性，其他表现出不同程度阳性的标志物还有 Syn、chromogranin、Leu-7、CD57、GFAP 和 S-100 蛋白（图 2-2-3-63）。FLI-1、部分 EWS-FLI1 融合蛋白表达见于 90% 以上的 PNET（核染色），比 CD99 更具特异性。不同比例的肿瘤细胞也表达 CD117，其意义不明。

- 子宫的 PNET 根据免疫表型和分子遗传学特征可分为两种类型：一种类型的肿瘤细胞具有特征性的 *EWSR1* 基因重排，常见表现为 *EWSR1-FLI-1* 基因融合，肿瘤细胞弥漫表达 CD99 和 NKX2.2，类似软组织的尤因肉瘤（图 2-2-3-64，2-2-3-65）；另一种类型无 *EWSR1* 基因重排，常见原纤维性丝状神经毡样间质及菊形团结构，免疫组化染色更常见表达 GFAP、CD56、NSE 和 Syn 等标志物，仅部分表达 CD99，一般不表达 NKX2.2，类似中枢神经系统的胚胎性肿瘤 PNET。

- 电镜显示原始间充质细胞具有未发育的结点

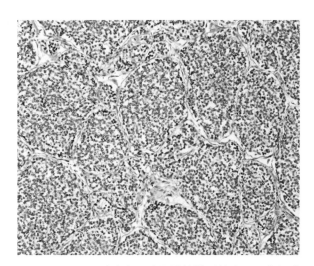

图 2-2-3-60　肿瘤由呈弥漫片状排列的小圆形肿瘤细胞组成，部分可见纤细的间隔呈分叶状结构。HE 染色，低倍镜下观

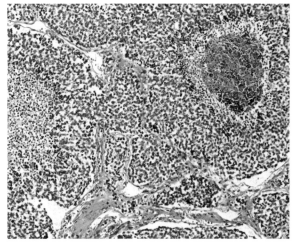

图 2-2-3-61　局灶可见肿瘤性坏死。HE 染色，中倍镜下观

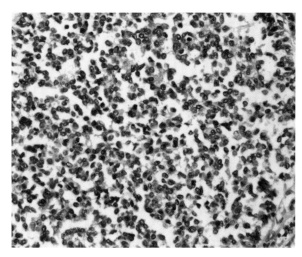

图 2-2-3-62　肿瘤细胞大小较一致，胞质稀少至中等量，浅染而透明，核染色质均匀，核分裂活跃。HE 染色，高倍镜下观

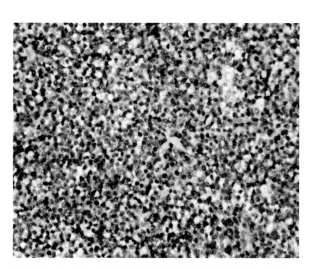

图 2-2-3-64　肿瘤细胞弥漫核表达 NKX2.2。IHC，中倍镜下观

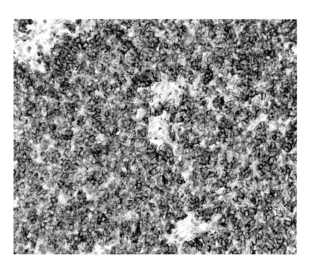

图 2-2-3-63　肿瘤细胞弥漫膜表达 CD99。IHC，中倍镜下观

图 2-2-3-65　EWSR1 断裂分离探针 FISH 检测显示肿瘤内存在 EWSR1 基因重排（红、绿分离信号）

和少量细胞器。细胞可以含有糖原聚集物，通常也含有神经分泌颗粒。

• 肿瘤显示 EWS/FLI-1 嵌合体，来源于 t（11;22）（q24;q12）染色体易位，但其他肿瘤也可有基因易位，因此基因易位不能作为 PNET 唯一的诊断依据。

• 罕见的情况中，PNET 会以子宫癌肉瘤或子宫腺肉瘤伴异源性肉瘤分化的形式存在于这些肿瘤中。文献中有 2 例 PNET 伴子宫内膜癌，1 例伴子宫内膜间质肉瘤，1 例含有成熟的软骨组织。

• 因病例太少，该肿瘤的临床行为难以准确判定，Ⅰ期肿瘤可治愈，较高级别肿瘤常会导致患者死亡。

八、血管肉瘤

• 血管肉瘤（angiosarcoma）累及子宫的情况罕见，目前文献中仅有数例报道。血管肉瘤的侵袭性强，预后差，2/3 左右的患者在平均 13 个月内死亡。

- 瘤体通常较大，浸润肌层常见广泛的出血和坏死。

- 肿瘤中可见明显的网状的血管腔隙样结构或实性片状的上皮样肿瘤细胞聚集而无明显的血管腔隙结构。

- 分化好的血管腔内常被覆非典型上皮样或靴钉样内皮细胞，具有深染的染色质和显著的核分裂象。

- 以实性片状的上皮样肿瘤细胞为主时，要在组织学上识别血管肉瘤的属性可能相当困难，需要仔细观察，在片状肿瘤细胞中发现原始血管腔隙、在肿瘤浸润的边界处发现分化好的血管腔隙样结构，提示该肿瘤为血管源性（图2-2-3-66，2-2-3-67）。

- 免疫组化染色，肿瘤细胞不同程度地表达ERG、CD31、CD34、Fli-1、D2-40等标志物，部分病例可表达角蛋白，通常无INI-1表达缺失，不表达PAX8和GATA3等标志物，Ki-67增殖指数高（图2-2-3-68）。

九、上皮样肉瘤

- 在女性生殖系统，上皮样肉瘤（epithelioid sarcoma）最常累及外阴，累及子宫体的情况仅有数例报道，发病年龄不等。组织学上均为近端型，浸润子宫体并累及子宫颈。

- 肿瘤细胞为上皮样，呈实性片状排列，具有丰富的嗜酸性胞质，部分肿瘤细胞呈横纹肌样，核呈圆形、空泡状，核仁显著，核分裂活跃，通常大于10个/10 HPF（图2-2-3-69）。常见片状坏死，局部肿瘤细胞可呈胖梭形，部分可见胞质内空泡，局灶可见间质出血伴假乳头状结构，类似上皮样血管内皮细胞瘤或上皮样血管肉瘤（图2-2-3-70，2-2-3-71）。

- 免疫组化染色，90%以上的病例至少局灶表达CK和EMA，约半数表达CD34，部分病例可表达CA125（图2-2-3-72，2-2-3-73）。

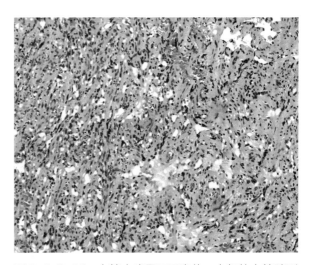

图2-2-3-66 血管肉瘤累及子宫体，交织的血管腔形成高分化血管肉瘤区域。HE染色，中倍镜下观

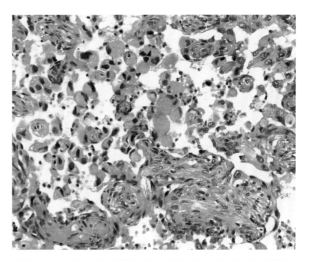

图2-2-3-67 上皮样血管肉瘤区域，肿瘤细胞呈靴钉样，胞质丰富，核非典型性明显。HE染色，高倍镜下观

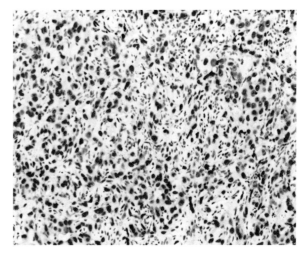

图2-2-3-68 免疫组化染色肿瘤细胞弥漫表达ERG。IHC，高倍镜下观

• 上皮样肉瘤特征性的分子遗传学异常为 *SMARCB1/INI-1* 基因缺失,肿瘤细胞在免疫组化染色上显示 INI-1 表达缺失(90% 以上的病例)(图 2-2-3-74)。

• 鉴别诊断包括低分化癌、未分化子宫肉瘤、*SMARCA4* 缺失型子宫肉瘤、多形性横纹肌肉瘤及上皮样血管肉瘤等。

十、其他软组织肿瘤

• 软组织肿瘤的种类很多,除上述几种肿瘤外,还有多种可发生在子宫,因无部位特异性,

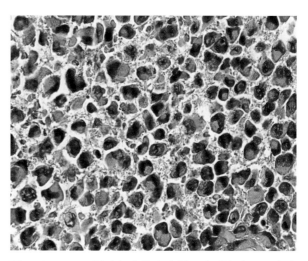

图 2-2-3-71 肿瘤细胞为上皮样,胞质丰富、呈嗜酸性,核偏位,呈横纹肌样表型,染色质呈空泡状,核仁明显,核分裂活跃。HE 染色,高倍镜下观

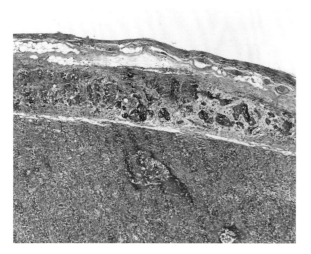

图 2-2-3-69 上皮样肉瘤累及子宫体全层,肿瘤细胞呈实性片状排列。HE 染色,低倍镜下观

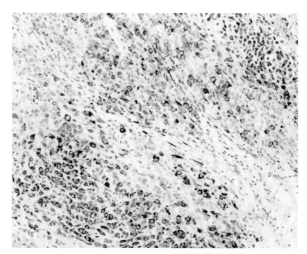

图 2-2-3-72 免疫组化染色,肿瘤细胞强表达 CK。中倍镜下观

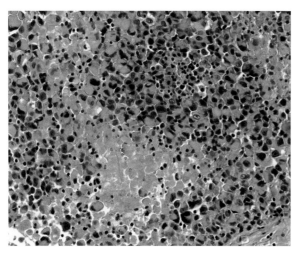

图 2-2-3-70 肿瘤细胞为上皮样,多灶可见肿瘤性坏死。HE 染色,中倍镜下观

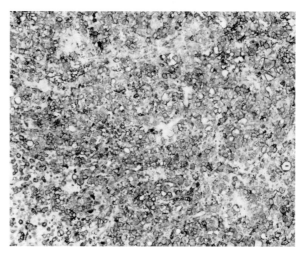

图 2-2-3-73 免疫组化染色,肿瘤细胞弥漫强表达 CD34。中倍镜下观

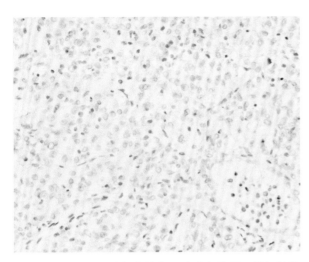

图 2-2-3-74　免疫组化染色，肿瘤细胞显示特征性的 INI-1 表达缺失，间质细胞和血管内皮呈 INI-1 阳性，为内对照。高倍镜下观

故罕见且与发生在其他部位的同名肿瘤的形态无甚区别，如脂肪瘤、血管瘤、黏液瘤、血管球瘤、横纹肌瘤、孤立性纤维性肿瘤、神经鞘瘤、副神经节瘤、胃肠道间质瘤、恶性外周神经鞘瘤、软骨肉瘤、骨肉瘤和未分化多形性肉瘤（恶性纤维组织细胞瘤）等。

• 随着软组织分子病理学的发展，软组织肿瘤的谱系日渐扩大，这些新发现的肿瘤中也有部分可能发生在子宫。

十一、淋巴瘤和髓系肿瘤

• 子宫原发性淋巴瘤（lymphoma）少见，约占结外淋巴瘤的 1% 以下，其中子宫颈淋巴瘤多于子宫体淋巴瘤，有的病例组两者之比甚可达10∶1。

• 子宫淋巴瘤以弥漫大 B 细胞淋巴瘤最为常见，其次为滤泡性淋巴瘤和结外边缘区淋巴瘤，较少见的有 Burkitt 淋巴瘤、B 淋巴母细胞性淋巴瘤、外周 T 细胞淋巴瘤和 NK/T 细胞淋巴瘤等。子宫偶可为 B 细胞性移植后淋巴组织增生性紊乱的发生部位（详见第一篇第三章第三节"淋巴瘤"部分）。

• 淋巴瘤和淋巴细胞性白血病继发性累及子宫的情况并不常见，与原发性淋巴瘤不同，累及子宫体的发生率至少与累及子宫颈的相同。累及子宫的淋巴瘤的类型比子宫原发性淋巴瘤的类型多，包括弥漫大 B 细胞淋巴瘤、滤泡性淋巴瘤、B（T）淋巴母细胞性白血病 / 淋巴瘤和结外 NK/T 细胞淋巴瘤等，但弥漫大 B 细胞淋巴瘤不像子宫原发性淋巴瘤那样常见。继发性淋巴瘤的预后比原发性淋巴瘤差。

• 髓系肿瘤（myeloid neoplasm）累及子宫的情况不常见，患者平均 40~50 岁，临床表现为周期不规则阴道流血和腹痛。

• 巨检病变为结节状包块、溃疡或大包块。镜下可见不成熟的髓细胞围绕甚至破坏子宫正常结构，组织学外观类似其他部位的髓系肉瘤（详见第一篇第三章第三节"髓系病变"部分）。

• 朗格汉斯细胞组织细胞增生症偶可累及子宫体，主要累及内膜。

精粹与陷阱

• 子宫有性索分化的肿瘤除 UTROSCT 和间质肿瘤外，还有平滑肌肿瘤。子宫内膜样腺癌有 Sertoli 型细胞分化和条索状－玻璃样变性，形态上可类似性索结构，应注意区别。

• PEComa 呈 HMB45 阳性，且平滑肌标志物也可呈阳性，上皮样平滑肌肉瘤呈平滑肌标志物阳性，但也可呈 HMB45 阳性，应注意标志物阳性的程度和分布，结合组织学和其他黑色素标志物及平滑肌标志物诊断。

• 子宫 IMT 常诊断不足，遇到有黏液样背景的子宫梭形细胞肿瘤建议进行 ALK 免疫组化染色。

• 腺瘤样瘤中可有与淋巴管瘤相似的较大的腔隙与扩张的毛细血管瘤，但如见到腔隙胞质中有桥样细丝，则提示腺瘤样瘤。

• 横纹肌肉瘤成分除见于横纹肌肉瘤外，还可见于腺肉瘤和恶性中胚叶混合瘤，偶尔平滑肌肿瘤和子宫内膜间质肿瘤中也可有横纹肌样细胞，因此在刮宫小标本中见到横纹肌细胞勿轻易诊断为横纹肌肉瘤。

• 子宫淋巴瘤少见，诊断时应进行免疫组化染色，排除平滑肌瘤伴淋巴细胞浸润和假性淋巴瘤。

第三章

混合性上皮 – 间叶肿瘤

张志文　张祥盛　张建民

【概述】

• 混合性上皮 – 间叶肿瘤是指一组含有上皮和间叶两种成分的肿瘤，一般认为来源于米勒管。

• 如两种成分均为良性，称为腺肌瘤或腺纤维瘤；如两种成分均为恶性，称为癌肉瘤；如上皮成分为良性，间叶成分为恶性，称为腺肉瘤；如相反，则称为癌纤维瘤。

第一节　良性混合性上皮 – 间叶肿瘤

一、子宫腺肌瘤

【概述】

• 子宫腺肌瘤（adenomyoma）是由被平滑肌所围绕的不同数量的子宫内膜腺体和子宫内膜样间质构成的一种良性的双向分化的真性肿瘤，平滑肌是其中的主要成分。

• 子宫体部位的腺肌瘤可表现为增生的子宫内膜样腺体直接与增生的平滑肌毗邻，其间无内膜间质成分。

• 子宫腺肌病中异位的内膜刺激周围平滑肌增

生，使其形成瘤样结节，子宫内膜腺体周围可见内膜间质，习惯上称为"腺肌瘤"，严格来说应当被称作腺肌病伴平滑肌瘤样增生。

【临床表现】

• 主要累及绝经前女性，平均年龄 40~49 岁，临床表现为月经失调和（或）异常阴道出血。

• 子宫体腺肌瘤较子宫颈腺肌瘤更为常见，约占 90%。

• 腺肌瘤和腺肌病均为良性病变，偶有不同类型的恶性肿瘤，如变异型内膜腺癌和腺肉瘤发生于腺肌瘤或腺肌病。

【病理改变】

巨检

• 肿瘤边界清楚，包膜不明显，多数位于肌层，也可于黏膜下突入宫腔且有蒂，呈息肉样，少数位于肌壁内或浆膜下，直径为 0.3 ~ 17.0 cm（平均 3.8 cm），切面呈白色、质硬、旋涡状，有时可见不同数量的囊腔。

镜检

• 典型腺肌瘤的腺体衬覆子宫内膜样上皮，可囊性扩张，周围无子宫内膜间质，其外有平滑肌束围绕，后者是肿瘤的主要组成成分，平滑肌细胞为典型的梭形，偶可为上皮样，腺体和平滑肌偶可见核分裂象（图 2-3-1-1，2-3-1-2）。如为腺肌病起源，则腺体周围有子宫内膜间质围绕。

• 腺体可有鳞状化生、输卵管化生或黏液性化生。平滑肌瘤的形态学变异也可出现于腺肌瘤中，包括奇异核。

【鉴别诊断】

• **腺肌瘤** 肌层中散在分布多灶性内膜腺体和间质岛，不形成明确包块。

• **不典型息肉样腺肌瘤**（详见本节"不典型息肉样腺肌瘤"部分）。

• **腺肉病** 肉眼观可与腺肌瘤类似，但其间质

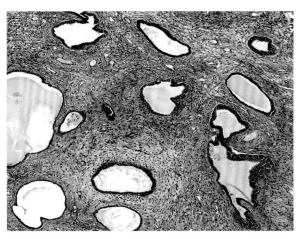

图 2-3-1-1 典型的腺肌瘤。内膜间质围绕子宫内膜型腺体，其外有肌瘤组织围绕

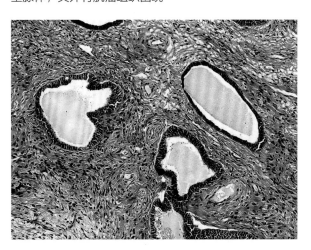

图 2-3-1-2 典型的腺肌瘤。内膜间质围绕子宫内膜样腺体，其外有肌瘤组织围绕

为低级别肉瘤间质，如平滑肌肉瘤或子宫内膜间质肉瘤，且其腺腔内常有乳头状突起。

• **黏膜下平滑肌瘤** 卷入瘤体的腺体呈局灶性且位于浅表位置，不像腺肌瘤中那样弥漫分布。

附：子宫腺肌病

【概述】

• 子宫腺肌病：子宫肌层的肌壁内出现岛状的子宫内膜腺体及子宫内膜间质，常伴周围的平滑肌细胞局灶性增生，属良性病变。

• 子宫腺肌病为常见病变，可见于 15%~30% 的子宫切除标本。

- 子宫腺肌病常伴子宫肌瘤、盆腔子宫内膜异位和子宫内膜息肉等病变。

【临床表现】

- 好发于育龄后期的女性，较常见，约有 1/5 的女性发病。

- 临床表现常为月经量过多和痛经，缺乏特殊的临床表现，肌层深部受累者症状常较重。无症状患者可达 1/3，年轻女性可因生育受影响而发现本病。

- 有研究表明，应用他莫昔芬治疗乳腺癌的绝经后患者子宫腺肌病的发病率比普通女性高 3~4 倍。

【病理改变】

巨检

- 常累及子宫后壁，表现为后壁增厚，若病变弥漫，则可能整个子宫增大，形成球形子宫；若局灶密集，可引起子宫一侧壁弥漫性增厚；若病变散在分布，则子宫可稍增大或不增大。子宫增大主要是浸润内膜周围平滑肌细胞增生、肥大的结果。绝经期后的腺肌病子宫常不增大。

- 切面可见肌层粗糙和小梁状结构，常有出血灶和（或）紫蓝色斑点，也可有充满血液的小囊肿，但无明显的结节。

- 如增生的平滑肌组织边界清楚，表现为瘤样包块，则为腺肌瘤。

镜检

- 在子宫肌层内，出现由分化良好的内膜腺体和内膜间质组成的子宫内膜岛状结构，周围通常有增生的平滑肌围绕。

- 正常子宫，内膜下无黏膜下层，子宫内膜与肌层之间的界面参差不齐，所以，内膜异位距离内膜基底层的深度是诊断腺肌病的必要条件。有研究者提出此深度为 2.5 mm，而近来有研究者主张为 1 mm。在实际工作中，以深入 1 个低倍视野（100 倍）为准，内膜必须侵入浅肌层 1 个

低倍视野的距离才能诊断腺肌病。典型的腺肌病病灶往往位于较深部位的肌壁内（图 2-3-1-3~2-3-1-5）。

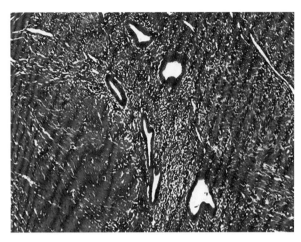

图 2-3-1-3　子宫腺肌病。异位的子宫内膜含有腺体和间质，位于肌层深部

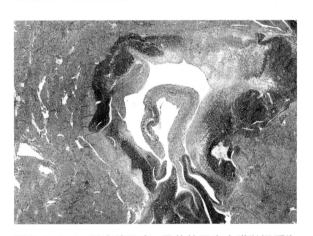

图 2-3-1-4　子宫腺肌病。异位的子宫内膜以间质为主，位于肌层深部

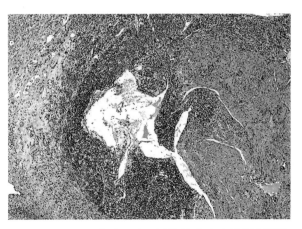

图 2-3-1-5　子宫腺肌病。异位的子宫内膜以间质为主，易与子宫内膜间质结节相混淆

- 腺肌病中的子宫内膜包括内膜腺体和内膜间质两种成分。腺体常类似内膜基底层的内膜，呈增生性表现。有时腺体可扩张，且内含新鲜或陈旧性出血。内膜周围的平滑肌细胞肥大、增生，压迫腺体成分，导致异位的内膜呈乳腺纤维腺瘤样结构。

- 腺肌病对卵巢激素有多样化反应，在月经周期的前半段，内膜腺体和内膜间质呈增生性。在月经周期的后半段，因腺肌病对生理性孕激素的反应可无或不足，异位内膜可无分泌或分泌不足，妊娠期内膜间质可出现蜕膜变（图2-3-1-6）。

- 有的腺肌病的内膜间质可很少，低倍镜下为增生的平滑肌围绕着一组小叶状的腺体，高倍镜下可见少量或难辨别的萎缩或纤维化的间质细胞，有时改变后的间质细胞不呈嗜碱性的卵圆形，而呈嗜酸性的细纤维状，可类似平滑肌细胞，但仔细观察可见其与周围增生的平滑肌有清楚的边界。

- 有的腺肌病病灶可少有或无腺体成分，多见于老年女性，有研究者称之为少腺体性腺肌病（adenomyosis with spare glands）。这种少腺体的变异型腺肌病病灶在低倍镜下因其中心间质细胞较少而染色淡于周边，且无核分裂象多和浸润周围平滑肌等恶性特点，多取材可找到较典型的腺肌病病灶。

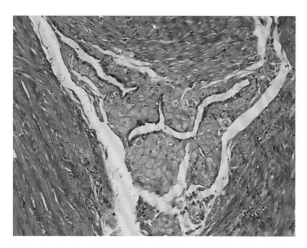

图2-3-1-6 妊娠期子宫腺肌病。异位的子宫内膜间质蜕膜变

- 腺肌病的内膜间质细胞CD10呈阳性，但萎缩的间质细胞CD10常呈弱阳性和局灶阳性，故CD10阴性不能完全排除内膜间质成分和腺肌病。

- 腺肌病的腺上皮可发生增生和癌变。增生多为复杂性增殖，呈筛状生长模式，若无间质和肌层浸润，就不应该诊断为侵袭癌。癌变多为子宫内膜样癌，少数为浆液性腺癌。若同时发生子宫内膜腺癌，在鉴别诊断时可能较困难。腺肌病发生癌变时，正常或增生的内膜腺体与癌性腺体混合存在，并有移行，但子宫内膜无癌变。

- 有一种变异型腺肌病易与间质肉瘤相混淆，表现为异位内膜组织突入血管，类似肿瘤浸润血管，但其周围有一层呈CD3阳性的内皮细胞包绕。这种血管内的内膜腺体和间质（或仅内膜间质），可见于5%～12%的腺肌病（Meennakshi等，2010）。此外，血管内平滑肌瘤病也可含内膜腺体和间质，称为血管内腺肌瘤病（intravascular adenomyomatosis）（Herschowitz等，2013）。

二、不典型息肉样腺肌瘤

【概述】

- 不典型息肉样腺肌瘤（atypical polypoid adenomyoma，APA）是一种由纤维肌性间质及内膜腺体构成的双相性息肉样病变，其中腺样结构复杂，腺细胞具有非典型性。由Mazur于1981年首先提出，较为少见。

- 由于间质为纤维肌性而非完全肌性，因此有研究者将其命名为非典型腺肌纤维瘤（atypical adenomyofibroma）（Longacre等，1996）。

- 有文献报道，此肿瘤的发生可能与MLH-1启动子超甲基化（约40%）和微卫星不稳定有关，发生机制类似复杂性非典型增生和子宫内膜样癌，与高雌激素水平有关。

【临床表现】

• 患者多为育龄期和围绝经期女性，平均年龄40 岁左右，文献中有 1 例发生于 81 岁。绝经前患者常为多产妇。首发症状为周期不规则阴道流血或不孕症。

• 一些患者有不孕症或长期雌激素治疗史。少数患者伴发 Turner 综合征，1 例伴发 Cowden 综合征，并有罕见病例发生于 Turner 综合征。

• 大多数 APA 位于子宫下段及子宫颈管内，子宫体部罕见。

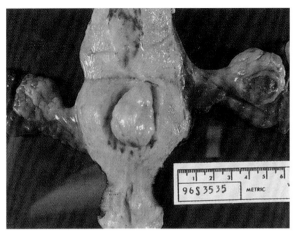

图 2-3-1-7 APA。子宫中下部有一息肉样物突出，几乎充满子宫腔

【病理改变】

巨检

• 常发生于子宫下段，其次为子宫颈和子宫体，多为单发，边界清楚或呈息肉样突入子宫腔（图 2-3-1-7），有蒂或广蒂，有的病例息肉样外观可不明显，特别是小的病变，直径从数毫米至6.0 cm 不等，典型者直径小于 2.0 cm，罕见者可累及浅肌层或局限于浅肌层而无内膜累及。有的病例息肉样包块从子宫颈外口突出。

• 切面为实性，质硬韧类似橡胶，呈灰白色或黄棕色。

镜检

• 不典型息肉样腺肌瘤中的腺样结构复杂，并且具有细胞非典型性。腺体成分可排列成模糊的小叶状结构或随机排列，有些拥挤，但一般不显著密集（图 2-3-1-8，2-3-1-9）。腺上皮呈立方状、低柱状或假复层，核增大、变圆，常为空泡状（图 2-3-1-10），可有明显核仁，显示轻到中度非典型性，胞质呈嗜酸性，类似非典型增生。偶尔可有纤毛和黏液上皮。

• 常有鳞状化生（90%）（图 2-3-1-11），形成鳞状桑葚小体，有时伴有中央坏死。腺体鳞状化生形成的角化物质可通过输卵管播散到腹腔，形成角化物质肉芽肿。

• 围绕腺体的间质为富于细胞的良性平滑肌或

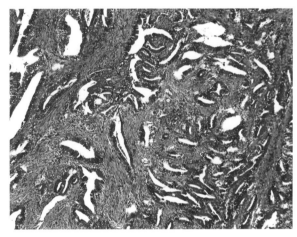

图 2-3-1-8 APA。息肉内腺体排列杂乱，部分腺体出现分支结构，间质以平滑肌细胞为主

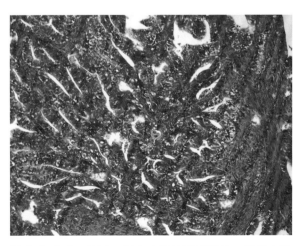

图 2-3-1-9 APA。息肉内腺体高度拥挤，但并未发生融合

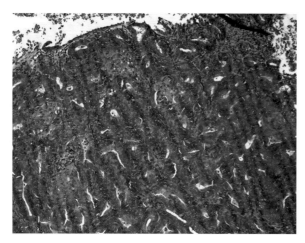

图 2-3-1-10　APA。腺上皮细胞出现空泡状核，伴桑葚样化生

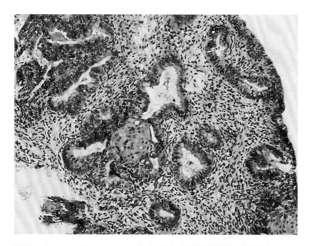

图 2-3-1-11　APA。在富于细胞的平滑肌背景中可见复杂的非典型内膜腺体，伴鳞状化生

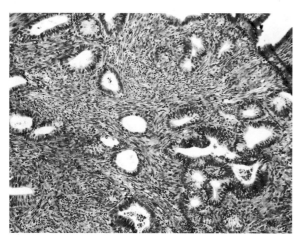

图 2-3-1-12　APA。非典型腺体分布于平滑肌间，酷似浸润

肌纤维母细胞，而子宫内膜固有间质很少或无（图 2-3-1-12，2-3-1-13）。平滑肌排列为短的纵横交错的束状，不同于正常肌层或腺肌瘤中的长束状。偶尔，间质成分具有轻到中度非典型性。核分裂象常小于 2 个 /10 HPF，但偶尔可达到 5 个 /10 HPF。

• 病变与其下方肌层的边界通常较清楚且圆钝，但偶尔可与下方的腺肌病融合。

• 腺体成分可背靠背密集排列且其间无间质，可有筛状结构和（或）严重的细胞非典型性。这些病灶实际上无法与 1 级子宫内膜样腺癌相区别，最好视作 1 级子宫内膜样腺癌。

• Longacre 等发现，有近半数的 APA 灶性区可类似 1 级子宫内膜样腺癌（低度恶性潜能 APA）（图 2-3-1-14）。因此，需区别这类灶性改变与伴随 APA 的邻近或隔开一段距离的子宫内膜样腺癌。目前不推荐使用低度恶性潜能 APA 这一名称。

• 对于低度恶性潜能 APA，如保守处理可有 60% 的可能性复发 / 持续存在，并有 15%~20% 的可能性出现浅肌层浸润。

• APA 外的子宫内膜通常呈增生性（增生期子宫内膜或子宫内膜增殖症），罕见分泌性内膜。

• 间质细胞呈 SMA 阳性，半数病例呈 desmin 阳性（图 2-3-1-15），但 H-caldesmon 常呈阴性。腺上皮呈 ER 和 PR 阳性。

• APA 一般为非浸润性，但少数低度恶性潜能 APA 可浸润浅肌层。

• APA 可很罕见地出现下方肌层浸润和（或）周围子宫内膜伴有子宫内膜样腺癌。

【鉴别诊断】

• 子宫内膜腺癌　以下为 APA 与子宫内膜腺癌的鉴别要点：① APA 由于息肉内的不规则腺体及其在平滑肌间质中杂乱的排列，易被误认为腺癌的肌层浸润，但 APA 中的平滑肌细胞较丰富，胞核较大，排列较乱，不像子宫壁平滑肌呈束状交错排列；②如腺体融合伴细胞显著非典型

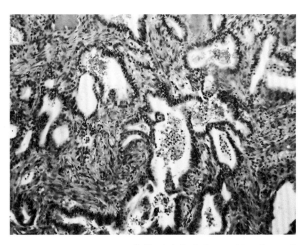

图 2-3-1-13 APA。非典型腺体分布于平滑肌间，酷似浸润

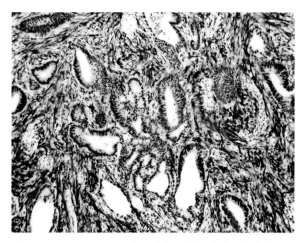

图 2-3-1-15 APA。间质细胞免疫组化染色呈 desmin 阳性

性和促纤维组织增生性间质，则提示可能为腺癌；③刮宫标本中，如与正常增生期或分泌期内膜混合则提示可能为 APA；④切除标本中有超过浅肌层的浸润或腺体周围有呈 CD10 阳性的细胞则提示可能为腺癌。此外，最近有研究者提出 p16 免疫组化染色有助于区别二者，因为 APA 间质 p16 染色呈弥漫阳性，而腺癌浸润的间质则 p16 染色呈阴性。腺肉瘤的主要间质成分是内膜间质，偶尔有平滑肌呈灶性分布，间质成分的细胞有明显的非典型改变，具有肉瘤的特征，或间质细胞在腺体周围密集分布，腺体内有含间质的乳头状突起。

• **MMMT** 虽可呈息肉样，但上皮为明确的癌成分，结构和细胞非典型性均显著，间质为肉瘤成分，非典型性显著。

• **息肉样腺肌瘤** 该肿瘤有以下特点：①腺体成分少且无结构和细胞非典型性；②腺体周围常有内膜间质包绕；③平滑肌呈少细胞性；④不常有桑葚样鳞状化生。

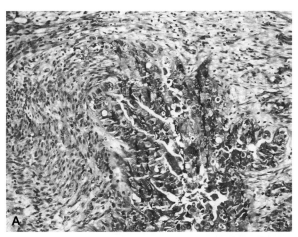

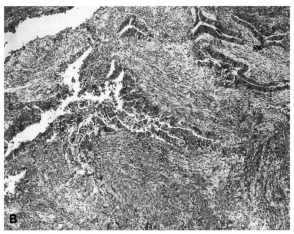

图 2-3-1-14 APA，癌变。腺体增生，形态各异，非典型性显著，并浸润肌层

【预后】

• 大多数呈良性，但 1/3 的非手术治疗患者的病变可持续存在，近半数可有复发，有显著复杂性结构的病例复发的可能性大，低度恶性潜能 APA 的复发率可高达 60%。因此，病变切除后

应进行较密切的随访。

• 少数患者可进展为非典型增生和子宫内膜样癌，患者发生子宫内膜癌的风险接近 10%，高于发生子宫内膜息肉的总体风险（小于 1%）。

三、腺纤维瘤

【概述】

• 腺纤维瘤（adenofibroma）又称纤维腺瘤、Müllerian 腺纤维瘤、乳头状腺纤维瘤等，是由良性 Müllerian 上皮和间质混合构成的一种罕见的良性肿瘤。

• 其间质成分起源于子宫内膜间质，并可与之类似，但更常表现为纤维母细胞样。

【临床表现】

• 一般发生于围绝经期和绝经后女性，患者虽多为老年女性，但也可为年轻女性。多数患者表现为异常阴道出血、阴道排液或脱垂的息肉样包块，有些患者有息肉切除史。

• 罕见病例与他莫昔芬治疗有关。

【病理改变】

巨检

• 一般表现多为子宫腔内有息肉样包块，但也可累及子宫下段，瘤体一般小于 2 cm，但也可达20 cm，平均 7 cm，大者可充满子宫腔并使子宫增大。罕见病例腺纤维瘤可位于肌壁内或浆膜层。

• 切面多为实性，呈浅棕色和灰棕色，可有微小囊腔或呈海绵状。

镜检

• 上皮成分为良性的柱状或立方状子宫内膜上皮，有两种表现形式：一种是被覆间质形成较宽阔的乳头从肿瘤表面凸起或呈叶状伸入腔隙内；另一种是形成小管状腺体或小腔隙，后者位于丰富的间质内（图 2-3-1-16~2-3-1-18）。

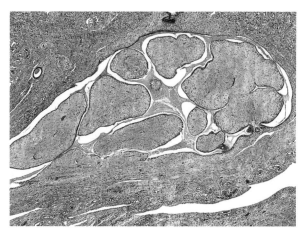

图 2-3-1-16　腺纤维瘤。腺上皮伸入腔隙内，覆盖在叶状乳头表面，酷似乳腺良性叶状肿瘤

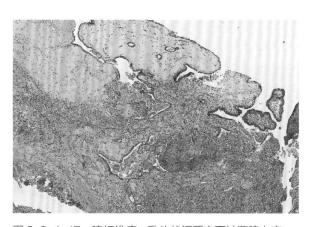

图 2-3-1-17　腺纤维瘤。乳头状间质表面被覆腺上皮

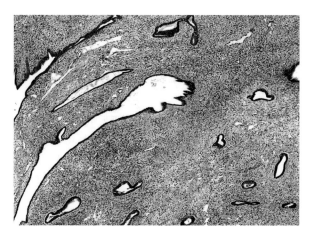

图 2-3-1-18　腺纤维瘤。腺上皮形成管状腺体分布于纤维性间质内

• 间质成分为子宫内膜间质或具有纤维母细胞样形态学特征的良性细胞，多为后者，也可为两者混合（图 2-3-1-19~2-3-1-21）。间质一般不富含细胞，无非典型性。腺纤维瘤与腺肉瘤的区

别在于前者腺体没有腺周袖套样间质聚集、无核分裂象或非典型核分裂象。

• 异源性成分（如脂肪和横纹肌）可罕见地出现于腺纤维瘤中。

【鉴别诊断】

• 腺纤维瘤可很难与良性子宫内膜及息肉相区别，因为后两者的间质可为纤维性。若有乳头状结构和腺上皮与间质形成的模糊的叶状结构，则提示可能为腺纤维瘤，腺纤维瘤的间质呈更明显的纤维样且形态较一致。

• 重要的是，应将腺纤维瘤与恶性腺肉瘤相区别（详见本章"腺肉瘤"部分），因此腺纤维瘤仅应在完整取出，且镜下无腺周袖套样间质聚集，间质细胞无非典型性和无或罕见核分裂象的包块中诊断。

• 腺纤维瘤为良性肿瘤。罕见病例伴有肌壁或盆腔静脉浸润，类似低级别腺肉瘤。

• 偶尔有子宫内膜样癌和浆液性癌累及腺纤维瘤的报道，这类患者的预后取决于癌成分。

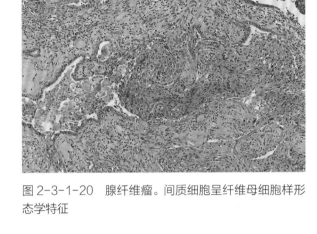

图 2-3-1-20　腺纤维瘤。间质细胞呈纤维母细胞样形态学特征

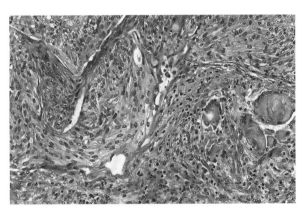

图 2-3-1-19　腺纤维瘤。间质细胞呈纤维母细胞样形态学特征

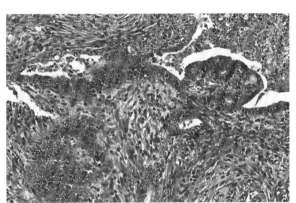

图 2-3-1-21　腺纤维瘤。混合性结构

第二节　恶性混合性上皮－间叶肿瘤

一、腺肉瘤

【概述】

• 腺肉瘤（adenosarcoma），又称 Müllerian 腺肉瘤，为一种上皮－间质混合性肿瘤，约占子宫肉瘤的 5%，其上皮成分为良性或非典型性，而间质成分一般为低度恶性。

• 腺肉瘤最常发生于子宫内膜，也可发生于子宫颈和子宫外器官，如输卵管、卵巢和卵巢旁组织，子宫与子宫外器官可罕见地同步发生腺肉瘤。

• 当高级别肉瘤成分超过肿瘤的 25% 时，称为腺肉瘤伴肉瘤过度生长。

【临床表现】

• 发病年龄范围广（15~90 岁），中位年龄为 50 岁，大多发生于绝经后女性，约 30% 的病例为绝经前女性，包括青少年。年轻女性子宫外腺肉瘤的侵袭性较子宫腺肉瘤强。

• 常见的临床症状为异常阴道出血、盆腔痛和（或）子宫增大、阴道排液和（或）包块突入阴道，以及非特异性泌尿系统症状等。腺肉瘤与肥胖和高血压不相关。

• 部分病例与先前的盆腔放疗、长期无拮抗性雌激素治疗，特别是他莫昔芬治疗有关。

• 部分病例有子宫息肉病史，回顾研究发现，其中部分病例可被重新诊断为腺肉瘤。

• 腺肉瘤多为临床Ⅰ期，罕见病例可伴子宫外（卵巢和盆腔腹膜）腺肉瘤，可能是多中心发生而非转移性病变。

【病理改变】

巨检

• 一般为息肉样包块，位于肌壁内或浆膜层者罕见。约 90% 的肿瘤位于子宫体，约 10% 位于子宫颈，偶尔子宫体和子宫颈可罕见地均有原发肿瘤。

• 肿瘤平均直径为 6.5 cm，可占据大部分或整个子宫腔，甚至可使子宫增大。切面质硬或软，呈黄棕色或灰白色，并可见含水样或黏液样液体的小囊腔。

• 如果伴有肉瘤过度生长，则更容易出现肌壁浸润，提示肿瘤体积增大。切面呈鱼肉状，可见出血和坏死。

镜检

• 低倍镜下，可见普通型腺肉瘤有管状和囊性腺体及间隙散布在间质中。富含细胞的间质呈乳头状和息肉样突入囊性扩张的腺腔内，显著者可见腺体被拉长、挤压，形成乳腺叶状肿瘤样结构（图 2-3-2-1~2-3-2-4）。

• 腺上皮类似静止期或增生期的子宫内膜上皮，但常有分泌性上皮、黏液上皮、鳞状上皮（非角化性）、透明细胞、输卵管样上皮或靴钉样细胞，且常有核分裂象。腺上皮多为良性，约 1/3 的病例可有局灶性腺上皮结构和细胞非典型性，类似子宫内膜非典型增生，罕见病例中可有小灶腺癌，这类病例的腺肉瘤外子宫内膜可有非典型增生或腺癌。

• 腺体周围间质细胞致密，呈衣领样或袖套样排列。间质成分所占比例超过上皮成分，通常类似子宫内膜低级别间质肉瘤和纤维肉瘤，也可罕见地类似平滑肌肉瘤，特别是远离腺体的区域（图 2-3-2-5，2-3-2-6）。

• 约 20% 的病例间质中有异源性成分（包括未成熟的软骨和骨骼肌）。

• 间质成分的核分裂象多少不等，大多数病例在富细胞区可大于或等于 4 个 /10 HPF，在腺体外的袖套样间质区常可找到核分裂象（图 2-3-2-7）。然而，当细胞丰富并具有典型的腺肉瘤结构特征时，即使仅有少量核分裂象，甚至无核分裂象也可诊断为腺肉瘤。

• 约 15% 的腺肉瘤有肌层浸润，多具有局限性且边界常清楚，偶可为不规则舌状浸润，并无真正肌层浸润的肿瘤可侵入腺肌病，但这种情况十分罕见。淋巴管和血管浸润的情况也罕见。

• 间质中可有性索样分化（图 2-3-2-8），由排列为小巢状、条索状、小梁状、中空小管和实性小管的呈良性外观的上皮样细胞组成。

• Aggawal 等发现，腺体周围袖套区呈 Ki-67 阳性的细胞（20%）明显多于其他区域（<5%）。远离腺体的间质可因水肿、黏液样变及玻璃样变性和少细胞，呈良性外观，这是种假象。

• 腺肉瘤伴肉瘤过度生长，指肉瘤成分（同源性或异源性肉瘤）至少占肿瘤的 25% 且常为高

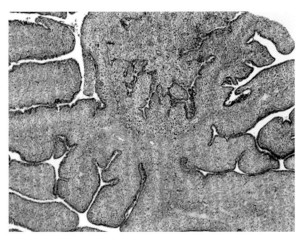

图 2-3-2-1　普通型腺肉瘤。由富含细胞的间质构成的息肉样突起，呈叶状

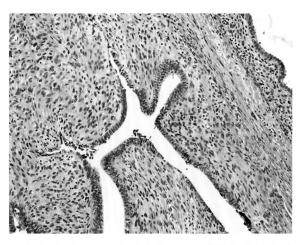

图 2-3-2-4　普通型腺肉瘤。良性腺体和非特殊性肉瘤

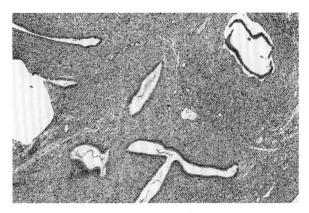

图 2-3-2-2　普通型腺肉瘤。腺体呈良性，而间质为非特殊性肉瘤

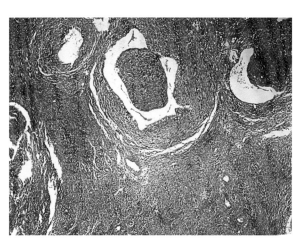

图 2-3-2-5　普通型腺肉瘤。富含细胞的非特殊性肉瘤

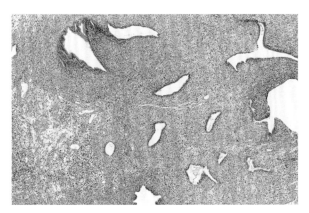

图 2-3-2-3　普通型腺肉瘤。腺体呈良性，而间质为低级别肉瘤

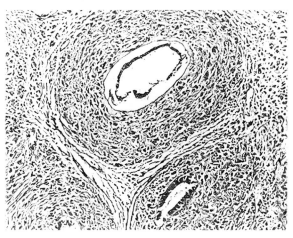

图 2-3-2-6　普通型腺肉瘤。富含细胞的间质围绕良性腺体呈衣领样排列

级别肉瘤的腺肉瘤，约见于 10% 的病例，常伴有肌壁的浸润，特别是在深肌层、脉管和子宫颈（图 2-3-2-9~2-3-2-13）。

- 高级别肉瘤成分指肿瘤细胞非典型性显著，

如高级别的子宫肉瘤和软组织肉瘤。如果将核非典型性划分为 0~3 级，则高级别肉瘤为 3 级，或在低倍镜下被证实具有核非典型性和多形性也

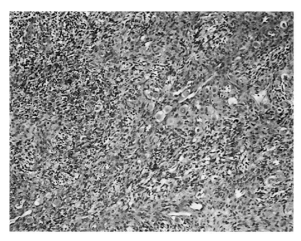

图 2-3-2-7　普通型腺肉瘤。肉瘤细胞呈短梭形，可见核分裂象

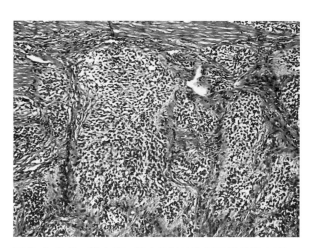

图 2-3-2-9　腺肉瘤。伴肉瘤过度生长及横纹肌肉瘤

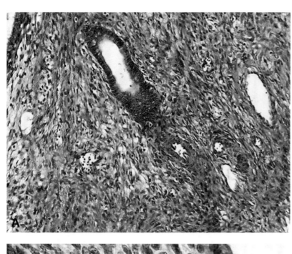

图 2-3-2-8　腺肉瘤。伴性索样分化

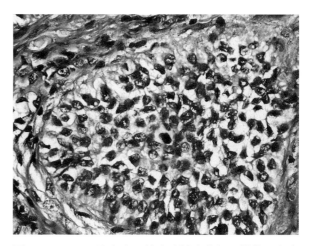

图 2-3-2-10　腺肉瘤。伴肉瘤过度生长，横纹肌肉瘤累及肌层

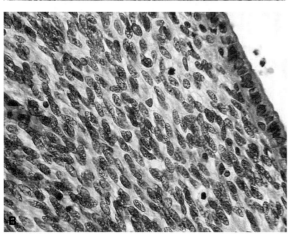

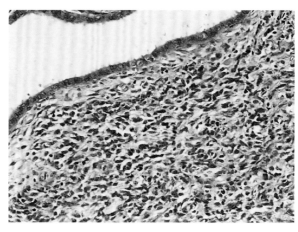

图 2-3-2-11　腺肉瘤。伴肉瘤过度生长及横纹肌肉瘤

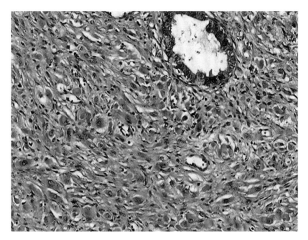

图 2-3-2-12　腺肉瘤。伴肉瘤过度生长及横纹肌肉瘤

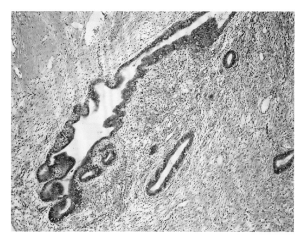

图 2-3-2-14　腺肉瘤。伴肉瘤过度生长，可见异源性成分横纹肌

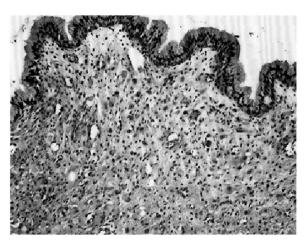

图 2-3-2-13　腺肉瘤。伴肉瘤过度生长，横纹肌肉瘤累及子宫颈管间质

提示高级别肉瘤为 3 级。

• 与不伴肉瘤过度生长的腺肉瘤区相比，肉瘤过度生长区内核多形性更明显，核分裂象更多，更常见到异源性成分，包括恶性的软骨肉瘤、横纹肌肉瘤和脂肪肉瘤等成分（图 2-3-2-14）。因此，即使是小灶也应注明，其可能有预后意义。

• Hodgson（2017）研究发现，肿瘤的生物学行为与肉瘤成分的非典型性和伴肉瘤过度生长并不无正相关关系，而与肿瘤大小（直径大于 10 cm）、核分裂象（大于 10 个 /10 HPF）、手术或化疗和（或）放疗后近期内复发或远处转移及 p53 高表达相关，具有上述特点的肿瘤称为高级别 Müllerian 腺肉瘤。

免疫组化和分子遗传学

• 腺肉瘤的间质成分常表达 CD10（图 2-3-2-15）、WT-1、ER 和 PR，腺体周围强表达，远离腺体处弱表达。肉瘤过度生长区，特别是高级别肉瘤，不表达这些标志物，而表达平滑肌源性标志物，强阳性表达 Ki-67 和异常表达 p53，有些还可表达 EGFR。

• 异源性成分横纹肌表达 desmin（图 2-3-2-16）和 myogenin（图 2-3-2-17），其他成分表达相关免疫标志物。

• 腺上皮呈 ER、PR、CK 和 EMA 阳性，Ki-67 增殖指数较高（图 2-3-2-18）。

• 分子研究显示，腺肉瘤偶有 *ATRX*、*FGFR2*、*KMT2C* 和 *DICER1* 基因突变，高级别肉瘤可有 *TP53* 基因突变。一般而言，*MDM2*、*CDK4*、*HMGA2* 和 *TERT* 基因扩增较基因突变更突出。

【鉴别诊断】

• 腺纤维瘤　间质不富含细胞，间质细胞无非典型性，无或罕见核分裂象（小于 2 个 /10 HPF），无腺周袖套样改变。如有与上述几点相反的改变，则可能为腺肉瘤。

• 良性子宫内膜息肉　一般间质细胞不丰富，间质细胞无非典型性且无（或罕见）核分裂象。然而，有些息肉中可有腺体内乳头状突起，类似

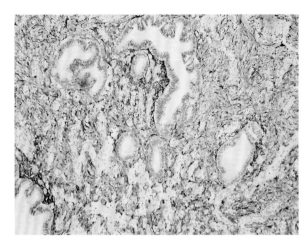

图 2-3-2-15 普通型腺肉瘤。间质细胞 CD10 染色呈阳性

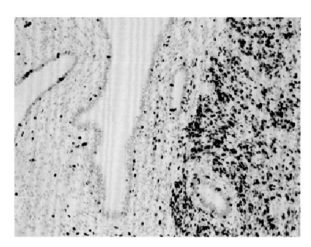

图 2-3-2-18 腺肉瘤。伴肉瘤过度生长及横纹肌肉瘤，Ki-67 增殖指数较高

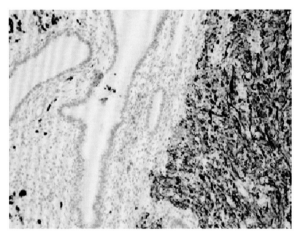

图 2-3-2-16 腺肉瘤。伴肉瘤过度生长及横纹肌肉瘤，呈 desmin 阳性

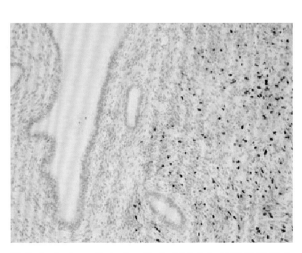

图 2-3-2-17 腺肉瘤。伴肉瘤过度生长及横纹肌肉瘤，呈 myogenin 阳性

叶状结构，腺周间质细胞密度增高，间质细胞具有非典型性和核分裂象增多等类似腺肉瘤的改变，然而这些改变均呈局灶性，其后随访未发现腺肉瘤（Howitt 等，2010）。Clement 等对更为复杂的情况进行了研究，并认为一些罕见的息肉病例有局灶性腺肉瘤转化。

• APA 虽然间质细胞可较丰富，但为无非典型性的平滑肌。腺体不常为囊性，腺体内无乳头状突起形成叶状结构，也无（或罕见）腺周间质细胞袖套样改变。

• 腺肌瘤 特别是腺肌病伴平滑肌增生中的腺肌瘤腺周可有内膜间质围绕，可被误认为袖套样改变，但其内膜间质细胞无非典型性和核分裂象，间质中有显著的良性平滑肌成分。

• 子宫内膜间质肉瘤 虽然其可因为有局灶性腺体分化或卷入腺体而类似腺肉瘤，但无腺肉瘤特征性的腺体改变，无腺周间质细胞袖套，有肌层浸润和淋巴管血管浸润。

• 癌肉瘤 虽然也是一种双相性肿瘤，但其中的上皮成分为明确的癌。

• 胚胎性横纹肌肉瘤 可与伴有以异源性横纹肌肉瘤为主的肉瘤成分过度生长的腺肉瘤类似，但其中一般无腺肉瘤中的腺体改变和腺周袖套样改变。

【预后和预测因素】

• 子宫腺肉瘤的局部复发率高达 30%，特别常见于盆腔和阴道，复发时间可早可晚。

• 深肌层浸润、脉管累及和肉瘤过度生长是复发的危险因素，肿瘤坏死也是一不良预后因素，临床分期尚未显示有预后意义，间质核分裂象的多少似乎对复发没有预测意义。

• 复发肿瘤中的 70% 为纯肉瘤，近 30% 为腺肉瘤，罕见的病例可为 MMMT。有的原发肿瘤无异源性成分，但复发肿瘤中可出现异源性成分。

• 转移一般见于存在肉瘤过度生长的病例，血行转移的概率为 5%，多为纯肉瘤性。

• 伴肉瘤过度生长的腺肉瘤患者总体预后较差，约 30% 有子宫外扩散，死亡率可高达 75%。然而，近年有研究表明，接受辅助化疗的肉瘤样过度生长患者可有较好转归。

二、癌肉瘤（恶性中胚叶混合瘤）

【概述】

• 女性生殖器官发生的癌肉瘤（carcinosarcoma）又称为恶性中胚叶混合瘤（malignant mesenchymal mixed tumor，MMMT）或恶性米勒混合瘤（malignant müllerian mixed tumor，MMMT），为一组由高级别癌和肉瘤成分构成的双向分化性肿瘤。

• 恶性上皮成分一般为高级别腺癌，而恶性间质成分为肉瘤。肉瘤成分有同源性肉瘤和异源性肉瘤两种。同源性肉瘤是指肉瘤有相对应的子宫正常组织成分，如平滑肌肉瘤和子宫内膜间质肉瘤；异源性肉瘤是指肉瘤无相对应的子宫正常组织成分，如横纹肌肉瘤、成骨肉瘤、软骨肉瘤、脂肪肉瘤和血管肉瘤等。

• 分子研究显示，绝大多数癌肉瘤为单克隆性，其中的肉瘤成分是从腺癌细胞经上皮－间质转化而来的，属于Ⅱ型子宫内膜癌范畴。少数肿瘤为非单克隆性，可能为碰撞瘤。

• 有些肿瘤可能从腺肉瘤进展而来，因为多达 1/3 的肿瘤中有与腺肉瘤非常类似的区域和腺肉瘤的转移灶可为 MMMT。因此，这两种肿瘤可能源于单个多能干细胞的双向分化。

【临床表现】

• 发病比例占所有子宫恶性肿瘤的 5% 以下。绝大多数患者为绝经后女性，好发年龄为 60~80 岁，罕见较年轻患者，偶有儿童病例报道。

• 危险因素类似子宫内膜样腺癌（肥胖、使用外源性雌激素和未生产），有些病例有乳腺癌病史、他莫昔芬使用史或盆腔放疗史，患者可罕见地伴有 HNPCC。

• 临床常表现为阴道出血、子宫增大、盆腔痛或腹痛，40% 的患者有血 CA125 水平增高，约 1/3 的患者在诊断时已有子宫外扩散。

• 临床检查常表现为子宫增大或盆腔包块。妇科检查约半数病例可见自子宫腔内脱入子宫颈的息肉样包块。临床分期同子宫内膜腺癌。

【病理改变】

巨检

• 肿瘤体积大小不等，通常体积较大，可在 10 cm 以上，常呈广蒂、息肉样，充满子宫腔，边界不清，常见大片出血、坏死，常从子宫颈外口脱出。

• 切面质软，可见出血、坏死和囊性变性。常侵犯子宫深肌层，有时可累及子宫颈。

• 接近 1/4 的肿瘤可扩散到子宫颈，子宫癌肉瘤也可罕见地原发于子宫颈，偶可发生于子宫内膜息肉、腺癌或平滑肌瘤内。

镜检

• 镜下可见高级别上皮和间质成分紧密混合，至少灶性区域如此，有些肿瘤以其中一种成分为主要成分，特别是在刮宫标本中。两种成分一般有明确的分界，容易区分，但也可见到相互融合的现象。

• 癌成分常较难准确分型，通常为高级别子宫内膜样癌、浆液性癌和非特异性腺癌，少见和罕见鳞状细胞癌、透明细胞癌、黏液癌、神经内分泌癌、中肾癌、未分化癌（大细胞型和小细胞型）及肝样癌。

• 子宫颈癌肉瘤不同于子宫体癌肉瘤，前者癌成分占主导地位，常为鳞状细胞癌（角化、非角化和基底细胞样）、腺样囊性癌或腺样基底细胞癌。

• 同源性癌肉瘤的肉瘤成分多为非特异性高级别肉瘤，如类似未分化子宫内膜间质肉瘤的肿瘤、恶性纤维组织细胞瘤和纤维肉瘤等。平滑肌肉瘤和子宫内膜间质肉瘤等则较少见（图2-3-2-19~2-3-2-24）。

• 约50%的病例为异源性癌肉瘤，异源性成分中以横纹肌肉瘤和软骨肉瘤最多，也可见到骨肉瘤、脂肪肉瘤等，背景常为同源性肉瘤（图2-3-2-25~2-3-2-37）。

• 有些癌肉瘤的肉瘤细胞胞质中有嗜酸性小球，不应错误地解释为横纹肌母细胞分化。

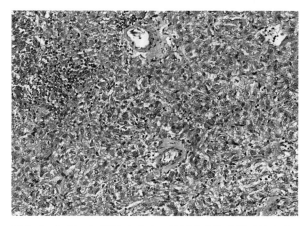

图2-3-2-21 同源性癌肉瘤。间质成分为非特殊性肉瘤

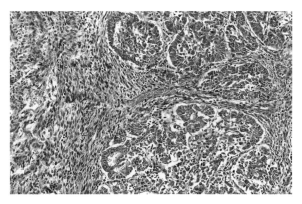

图2-3-2-19 同源性癌肉瘤。上皮和间质成分均为恶性，肉瘤细胞呈梭形，酷似平滑肌肉瘤

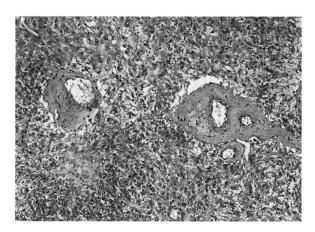

图2-3-2-22 同源性癌肉瘤。肿瘤内可见厚壁血管

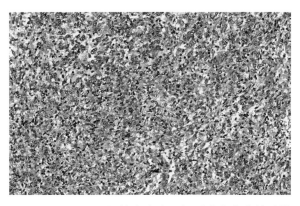

图2-3-2-20 同源性癌肉瘤。间质成分为非特殊性肉瘤

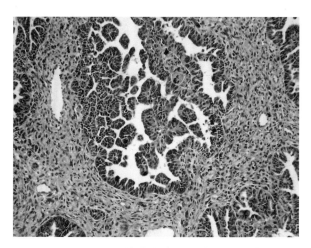

图2-3-2-23 同源性癌肉瘤。上皮和间质成分均为恶性

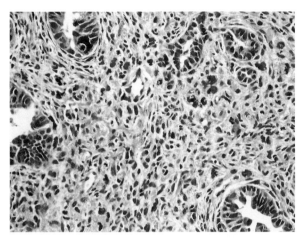

图 2-3-2-24　同源性癌肉瘤。上皮和间质成分均为恶性，非典型性显著

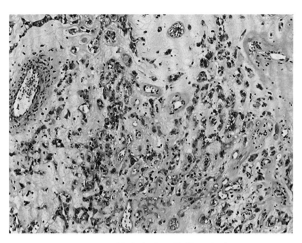

图 2-3-2-27　异源性癌肉瘤。伴软骨肉瘤

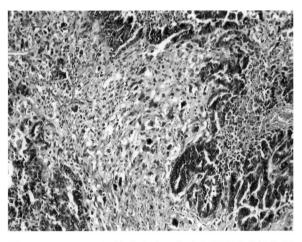

图 2-3-2-25　异源性癌肉瘤。上皮和间质成分均为恶性，肉瘤成分为横纹肌肉瘤

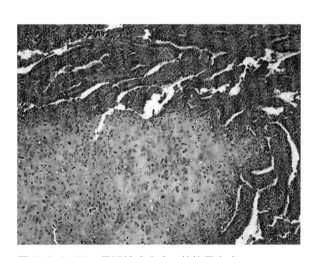

图 2-3-2-28　异源性癌肉瘤。伴软骨肉瘤

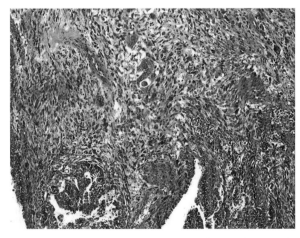

图 2-3-2-26　异源性癌肉瘤。伴横纹肌肉瘤，肉瘤细胞非典型性较显著

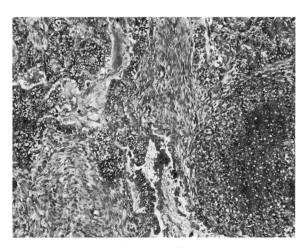

图 2-3-2-29　异源性癌肉瘤。伴软骨肉瘤

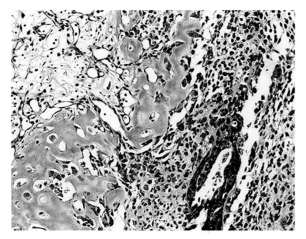

图 2-3-2-30　异源性癌肉瘤。伴骨肉瘤

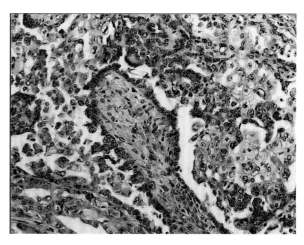

图 2-3-2-33　异源性癌肉瘤。癌成分为浆液性癌

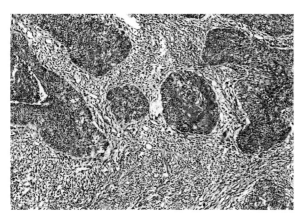

图 2-3-2-31　异源性癌肉瘤。癌成分为低分化鳞状细胞癌

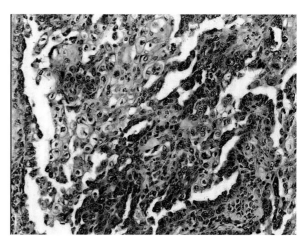

图 2-3-2-34　异源性癌肉瘤。癌成分为浆液性癌

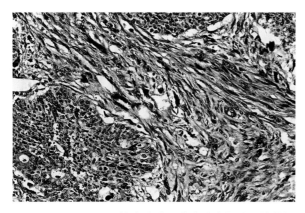

图 2-3-2-32　异源性癌肉瘤。癌成分为低分化鳞状细胞癌，肉瘤成分为多形性肉瘤

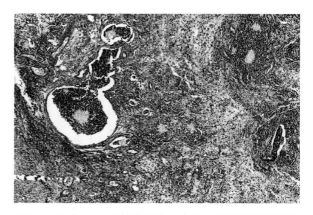

图 2-3-2-35　异源性癌肉瘤。含有小细胞型恶性肿瘤

• 罕见病例可出现神经外胚层（神经胶质）分化、腺肉瘤样灶、卵黄囊瘤、恶性横纹肌样瘤和黑色素细胞。

• 在子宫颈的癌肉瘤中，肉瘤成分常呈同源性，如纤维肉瘤和子宫内膜间质肉瘤，黏液样变常显著。

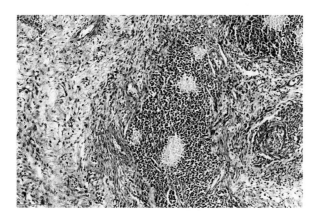

图 2-3-2-36 异源性癌肉瘤。含有小细胞型恶性肿瘤

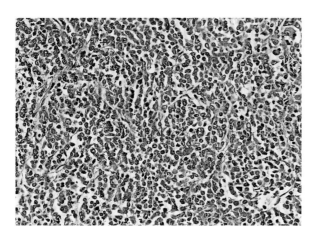

图 2-3-2-37 异源性癌肉瘤。含有小细胞型恶性肿瘤

- 肿瘤常有深肌层浸润和淋巴管浸润。
- 肿瘤外的子宫其他部位有子宫内膜非典型增生、纯子宫内膜样腺癌和浆液性癌的患者比例可达 40%。子宫颈癌肉瘤的邻近处可有 HSIL 和腺样基底细胞癌。
- 转移性和复发性肿瘤最常为癌，也可为纯肉瘤或癌肉瘤。有研究者发现，纯肉瘤性转移常发生于可容息肉样生长的部位，如腹腔和阴道。

免疫组化

- 上皮成分呈 CK 和 EMA 阳性，vimentin 常呈阳性，有些病例可呈 CD10 阳性。
- 同源性癌肉瘤成分常呈 CD10、vimentin 和 CD34 阳性，desmin 和 actin 也可呈阳性。异源性癌肉瘤成分中，横纹肌成分呈 MyoD1 和 myogenin 阳性，软骨肉瘤和脂肪肉瘤成分呈

S-100 蛋白阳性。肉瘤成分可有灶性上皮标志物阳性（图 2-3-2-38~2-3-2-43）。

- 同源性和异源性癌肉瘤成分均常呈 p53 和 p16 阳性，但前者表达更强、更弥漫。
- 虽然 ER 和 PR 表达不常见，但肿瘤常可表达 VEGF、Her-2、WT-1 和 EGFR，有助于靶向治疗。
- CD117 表达在报告病例中结果不一，但有报告无肿瘤进展的阳性病例的存活率有改善。

分子遗传学

- Biscuola 等（2006）报道，44% 的癌肉瘤中的 9 种癌基因有 23 种突变。

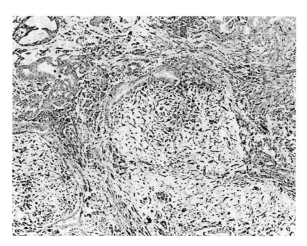

图 2-3-2-38 异源性癌肉瘤。免疫组化染色，呈 vimentin 阳性

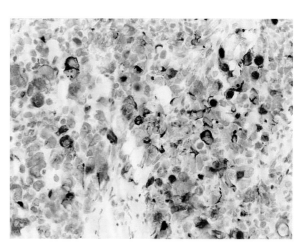

图 2-3-2-39 异源性癌肉瘤。免疫组化染色，呈 CK 阳性

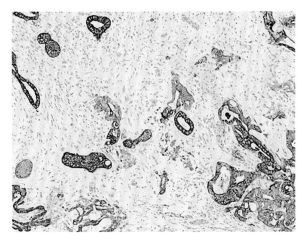

图 2-3-2-40 异源性癌肉瘤。免疫组化染色，呈 CK 散在阳性

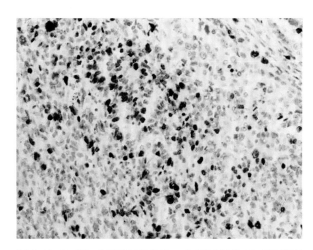

图 2-3-2-43 异源性癌肉瘤。肉瘤细胞的 Ki-67 增殖指数较高

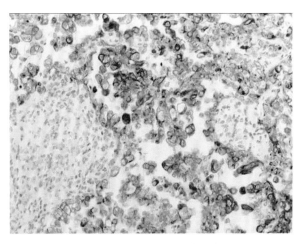

图 2-3-2-41 异源性癌肉瘤。癌成分为浆液性癌，呈 CK7 阳性

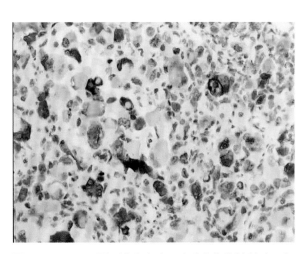

图 2-3-2-42 异源性癌肉瘤。癌成分为浆液性癌，与横纹肌肉瘤混合存在，呈 MyoD1 阳性

- 早期研究显示，癌肉瘤常见 *TP53* 基因突变，但该肿瘤具有异质性，有的较类似浆液性癌，还有其他潜在的子宫内膜样腺癌常见的基因突变，如 *PTEN* 基因突变。

- 近年的研究证实了早期研究的结果，两组大宗病例的研究，分别纳入了 27 例和 57 例病例（McConechy 等，2015；Cherniack 等，2017），发现最常见的突变基因为 *TP53*（80%~91%）和 *PIK3CA*（35%~40%），其他常见的突变基因包括 *PTEN*（19%~27%）、*PIK3R1*（11%~17%）、*FBXW7*（20%~28%）、*PPP2R1A*（13%~28%）、*KRAS*（10%~12%）、*ARID1A*（10%~12%）、*CDH4*（18%）和 *SPOP*（7%）。不仅如此，研究结果还显示，一组肿瘤有强的 *EMT* 基因印迹。

【鉴别诊断】

- **未分化癌** 未分化癌无真正的肉瘤成分，而有些癌肉瘤以癌成分为主，仅含少量肉瘤成分。对于这种情况要考虑少量肉瘤样成分是真正的肉瘤还是低分化癌，使用 keratin 染色结合 CD10、actin 和 desmin 等标志物的免疫组化染色可有助于鉴别。

- **子宫内膜间质肉瘤伴少量良性腺体** 最重

要的是确定恶性上皮的存在，若存在，则是 MMMT，而免疫组化染色帮助不大。

· **腺肉瘤**　腺肉瘤中的上皮成分为良性或非典型增生性，非典型性至多可达原位腺癌的程度，而 MMMT 中的癌成分为浸润性癌，结构和细胞非典型性均明显。此外，腺肉瘤常有腺周间质细胞密度增高呈袖套样改变，腺体内常有乳头状突起。

· **去分化子宫内膜样腺癌**　虽然其中的未分化癌可因有梭形细胞而类似肉瘤，但 CD10、actin 和 desmin 等标志物的免疫组化染色一般为阴性或局灶弱阳性。该肿瘤中的未去分化部分为低级别癌，而 MMMT 中的未去分化部分多为高级别癌。

· **肉瘤样子宫内膜癌**　肿瘤的梭形细胞并非真正的肉瘤成分，免疫组化染色上皮标志物为明确的阳性，而 CD10、actin 和 desmin 等标志物为阴性或局灶弱阳性，且不像 MMMT 那样梭形肉瘤细胞与上皮成分常有明确分界，也无异源性成分。肉瘤样子宫内膜癌多为梭形细胞鳞癌，免疫组化染色鳞状细胞标志物呈阳性。

· **子宫内膜样腺癌有性索样成分或小灶异源性成分（软骨、骨和脂肪）**　肿瘤及其中的性索样成分为低级别，异源性成分为良性，不像 MMMT 中为高级别癌和异源性肉瘤成分。

· **子宫内膜未分化间质肉瘤**　虽可类似 MMMT 中的肉瘤成分，但无明确的癌成分。

· **纯异源性肉瘤**　虽可类似 MMMT 中的异源性肉瘤成分，但无明确的上皮成分。

【预后】

· 癌肉瘤的预后差，其扩散模式同高级别子宫内膜癌，Ⅰ期和Ⅱ期患者的 5 年生存率为 40%~60%，Ⅲ期患者的为 15%~25%。在临床表现为Ⅰ期的患者中，有很大比例在诊断时已有子宫外扩散。

· 上皮成分的类型、淋巴管血管的浸润程度、肌层浸润的深度和相对肉瘤成分而言癌成分的突出程度等，似乎与总体存活率关系不大。

· 转移常见于盆腔淋巴结和主动脉旁淋巴结，有时可血行转移至肺、脑和骨。但多数患者的死亡原因是盆腔 / 腹腔局部复发。

· 晚期疾病和病变转移的风险与肌壁浸润深度密切相关。浆液性癌和透明细胞癌成分是常见的导致预后差的因素。

· Djodjevic 等（2009）发现，息肉样 MMMT 临床分期常较低、肌层和淋巴管血管浸润较轻的患者存活时间较长。

· 对于肿瘤中肉瘤成分与预后的关系，研究者们的看法不一，有的研究者认为存活 5 年的患者多为原发肿瘤中肉瘤成分少的及复发肿瘤中肉瘤成分少的（Eischer 等，2006）。有的研究者认为肉瘤成分的比例与预后不相关，有无坏死也与预后不相关（Hagemann 等，2012）。

· 在多种临床病理学因素中，对临床结局有影响的是异源性肉瘤成分，如Ⅰ期癌的 3 年存活率，异源性肿瘤为 45%，而同源性肿瘤为 93%。统计学分析显示，Ⅰ期患者伴有异源性成分者预后差，伴有横纹肌肉瘤成分者预后最差。

三、米勒管癌纤维瘤和癌间叶瘤

· 米勒管癌纤维瘤（Müllerian carcinofibroma）和癌间叶瘤（carcinomesenchymoma）罕见，是由癌性上皮成分和良性间叶成分构成的混合性肿瘤，只有很少的病例报道。

· 在报道的病例中，1 例上皮成分为透明细胞。此类肿瘤的间叶成分通常是纤维瘤性组织，确定其为肿瘤性还是反应性较困难。其他报道中的癌纤维瘤中的间叶成分为良性的平滑肌，异源性间叶成分为软骨和脂肪组织。

精粹与陷阱

- 子宫腺肌病中的子宫内膜腺体呈增生性表现，常类似内膜基底层腺体，有时周围内膜间质可很少，应注意与高分化腺癌，特别是与有恶性腺瘤浸润的分化好的子宫内膜样腺癌相区别。

- 腺纤维瘤的间质成分具有子宫内膜间质或纤维母细胞样形态学特征，与腺肉瘤的区别在于腺体没有腺周袖套样间质聚集，无核分裂象或为非典型核分裂象，在刮宫标本中应谨慎诊断。在腺肉瘤中可有与腺纤维瘤难以区分的形态温和区域，要多取材。

- 在腺肉瘤的间质成分中，当高级别肉瘤成分超过肿瘤的25%时，该腺肉瘤应被归入腺肉瘤伴肉瘤过度生长，诊断时应注意间质成分的形态和个别成分的含量，并在病理报告中阐明。

- 对于多次复发的子宫内膜或子宫颈息肉，要仔细检查，其常为腺肉瘤。

- 子宫内膜样腺癌偶可有小灶异源性成分（如软骨和骨成分），因此伴癌的异源性软骨灶不一定是癌肉瘤。然而，有研究发现，子宫内膜样腺癌伴横纹肌肉瘤成分者几乎均为癌肉瘤。

- 刮宫标本中如见到除低级别子宫内膜间质肉瘤以外的肉瘤成分，特别是高级别肉瘤，即使未见到腺成分，也应多取材和连切，以排除恶性中胚叶混合瘤。

- 当子宫内膜腺体周围有袖套样高密度内膜间质细胞，且易找到核分裂象时，应警惕腺肉瘤。

- 罕见的癌肉瘤病例可出现神经外胚层（神经胶质）分化、腺肉瘤样灶、卵黄囊瘤、恶性横纹肌样瘤和黑色素细胞成分。

- 刮宫标本中，APA与子宫内膜腺癌肌层浸润难以区分。后者在刮宫标本中少见，所伴有的无平滑肌的内膜中有腺癌或非典型增生；而前者所伴有的无平滑肌的内膜一般为较正常的内膜组织。此外，前者呈CD10和H-caldesmon阴性，而后者的浸润腺体周围常有呈CD10阳性的细胞且平滑肌呈H-caldesmon阳性。

第三篇

妊娠滋养细胞疾病

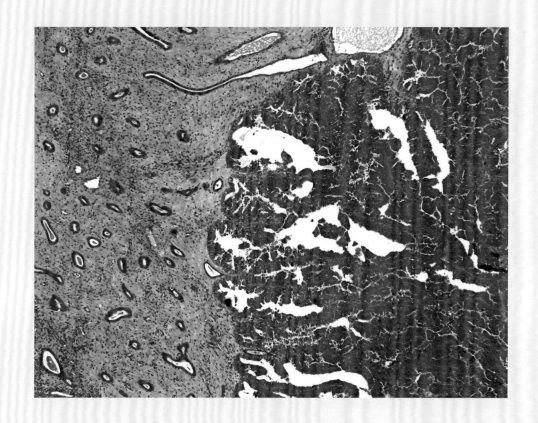

第一章

妊娠滋养细胞疾病

第一节　妊娠滋养细胞疾病概述

徐欣华　魏晓莹　张建民

一、分类

· 滋养细胞按解剖部位可分为绒毛滋养细胞和绒毛外滋养细胞。

· 按细胞形态特征可分为细胞滋养细胞（cytotrophoblast，CT）、合体滋养细胞（syncytiotrophoblast，ST）和中间滋养细胞（intermediate trophoblast，IT）。中间滋养细胞包括绒毛中间滋养细胞、种植部位中间滋养细胞和绒毛膜型中间滋养细胞。

· 2020 年 WHO 妊娠滋养细胞疾病分类包括瘤样病变（胎盘部位过度反应、胎盘部位结节）、异常（非水泡性）绒毛病变、胎块状妊娠（完全性、部分性、侵蚀性水泡状胎块）和滋养细胞肿瘤（上皮样滋养细胞肿瘤、胎盘部位滋养细胞肿瘤、绒毛膜癌、绒毛膜癌伴其他生殖细胞成分）（表 3-1-1-1）。

· 2003 年 WHO 分类将以往的侵蚀性水泡状胎块分为侵蚀性水泡状胎块和转移性水泡状胎块。2014 年和 2020 年的 WHO 分类又将它们恢复为侵蚀性水泡状胎块这一名称。

· 虽然妊娠滋养细胞疾病这一术语理论上可涵盖任何滋养细胞病变，但常规只限于上述几种病变，原则上属于形态学分类。

· 2003 年以前，妊娠滋养细胞疾病分类中还包括持续性滋养细胞疾病（persistent trophoblastic disease），但其为一种生化异常（水泡状胎块性妊娠后的 hCG 水平升高），而其他病变均有诊断性和特异性的形态学变化，因此将其包含在内不合逻辑。

· 在妊娠滋养细胞疾病中，部分病变有绒毛，部分病变无绒毛（表 3-1-1-2）。

· 妊娠滋养细胞疾病形态学分类的必要性曾受到质疑，因为妊娠滋养细胞疾病多采用非手术治疗，水泡状胎块后的滋养细胞疾病通常不需要组织学诊断，且 hCG 监测的原则在滋养细胞疾病的随访、转移性病变的化疗以及持续性滋养细胞疾病中类似。

· 在刮宫标本中对妊娠滋养细胞疾病进行组织学诊断，会遇到一些特殊的困难。

（1）由于滋养细胞病变常引起出血和坏死，少量标本可能无法准确反映病变的性质和诊断特征。

（2）许多在其他部位用于区别良恶性肿瘤的组织学和生物学特征，在正常和恶性滋养细胞中均存在。因此，对于一些累及滋养细胞的形态学异常，特别是一些较轻的异常，不一定能判断其性质，然而这些异常在临床上的区别却很显著。

· 恶性滋养细胞疾病具有高度侵袭性并可迅速

表 3-1-1-1　妊娠滋养细胞疾病分类

推定的起源滋养细胞	妊娠滋养细胞疾病分类		遗传学特点
绒毛膜绒毛滋养细胞	水泡状胎块	完全性水泡状胎块	散发病例为仅有父源性基因组；家族性双亲源性完全性水泡状胎块有 *NLRP7(NALP7)* 或 *KHDC3L* 遗传学突变
		部分性水泡状胎块	大多数病例为双父源性单母源性三倍体
		侵蚀性水泡状胎块	取决于先前的水泡状胎块
	非典型绒毛病变		大多数病例未知
中间滋养细胞	绒毛中间滋养细胞	妊娠性绒毛膜癌	多数病例发生于完全性水泡状胎块后，为父源性 XX 基因组
	种植部位中间滋养细胞	胎盘部位滋养细胞肿瘤	父源性 X 染色体优先获得
		胎盘部位过度反应	未知
	绒毛膜型中间滋养细胞	上皮样滋养细胞肿瘤	父源性 X 染色体优先获得
		胎盘部位结节 / 不典型胎盘部位结节	未知
	混合性中间滋养细胞	混合性滋养细胞肿瘤	未知

注：译自 WHO Classification of Tumours, 5th edi. Female Genital tumours, WHO, 2020, p310, Table 7.01.

表 3-1-1-2　妊娠滋养细胞疾病分类

有绒毛
水泡状胎块
完全性水泡状胎块
部分性水泡状胎块
侵蚀性水泡状胎块
持续性水泡状胎块
绒毛膜血管癌
无绒毛
绒毛膜癌
胎盘部位滋养细胞肿瘤
上皮样滋养细胞肿瘤
胎盘部位过度反应
胎盘部位结节和斑块

致死，但早期诊断并及时治疗可完全治愈。

• 曾有研究者用妊娠滋养细胞肿瘤这一名称替代妊娠滋养细胞疾病，将水泡状胎块置于肿瘤谱系的良性端，将绒毛膜癌置于恶性端，将侵蚀性水泡状胎块等同于交界性肿瘤，这种做法并不合适。

• 不论什么类型的水泡状胎块均不属于肿瘤，而是一种特殊形式的流产，因此不能将其视为良性肿瘤。

二、流行病学

• 就已报道的水泡状胎块和绒毛膜癌的发病率而言，它们在世界各地区的差异很大，在亚洲、非洲和拉丁美洲较高（有些地区高达每 120 次妊娠 1 例），而在北美地区、欧洲和大洋洲则低得多（美国为每 1000 次妊娠 0.6~1.1 例）。

• 由于各研究的方法学存在差异，研究者们难以对发病率进行准确比较。现在尚无有关胎盘部位滋养细胞肿瘤和上皮样滋养细胞肿瘤的流行病学和地理分布的资料。

• 从整体来看，妊娠滋养细胞疾病的发病率近年来有所降低，特别是在以往报道的有较高发病率的地区。

• 妊娠滋养细胞疾病与生育年龄相关，但 20 岁前和 40 岁后发病率较高，罕见的情况下可发生于绝经后（与前次妊娠之间常有较长的间隔时间）。从绝对数字来看，发生于 40 岁后的水泡状胎块和绒毛膜癌较少，原因是患者的生育力降低。

• 水泡状胎块的恶性后果常发生于年龄较大的患者。水泡状胎块、绒毛膜癌、胎盘部位过度反应和胎盘部位结节大部分发生于育龄期女性，而少数胎盘部位滋养细胞肿瘤和上皮样滋养细胞肿瘤可发生于绝经后女性。

• 有几项研究显示。在水泡状胎块和绒毛膜癌患者中，有自发流产史的患者比有正常妊娠史的患者多，有水泡状胎块病史者的发病率比无该病史者高。分娩活产胎儿有保护作用，随着活产次数的增多，保护作用也增强，因此经产妇较少发生妊娠滋养细胞疾病。

• 患者的年龄对部分性水泡状胎块的发病率并无影响，父亲的年龄与种族不影响水泡状胎块的发病率。

• 部分性水泡状胎块的危险因素包括月经周期不规律、先前的活产婴儿中仅有男婴和使用口服避孕药超过 4 年等。与患者的年龄和先前水泡状胎块病史相比，饮食、种族、内源性雌激素水平、ABO 血型和环境毒性物质的影响较小。

三、发病机制

• 由于妊娠滋养细胞疾病较少见且缺乏合适的实验模型，加上分子水平的研究不多，妊娠滋养细胞疾病的发病机制大多尚不明确，研究较多的是水泡状胎块，其次为绒毛膜癌（表 3-1-1-1）。

• 近年的研究显示，滋养细胞干细胞（也可能是细胞滋养细胞）恶变后，不同的分化机制决定了不同类型的滋养细胞肿瘤的产生（图 3-1-1-1）

• 水泡状胎块的发生可能与染色体中父源性单倍体过多有关，父源性与母源性染色体之比越高，水泡状胎块的改变越明显，二者之比在完全

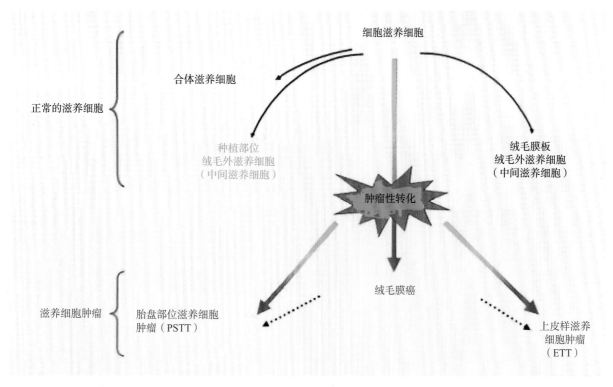

图 3-1-1-1 滋养细胞肿瘤及非肿瘤性病变与滋养细胞类型的关系。种植部位中间滋养细胞分化与胎盘部位过度反应及 PSTT 相关，绒毛膜型中间滋养细胞与胎盘部位结节及 ETT 相关。译自 Blaustein's pathology of the Female Genital Tract,7th edi.,Kurman RJ, Ellenson LH, Ronnett BM, Springer, New York, 2019, p1324, Fig 20.8.

性水泡状胎块中为2∶0，在部分性水泡状胎块中为2∶1。

- 通过雄性或雌性前核显微转入去核的卵细胞，制造出雄性或雌性的分子工程鼠，将父源性胚胎移植入母鼠体内，可形成类似人完全性水泡状胎块的肥大胎盘，而移植母源性胚胎所得到的是较小的胎盘并伴有继发性顿挫胚胎。

- 一些对水泡状胎块和绒毛膜癌的几个癌基因和抑癌基因的研究提示，二者的发病机制与c-myc、c-erb、c-fms 和 Bcl-2 等协同上调有关。这两种疾病虽偶有 p53 免疫反应性，但 K-ras 和 p-53 的突变分析未显示有突变发生。

- 其他在绒毛膜癌发生中潜在累及的基因有 DOC-2/hDab2（一种抑癌基因的候选基因）、位于 7p12-7q11.23 上的一个可能的抑癌基因和 ras 三磷酸鸟苷酶激活蛋白。

- TP53 的过表达常与侵袭行为较强的滋养细胞疾病相关，因此常见于完全性水泡状胎块和绒毛膜癌，但 TP53 突变并不常见。

- P21 过表达亦见于完全性水泡状胎块和绒毛膜癌，但在妊娠滋养细胞疾病中并未发现其表达与 TP53 的表达有关。

- 无论是完全性水泡状胎块还是绒毛膜癌，均显示有数种生长因子过表达，如 c-Myc、EGFR、c-erbB-2、Rb、mdm2 和 Bcl-2 等。但 c-fms 蛋白的表达在正常胎盘和滋养细胞疾病之间无明显差别。

- 有一研究（Tuncer 等，2000）显示，在完全性水泡状胎块的绒毛外滋养细胞中呈强染色的 e-erbB-3 和 EGFR 与持续性滋养细胞疾病的发生显著相关。因此，滋养细胞疾病的分子发病机制可能涉及这两种生长因子和其他一些生长调节因子。

- 水泡状胎块的细胞遗传学研究表明，染色体异常在完全性和部分性水泡状胎块的发病机制中起重要作用（详见本章"水泡状胎块"部分）。

四、血清标志物

- 恶性滋养细胞疾病的治疗基于尽可能确定病变的组织学类型和监测血清 hCG 水平，对所有妊娠滋养细胞疾病而言，hCG 已被证实是一种理想的标志物。

- hCG 由 ST 产生，只要有滋养细胞组织且检测方法灵敏，在血清中即可检测到 hCG。

- hCG 是一种糖蛋白，由 2 条多肽链（α 链和 β 链）附于碳水化合物组成，其构型类似其他促性腺激素，特别是黄素化激素（LH），所有这些激素的 α 链均相同，但 β 链不同，β 链有独特的免疫学特异性和生物学功能，因此 β-hCG 是妊娠滋养细胞疾病最具特异性的标志物。

- 正常妊娠时的 β-hCG 高峰为 50 000~100 000 mIU/ml，大约出现于妊娠第 10 周，第 20 周降至 10 000~20 000 mIU/ml，一直维持到分娩。有妊娠早期 β-hCG 水平高达 600 000 mIU/ml 的报道。

- 水泡状胎块被诊断出时，患者 β-hCG 水平高低不一，大多数有显著增高，有超过 2 000 000 mIU/ml 的报道。完全性水泡状胎块患者的 β-hCG 水平高于部分性水泡状胎块患者的。

- 绒毛膜癌患者的 β-hCG 水平很高，甚至有 11 000 000 mIU/ml 或更高的报道。

- 与水泡状胎块和绒毛膜癌不同，胎盘部位滋养细胞肿瘤和上皮样滋养细胞肿瘤患者的 β-hCG 水平低得多，但 β-hCG 水平对监测这两类肿瘤患者仍非常有用。

- 近年有报道称，尿液中的 hCG 的 β 核心片段为一更敏感的标志物，可在血清 hCG 水平接近或低于检测限度时被检测出。近些年研发出了更敏感的放射免疫分析（RIA）技术和免疫放射分析（IRMA）技术，可检测出 0.5 mIU/ml 水平的 β-hCG。这些技术可检测出少至 1000 个滋养细胞所产生的 β-hCG 水平，因此可用其随访至滋养细胞组织完全消失。

- 使用半衰期测定时，β-hCG 显示出 2 种成分，一种成分的半衰期为 6 小时，另一种大约为 30 小时。

· 由于多亲抗体可干扰血清 β-hCG 水平的测定，因此在诊断和随访时应常规检测血清和尿液中的 β-hCG 水平。

五、分期和预后因素

· 关于评估妊娠滋养细胞疾病的分期和预后有以下几个系统：修订后的 FIGO（International Federation of Gynecology and Obstetrics）分期系统、WHO 预后指数计分系统和美国国立卫生研究院（the National Institute of Health，NIH）恶性滋养细胞疾病分类等。

· FIGO 分期系统和 TNM 分期系统是解剖学分期系统，在前者的各期中，无危险因素的为 A 亚期，有 1 个危险因素的为 B 亚期，有 2 个危险因素的为 C 亚期。

· FIGO 分期系统和 TNM 分期系统的预后因素包括年龄、先前妊娠情况（有无水泡状胎块、有无流产和终末妊娠情况）、与前次妊娠的间隔月数、治疗前的 β-hCG 水平、最大肿瘤的体积

（包括子宫体积）、转移部位、转移灶数量和先前化疗失败史等。

· NIH 恶性滋养细胞疾病分类基于多种临床特征和不同血清 hCG 水平，将患者分为预后好和预后差两组（表 3-1-1-3）。

· 上述几个系统均与患者的存活有关，其中 NIH 恶性滋养细胞疾病分类最简单，在预测治疗失败的可能性方面准确率最高。

表 3-1-1-3　NIH 恶性滋养细胞疾病分类

无转移的妊娠滋养细胞疾病
转移性妊娠滋养细胞疾病
预后好
治疗前为低 hCG 水平（血清 β-hCG<40 000 mIU/ml）
症状存在少于 4 个月
无脑或肝转移
先前未进行化疗
妊娠，非足月分娩（水泡状胎块、异位妊娠或自发性流产）
预后差
治疗前为高 hCG 水平（血清 β-hCG>40 000 mIU/ml）
症状存在超过 4 个月
有脑或肝转移
先前化疗失败
先前为足月妊娠

第二节　水泡状胎块

魏晓莹　杨幼萍　朱杨丽　张建民

一、概述和流行病学

【概述】

· 水泡状胎块（hydatidiform mole）是一种以增大且水肿的水泡状绒毛为特征，伴不同程度滋养细胞增生的异常胎盘。因水泡的外形与葡萄相似，国内（特别是临床中）常称其为葡萄胎。

· 2014 年 WHO 分类中水泡状胎块的定义：一种有不同程度滋养细胞增生和绒毛水肿的异常胎盘，存在过多的父源性基因组是其基础遗传学病因。

· 近年有研究提示水泡状胎块是一种有滋养细胞发育异常和蜕膜中间滋养细胞游走 / 浸润异常的异常胎盘，这些异常发生于妊娠前 3 个月的低氧环境中。75% 的与水泡状胎块相关的基因

涉及正常滋养细胞的分化和簇集排列，其中有些影响绒毛浸润并由氧浓度调节（Desterke 等，2018）。

- 水泡状胎块按形态学、细胞遗传学和临床病理特征的不同，分为完全性水泡状胎块和部分性水泡状胎块。

- 以往水泡状胎块的组织学诊断是基于妊娠第 2 或第 3 个月获取的标本进行的，无论是完全性还是部分性水泡状胎块，其形态学改变均比较典型。

- 目前临床通过 B 型超声检查和 hCG 检测可在妊娠前 3 个月就做出水泡状胎块的诊断，并进行清宫。然而，早期水泡状胎块不具备典型的组织学特征，组织学诊断困难。

- 虽然早期水泡状胎块有其组织学特征，但特异性不强，在免疫组化染色（特别是 p57 染色）的帮助下，大多数早期水泡状胎块可确诊，但仍有 15%~20% 的病例可能需要通过分子遗传学技术来明确诊断。

- 水泡状胎块的组织学诊断在不同的观察者间和不同的时间中存在显著的不一致。因此，常需要通过免疫组化染色、倍体测定（流式细胞术、图像分析和荧光原位杂交），甚至分子遗传学技术来确诊。目前最可靠的是基因分型，免疫组化染色不能区分部分性水泡状胎块与非水泡状胎块，倍体测定不能区分皆为二倍体的完全性水泡状胎块和非水泡状胎块，以及部分性水泡状胎块与非水泡状胎块的三倍体流产。

- 对于流产和水泡状胎块标本，应细致观察和分析以下 3 个方面的特征：①滋养细胞的数量、分布和外观；②有无绒毛水泡状改变，以及水泡状和非水泡状绒毛间质的外观；③有无胚胎细胞团块及其衍化细胞。

- 形态学加 p57 免疫组化染色诊断水泡状胎块和非水泡状胎块标本的准确率不超过 80%，但诊断完全性水泡状胎块的准确率可达 100%。区分部分性水泡状胎块和非水泡状胎块妊娠时，用

p57 免疫组化染色无效（二者皆呈阳性），因此需做基因分型来确诊（Ronnett，2018）。

- 正确诊断和分类水泡状胎块和非水泡状胎块，在临床和研究方面都很重要。如持续性滋养细胞疾病在完全性水泡状胎块中的发生率为 9%~20%，在部分性水泡状胎块中为 0%~4%。非水泡状胎块中绒毛形态异常者可涉及染色体异常、复发性流产和生殖障碍等。

【流行病学】

- 水泡状胎块患者多处在育龄期，一般为 14~53 岁，平均 28 岁。患者的发病率有明显的地域性差异。

- 水泡状胎块在欧美地区的发病率最低（0.5~1.84/1000 次妊娠），甚至有报道称水泡状胎块在美国的发病率为 1/4500 次妊娠。

- 水泡状胎块在亚洲的发病率约为 0.5/1000 次妊娠，日本的发病率为英国的 3~4 倍（Fukunaga 等，1995）。东南亚的发病率最高，达（3.9~13）/1000 次妊娠。

- 在我国的 23 个省、市和自治区进行的调查统计表明水泡状胎块的发病率为 290/10 万女性，或 0.78%，在医院收住的患者中为 1/150 次妊娠，远高于欧美地区（陈忠年等，1996）。

- 显著的危险因素包括年龄低于 15 岁和超过 40 岁，先前有水泡状胎块病史，亚洲人种及有家族史。

- 先前有 2 次或更多次的自发性流产、有妊娠滋养细胞疾病家族史和不孕可为一般危险因素。

- 可能的危险因素包括饮食和社会经济状况。

- 妊娠次数、口服避孕药的使用、产次、吸烟、除草剂摄入、血型和胎儿父亲的年龄不是显著危险因素。

- 以往认为完全性水泡状胎块的发病多于部分性水泡状胎块，这可能是因为以往部分性水泡状胎块的诊断率过低，近年的 2 项研究显示，部分

性水泡状胎块的发生率和完全性水泡状胎块相似（Fukunaga 和 Ushigome，1993）或是完全性水泡状胎块的 3 倍（Jeffer 等，1993）。

- 近年的研究提示完全性和部分性水泡状胎块的估计发病率分别为每 1500~2000 次妊娠中发生 1 例和每 700 次妊娠中发生 1 例。

- 完全性和部分性水泡状胎块都可发生于异位妊娠，Sebire 等（2005）提出，在输卵管妊娠病例中诊断水泡状胎块较困难，早期孕囊和绒毛外滋养细胞片块的存在常导致过度诊断，因此应严格按刮宫标本中水泡状胎块形态学异常的标准进行诊断。

- Burton 等（2001）也指出，在早期输卵管妊娠中常见部分绒毛轻度水肿，可过度诊断为水泡状胎块。

二、完全性水泡状胎块

【概述】

- 完全性水泡状胎块（complete hydatidiform mole）是一种累及绝大部分绒毛且典型的有二倍体核型的水泡状胎块。

- 2020 年 WHO 的定义：完全性水泡状胎块是一种有弥漫滋养细胞增生和绒毛水肿而无胚胎形成的异常妊娠，大多数病例中仅存在父源性（父源性二倍体）基因组。

- 完全性水泡状胎块有再现绒毛膜绒毛滋养细胞的增殖细胞，这种细胞的准确组织发生机制尚不明确。

- 完全性水泡状胎块的特征是大多数绒毛水肿伴不同程度的滋养细胞增生和非典型性，一般不存在胎儿组织。但偶有例外，如 Ariel 等（2017）报道了 1 例 36 岁女性分娩一女婴，胎盘的 2/3 正常，1/3 为完全性水泡状胎块，正常胎盘和完全性水泡状胎块均为二倍体，为双精子起源。

- 大多数水泡状胎块为 46XX 核型，约 15% 为 46XY 核型。

- 早期的水泡状胎块可缺乏绒毛水肿，但滋养细胞具有非典型性并明显增生。

【细胞遗传学】

- 绝大多数完全性水泡状胎块是父源性遗传学起源，所有的核 DNA 均来自父方，为父源性基因组的二倍体（两个父源性单倍体的染色体组），无论是单精子杂合子起源（80%~90%）还是双精子杂合子起源（10%~20%），母亲的 DNA 仅见于线粒体。

- 以双亲源性二倍体为特征的完全性水泡状胎块罕见，可能为家族性和复发性，其发生机制是母源性效应基因 *NLRP7*（染色体 19q13.4 上的 NLRP）和 *KHDC3L*（6 号染色体 C6orf221）突变导致父源性基因组异常印迹或过表达（Brown 等，2013）。

- 绝大多数（>98%）DNA 为正常含量或为正常 DNA 含量的 2 倍。约 85% 的核型为 46XX，其余的为 46XY（3%~13%），后者由双精子授精导致。

- G 带技术显示大多数 46XX 完全性水泡状胎块来自单一精子（单精性或纯合子性水泡状胎块），而 46XY 和少数 46XX 水泡状胎块来自 2 个精子（双精性或杂合子性水泡状胎块）。

- 已提出的假设理论为纯合子性水泡状胎块（80%）是由于 1 个死卵（dead ovum，不含活的遗传物质的卵子）、空卵或母源性核被当作极体排出细胞外的卵子，受精于 1 个单倍体（23 条染色体）精子（该精子的遗传物质之后发生内源性复制而无细胞分裂），或 1 个第二次减数分裂失败的精子。

- 杂合子性水泡状胎块（20%）为 2 个单倍体精子进入 1 个死卵或空卵，之后这两个精子融合并复制（图 3-1-2-1）。

- 现认为完全性水泡状胎块的发生机制有以下 3 种：①单精子或双精子使 1 个受损或排出原

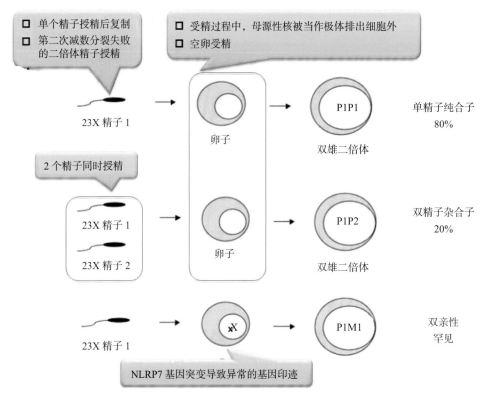

图 3-1-2-1 完全性水泡状胎块的细胞遗传学发生机制示意图（刘从容教授惠赠）

核的空卵受精，前者内复制形成男性原核（纯合子性水泡状胎块）；②三倍体合子（双精子授精）导致 1 个单倍体和 1 个双倍体克隆，后者形成正常的胚胎，而前者内复制形成完全性水泡状胎块；③女性胚胎卵细胞分化时缺乏营养，影响了成人期卵细胞的完整性和成熟度（Candelier，2015）。

• 父源性基因组过表达导致滋养细胞增生和胚胎发育失败，确切的发生机制现尚未完全理解。

• 在过去的几十年中也发现了少数三倍体和四倍体的完全性水泡状胎块，以及双亲源性完全性水泡状胎块（Verjeslev 等，1987）。四倍体水泡状胎块罕见，其基因组可由 4 个父源性单倍体组成。

• 近年的细胞遗传学发现强烈提示父源性基因在胎盘发育和生长中起主导作用，而母源性基因对胎儿发育有重大影响。这种父源性和母源性基因的不同功能已被动物实验证实（Barton 等，1984；Kaufman 等，1989）。

• 母性印记基因表达于完全性水泡状胎块是一令人惊讶的发现（Ariel 等，1994），这是印记减弱的指征，提示完全性水泡状胎块比以往认为的更具有异质性：女性 DNA 未完全丢失也可罕见地发生水泡状胎块。这可能由印记松弛导致，在罕见的情况下可引起父性和母性印记基因失衡，导致 Beckwith-Wiedemann 综合征和 Angleman 综合征。

• 很显然，女性的半数染色体来自其父亲。卵子在成熟过程中发生突变时，正常印记机制失效或松弛可导致男性印记基因过多，例如，H19 和 IQF2 在滋养细胞疾病中的改变支持此理论（Ohlsson 等，1999）。

• 有研究报道，有 2 个家庭显示染色体 19 上的母性印记基因有缺陷（Moglabey，1999）。

• 2009 年 McConnell 等报道了 1 例有母源性染色体 6 和 11 缺陷的完全性水泡状胎块，这使得情况进一步复杂化。

【临床表现】

· 阴道流血（常发生于妊娠第 3 个月末），偶尔可有水泡状绒毛排出，子宫增大超过相应的妊娠天数，胎心音在不是双胎妊娠的情况下缺如。

· 尿液和血清中的 β-hCG 水平不相称地增高，有时可极高，在小部分（可能为 10%）病例中，这种 hCG 的过量产生导致卵巢卵泡膜黄素囊肿、妊娠剧吐和先兆子痫的较早发作的证据不充分。

· 先兆子痫可发生于 1/4 的完全性水泡状胎块患者，而且与正常妊娠不同的是发生于妊娠的头 3 个月，因此妊娠早期的先兆子痫和子宫过分增大常提示水泡状胎块。

· 偶尔，患者可有甲状腺功能亢进，在这种患者中，高 hCG 水平可能与内分泌综合征有关（Yoshimura 等，1994）。

· 有的研究提示，有 1/3 的病例，子宫体积小于其在相应妊娠天数应有的体积。

· 以往水泡状胎块一般在妊娠第 16~18 周被诊断出。而现在，超声检查可在第 8.5~12 周进行准确的诊断。通过 hCG 水平显著升高和盆腔 B 超显示诊断性的暴风雪征，临床医师可做出水泡状胎块性妊娠的诊断。

· 现在，患者被诊断出水泡状胎块时，很少有子宫过分增大、充血、卵巢卵泡膜黄素囊肿、甲状腺功能亢进或先兆子痫等典型的水泡状胎块症状和体征。

· 当怀疑不完全流产或过期流产，但患者的血清 β-hCG 水平高于 100 000 mIU/ml 时，应考虑水泡状胎块。

· 血清 β-hCG 水平高于 82 350 mIU/ml 且胎心音缺如的情况与水泡状胎块相关。

· 有一项研究显示，现在 80% 的完全性水泡状胎块为早期病例（<12 周），相比之下，25 年前早期病例的占比只有 17%。

· 水泡状胎块也可偶见于无症状患者的流产标本中，或发生于输卵管和卵巢妊娠的患者中，但应将后者与常发生于异位妊娠标本中的绒毛水肿以及侵蚀性水泡状胎块累及子宫阔韧带相鉴别。

【病理改变】

巨检

· 完全性水泡状胎块的典型特征为绒毛弥漫性水泡状改变，病变程度不等地累及所有绒毛，呈葡萄串状外观，因此国内常称完全性水泡状胎块为葡萄胎。

· 水肿的绒毛呈半透明状，直径从数毫米到 3 cm 不等，通常平均约 1 cm。水泡状绒毛组织构成的包块充满子宫腔，甚至使之扩张（图 3-1-2-2，3-1-2-3）。

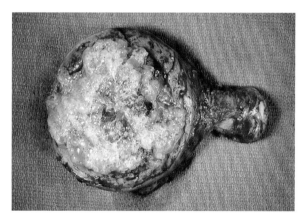

图 3-1-2-2　完全性水泡状胎块。子宫增大，子宫腔内充满水泡（Kraus 教授惠赠）

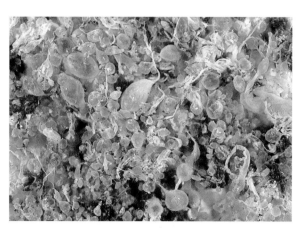

图 3-1-2-3　完全性水泡状胎块。水肿的绒毛形如葡萄，呈透明或半透明状

• 早期水泡状胎块的绒毛水肿程度较轻，例如，妊娠第 10~12 周的完全性水泡状胎块仅部分绒毛水肿，这导致在肉眼观察时易将其与部分性水泡状胎块相混淆。

• 通常无正常胎盘的残迹，也无胎儿和妊娠形成的膜囊结构，但也有罕见的例外情况发生。

• 很早期的水泡状胎块，如妊娠第 6 周的水泡状胎块，绒毛可不发生水肿。

镜检

1. 经典完全性水泡状胎块（13 周或更长孕龄）的组织学特征

• 经典完全性水泡状胎块又称发育好的完全性水泡状胎块，有 2 个关键的组织学特征：弥漫性绒毛水肿和弥漫性不规则滋养细胞增生（表 3-1-2-1）。绒毛水肿程度不一，有些水肿非常显著，有些仅轻度水肿，绒毛中央常有中心池形成（图 3-1-2-4~3-1-2-6）。

• 弥漫性绒毛水肿一般出现于妊娠的第 4~6 个月，肿大的绒毛一般较圆，塌陷的绒毛轮廓则不规则。水肿绒毛的间质中胶原很少，即使在完全坏死的水肿绒毛中依旧可见间质水肿和胶原稀少。

• 水肿的绒毛中常有中心池形成，为一无细胞腔隙，内为水肿液，间质细胞构成其清楚的边界。

• 水肿的绒毛间质中可有滋养细胞包涵体，一般较大且形状不规则。

• 绒毛间质血管常消失，以往常强调此点，但实际上有血管残留的病例不在少数。使用 CD34 免疫组化染色，发现完全性水泡状胎块的绒毛中可有血管残留。在一些病例中，残留的血管内甚至可见有核红细胞。

• Paradinas 及其同事强调，在无表面滋养细胞坏死的情况下，完全性水泡状胎块的绒毛间质中有核碎片，这一特征对做出诊断非常重要。然而，血管内核碎片在部分性水泡状胎块和非水泡状胎块流产中均可出现。

• 滋养细胞增生通常被视为完全性水泡状胎块的一个组织学特征，常为中到重度，实际上许多完全性水泡状胎块的滋养细胞密度确实明显超过正常绒毛的（图 3-1-2-7）。滋养细胞在绒毛间成片生长，有显著的细胞非典型性，且可桥接绒毛。然而，在有些病例中，滋养细胞的增生并不显著，有时甚至可轻于正常妊娠前 3 个月的胎盘绒毛。

• 完全性水泡状胎块中异常的是滋养细胞的增生模式，而不是增生程度。正常妊娠时，滋养细胞增生可见于绒毛的一侧或一极，而在完全性水泡状胎块中，滋养细胞环绒毛性或多灶性增生（图 3-1-2-8），由 CT、ST 和绒毛 IT 混合组成的滋养细胞柱及飘带从绒毛表面随机伸出。

• 水泡状胎块的滋养细胞常有中度核非典型性，有的可达绒毛膜癌滋养细胞的非典型性程度，但与正常妊娠前 3 个月的胎盘滋养细胞相比，非典型性通常并不一定更显著（Fox，1997）（图 3-1-2-9）。滋养细胞的非典型性在诊断完全性水泡状胎块中也是非常重要的，多形

表 3-1-2-1　经典完全性水泡状胎块的组织学特征

特征	镜下表现
绒毛	绒毛弥漫性增大伴间质水肿 形成绒毛中心池
滋养细胞	多灶性或环绒毛性滋养细胞增生伴细胞非典型性
其他	绒毛间质血管一般消失 无胎儿成分或有核红细胞 种植部 IT 增生伴非典型性
免疫组化	CT 和绒毛间质细胞呈 p57 染色阴性

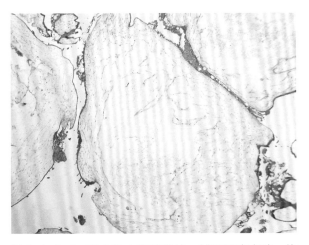

图 3-1-2-4 完全性水泡状胎块。绒毛重度水肿，体积明显增大

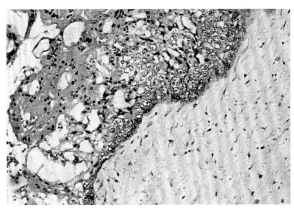

图 3-1-2-7 完全性水泡状胎块。水肿绒毛的滋养细胞显著增生

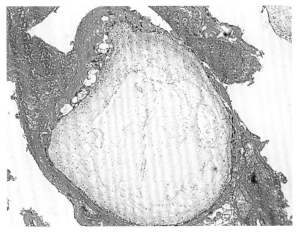

图 3-1-2-5 完全性水泡状胎块。绒毛显著水肿伴滋养细胞增生

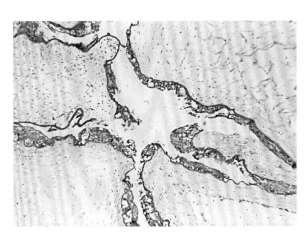

图 3-1-2-8 完全性水泡状胎块。水肿绒毛的滋养细胞显著增生，为环绒毛性增生，但因绒毛体积显著增大，增生的滋养细胞层可被拉薄

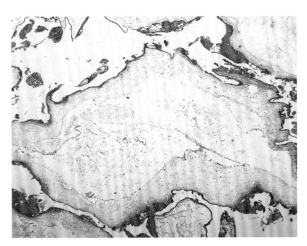

图 3-1-2-6 完全性水泡状胎块。绒毛高度水肿，有中心池形成

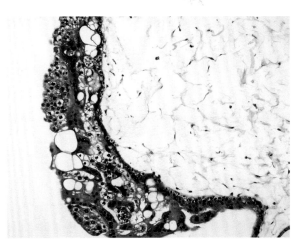

图 3-1-2-9 完全性水泡状胎块。绒毛表面增生的滋养细胞可有较明显的非典型性

性的滋养细胞代表了非整倍体的细胞群（Montes 等，1996）。

· 完全性水泡状胎块滋养细胞的增生程度和非典型性与临床过程无明显相关性，因此滋养细胞增生程度的分级对临床并无帮助。

· 除了绒毛表面滋养细胞增生外，还常出现胎盘部位的种植部位 IT 增生，使胎盘部位类似胎盘部位过度反应，即使是早期水泡状胎块也可如此（图 3-1-2-10）。

· 水泡状胎块的种植部位 IT 与胎盘部位过度反应 IT 的免疫组化特征相似，但前者的 Ki-67 增殖指数为 1.2%~9.2%，后者为 0%，说明它们是两种不同的病变。

· 在有些病例中，绒毛显著水肿，但其表面的滋养细胞因被拉薄而不显示增生，此时绒毛间的非典型滋养细胞团块可有助于诊断。

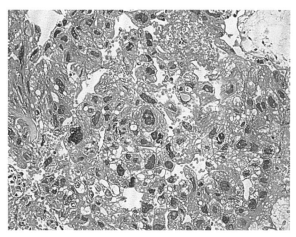

图 3-1-2-10　完全性水泡状胎块。种植部位的 IT 具有显著非典型性

· 完全性水泡状胎块几乎没有胚胎组织。

· 正常妊娠的绒毛间滋养细胞团块在水泡状胎块中很少出现。

2. 早期完全性水泡状胎块（7~12 周孕龄）的组织学特征

· Keep 等（1996）首先描述了 4 例早期完全性水泡状胎块，肉眼下，刮宫标本与正常妊娠无明显区别，组织学特点也不同于典型完全性水泡状胎块（表 3-1-2-2）。

· 早期完全性水泡状胎块的组织学改变：①出现息肉或水泡状终末绒毛；②绒毛间质增生，有原始的星状细胞；③绒毛间质出现迷宫样管网；④绒毛或绒毛膜板表面出现局灶性 ST 增生；⑤出现非典型滋养细胞，覆盖于绒毛和种植部位内部；⑥绒毛间质细胞凋亡数量增加（Kim 等，2006）。

· 水泡状和非水泡状绒毛同时存在，前者一般大于正常妊娠同期绒毛且形状异常，大多数绒毛中有血管存在（图 3-1-2-11，3-1-2-12）。后者较小，但也常有水肿。

· 早期完全性水泡状胎块的主要镜下特征：①有泡状或菜花状终末绒毛；②富含间质细胞、核碎片和凋亡小体。

· 在无表面滋养细胞坏死的情况下，完全性水泡状胎块绒毛间质中的核碎片对诊断完全性水泡状胎块很重要。

· 与正常胎盘绒毛相比，完全性水泡状胎块的

表 3-1-2-2　早期完全性水泡状胎块的组织学特点

特征	镜下表现
绒毛	轻度水肿的息肉样或菜花状绒毛伴正常大小的非水肿绒毛 绒毛间质富含细胞、水肿和黏液样变，有核碎片和凋亡小体
滋养细胞	一般为轻到中度的随机或环绒毛性增生
其他	绒毛间质有毛细血管存在 偶可见有核红细胞 种植部位 IT 增生显著，类似胎盘部位过度反应
免疫组化	CT 和绒毛间质细胞呈 p57 染色阴性

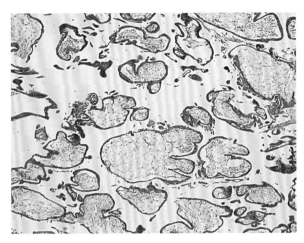

图 3-1-2-11　早期完全性水泡状胎块。部分绒毛水肿，部分绒毛无明显水肿

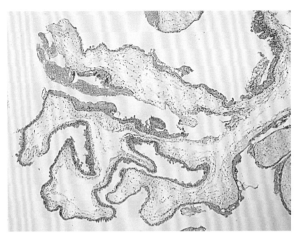

图 3-1-2-13　早期完全性水泡状胎块。绒毛形状异常，呈明显的分支状，有中心池

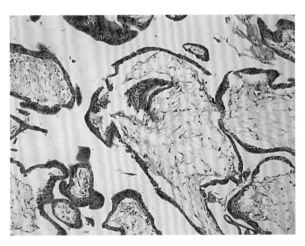

图 3-1-2-12　早期完全性水泡状胎块。部分绒毛水肿，部分绒毛无明显水肿

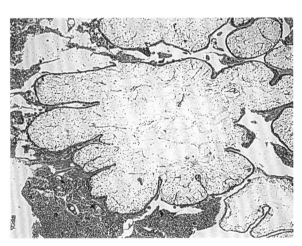

图 3-1-2-14　早期完全性水泡状胎块。绒毛有复杂的泡状突起，呈佛手样

CT 有较高的凋亡水平，这表明完全性水泡状胎块的这种细胞具有复杂而精细的调节能力。

- 在早期完全性水泡状胎块中，水肿的终末绒毛有泡状过多的外观，绒毛有复杂的泡状突起，可呈菜花样、佛手样、息肉样、拳击手套样、脚趾状、指节样和分枝状，甚至可不规则吻合（图 3-1-2-13~3-1-2-18），绒毛可有（或无）中心池。

- 早期完全性水泡状胎块的水肿绒毛间质富含细胞，有原始星状细胞，间质细胞核碎裂和凋亡，形成核碎片及凋亡小体，并且可有类似黏液

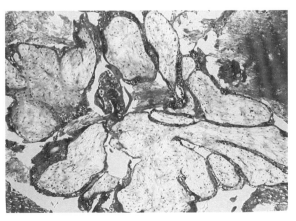

图 3-1-2-15　早期完全性水泡状胎块。绒毛有复杂的泡状突起，呈菜花样

样纤维腺瘤的黏液样嗜碱性间质，在 HE 染色切片中为淡蓝色（图 3-1-2-19，3-1-2-20）。

• 在早期完全性水泡状胎块的水肿绒毛间质中，有迷宫样的毛细血管网（图 3-1-2-21）。

• 近年有研究强调，诊断早期完全性水泡状胎块时，绒毛间质改变（不完全的血管形成、核碎片和凋亡小体）比滋养细胞环绒毛性增生更重要。然而，应注意核碎片在血管内则无助于诊断，因为其可发生于部分性水泡状胎块和非水泡状胎块性流产。

• 水肿绒毛和不水肿的绒毛都有环绒毛性弥漫

或多灶性 CT 和 ST 显著增生（图 3-1-2-23），以及滋养细胞内陷形成的包涵体（图 3-1-2-22）。

• 绒毛和种植部位均有非典型滋养细胞和核分裂象 (Paradinas 等，1996；Lage 等，1997；Mosher 等，1998)（图 3-1-2-24）。

• 完全性水泡状胎块的种植部位中间滋养细胞增生显著，可类似胎盘部位过度反应，勿与胎盘部位滋养细胞肿瘤相混淆。

• 层状纤维蛋白中的不典型种植部位有中间滋养细胞也是完全性水泡状胎块的特征。

• 虽然早期完全性水泡状胎块可有上述组织学

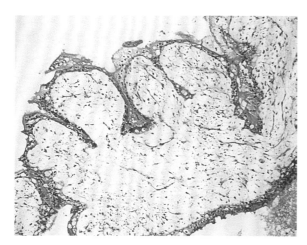

图 3-1-2-16 早期完全性水泡状胎块。绒毛有复杂的泡状突起，呈拳击手套样

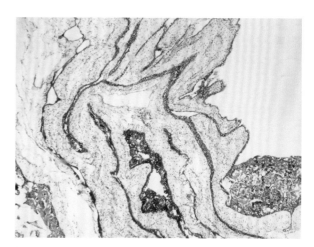

图 3-1-2-18 早期完全性水泡状胎块。绒毛不规则吻合

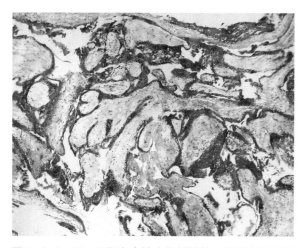

图 3-1-2-17 早期完全性水泡状胎块。绒毛有复杂且不规则的分支和吻合

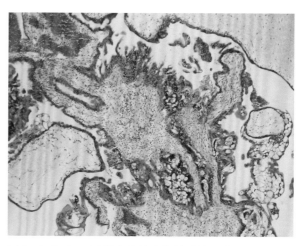

图 3-1-2-19 早期完全性水泡状胎块。绒毛间质细胞显著增生，伴表面滋养细胞显著增生

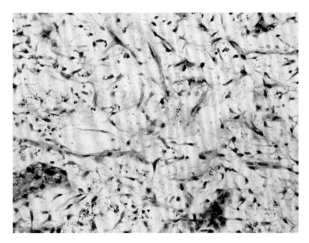

图 3-1-2-20　早期完全性水泡状胎块。间质细胞呈梭形或星状，有明显的核碎裂和凋亡小体

特点，但这些特点并不具有足够的特异性，常需一并考虑，而且诊断时必须密切结合 hCG 水平和 B 超改变（如暴风雪征等）。

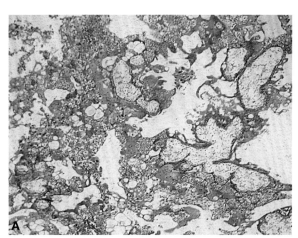

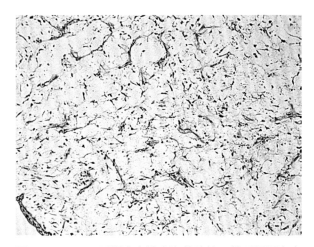

图 3-1-2-21　早期完全性水泡状胎块。绒毛间质有丰富的毛细血管网

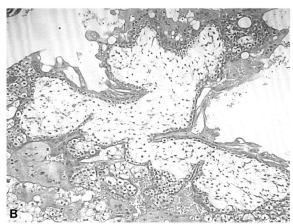

图 3-1-2-23　早期完全性水泡状胎块。A. 绒毛表面滋养细胞呈显著的环绒毛性增生。B. 绒毛表面增生的滋养细胞核增大且深染，大小不一

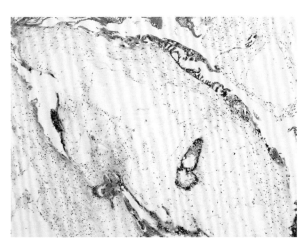

图 3-1-2-22　早期完全性水泡状胎块。绒毛水肿，滋养细胞呈环绒毛性和多灶性增生，有的陷入间质形成包涵体

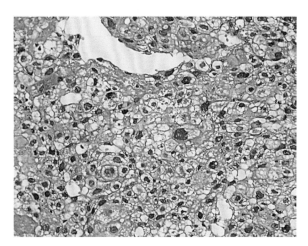

图 3-1-2-24　早期完全性水泡状胎块。种植部位有显著的中间滋养细胞增生，并有明显的非典型性

- 早期完全性水泡状胎块也可有绒毛表面滋养细胞内陷形成的假包涵体，实性和囊性均可，只不过与部分性水泡状胎块中的相比，其形状不规则或呈卵圆形，不像部分性水泡状胎块中的那么圆。

- 早先认为，在完全性水泡状胎块中见到羊膜、卵黄囊、有核红细胞和其他胚胎组织，应诊断为发生完全性水泡状胎块和正常妊娠的双胎妊娠，或发生完全性水泡状胎块和部分性水泡状胎块的双胎妊娠。现在认为，这些表现可罕见地见于二倍体完全性水泡状胎块（占完全性水泡状胎块的 2% 以下），但量很少且一般仅见于妊娠前 3 个月的完全性水泡状胎块。这也说明缺乏母源性印记基因会导致胚胎早期发育中止而非缺如。

- 早期输卵管妊娠常有部分绒毛水肿，其与正常绒毛相混合的情况不应被误认为早期水泡状胎块（Burton 等，2001）（图 3-1-2-25）。

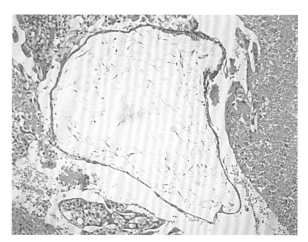

图 3-1-2-25　输卵管妊娠。可有绒毛水肿，不应将其与水泡状胎块相混淆

【免疫组化】

- p57^kip2 免疫组化染色对诊断完全性水泡状胎块（即使是早期完全性水泡状胎块）帮助极大。有研究表明，结合 HE 染色的光镜下组织学改变和 p57 染色可确诊绝大多数（甚至几乎全部）的完全性水泡状胎块病例。

- p57 是一种细胞周期蛋白依赖激酶抑制剂，由父源性印迹基因和母源性表达基因 *CDKN1C* 编码于染色体 11p15.5。完全性水泡状胎块（包括早期完全性水泡状胎块）无母源性基因组，因此细胞滋养细胞和绒毛间质细胞的核呈 p57 阴性或仅少量细胞染色（p57 阳性细胞占比 <10%）（图 3-1-2-26）。母源性的蜕膜细胞则呈强阳性。蜕膜和绒毛间的中间滋养细胞可作为阳性内对照。

- p57 阳性的标准为阳性细胞 >50%。阳性细胞在 10%~50% 为局灶阳性或弱表达，仅见于部分性水泡状胎块和非水泡状胎块，而不见于完全性水泡状胎块（Ronnett，2018）。

- 罕见情况下，完全性水泡状胎块因有母体 11 号染色体滞留而呈 p57 弥漫阳性，这种 p57

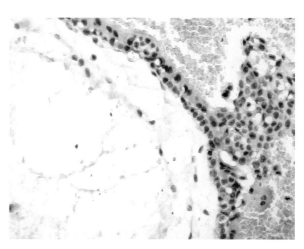

图 3-1-2-26　早期完全性水泡状胎块。细胞滋养细胞和绒毛间质细胞 p57 染色呈阴性

异常表达与形态学和基因组分型结果相冲突（McConnell 等，2009）。

- p57 "不一致（discordant）染色" 指同一绒毛中阳性和阴性染色混合存在，即 p57 的表达见于细胞滋养细胞或绒毛间质细胞，但二者未同时染色（阴性细胞为父源性，通常为二倍体；阳性细胞为双亲源性，通常为二倍体，但有些为三倍体和四倍体），可能是因为细胞中存在（或缺乏）母体遗传物质，例如，同一绒毛中有父源性二倍体细胞与双亲源性二倍体细胞混合存在的镶嵌 / 嵌合孕体（Ronnett，2012）。

- p57 "分歧性（divergent）染色" 为两型绒

毛分别呈阳性和阴性，可见于由水泡状胎块与非水泡状胎块组成的双胎妊娠。

- 还有一种 p57 分歧性染色（亦伴不一致染色）见于父源性 / 双亲源性镶嵌孕体伴完全性水泡状胎块成分，p57 染色显示，父源性镶嵌孕体细胞滋养细胞呈阳性而绒毛间质细胞呈阴性（不一致染色），而双亲源性镶嵌孕体这两种细胞均呈阴性（Ronnett，2018）。

- 此外，除了上述 p57 表达或缺失的变异外，还有一些罕见的特殊情况，如有两例经分子确诊的部分性水泡状胎块，一例为双父源性三倍体，另一例为三父源性四倍体，均因母源性 11 号染色体缺失而失去 p57 表达（Banet 等，2013；DeScipio 等，2011）。然而 p57 可将完全性水泡状胎块的诊断敏感性提高至 93%~96%，将特异性提高至 96%~98%（Gupta 等，2012）。

- 罕见的完全性水泡状胎块可有 p57 异常表达，这是因为在某些情况下，至少有部分 11 号染色体有母源性 *p57* 基因的滞留。这种情况需要通过分子技术基因分型进一步诊断。

- 如果组织学提示完全性水泡状胎块而 p57 染色呈阳性、弱表达或不一致，则应通过基因分型进一步诊断（Ronnett 等，2011）。

- Xing 等（2022）从 2329 例妊娠产物中发现 10 例 p53 呈阴性与基因分型不符，其中 5 例经基因分型和其他辅助检测确定了异常 p53 的发生机制（3 例完全性水泡状胎块中 2 例为双父源性三倍体，1 例为三父源性三倍体；1 例部分或完全失去母源性 11 号染色体拷贝，1 例为 Beckwith-Wiedemann 综合征），另外 5 例则未得出结论。

- 分子生物学技术，如母体蜕膜和绒毛组织的短串联重复（STR），通过 PCR 扩增可准确了解双亲基因分布，因此可以准确地区分完全性水泡状胎块、部分性水泡状胎块和绒毛水泡状变性。目前认为 STR 是最有力和性价比较高的滋养细胞疾病分子检测方法（Baine 和 Hui，2019）。

- 有研究提示，早期完全性水泡状胎块的发生

涉及上皮到间质的转化，绒毛间质细胞有 Twist 1 和 Snai 2 高表达（Luchini 等，2015）。

【鉴别诊断】

- 完全性水泡状胎块，特别是早期完全性水泡状胎块的鉴别诊断主要考虑部分性水泡状胎块（详见本节"部分性水泡状胎块"部分）。

- 非常早期的非水泡状胎块妊娠，绒毛形状可稍有异常，间质水肿，甚至可有中心池，且可有滋养细胞显著增生，容易将其与早期水泡状胎块相混淆。正常妊娠绒毛的滋养细胞增生有极性，发生于绒毛的一端，而水泡状胎块的滋养细胞增生为环绒毛性（至少部分绒毛）。此外，早期正常绒毛的间质一般无核碎片和凋亡小体。正常的绒毛细胞滋养细胞和绒毛间质细胞呈 p57 染色阳性。

- 完全性水泡状胎块的多灶性或环绒毛性滋养细胞增生，可在仅 6~7 周的完全性水泡状胎块中出现，但此时应注意与早期妊娠相区别，因后者有时也可有大量的滋养细胞。

- 刮宫（特别是吸宫）标本中，机械力的剪切作用可导致孕囊或干绒毛的中间组织分开，形成一个透亮间隙，类似水泡状胎块的绒毛中心池。由于干绒毛一般较大，表面因绒毛切断而收缩，呈波状，加上有中心池样间隙，可被误认为水肿绒毛，但其表面为羊膜而非滋养细胞。

- 刮宫（特别是吸宫）标本中，机械力还可造成干绒毛内外翻转，形成一个类似中心池的间隙，在低倍镜下也容易被误认为水肿绒毛（图 3-1-2-27）。

- 双胎妊娠中如其中一胎为完全性水泡状胎块，另一胎为非水泡状胎块，可出现两种绒毛，其中一种有早期完全性水泡状胎块绒毛的特点，而另一种为正常大小的绒毛，仔细观察可发现差异，另外，前者 p57 染色呈阴性，而后者 p57 染色呈阳性，这一点也有助于鉴别。

【生物学行为和预后】

- 2%~12% 的患者会在清宫后立即发生呼吸窘

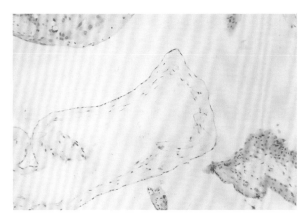

图 3-1-2-27 因吸宫而发生内外翻转的羊膜。中央有一个类似中心池的间隙，但表面为单层立方上皮细胞

迫综合征，这通常由大量的滋养细胞移动到肺部导致，这远超出正常妊娠时的生理情况，当然这也与输液过多、稀释性水肿、先兆子痫和甲状腺功能亢进有关。

• 清宫后最严重的并发症为持续性或转移性妊娠滋养细胞疾病和绒毛膜癌，有的病例在清宫后立即发生持续性的水泡状胎块、侵蚀性水泡状胎块或绒毛膜癌。

• 持续性妊娠滋养细胞疾病可发生于15%~29%的患者（清宫后为17%~20%，子宫切除后为3%~5%），发生绒毛膜癌的危险在美国为2%~5%，在日本为13%，在英国大约为8%。

• 完全性水泡状胎块的绒毛膜癌发生率在美国为2%~5%，在日本为13%。

• 对完全性水泡状胎块患者，应随访并定期监测水泡状胎块后疾病。一般认为 hCG 水平在清宫后 10~170 天降至正常，大多数患者在 60 天左右降至正常。当患者 hCG 水平恢复正常后，在 hCG 水平保持正常的情况下，应至少避孕 6 个月。

• 在水泡状胎块发生的前 3 个月内清宫不会降低持续性滋养细胞疾病的发生率，但可降低水泡状胎块转移和绒毛膜癌的发生率。

• 有研究者提出，完全性水泡状胎块患者在清宫后，如果 8 周内 hCG 水平恢复正常，则应随访 6 个月；如果 8 周后 hCG 水平仍较高，则应

随访 2 年（Bagshawe 等，1986）。

• hCG 水平持续升高 2~4 周、子宫持续出血或存在转移证据，提示持续性滋养细胞疾病。

• 通常，hCG 水平下降不是治疗的指征，化疗的主要指征是 hCG 水平升高，以及清宫后第 4 周 hCG 水平仍较高或子宫长期出血（Elston，1995）。此外，患者在清宫前以及清宫后第 4 周应进行胸部 X 线检查，以排除转移性病变。

• 8%~20% 的未经选择的完全性水泡状胎块（包括早期水泡状胎块）可发展为持续性水泡状胎块（persistent hydatidiforrn mole），其特征为首次清宫后 hCG 水平未恢复正常和重复刮宫时可见残留的水泡状胎块绒毛。

• 存在下列情况时，发生持续性水泡状胎块的风险增加：孕妇年龄的增长、先前有水泡状胎块史、清宫前 hCG 水平 >100 000 mIU/ml、子宫大于相应妊娠天数的正常体积、卵巢黄素化卵泡膜囊肿、高反应黄体、先兆子痫、甲状腺功能亢进或有滋养细胞栓塞等。

• 有研究报道过继发于水泡状胎块的中间滋养细胞结节（Silva 等，1993），完全性水泡状胎块患者有阴道出血或 hCG 水平轻度升高以及多发性中间滋养细胞结节，其中 2 例伴绒毛膜癌。成功的治疗方法包括刮宫术、子宫切除术、化疗和联合疗法。这种病变可类似或等同于上皮样滋养细胞肿瘤。

• 复发性妊娠滋养细胞疾病（recurrent gestational trophoblastic disease）是指完全性水泡状胎块经化疗完全消退后，妊娠滋养细胞疾病又一次发作。表现为 hCG 水平连续 3 周正常后升高。患者如无转移性病变或有预后较好的转移性病变（如肺或阴道转移、hCG<40 000 mIU/mL、疾病持续时间短），治愈率可达到 100%。

• NLRP7（NACHT, leucine rich repeat and PYD containing 7）和 KHDC3L（KH Domain Containing 3-Like）的隐性母源性效应突变可导致复发性水泡状胎块，多发性母源性印迹基因甲基化也是

复发性水泡状胎块的病因之一（Moein-Vaziri N 等，2018）。

- 早先的研究者认为，最终水泡状胎块继发疾病的风险与滋养细胞增生程度直接相关，但现已证明情况并非如此（Elston 等，1972；Genest 等，1991），因此已放弃对增生的滋养细胞进行分级。

- 虽然目前研究者们仍认为杂合子性（双精子性）完全性水泡状胎块患者发生水泡状胎块继发疾病的危险性比纯合子性患者高，然而这个观点现已受到质疑。

- 即使是预后较差的转移性病变（脑、肝、肾转移，hCG 水平大于 40 000 mIU/ml，终末妊娠后滋养细胞肿瘤）患者，其治愈率仍可超过 80%。

- 水泡状胎块后再发生水泡状胎块的风险在 1 次水泡状胎块后为 1%~1.8%，在连续发生 2 次水泡状胎块后为 10%~18%。

- 临床、形态学和免疫组化方面的研究对完全性水泡状胎块预后的预测均不成功，近年有研究表明，*Nanog*（一胚胎干细胞发育的转录因子）的 mRNA 及其相应蛋白的高表达，增加了发生持续性滋养细胞疾病的风险。

- 最近有研究表明，纯合子性 XX 完全性水泡状胎块可增加伴发严重妊娠滋养细胞疾病（如绒毛膜癌）的风险（Sarage 等，2017）。

三、部分性水泡状胎块

【概述】

- 部分性水泡状胎块（partial hydatidiform mole）是具有两型绒毛的一种水泡状胎块，一群绒毛大小正常，另一群绒毛水肿伴局灶性滋养细胞增生，病变典型的具有三倍体核型。

- 2020 年 WHO 的定义：部分性水泡状胎块指滋养细胞增生和绒毛水肿累及部分绒毛膜绒毛，通常有胚胎发育。在大多数病例中，双父源

性、单母源性三倍体基因组是基础病因。

- 部分性水泡状胎块常被漏诊，因此发病率难以较准确地统计。

- 一项爱尔兰的研究表明，约 700 例妊娠中可出现 1 例部分性水泡状胎块，这可能反映了欧美地区的部分性水泡状胎块发生率。

- 部分性水泡状胎块的预后明显优于完全性水泡状胎块。

- 部分性水泡状胎块妊娠可有肉眼可见的有先天性异常的胚胎或胎儿。

- 仅凭组织形态学诊断，部分性水泡状胎块的误诊率甚至高达 74%。

- 三倍体不仅可导致部分性水泡状胎块，还可导致三倍体流产等疾病。

【细胞遗传学】

- 部分性水泡状胎块所含的父母双方的遗传物质为三倍体（69 条染色体），大多数（70%）核型为 69XXY，有些（27%）为 69XXX，少部分（3%）为 69XYY，文献中部分性水泡状胎块中三倍体的发生率为 90%~93%。

- 不是所有的三倍体妊娠都伴胎盘水泡状胎块。1/5~1/3 的三倍体妊娠为双母源性而非双父源性，这些三倍体病例无部分性水泡状胎块的组织学特征。

- 现认为由父源性衍化而来的三倍体通常（90%）是 2 个单倍体精子使 1 个单倍体卵子受精（双精杂合子）导致的，但也有少数（10%）情况是 1 个二倍体 46XY 精子使 1 个单倍体卵子受精形成三倍体（单精杂合子）（图 3-1-2-28）。

- 在三倍体中，2 个单倍体来自精子的，称为双父源性（来自父方）三倍体（diandric triploidy），其在发育的早期阶段常显示早期部分性水泡状胎块的特征，但仅其中 1 个亚组发育为完全表型的部分性水泡状胎块。

- 1 个首次减数分裂失败的 46XX 卵子和 1 个单倍体精子形成的三倍体（69XXX 或 69XXY）为双母源性（来自母方）三倍体孕体（digynic

部分性水泡状胎块

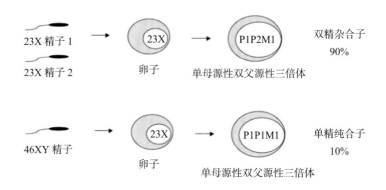

图 3-1-2-28　部分性水泡状胎块的细胞遗传学示意图（刘从容教授惠赠）

conceptus），现认为双母源性三倍体不表现为水泡状胎块妊娠。

- 近年还发现了少数二倍体（46XX 和 1 例纸样胎儿）、四倍体（染色体组中有 2 个额外的父源性单倍体存在，即 3 个父源性染色体和 1 个母源性染色体）、非整倍体和单倍体的部分性水泡状胎块。

- 有研究者建议，将二倍体部分性水泡状胎块归为水泡状胎块妊娠的第 3 种亚型（Vejerslev 等，1991），这类病例可能由单一的父源性二倍体导致。然而，现也有研究者认为二倍体部分性水泡状胎块是被错误分类的完全性水泡状胎块或水泡状流产。

- 三倍体中的父源性二倍体和母源性单倍体病例，绒毛早期可有异常形态，但仅一部分发展为部分性水泡状胎块。

- 三倍体中的母源性二倍体和父源性单倍体病例，通常不发展为部分性水泡状胎块。

【临床表现】

- 部分性水泡状胎块通常出现于妊娠第 9~34 周，最常见的临床表现是妊娠前 3 个月后期或第 4~6 个月早期的阴道出血、完全流产或不完全流产。

- 在某些病例中有胎心音存在，子宫的大小与相应妊娠天数相比通常较小或正常，仅在罕见的情况下子宫可能较大。

- 血清和尿液中的 β-hCG 水平升高，但比完全性水泡状胎块低，正常或仅稍高的情况也不少见。仅少数病例像完全性水泡状胎块那样显著升高。

- 42% 的部分性水泡状胎块患者可有先兆子痫，且较早发作（Cox 等，1993）。

- 通过超声检查可诊断部分性水泡状胎块，但准确性不如完全性水泡状胎块。因此，清宫前的临床诊断多为过期流产或不完全流产，多数部分性水泡状胎块常不能在临床发现。

【病理改变】

巨检

- 部分性水泡状胎块的水泡比完全性水泡状胎块的水泡小且少，仅部分绒毛呈水泡状，散布于巨检大致正常的胎盘组织中，且水泡状绒毛可为梭形或分支状，与正常的绒毛夹杂在一起（图 3-1-2-29）。

- 妊娠前 3 个月的部分性水泡状胎块的水泡可以很小，甚至不明显，以致妇产科医师因并未怀疑水泡状胎块而不将组织送检，或仅为确定宫内妊娠而送检一小部分宫内刮出物。

• 可伴孕囊、胚胎或胎儿（12%~59% 的部分性水泡状胎块可含有胎儿组织），但常有先天性异常（Conran 等，1993；Heatley 等，1994；Genest 等，2001）。

• 部分性水泡状胎块的刮宫标本量常少于完全性水泡状胎块，但多于水泡状变性。

镜检

• 水泡状变性是局灶性的，水肿的绒毛与正常大小的绒毛混合存在（图 3-1-2-30，3-1-2-31）。

• Genest（2001）指出，部分性水泡状胎块的理想组织学诊断（表 3-1-2-3），需要同时满足以下 4 个组织学特征。

（1）镜下既有水肿的绒毛又有正常的绒毛，后者间质丰富且可有不寻常的纤维性或富含细胞。绒毛间质中常有含胎儿有核红细胞的血管，在时间较久的部分性水泡状胎块中有时可见到血管呈血管瘤样改变（图 3-1-2-32，3-1-2-33）。

（2）水肿增大的绒毛常有中心池（但有研究者认为不如完全性水泡状胎块那样明显和普遍），直径不小于 3~4 mm（图 3-1-2-33，3-1-2-34）。

（3）绒毛的轮廓很不规则，边缘极为曲折，形如世界地图中的挪威海岸线，深深陷入间质的滋养细胞在间质中形成滋养细胞包涵体（trophoblastic inclusion）（图 3-1-2-35~3-1-2-40）。有研究者认为部分性水泡状胎块中的滋养细胞包涵体较小且形状较圆。单个滋养细胞陷入间质（漫游的滋养细胞）的情况并不少见。

（4）部分性水泡状胎块也有滋养细胞增生，

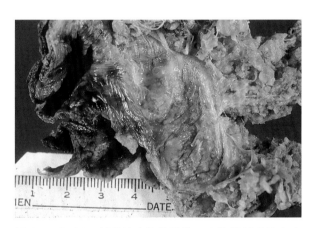

图 3-1-2-29　部分性水泡状胎块。水泡状绒毛较完全性水泡状胎块小且少，有的绒毛水肿不明显（Kraus 教授惠赠）

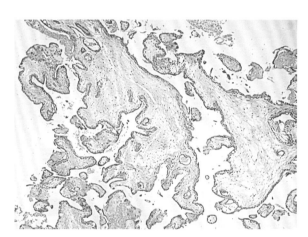

图 3-1-2-30　部分性水泡状胎块。部分绒毛水肿且边缘曲折，部分绒毛不水肿，大小正常

表 3-1-2-3　部分性水泡状胎块的组织学特征

特征	镜下表现
绒毛	两型绒毛：水肿增大的绒毛和正常大小的绒毛 水肿绒毛的边缘曲折，间质中有中心池形成
滋养细胞	轻度环绒毛性或多灶性滋养细胞增生伴合体滋养细胞芽 表面滋养细胞内陷处的绒毛间质形成卵圆形滋养细胞假包涵体
其他	可存在有核红细胞和（或）胎儿成分 绒毛间质常有毛细血管
免疫组化	细胞滋养细胞和绒毛间质细胞呈 p57 染色阳性

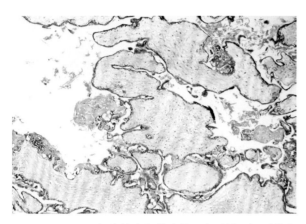

图 3-1-2-31 部分性水泡状胎块。水肿绒毛间质的血管中有胎儿有核红细胞（详见下图）

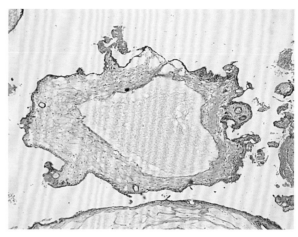

图 3-1-2-34 部分性水泡状胎块。水肿绒毛的边缘曲折，间质中有中心池

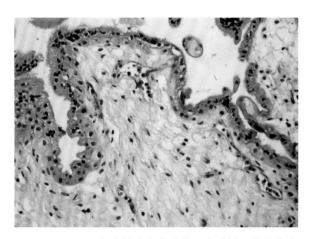

图 3-1-2-32 部分性水泡状胎块。水肿绒毛的边缘曲折，间质血管中存在有核红细胞

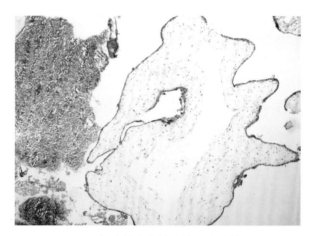

图 3-1-2-35 部分性水泡状胎块。水肿绒毛的边缘高度曲折

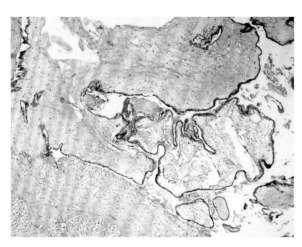

图 3-1-2-33 部分性水泡状胎块。水肿绒毛的边缘曲折，间质中有中心池

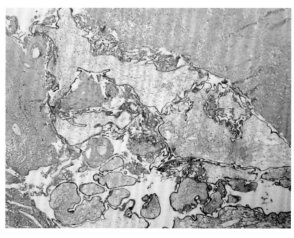

图 3-1-2-36 部分性水泡状胎块。水肿绒毛的边缘高度曲折，形如挪威海岸线

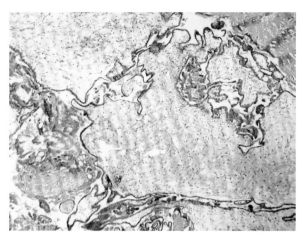

图 3-1-2-37　部分性水泡状胎块。水肿绒毛的边缘高度曲折，形如挪威海岸线

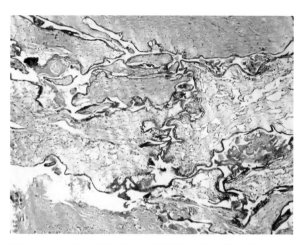

图 3-1-2-39　部分性水泡状胎块。水肿绒毛的边缘高度曲折，形如挪威海岸线，间质血管呈血管瘤样扩张

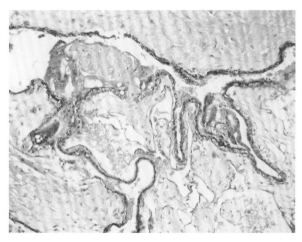

图 3-1-2-38　部分性水泡状胎块。水肿绒毛的边缘高度曲折，间质血管呈血管瘤样扩张

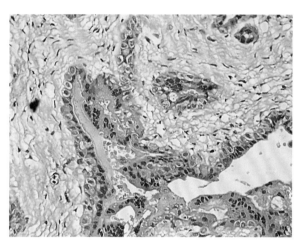

图 3-1-2-40　部分性水泡状胎块。水肿绒毛的边缘曲折，表面有滋养细胞增生，并且内陷形成滋养细胞包涵体

通常为环绒毛性或多灶性，滋养细胞的增生程度一般轻于完全性水泡状胎块，有时也轻于妊娠前3个月的正常胎盘绒毛（Genest 等，2001），且细胞非典型性程度也轻于完全性水泡状胎块（图3-1-2-40，3-1-2-41）。

• 近年也有研究者将上述第 3 个组织学特征中的滋养细胞包涵体另列，这样组织学特征就有 5 个了。现认为这并非部分性水泡状胎块的独有改变，偶尔在完全性水泡状胎块和非水泡状胎块性水泡状流产中也可见到。

• 部分性水泡状胎块的组织学特征较微妙，诊断时常需同时满足以上组织学特征中的至少 3 个。然而，上述组织学特征并非完全特异。

• 部分性水泡状胎块的绒毛滋养细胞胞质常有空泡或花边状外观，ST 显著通常是部分性水泡状胎块的特征，并常可呈微乳头状或指节样从绒毛表面突起（图 3-1-2-42），如遇斜切，可表现为绒毛附近的游离细胞簇。

• 部分性水泡状胎块的中间滋养细胞增生不如完全性水泡状胎块显著，细胞非典型性程度较轻。

• 部分性水泡状胎块的正常绒毛不仅不水肿，且有稍纤维化的间质。时间较久的部分性水泡状胎块水肿绒毛的间质水肿可消失，代之以增大和形状欠规则的绒毛间质纤维化。

· 妊娠第4~6个月，在部分性水泡状胎块的水肿绒毛间质中，偶可有迷宫样吻合的薄壁血管瘤样血管网，这一点也有助于诊断（图3-1-2-38，3-1-2-39）。

· 部分性水泡状胎块胚胎发育的镜下证据并不少见，如有核红细胞、绒毛膜板、羊膜、脐带、胚胎组织或胎膜。

免疫组化

· 与完全性水泡状胎块不同，部分性水泡状胎块绝大部分（甚至全部）绒毛的细胞滋养细胞和绒毛间质细胞呈p57染色阳性（图3-1-2-43）。

· 罕见的部分性水泡状胎块可因丢失母源性11号染色体而呈p57染色阴性，已报道的2例病例经分子技术确定，1例为双父源性三倍体，1例为三父源性四倍体。

· 部分性水泡状胎块经流式细胞术和分子技术测定为三倍体。

【鉴别诊断】

· 在鉴别诊断时应主要考虑两个问题，一是完全性水泡状胎块（特别是早期）与部分性水泡状胎块之间的鉴别（表3-1-2-4），二是水泡状胎块和水泡状流产的区别（详见本节"附：水泡状流产"部分）。此外，还须与异常（非胎块性）绒毛病变区别。

· 典型完全性水泡状胎块有多个含中心池的水肿绒毛伴弥漫性滋养细胞增生，这一点与部分绒毛水肿和灶性滋养细胞增生的部分性水泡状胎块不同。完全性水泡状胎块的绒毛弥漫水肿，而部分性水泡状胎块有两型绒毛，有些绒毛常纤维化。

· 部分性水泡状胎块的清宫时间现也提早到妊娠第8~12周，这时绒毛的水肿程度较轻，绒毛间质中可无中心池形成或中心池很小，也未发生绒毛纤维化，且绒毛间质血管数量通常比完全性水泡状胎块中的多，网状纤维也多。绒毛表面不

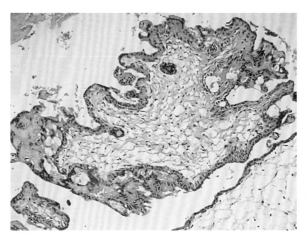

图3-1-2-41　部分性水泡状胎块。水肿绒毛的边缘曲折，表面的滋养细胞呈多灶性增生，并且内陷形成滋养细胞包涵体

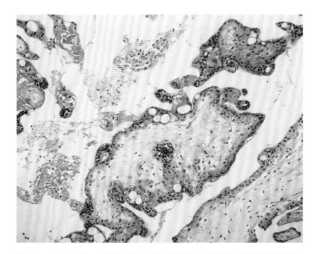

图3-1-2-42　部分性水泡状胎块。绒毛表面滋养细胞增生并有空泡，呈花边状

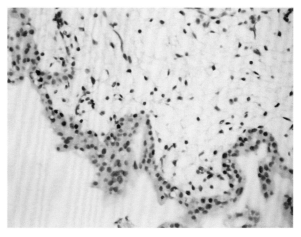

图3-1-2-43　部分性水泡状胎块。绒毛的细胞滋养细胞和部分间质细胞呈p57染色阳性

表 3-1-2-4 水泡状胎块的鉴别诊断

特征	完全性水泡状胎块	非常早期完全性水泡状胎块	部分性水泡状胎块	水泡状流产（正常核型）	染色体三体	双父源性三倍体
巨检	标本量多弥漫水肿改变	无异常	无异常或局部有水肿改变	无异常	无绒毛异常可见胎儿异常	无异常
胚胎/胎儿部分	无	无	可存在；轻到中度对称性宫内生长受限；并指	可存在	可存在	可存在；重度对称性宫内生长受限
绒毛膜绒毛	绒毛显著增大和弥漫水肿	正常大小；息肉状，间质较富细胞、呈黏液样并有明显的核碎裂	两型绒毛：①增大的绒毛伴不规则、扇贝状轮廓和轻到中度水肿；②有小的纤维化绒毛	呈圆形，轮廓平滑，有局灶水肿	形状不规则，有轻度增大和水肿	可轮廓不规则或纤维化
中心池	常有	无	常有	典型者无	典型者无	无
滋养细胞增生	环绒毛性显著	轻度，可局限于绒毛顶端	呈轻到中度环绒毛性	无	无	无
滋养细胞假包涵体	存在，形状不规则或呈卵圆形	不常有	存在，呈圆形或卵圆形	无	常存在	无
胎儿（绒毛）血管和红细胞	无	典型者无	常有	可有	常有	常有
p57免疫组化染色	绒毛间质细胞和细胞滋养细胞呈阴性	绒毛间质细胞和细胞滋养细胞呈阴性	阳性	阳性	阳性	阳性
基因类型	父源性二倍体	父源性二倍体	双父源性单母源性三倍体	双亲源性二倍体	受累染色体孤立性等位性获得	双母源性单父源性三倍体

注：译自 WHO Classification of Tumours, 5th edition. Female Genital Tumours, WHO, 2020, p320, Table 7.02.

规则且凹凸不平，呈扇贝状（贝缘轮廓），其凹凸程度较大，不像早期完全性水泡状胎块那样平滑（呈息肉样），间质内滋养细胞包涵体也较少。

· 绒毛表面的滋养细胞内陷形成包涵体或假包涵体，这在诊断部分性水泡状胎块时是非常重要的一点，但早期完全性水泡状胎块也有滋养细胞内陷形成的假包涵体，实性的和囊性的均有，只不过与部分性水泡状胎块相比，形状不规则或偏卵圆形，不如部分性水泡状胎块中的那么圆，因此切忌见到滋养细胞包涵体就诊断为部分性水泡状胎块。

· p57 染色对区分这两类水泡状胎块很有帮助，90% 以上的完全性水泡状胎块的细胞滋养细胞和绒毛间质细胞呈阴性，而部分性水泡状胎块则呈阳性。

· Buza 和 Hui（2013）发现，绒毛中心池和绒毛 ≥ 2.5 mm 对部分性水泡状胎块有 90% 的预测价值，有以上两个特点中的任何一个，或有两型绒毛或滋养细胞包涵体呈圆形至卵圆形的病例，均应做基因组分型。

• 完全性水泡状胎块伴正常妊娠的双胎妊娠有水肿和不水肿两型绒毛，可与部分性水泡状胎块混淆。但与部分性水泡状胎块相比，完全性水泡状胎块有以下特点：①滋养细胞的增生程度超过部分性水泡状胎块；②绒毛的扇贝状外观无部分性水泡状胎块明显，一般无小而圆的滋养细胞包涵体；③种植部分中间滋养细胞非典型性显著；④水肿绒毛p57呈阴性而不水肿绒毛呈阳性；⑤二倍体/四倍体DNA而非三倍体DNA。

• 此外，早期的部分性水泡状胎块与非水泡状胎块性流产可很难区分，两者甚至形态学相似。这是因为其他染色体异常（如单倍体XO、三体和双母源性三倍体等）也可造成绒毛轮廓不规则，但仅在有多灶性滋养细胞增生、大的滋养细胞包涵体和间质中心池形成这3项中的2项或3项的情况下才对诊断三倍体流产有价值（Willson等，2016），若伴绒毛滋养细胞极性改变则提示非部分性水泡状胎块。

• 并非所有三倍体均为部分性水泡状胎块，例如，有些三倍体孕体有2条母源性单倍体DNA，虽也是三倍体，但除了有些病例中有过量的滋养细胞结节外，无部分性水泡状胎块的肉眼和镜下特点，也不伴持续性滋养细胞疾病。

• 并非表面呈扇贝状并有滋养细胞包含在绒毛间质中就一定意味着三倍体，如Rakheja等（2004）报道的1例妊娠第4~6个月的病例，在流产标本中可见表面高度曲折并有多数包含滋养细胞的绒毛，而细胞遗传学检查结果证明核型是46XY，有del（18q21）。

• 从绒毛肿大的角度来看，部分性水泡状胎块胎盘的绒毛需与胎盘间叶发育不良（placental mesenchymal dysplasia）、Beckwith-Wiedemann综合征和胎盘血管畸形的绒毛相鉴别，这些病变镜下绒毛显著增大，间质疏松且呈黏液样变，内有池状间隙形成，血管壁增厚，绒毛外周滋养细胞一般不增生，也无滋养细胞包涵体，且见于晚期妊娠胎盘（图3-1-2-44）。

• 多种染色体异常的妊娠可出现绒毛形状异常，类似部分性水泡状胎块，如6、7、13、15、16、18、21和22三体以及45XO（Turner综合征）等。然而，按部分性水泡状胎块的4或5条组织学特征来说，这些绒毛异常一般最多满足其中2条，必要时可做细胞遗传学检查以确定诊断。

• 镶嵌/嵌合孕体为父源性/双亲源性二倍体，有提示部分性或完全性水泡状胎块以及胎盘间叶发育不良的多样化形态。细胞滋养细胞p57染色为阳性而绒毛间质细胞p57染色为阴性的不伴滋养细胞增生的水肿绒毛，与这两种细胞p57染色均为阴性的伴滋养细胞增生的绒毛相混合。在这类FISH检测显示有完全性水泡状胎块成分的病例中，部分有持续性滋养细胞疾病。

【生物学行为和预后】

• 部分性水泡状胎块的持续性滋养细胞疾病的发生率在有的研究中为5%~10%，但在更新的研究中小于1%（Niemann等，2006；Seckl等，2000）。清宫治疗后的标本中多为残留的部分性水泡状胎块，很少有侵蚀性水泡状胎块。有的研究者认为，将早期完全性水泡状胎块误认为部分性水泡状胎块，可导致部分性水泡状胎块持续性滋养细胞疾病的发生率较高。

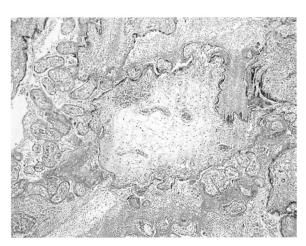

图3-1-2-44　绒毛间叶发育不良。绒毛表面曲折，间质水肿，但血管增多且扩张，绒毛表面滋养细胞不增生

- 部分性水泡状胎块发生绒毛膜癌的风险小于0.5%，也有研究显示仅为0.1%，因此可缩短此类病例的hCG监测时间（Medeiros等，2008）。

- 与完全性水泡状胎块不同，部分性水泡状胎块患者年龄超过40岁和有水泡状胎块既往史不是持续性滋养细胞疾病的危险因素。

- 总体来说，部分性水泡状胎块患者的预后一般都较好，因此随访和监测不像完全性水泡状胎块那么严格，现认为hCG下降至正常后即可停止监测。

附：水泡状流产

- 水泡状流产（hydropic abortus）是一种在刮宫标本中并不罕见的病变，国内常称为绒毛水泡状变性。

- 患者的清宫标本量常较少，完全包埋通常只需1~2块蜡块。

- 水肿绒毛的肉眼和镜下表现虽与完全性水泡状胎块有一定的相似性，但绒毛的平均体积小得多（图3-1-2-45，3-1-2-46）。

- 镜下，水肿绒毛通常较圆，间质常水肿或纤维化，后者多见于较小的绒毛中，绒毛常无或罕见中心池，中心池直径小于3 mm。

- 多数水肿绒毛的间质无血管或少血管，有些血管中可含有胎儿有核红细胞。

- 水肿绒毛表面较平整，外覆的滋养细胞薄而少（图3-1-2-47，3-1-2-48），即使稍有增生也多限于绒毛的一极或一端，非典型性也轻于完全性或部分性水泡状胎块的滋养细胞（图3-1-2-46）。

- 水泡状流产的绒毛如有增生的滋养细胞则常为异常核型，特别是三倍体流产（尤其是双母源性三倍体），4%~14%的水泡状流产的核型为三倍体。此外，三体核型（常为7三体、15三体、21三体和22三体）流产也可见滋养细胞增生。

- 鉴别诊断主要考虑与水泡状胎块的区别（表

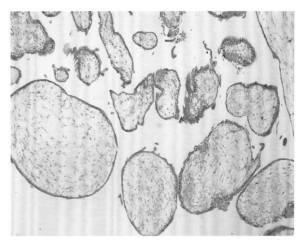

图3-1-2-45　水泡状流产（绒毛水泡状变性）。绒毛部分水肿，部分不水肿，水肿绒毛形状较圆且较规则，无明显滋养细胞增生

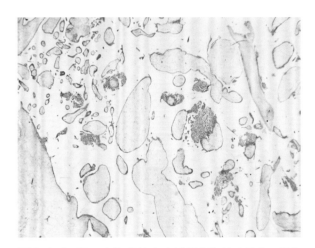

图3-1-2-46　水泡状流产（绒毛水泡状变性）。部分绒毛水肿，水肿绒毛形状较规则，有的绒毛有滋养细胞增生，但限于绒毛的一端

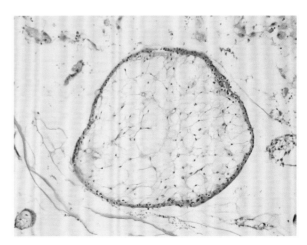

图3-1-2-47　水泡状流产（绒毛水泡状变性）。绒毛水肿，形状较规则，表面滋养细胞无明显增生

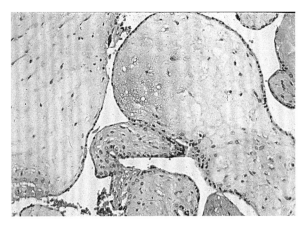

图 3-1-2-48 水泡状流产（绒毛水泡状变性）。绒毛形状较规则，间质水肿，表面滋养细胞不增生

3-1-2-5，3-1-2-6）。

· 对有些在组织学上难与水泡状胎块相区别的病例，可通过 p57 染色与完全性水泡状胎块进行区分，用分子基因分型与部分性水泡状胎块进行区别。水泡状流产多为双亲源性二倍体，即使是三倍体也极少为双父源性三倍体。

· 多数水泡状流产的水肿绒毛 p57 染色为阳性（图 3-1-2-49）。

· 值得注意的是，形态学表现和 p57 染色并不能完全解决诊断问题。对水泡状病变分类的准确

表 3-1-2-5 完全性和部分性水泡状胎块与水泡状流产的区别

特征	完全性水泡状胎块	部分性水泡状胎块	水泡状流产
胎盘组织量（与正常胎盘相比）	显著增多（5~10倍），弥漫性水泡变前3个月的CHM例外	中度增多（2倍左右），局灶性水泡变	量少，较正常情况少得多
绒毛群系	大、小谱系（大和小）	两型	多数大小类似并呈气球状
绒毛外观	较圆并呈大疱状	很不规则	圆且平滑
绒毛棒状突起	常见于病变早期	罕见	罕见
扇贝状绒毛	不常见	常见	罕见
滋养细胞假包涵体	常见，形状不规则	常见，较圆	罕见，除非是单细胞包涵体
绒毛滋养细胞增生	中到重度，常为环绒毛性，早期病变常较轻	较轻，仅偶为环绒毛性	无，除非在绒毛的一极
中心池	常见，特别是妊娠的第4~6个月	呈局灶性，妊娠前3个月不明显	无（或罕见且直径<3 mm）
绒毛间质核碎裂	前3个月常见	缺乏或不明显	缺乏或不明显
绒毛间质	呈黏液样，水肿，无纤维化	部分绒毛纤维化，约20%的病例第4~6个月的病变有血管瘤样血管	多数水肿，部分绒毛纤维化
胎儿组织	通常无	多数病例存在且有异常	通常无
羊膜和胎儿红细胞	罕见	常见	可存在
绒毛外滋养细胞	通常增生且不典型，胎盘部位过度反应	通常正常	通常正常
细胞滋养细胞和绒毛间质细胞 p57 染色	缺乏或稀少（<10%）	显著	显著
细胞滋养细胞 Ki-67 染色	高（>70%）	高（>70%）	低（<25%）
染色体数量	二倍体[#]（双父源性）	三倍体[*]（双父源性，单母源性）	二倍体（双亲源性）
核型	通常为46XX，20%为46XY	通常为69XXY，少数为69XXX，罕见69XYY	少数为46+/-

注：[#] 少数为单倍体、三倍体、四倍体或多倍体，罕见病例为双亲源性。

[*] 罕见病例为单倍体、二倍体、四倍体、非整倍体或多倍体。

Ki-67 染色观察中等大小的绒毛（1 个 200 倍视野）。

译自 Clement P, Young R.H. Atlas of Gynecologic Surgical Pathology, 3rd edi,. Elsevier, 2014, p275, Table 10.4.

表 3-1-2-6　水泡状胎块与水泡状流产的临床和细胞遗传学区别

特征	完全性水泡状胎块	部分性水泡状胎块	水泡状流产
临床表现	自发性流产	过期流产	自发性或过期流产
孕龄	8~18 周	8~22 周	6~14 周
hCG 滴定度	高（典型）	低或正常	低或正常
体积	常大于该孕龄时的正常体积	常小于该孕龄时的正常体积	常小于该孕龄时的正常体积
子宫内膜量	多少不一，可增多	多少不一，常减少	常减少
核型	46XX（均为父源性基因）	69XXY 或 69XXX（父源性基因：母源性基因为 2∶1）	多样化，常异常
持续性滋养细胞疾病的发病率	15.0%~20.0%	0.5%~6.0%	0.0%

注：译自 Diagnosis of endometrial biopsy and curettings, 2nd edi, edited by Mazur MT. Kurman RJ, Springer, New York, 2009, p68, table 4.2.

率按形态学可达 51%~75%，加上 p57 染色可达 70%~80%，说明 p57 染色显著改进了对水泡状病变的诊断（Gupta 等，2012）（图 3-1-2-50），但准确率仍不算高。

• 对 25%~49% 的形态学错误分类病例，特别是 p57 染色也不能正确分类的病例，需要用分子生物学的方法（短串联重复）检测基因分型来达到正确分类的目的。

• p63 在完全性和部分性水泡状胎块中的表达比在水泡状流产中强得多，这一点可有助于诊断（Ramollu 等，2006；Masood 等，2015）。

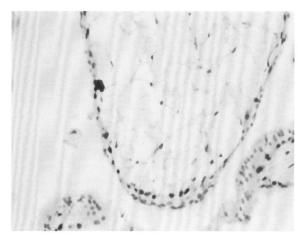

图 3-1-2-49　水泡状流产（绒毛水泡状变性）。绒毛细胞滋养细胞和间质细胞 p57 染色为阳性

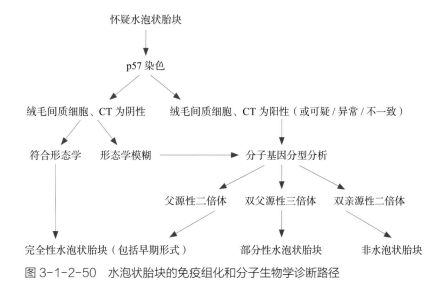

图 3-1-2-50　水泡状胎块的免疫组化和分子生物学诊断路径

· 分子基因分型可区分 p57 染色呈阳性的双父源性三倍体部分性水泡状胎块和双亲源性二倍体非水泡状胎块，并有助于诊断罕见的 p57 异常表达的完全性水泡状胎块（McConnellt 等，2009）。

· 关于区分部分性水泡状胎块和非水泡状胎块妊娠，在目前的病理学诊断中仍较困难。组织学区分有困难时可用 p57 染色或 DNA 倍体分析（流式细胞术、数字化形态测量分析和 FISH 检测）区分，再进一步可通过基因分型来帮助诊断（Ronnett 等，2018）。然而，仍有少量病例难以准确诊断。

四、侵蚀性水泡状胎块

【概述】

· 2020 年 WHO 的定义：侵蚀性水泡状胎块（invasive hydatidiform mole）是浸润子宫肌层和（或）血管的水泡状胎块（通常为完全性，较少为部分性）。转移性水泡状胎块可表现为子宫腔以外部位多为（阴道壁/盆腔）含异常胎块性绒毛膜绒毛的病变。

· 侵蚀性水泡状胎块向深部侵袭，进入子宫肌层或血管，大多来自完全性水泡状胎块，但部分性水泡状胎块也可发生侵袭（Gabar 等，1986）。

· 关于杂合子性/双精子性完全性水泡状胎块患者持续性滋养细胞疾病发生风险的显著增加，现仍存在争议。Bynum 等（2015）分析了 16 例侵袭性完全性水泡状胎块，12 例（75%）为纯合子性/单精子性 XX，4 例（25%）为杂合子性/双精子性（3 例为 XY，1 例为 XX）。该研究中有 3 例转移性滋养细胞疾病（肺结节），其中 2 例为纯合子性/单精子性完全性水泡状胎块。

这表明杂合子性/双精子性完全性水泡状胎块进展为侵蚀性水泡状胎块的发生率高于纯合子性/单精子性完全性水泡状胎块，但并不支持杂合子性病例进行完全性水泡状胎块的风险评估。

【临床表现】

· 若水泡状胎块患者清宫后阴道出血且 hCG 水平不降低，而重复刮宫又未见水泡绒毛，则提示侵蚀性水泡状胎块。

· 虽然侵蚀性水泡状胎块可与子宫腔内水泡状胎块妊娠同时发生，但其原发性存在异常。

· 水泡状胎块转移一般发生于肺、阴道、外阴或子宫阔韧带。

· 侵蚀性水泡状胎块的病理学诊断常需在子宫切除标本中做出，或在肺和阴道等部位的活检中做出。

· 目前，侵蚀性和转移性水泡状胎块的治疗方式为化疗，所以水泡状胎块患者很少行子宫切除术，一般通过血清 hCG 水平结合影像学检查来诊断持续性滋养细胞疾病。

【病理改变】

巨检

· 在子宫切除标本中，病变大小不等，可仅为肌层中的小出血灶或为子宫壁中像绒毛膜癌那样大而深的出血空洞，出血灶中有时可见水泡状绒毛（图 3-1-2-51）。

· 罕见情况下，水泡状胎块可穿透子宫壁全层进入子宫阔韧带等周围结构。

· 血行转移至肺、阴道、外阴或脑等处的病变，表现为出血灶，有时可见水泡。

镜检

· 在子宫壁肌层中或子宫阔韧带、肺、阴道、外阴或脑等处可发现水泡状胎块绒毛；绒毛在子宫血管中比在肌纤维间更常见。

· 即使在子宫外部位，病变也常仅位于血管中而未浸润周围组织（Fox，1997）。

· 这些绒毛有不同程度的滋养细胞增生，但有时不明显，而绒毛的水肿程度一般不如子宫内水泡状胎块那样显著，甚至无明显水肿（图 3-1-2-51~3-1-2-61）。

【鉴别诊断】

· 侵蚀性和转移性水泡状胎块需要与绒毛膜癌相区别，如果在子宫或子宫外部位，尽管有滋养细胞非典型增生，但伴有绒毛，除非例外情况（胎盘内绒毛膜癌和绒毛膜癌伴远期妊娠残留的玻璃样变性绒毛），则为侵蚀性水泡状胎块，而非绒毛膜癌。

· 在有侵蚀性水泡状胎块的子宫切除标本中，

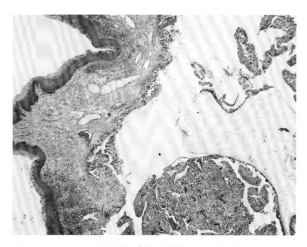

图 3-1-2-53　侵蚀性（转移性）水泡状胎块。外阴表皮下有增生的滋养细胞浸润和显著水肿的绒毛

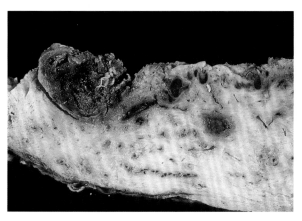

图 3-1-2-51　侵蚀性水泡状胎块。病变处子宫壁明显出血，可见少量灰白色绒毛（Kraus 教授惠赠）

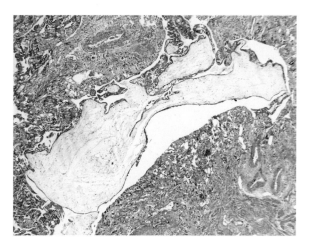

图 3-1-2-54　侵蚀性水泡状胎块。子宫肌层中有轻度水肿绒毛浸润

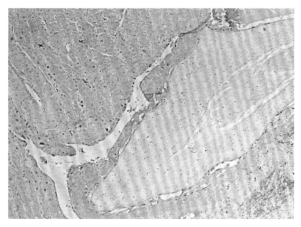

图 3-1-2-52　侵蚀性水泡状胎块。显著水肿的绒毛侵入肌层（Kraus 教授惠赠）

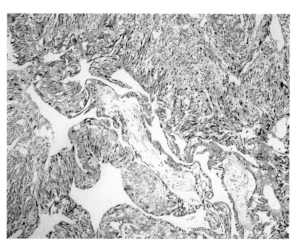

图 3-1-2-55　侵蚀性水泡状胎块。子宫肌层中有无明显水肿绒毛浸润

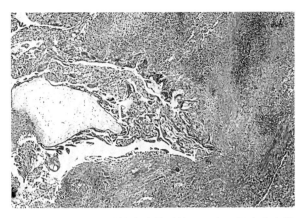

图 3-1-2-56　侵蚀性水泡状胎块。子宫肌层中有水肿绒毛伴增生的滋养细胞浸润

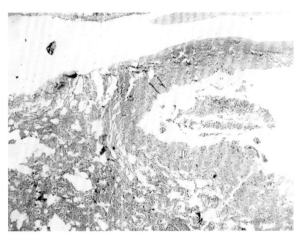

图 3-1-2-59　侵蚀性（转移性）水泡状胎块。肺组织中有显著增生的滋养细胞（右侧中部和左侧中下部）

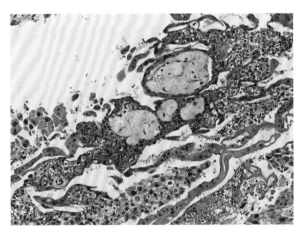

图 3-1-2-57　侵蚀性水泡状胎块。浸润肌层的绒毛无明显水肿，但滋养细胞显著增生

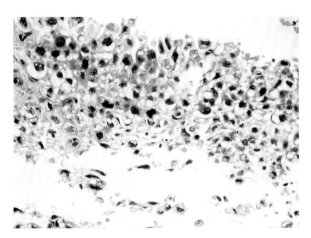

图 3-1-2-60　侵蚀性（转移性）水泡状胎块。图中浸润的滋养细胞有高度非典型性，形如绒毛膜癌

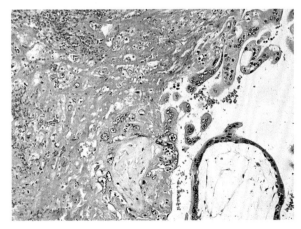

图 3-1-2-58　侵蚀性水泡状胎块。侵蚀性水泡状胎块绒毛的水肿程度可不明显，周围有显著出血

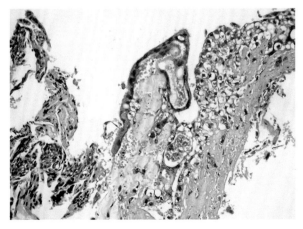

图 3-1-2-61　侵蚀性（转移性）水泡状胎块。仔细检查可找到少量不水肿的绒毛位于增生且具有非典型性的滋养细胞中（图 3-1-2-59~3-1-2-61 为同一病例）

诊断伴发的绒毛膜癌时，需找到与侵蚀性水泡状胎块分开，且形态与绒毛膜癌不能相区分的不伴绒毛的非典型滋养细胞损毁性浸润组织。

• 临床上有时仅凭 hCG 水平升高很难将侵蚀性水泡状胎块与绒毛膜癌区分开，因此需要反复刮宫，以寻找水泡状胎块绒毛或明显的绒毛膜癌组织。

• 有时仅有少量片块状滋养细胞，既不伴绒毛，也无确切的绒毛膜癌特征，此时可诊断为非典型滋养细胞，并注明残留水泡状胎块的原因或不能诊断绒毛膜癌的理由。

• 植入胎盘和穿透性胎盘可有绒毛侵入或穿透子宫肌层，但其绒毛为非水泡状胎块性，也不常有显著的滋养细胞增生和明显的出血坏死。

【生物学行为和预后】

• 侵蚀性水泡状胎块常见于持续性滋养细胞疾病，其发生率比绒毛膜癌高 6~10 倍。

• 组织学证实的病例中，病变最常局限于子宫，20%~40% 的病例可有转移性病变，典型者累及肺、阴道、外阴或子宫阔韧带。

• 侵蚀性水泡状胎块可引起子宫出血或穿孔，甚至可导致患者死亡，但因化疗的成功，这种情况现已少见，现死亡率实际约为 0。

• 水泡状胎块可随血流转移至子宫以外的部位，特别是阴道和肺，并形成临床和影像学检查可发现的结节，这就是转移性水泡状胎块。

• 转移性病变的发生意味着水泡状胎块的滋养细胞进入子宫血管，此可作为侵蚀性水泡状胎块真实存在的证据。

• 罕见的转移部位有脊柱旁结缔组织、脊髓和脑。虽然这些子宫外部位的病变可自行消退，但患者通常会进行化疗，且结果良好。

• 有些阴道结节不含绒毛，仅为缺乏绒毛膜癌特征的良性输转的滋养细胞。

• 据研究，侵蚀性水泡状胎块患者中并无绒毛膜癌发病率增高的证据，而且实际情况可能恰恰相反。

• 侵蚀性水泡状胎块的化疗效果较好，治愈率超过 80%，预后取决于病变的程度。

五、异常（非胎块性）绒毛病变

• 2020 年 WHO 的定义：异常（非胎块性）绒毛病变［abnormal(non-molar)villous lesion］为组织学特点类似部分性水泡状胎块的非胎块性绒毛病变。

• 已知的发病机制有三体和非胎块性三倍体（详见本节"部分性水泡状胎块"部分），许多病例尚不知病因。

精粹与陷阱

• 早期输卵管妊娠中常见部分绒毛轻度水肿，切勿过度诊断为水泡状胎块。

• 在诊断水泡状胎块时，应将滋养细胞的多形性与其他特征相结合，以与早期妊娠相鉴别，因早期妊娠（特别是过期流产）标本中的滋养细胞可有较显著的非典型性。

• 虽然早期完全性水泡状胎块可有其组织学特征，但这些特征并非十分特异，有时某些特征也可出现于正常早期妊娠绒毛，因此诊断时必须密切结合 hCG 水平和 B 超改变（如有无暴风雪征等），必要时做 p57 染色和分子遗传学检查以确定诊断。

• 绒毛血管内存在有核红细胞（胎儿成分）的情况虽仅见于不到 2% 的完全性水泡状胎块，但其存在并不能排除完全性水泡状胎块。这种情况更常见于部分性水泡状胎块和其中一胎为完全性水泡状胎块的双胎妊娠。

• 应注意的是，部分性水泡状胎块不是部分胎盘为水泡状胎块而部分胎盘正常。这种情况可见于完全性水泡状胎块是双合子双胎妊娠的一部分，并伴另一胎正常的情况。此时，其中一副胎盘为水泡状胎块，另一副胎盘则不是水泡状胎块。

• 真正的部分性水泡状胎块是水泡状胎块绒毛和非水泡状胎块绒毛混在一起，且水泡状胎块的绒毛分布在整个胎盘中。

• 部分性水泡状胎块的 4 个组织学特征并无特异性，例如，有核红细胞和滋养细胞包涵体等也可见于完全性水泡状胎块，特别是早期完全性水泡状胎块，而且在早期完全性水泡状胎块中因仅部分绒毛水肿，其表现也可以是既有水肿绒毛又有正常绒毛。

• 早期妊娠的绒毛表面滋养细胞增生也必须与水泡状胎块的滋养细胞增生相区别，流产标本的绒毛表面滋养细胞增生往往在绒毛的一端，有极性分布的特点：位于要种植

的基底板的绒毛远端。而水泡状胎块的绒毛表面滋养细胞增生是不规则的，并且环绕在绒毛四周。

• 完全性水泡状胎块的多灶性或环绒毛性滋养细胞增生，可早在仅 6~7 周的完全性水泡状胎块中出现，但此时应注意与早期妊娠区别，因后者有时也可有大量的滋养细胞甚至表现为环绒毛性，但总有部分绒毛滋养细胞增生呈极性分布，位于绒毛一端。

• 水泡状胎块的再刮宫标本中可见有绒毛的滋养细胞增生，除非有肌层浸润，否则这并不代表侵蚀性水泡状胎块。

• 当在刮宫标本中见到非典型滋养细胞团块而不伴绒毛时，应多取材并深切蜡块以寻找绒毛，从而确定或排除水泡状胎块。

第三节　滋养细胞肿瘤和非肿瘤性病变

张丽华　魏晓莹　张建民

一、妊娠性绒毛膜癌

【概述】

• 2020 年 WHO 的定义：妊娠性绒毛膜癌（gestational choriocarcinoma）是由肿瘤性绒毛合体滋养细胞、中间滋养细胞和细胞滋养细胞组成的恶性肿瘤。

• 绒毛膜癌通常发生于子宫体，但可罕见地异位发生或发生于转移部位，包括输卵管、卵巢、子宫颈、肺、肝、肾、脾和肠。

• 绒毛膜癌的发病率与水泡状胎块一样，有显著的地域性差异，水泡状胎块发病率高的地区绒毛膜癌发病率也高。欧美地区的发病率为（0.02~0.05）/1000 次妊娠，东南亚地区的发病率高达（0.4~2.0）/1000 次妊娠。非洲和拉丁美洲也是高发地区，在尼日利亚，绒毛膜癌为三种女性常见的恶性肿瘤之一（其他两种为乳腺癌和子宫颈癌）。

• 2%~3% 的完全性水泡状胎块病例有发生绒毛膜癌的风险；不到 0.5% 的部分性水泡状胎块病例有发生绒毛膜癌的风险。

• 绒毛膜癌还可发生于正常妊娠、自发性流产和异位妊娠后。正常妊娠后的绒毛膜癌发生率约为 1/160 000，自发性流产后约为 1/16 000，异位妊娠后约为 1/5000，部分性水泡状胎块后约为 1/1000，完全性水泡状胎块后约为 1/40（Reicheit，2012）。

• 有研究报道，50.0% 的绒毛膜癌发生于水泡状胎块后，25.0% 发生于流产后，22.5% 发生于正常妊娠后，2.5% 发生于异位妊娠后。近年的一些研究显示，患完全性水泡状胎块后发生绒毛膜癌的风险没那么高。

• 目前，水泡状胎块后绒毛膜癌的诊断主要基于血清学和影像学检查，较少为组织学诊断。

• 原发性绒毛膜癌极少发生于子宫颈，子宫颈绒毛膜癌多为转移性病变。

• 确诊绒毛膜癌的病例，在子宫切除标本中无肉眼及镜下残余肿瘤，这可能是原发肿瘤消退所致。

• 绒毛膜癌可罕见地发生于足月妊娠胎盘（胎盘内或原位绒毛膜癌），有些患者可能表现为同时有转移性病变。这种绒毛膜癌通常体积小，如果在胎盘巨检时漏检，母体的转移性病变会被解释为正常妊娠后发生的绒毛膜癌。

• 最令人不解的是绒毛膜癌的起源问题，它既可发生于正常妊娠后又更常发生于水泡状胎块后，先前妊娠与其后发生的绒毛膜癌之间的关系尚有许多未知之处。

• 除子宫外，输卵管绒毛膜癌通常为妊娠性，其他部位（卵巢和盆腔）既可为妊娠性，也可为非妊娠性，后者不是子宫内或胎盘内妊娠性绒毛膜癌转移（Savage 等，2017）。

【临床表现】

• 先前的妊娠与出现绒毛膜癌的临床表现之间的间隔时间长短不一，从数周或数月到 15 年不等，多数发生于前次妊娠后不久，最常见于足月妊娠后 1~3 个月，以及患完全性水泡状胎块后平均 13 个月。

• 绒毛膜癌最常见的临床表现是阴道流血和 hCG 水平显著升高（如有转移，hCG 水平可很高），但有些患者最开始出现的是转移的症状和体征，如颅内出血、咯血、呕血或皮肤和黏膜有蓝紫色结节等。

• 血行转移最常见于肺、脑、肝、肾、肠道和皮肤。

• 不少转移性绒毛膜癌无子宫原发肿瘤的描述，这很可能是由子宫中的肿瘤消退导致的。

• 肿瘤在肺动脉内生长偶可导致患者出现急性或亚急性肺动脉高压的临床表现。

• 有的患者可无症状，这可能是因为绒毛膜癌局限于子宫肌层。

• 妊娠性绒毛膜癌也可原发于输卵管（输卵管绒毛膜癌），这可能是异位妊娠的结果，但罕见，约 160 万次宫内妊娠中出现 1 例。这种情况的临床表现往往提示异位妊娠或附件包块。

• 也可出现原发性卵巢妊娠性绒毛膜癌，但很难确诊。

• 在罕见病例中，绒毛膜癌一开始在婴儿中被诊断出，且在这类病例中有少数并未在母体内发现肿瘤（肿瘤消退）。

• Fukunaga（2005）在因阴道流血而进行刮宫的妊娠 8~11 周的患者刮宫标本中发现了绒毛膜癌，并且有 1 例发生肺转移，因此认为绒毛膜癌可发生于妊娠任何阶段的绒毛。

• 偶尔，绒毛膜癌可发生于绝经后女性，代表妊娠性绒毛膜癌有长的潜伏期，或可能为体细胞性癌有绒毛膜癌分化。

• 有研究发现绒毛膜癌合并其他恶性肿瘤的发生率高，包括急性髓细胞性白血病、非霍奇金淋巴瘤和甲状腺癌（Sisti 等，2010）。

【病理改变】

巨检

• 子宫内绒毛膜癌形成单个边界较清楚的出血

性包块或多个出血性结节，其表面破碎、不规则或呈息肉样，有损毁性肌层浸润（图3-1-3-1）。出血性包块大小不一，小的仅能在镜下被发现，大的可为肉眼可见的巨大包块。

• 常伴子宫颈和阴道局部转移，子宫外的转移性包块也为出血性，但边界较清楚。

• 包块切面中央为出血性坏死，周边常有一圈存活的肿瘤组织，取材时应取边缘组织。

• 子宫外包块也见于宫外妊娠部位（如输卵管和卵巢等）。

镜检

• 绒毛膜癌无绒毛，由相互粘连的三种滋养细胞片巢组成弥漫浸润性或实性包块，中央常多为

中间滋养细胞和细胞滋养细胞，周边较常见的是合体滋养细胞。偶可见到十分显著的中间滋养细胞和细胞滋养细胞，仅有少量合体滋养细胞（图3-1-3-2），出血和坏死明显。

• 三种滋养细胞密切混合，在不同病例中，这三种细胞的比例不同，单核滋养细胞（中间滋养细胞和细胞滋养细胞，现认为多为前者）倾向于呈簇状和片状，以合体滋养细胞为间隔，形成特征性的双相性模式，也复制了种植早期绒毛前胚泡的滋养细胞与母体－胎盘循环的关系（图3-1-3-3～3-1-3-6）。

• 肿瘤细胞非典型性显著，单核滋养细胞呈卵圆形或多边形，有大的单个空泡状核，核常有曲

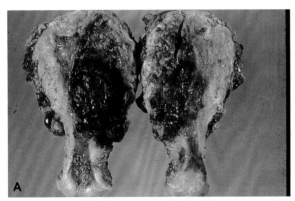

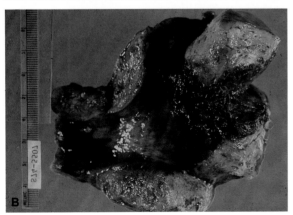

图3-1-3-1　绒毛膜癌。A.肉眼可见一较大出血性包块位于子宫后壁并突入子宫腔。B.肉眼可见一较大出血性包块位于子宫底部，浸润子宫壁并突入子宫腔（Kraus教授惠赠）

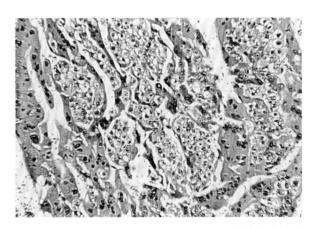

图3-1-3-2　绒毛膜癌。单核肿瘤细胞和多核肿瘤细胞呈双相性模式，前者常在中央，后者常在周边或间隔处

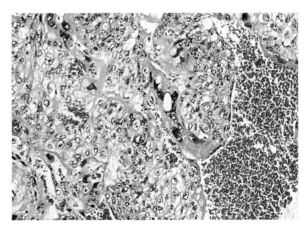

图3-1-3-3　绒毛膜癌。巢团状的单核肿瘤细胞为胞质透明的中间滋养细胞和细胞滋养细胞，周边和间隔处为多核的合体滋养细胞，呈双相性模式

折，核仁明显，有时为多个，核分裂象较多，部分肿瘤细胞有异常核分裂象，胞质透明、淡染或呈颗粒状（图 3-1-3-3~3-1-3-6），中间滋养细胞比细胞滋养细胞大且胞质丰富，核具有显著非典型性。

• 合体滋养细胞核较多，可较小且深染，也可大而空并有成块的染色质，HE 染色胞质呈深红色、双嗜性或嗜碱性，胞质中可有空泡，有时可衬覆含红细胞的间隙（图 3-1-3-7，3-1-3-8）。

• 绒毛膜癌无固有的间质和血管，无绒毛形

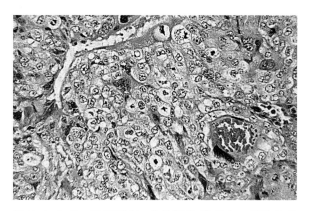

图 3-1-3-6　绒毛膜癌。在双相性模式中，无论是单核肿瘤细胞还是多核肿瘤细胞，均有核非典型性

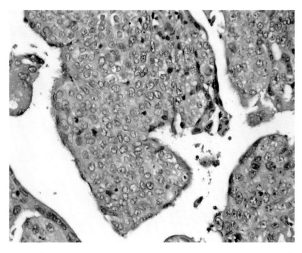

图 3-1-3-4　绒毛膜癌。肿瘤细胞巢中央为单核滋养细胞，周边为多核且核深染的合体滋养细胞

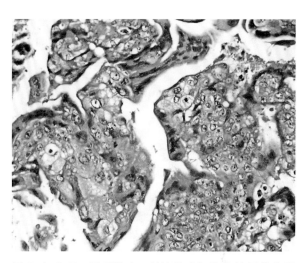

图 3-1-3-7　绒毛膜癌。单核肿瘤细胞为核呈非典型性的中间滋养细胞和细胞滋养细胞，多核肿瘤细胞为核呈非典型性的合体滋养细胞

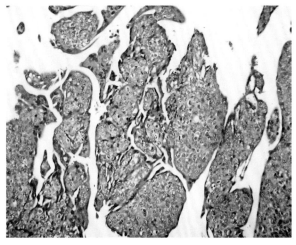

图 3-1-3-5　绒毛膜癌。肿瘤细胞巢中央为单核滋养细胞，周边为多核且核深染的合体滋养细胞

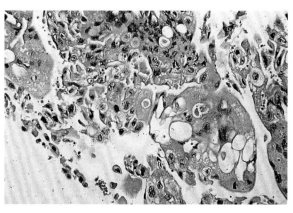

图 3-1-3-8　绒毛膜癌。非典型合体滋养细胞胞质丰富且红染，常有空泡

成，这是诊断绒毛膜癌的组织学特征。但例外的是，胎盘内绒毛膜癌有绒毛（见本节"附：胎盘内绒毛膜癌"），伴陈旧性妊娠的绒毛膜癌也偶可见玻璃样变性的绒毛。

• 绒毛膜癌可偶尔以细胞滋养细胞和中间滋养细胞为主，呈片块状排列，其中夹杂有少数不明显的合体滋养细胞，有研究者称这种单相性的绒毛膜癌为不典型绒毛膜癌（atypical choriocarcinoma），可发生于原发肿瘤和转移肿瘤（图 3-1-3-9，3-1-3-10）。

• 对于这种单相性肿瘤，可通过多取材和深切的方法来找到被拉长的变薄的合体滋养细胞，因此建议不要轻易做出"不典型绒毛膜癌"的诊断。

• 在一些病例中这种不典型的情况发生于化疗后，有研究者甚至认为所有这类病变可等同于上皮样滋养细胞肿瘤，因此，不典型绒毛膜癌这一名称很少被应用。

• 绒毛膜癌的特征是广泛或较广泛出血和坏死，常伴淋巴管血管浸润。有的病例以出血和坏死为主，仅残留少量肿瘤组织（图 3-1-3-11），有的病例甚至在化疗后或转移性病变中仅可见血及坏死或陈旧性出血灶。

• 一种罕见的绒毛膜癌的组织学变异型为主要由单核肿瘤细胞组成，呈巢状排列，核不规则，胞质呈双嗜性，类似中间滋养细胞。在超微结构方面，与胎盘部位滋养细胞肿瘤和正常种植部位的滋养细胞不同。肿瘤组织中的合体滋养细胞很少，且有固有的纤维血管网（Mazur 等，1989）

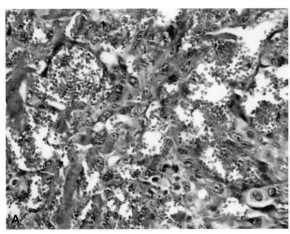

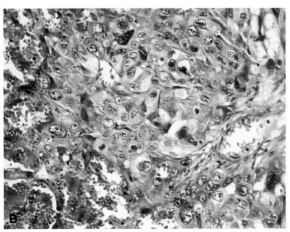

图 3-1-3-9　不典型绒毛膜癌。A. 可见单核肿瘤细胞，有广泛出血。B. 同一病例的另一区域为非典型单核肿瘤细胞

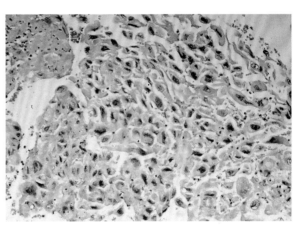

图 3-1-3-10　不典型绒毛膜癌。肿瘤细胞均为非典型单核肿瘤细胞，但有广泛出血（图中未显示）

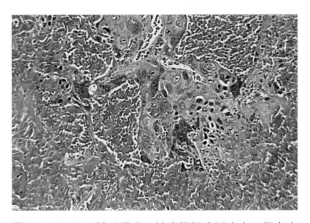

图 3-1-3-11　绒毛膜癌。肿瘤组织广泛出血，仅有少量肿瘤细胞残留于出血灶中

（图 3-1-3-12）。

- 据报道，这种变异型常发生于化疗后，但也可一开始就呈此种形态特征。与不典型绒毛膜癌一样，也有研究者认为这种情况可等同于上皮样滋养细胞肿瘤。

- 有的绒毛膜癌中可有胎盘部位滋养细胞肿瘤或上皮样滋养细胞肿瘤成分，但它们的治疗方法有区别，因此应在报告中注明镜下观察到的肿瘤成分。

- 绒毛膜癌无绒毛，但偶有以下 3 种例外情况：①胎盘内绒毛膜癌可有绒毛；②早孕或流产后的绒毛膜癌标本中，偶可见少量完全退变的残影或机化绒毛［前次妊娠残留下的绒毛，而非绒毛膜癌的绒毛，或为同时发生但分开的一终末妊娠胎盘（双胎妊娠）的绒毛］；③绒毛膜癌伴同步的完全性水泡状胎块。

免疫组化

- 所有肿瘤细胞表达 CK（AE1/3）和 GATA3，90% 以上的肿瘤细胞 Ki-67 呈阳性。

- 合体滋养细胞和部分中间滋养细胞有较强的 β-hCG（图 3-1-3-13）、HSD3B1、hPL、inhibin、MCAM、HLA-G、SALL4、MUC4 和 p63 表达，合体滋养细胞还表达 inhibin。

【细胞遗传学】

- 绒毛膜癌有高度复杂的核型，常有 7p 扩增和 8p 缺失，与先前妊娠的核型无关。

- 多数妊娠性绒毛膜癌病例性染色体组成为 XX。

- 妊娠性绒毛膜癌一般有父源性成分，而完全性水泡状胎块发生的绒毛膜癌仅有父源性成分。

- 偶尔父源性绒毛膜癌可源于隐性完全性水泡状胎块伴非胎块性妊娠，如同双精子双胎妊娠，或源于胎盘内镶嵌。

【鉴别诊断】

- 因绒毛膜癌中有数量不等的中间滋养细胞，有的甚至有大量的中间滋养细胞，因此需要与胎盘部位滋养细胞肿瘤和上皮样滋养细胞肿瘤相区别（表 3-1-3-1，附表 3-2），同时也需要与胎盘部位过度反应、胎盘部位结节和早孕不成熟滋养细胞相区别。一般而言，绒毛膜癌中的合体滋养细胞明显多于其他肿瘤和非肿瘤性病变，血 hCG 水平也较高或远高于这些肿瘤和非肿瘤性病变。

- 近来有报道称 SALL4 可表达于绒毛膜癌而不表达于中间滋养细胞肿瘤，这一点可有助于区别二者。

- 正常妊娠的滋养细胞可有高度非典型性，特别是在种植部位和锚绒毛中。但常伴小的不成熟绒毛和蜕膜。

- 早孕初期，绒毛形成前的滋养细胞可有显著

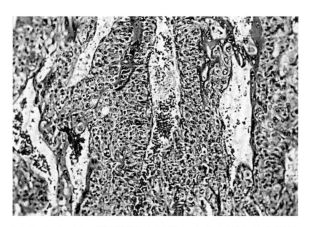

图 3-1-3-12　绒毛膜癌变异型。病变主要由非典型单核肿瘤细胞组成，肿瘤组织有血管网（Kraus 教授惠赠）

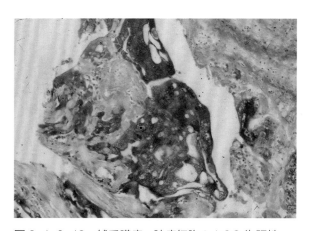

图 3-1-3-13　绒毛膜癌。肿瘤细胞 β-hCG 为阳性

表 3-1-3-1　妊娠滋养细胞肿瘤的鉴别诊断

特征	绒毛膜癌	胎盘部位滋养细胞肿瘤	上皮样滋养细胞肿瘤
年龄	育龄期（平均 29~31 岁）	20~63 岁（平均 30~32 岁）	15~48 岁（平均 36 岁）
妊娠史	足月妊娠，完全性水泡状胎块	足月妊娠	足月妊娠
与前次妊娠的间隔时间	数月至 14 年（足月妊娠平均为 2 个月，完全性水泡状胎块平均为 13 个月）	2 周至 17 年（平均 12~18 个月）	1~25 年（平均 6.2 年）
临床表现	阴道出血，持续性妊娠滋养细胞疾病	稽留流产，闭经	阴道出血
治疗前 hCG 水平（mIU/ml）	>10 000	<1000	<3000
巨检	边界清楚或浸润性生长的出血性包块	膨胀性或浸润性生长的实性包块	膨胀性生长的实性包块
肿瘤位置	子宫体	子宫体	子宫颈、子宫下段、子宫体
肿瘤边界	浸润性边界	浸润性边界	推挤性边界
肿瘤生长模式	由 3 种滋养细胞构成，有广泛出血坏死	大片肿瘤细胞取代血管壁。肿瘤周边的肿瘤细胞在子宫肌层平滑肌纤维间穿插生长	呈片状、巢状和条索状。有地图样坏死和玻璃样变性物质沉积。定植于黏膜表面上皮
肿瘤细胞	绒毛型中间滋养细胞、合体滋养细胞、细胞滋养细胞	种植部位型中间滋养细胞	绒毛膜型中间滋养细胞
细胞非典型性	重度	中度至重度	轻度至中度
间质	无固有间质或血管	浸润子宫肌层肌纤维	附近有蜕膜样变的间质细胞
免疫表型	合体滋养细胞弥漫阳性表达 hCG、hPL 和 HSD3B1，Ki-67 增殖指数 >90%	弥漫阳性表达 hPL 和 Mel-CAM，散在多核细胞表达 hCG，Ki-67 增殖指数为 5%~10%	弥漫阳性表达 p63，罕见单个细胞表达 hPL 和 Mel-CAM，Ki-67 增殖指数 >10%

注：译自 WHO Classification of tumours of the female reproductive organs, edited by Kurman RJ, Carcangiu ML, Young RH, WHO, Lyon, 2014, p159, table 6.1.

非典型性，类似绒毛膜癌，常与血凝块混合在一起，但其数量一般较少，仅在镜下有数个病灶，且无广泛性坏死，血 hCG 水平也并不非常高，这些特征有助于与绒毛膜癌相区别。诊断这种"单纯滋养细胞（simple trophoblast）"需取材整个标本，且显示仅少量和仅轻微向细胞滋养细胞和合体滋养细胞分化的滋养细胞，血管浸润并不能排除诊断。

• 有大量的分泌性子宫内膜、蜕膜、绒毛或胎盘种植部位，且 hCG 水平无显著升高的病例，

其非典型滋养细胞倾向于正常妊娠滋养细胞而非绒毛膜癌。

• 刮宫标本中见到的无绒毛非典型滋养细胞，如果核非典型性明显（包括核多形性、核仁巨大和核异常分裂），且 hCG 水平明显升高，则强烈提示绒毛膜癌。

• 刮宫标本中的滋养细胞有非典型性但又不能确定是否为绒毛膜癌时，可诊断为非典型滋养细胞增生。

• 在转移部位，绒毛膜癌的鉴别诊断包括侵蚀

性水泡状胎块、有区域性绒毛膜癌分化的癌和有瘤巨细胞的低分化癌等。

• 绒毛膜癌与侵蚀性水泡状胎块的区别在于有无绒毛，前者无而后者有。

• 罕见情况下，子宫外的侵蚀性水泡状胎块可缺乏绒毛而仅有滋养细胞，并且这些病例中的滋养细胞组织几乎完全由中间滋养细胞组成，这一点也有助于和绒毛膜癌相区别。

• 胎盘内绒毛膜癌有绒毛存在。

• 近年来有研究者认为在完全性水泡状胎块伴绒毛膜癌病例中，有水泡状绒毛和绒毛膜癌并存的情况，只要后者具备绒毛膜癌的细胞非典型性及其他组织学特征和临床特征即可诊断（Sarage 等，2017）。

• 水泡状胎块患者清宫后，子宫中可无绒毛而有滋养细胞残留，结合病史、hCG 水平和影像学改变可与绒毛膜癌相区别。

• 偶尔，子宫内胎盘伴有与之分开的正位或异位父源性绒毛膜癌，后者不起源于胎盘，符合双精子性双胎妊娠（一水泡状胎块性绒毛膜癌胎儿和一非水泡状胎块胎儿），或后者起源于先前的水泡状胎块妊娠（Sarage 等，2017）。

• 少量子宫和其他器官的癌组织中可有绒毛膜癌分化，这些癌组织有相应癌的特征，绒毛膜癌的分化呈区域性。

• 妊娠性绒毛膜癌应与非妊娠性绒毛膜癌相区别，因为它们对化疗的反应和化疗后得到的效果不同。

• 输卵管绒毛膜癌通常为妊娠性，其他部位（如卵巢和盆腔）的绒毛膜癌可为非妊娠性。

• 在卵巢和盆腔的非妊娠性绒毛膜癌中，除绒毛膜癌外，还有其他生殖细胞肿瘤成分或体细胞肿瘤成分（分化较差的癌）。分子检测显示患者非妊娠性绒毛膜癌细胞的 DNA 与体细胞 DNA 相匹配。

• 上皮性（未分化癌）和间叶性（上皮样平滑肌肉瘤）肿瘤，有时在组织学上可类似典型或不

典型绒毛膜癌。然而，结合妊娠或水泡状胎块病史、血 hCG 水平升高，多取材找到合体滋养细胞和非绒毛膜癌成分，以及应用相关的免疫组化染色，可有助于鉴别诊断。

【预后】

• 使用不同的联合或序列化疗，90% 以上的妊娠性绒毛膜癌患者可治愈（表 3-1-3-2）。

• 未治疗的妊娠性绒毛膜癌患者，50% 以上发生转移，常转移到阴道、肺、肝、脑和肾。

• 腹腔（包括肠道）转移并不少见，实际上转移可发生于任何器官，甚至皮肤。偶尔也有淋巴结转移，通常为来自其他器官的终末期转移。

• 患者通常死于出血或肺功能衰竭，致命性出血常发生在脑或肺，也可发生在腹腔、胃和肠道。肺功能衰竭可由过重的肿瘤负荷、放疗和化疗导致。

• 文献中有几例发生于妊娠期的转移性绒毛膜癌报道，婴儿一般不受累。

• 血 β-hCG 水平可准确地反映病情进展情况，因此，疾病分期应基于病史、临床检查和合适的实验室及影像学检查，不需要组织学证实。

• 目前在按妊娠滋养细胞疾病监测程序随访的患者中，极少有转移发生。

附：胎盘内绒毛膜癌

• 胎盘内绒毛膜癌（intraplacental choriocarci-noma）罕见，可发生于妊娠终末期或临近终末妊娠的胎盘中，小的病灶一般不能通过肉眼检查发现，需要使用显微镜观察。病灶一般直径小于 3 cm，大体外观类似梗死。

• 因其罕见性，这种产后绒毛膜癌常不能被及时发现，从症状出现到治疗的平均时间为 7 周（Nugent 等，2006）。

• 胎盘内绒毛膜癌为双亲源性，遗传学检查表明其与胎盘相关。取材于产后子宫的双亲源性绒

表 3-1-3-2　FIGO/WHO 妊娠滋养细胞肿瘤的预后和预测参数计分系统

预后因素	0分	1分	2分	4分
年龄（岁）	< 40	≥ 40	—	—
先前妊娠情况	水泡状胎块	流产	足月妊娠	—
与前次妊娠的间隔月数	< 4	4~6	7~12	> 12
hCG 水平（mIU/ml）	< 1000	1000~10 000	10 000~100 000	≥ 100 000
最大直径（包括子宫肿瘤）	< 3 cm	3~5 cm	> 5 cm	—
转移部位	—	脾、肾	胃肠道	肝、脑
被证实的转移灶数目	—	1~4	5~8	> 8
先前失败的化疗	—	—	单一药物	1 种以上药物

注：总分值≤ 6 分为低危，总分值≥ 7 分为高危。

译自 WHO classification of the tumours of female reproductive organs, edited by Kurman RJ, Carcangiu ML, Young RH, WHO, Lyon, 2014, p161,table 6.2.

毛膜癌提示有未发现的胎盘内绒毛膜癌（Savage 等，2017）。

• 有些研究者认为许多（可能是大多数甚至全部）发生于产后的子宫绒毛膜癌，实际上是由胎盘内未被发现的绒毛膜癌转移而来。近年来有研究表明，产后子宫中有双亲源性绒毛膜癌符合未被发现的胎盘内绒毛膜癌（Sarage 等，2017）。

• 有研究报道过 1 例发生于妊娠第 4~6 个月，伴部分性水泡状胎块（Medeiros 等，2008）的胎盘内绒毛膜癌。

• 少数病例有肉眼可见的病变，一般较小（直径 <3 cm），外观类似梗死。

• 组织学改变为丛状或小巢状非典型滋养细胞从绒毛扩散到绒毛间隙，这些非典型滋养细胞由比例不一的多核滋养细胞和单核滋养细胞（中间滋养细胞和细胞滋养细胞，前者往往多于后者）混合组成（图 3-1-3-14）。可有血管或绒毛间质浸润，偶可见良性和恶性滋养细胞之间有移行。

• 这种情况类似水泡状胎块或早期绒毛与完全性（或侵袭性）水泡状胎块并存，水泡状绒毛被类似绒毛膜癌的双相性非典型滋养细胞包绕。

• 应与偶尔发现的绒毛周围纤维蛋白样渗出物中集聚的中间滋养细胞相区别，因为这些滋养细胞退变可出现核非典型性，类似胎盘内原位绒毛膜癌。这些增生的中间滋养细胞伴纤维蛋白沉积，无核分裂象，也不伴合体滋养细胞，为纯单相性中间滋养细胞。

• 患者可无症状，但有时患者或胎儿可出现转移性病变。诊断出胎盘内绒毛膜癌时，约 60% 的病例有母体转移，但大多无症状。胎儿发生转移的概率较小，但却是致死性的。

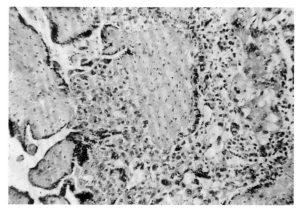

图 3-1-3-14　胎盘内绒毛膜癌。晚期妊娠胎盘的绒毛间隙中有灶性非典型单核和多核滋养细胞组成的绒毛膜癌组织（Kraus 教授惠赠）

附：绒毛膜血管癌

- 绒毛膜血管癌（chorangiocarcinoma）是一种罕见的伴随绒毛血管瘤或血管增生（绒毛血管症）的原位胎盘内绒毛膜癌。文献中仅报道过几例，其中我国学者报道过 1 例（黄斌等，2015）。
- 该病变似尚未被学术界完全接受，也未在 WHO 分类中列出。有几例可解释为绒毛膜血管瘤伴滋养细胞增生（Kraus 等，2004）。
- 肉眼下，病变为较硬的白色结节。
- 镜下，病变为少数散在的异常绒毛，其表面的滋养细胞不仅增生且有显著的细胞非典型性和增多的核分裂象，以及绒毛间质增生和血管增多（图 3-1-3-15）。肿瘤的上皮样成分可形成实性包块，其中央坏死，周围有几层非典型上皮样细胞围绕，免疫组化染色证实其为滋养细胞。肿瘤常发生于干绒毛，常伴邻近绒毛梗死和纤维蛋白沉积。
- 有研究者认为该病变的绒毛表面增生的滋养细胞多具有中间滋养细胞分化，免疫组化染色显示肿瘤细胞呈 CK、HSD3B 和 hCG 阳性。
- 有研究者认为这种肿瘤是滋养细胞肿瘤伴血管反应性增生，也有研究者认为是滋养细胞肿瘤和血管肿瘤的碰撞瘤。

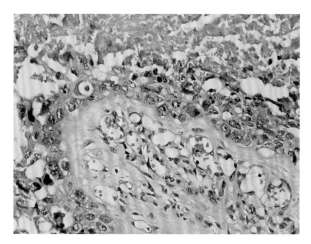

图 3-1-3-15　绒毛膜血管癌。绒毛间质血管类似血管瘤样增生，表面被覆多层非典型滋养细胞和坏死的滋养细胞（马洪医师惠赠）

- 无论是对母体还是新生儿，均无恶性后果。

附：有滋养细胞化生的非妊娠性癌

- 生殖细胞肿瘤和一些间变性肿瘤可有滋养细胞分化的形态学表现，或产生 hCG。
- 患有这类疾病的患者被诊断为"可能为妊娠性绒毛膜癌"，因此其与妊娠性绒毛膜癌的鉴别十分重要，因为绒毛膜癌即使发生广泛播散，化疗效果仍较好。
- 最常发生滋养细胞化生的为肺、胃、肠道、肝、胰、泌尿道（包括前列腺）、乳腺等器官的癌。在女性生殖系统的癌中，滋养细胞也可发生但罕见，如子宫内膜癌以及子宫颈和阴道的鳞状细胞癌及间变性肿瘤等。
- 诊断非妊娠性癌有滋养细胞化生的 2 个重要标准：有其他结构分化（通常为腺上皮和鳞状上皮）以及肿瘤本身有固有血管。
- 形态学方面，在有单核滋养细胞和合体滋养细胞出现及肿瘤固有血管因被浸润而出血时，病变可能与绒毛膜癌分化很相似。更常见的情况是间变性肿瘤中存在无特征性的巨细胞，有些单核或多核细胞 hCG 免疫组化染色呈阳性。
- 如果患者的血 hCG 水平不高（低于 1000 mIU/ml），肿瘤细胞又呈上皮标志物（如 CK 和 EMA 等）及 CEA 等标志物阳性，则 hCG 阳性的意义可能不大。
- 通过小标本活检进行组织学鉴别诊断是很困难的。在这种情况下，PCR 扩增的 DNA 分析可发现病变异于妊娠性绒毛膜癌的多态性，这对制订治疗方案非常有价值。

二、胎盘部位滋养细胞肿瘤

【概述】

- 2020 年 WHO 的定义：胎盘部位滋养细胞

肿瘤（placental-site trophoblastic tumor，PSTT）是主要由种植部位中间滋养细胞组成的恶性肿瘤。

• 这种相对不常见的妊娠滋养细胞疾病是一种占据子宫内膜和子宫肌层，类似种植部位非肿瘤性滋养细胞浸润且富含细胞的包块，没有绒毛膜癌中的双相性特征，也不像上皮样滋养细胞肿瘤那样具有上皮样生长模式。

• 胎盘部位滋养细胞肿瘤这一名称由Scully（1981）提出，以前曾称为合体细胞瘤（syncytioma）、不典型绒毛膜癌（atypical choriocarcinoma）、绒毛膜上皮病（chorioepitheliosis）和滋养细胞假瘤（trophoblatic pseudotumor）。

• 因该肿瘤较罕见且各研究者的诊断标准不一致，真正的发病率难以统计，有研究表明PSTT占滋养细胞疾病的3%（Hsddsfis等，2005）。国内从1985年起开始报道该肿瘤（张建民等，1985）。

• 胎盘部位滋养细胞肿瘤一般为良性，但有接近15%的肿瘤有侵袭性行为。无论是良性还是恶性，该肿瘤均未显示核型显著异常（Hui等，2004）。

• 文献中有少数子宫外胎盘部位滋养细胞肿瘤的报道，多发生于输卵管（Su等，1999），偶见于子宫直肠窝和卵巢，2016年，Gupta等报道了1例发生在阴道的胎盘部位滋养细胞肿瘤。卵巢原发性PSTT（Amoyo等，2008）和转移性PSTT（Milingos等，2007）均罕见。

【临床表现】

• 胎盘部位滋养细胞肿瘤发生于20~63岁的女性，平均年龄为30岁，绝经后患者罕见。

• 2/3的病例发生于正常足月妊娠后，潜伏期为12~18个月。少数病例可发生于水泡状胎块妊娠后。罕见病例可直接伴随近期妊娠。

• 阴道出血为最常见的临床表现，常伴子宫增大，其次为闭经和腹痛，可误诊为正常妊娠或流产。hCG水平轻到中度升高，一般不超过1000 mIU/ml（平均为680 mIU/ml），这与其他妊娠滋养细胞疾病不同，游离β-hCG是PSTT患者hCG的主要存在形式。

• 发现肿瘤时多为FIGO Ⅰ期，FIGO Ⅱ期常累及附件、盆腔淋巴结和子宫旁组织。

• 罕见的临床表现有代谢性疾病、自发性子宫破裂和男性化（继发于hCG诱发的卵巢间质卵泡膜细胞增生）。

• 少数患者有副肿瘤性表现（红细胞增多、高催乳素血症和肾病综合征）。肾病综合征可能由肿瘤释放的因子引起的慢性血管内凝血导致，肾活检显示毛细血管内有纤维蛋白原和IgM染色呈阳性的嗜酸性物质的沉积。

• 85%以上的PSTT患者先前妊娠为女性胎儿，PSTT缺乏Y染色体，这提示父源性X染色体可能在肿瘤的发病机制中起作用（Hui等2000；Zhao等，2016）。

【病理改变】

巨检

• 最常见的为子宫内膜和子宫肌层内生性实性包块，有些肿瘤呈息肉样突入子宫腔，大小为1~10 cm，平均为5 cm，除非大部分肿瘤在刮宫被除去。

• 肿瘤多为棕色、白色或黄色的包块，质地一般较软。切面常见出血和坏死，但这并不是明显的特征，且完全没有出血和坏死者也不少见（图3-1-3-16，3-1-3-17）。肿瘤边界一般较清楚，但少数肿瘤边界不清，甚至表现为子宫弥漫性增大。

• 约50%的肿瘤可扩散至子宫肌层外1/3，有些肿瘤可浸润子宫肌层全层，并扩散到浆膜层，甚至子宫韧带，可导致自发性子宫穿孔或刮宫时发生穿孔，约10%的肿瘤累及子宫颈。

镜检

• 肿瘤主要由种植部位中间滋养细胞组成，细胞滋养细胞和合体滋养细胞相对较少，主要为单核细胞，可有少数双核或多核细胞散布。肿瘤边界较清楚，但至少有灶性浸润边界。

• 典型的生长方式为单一类型的呈卵圆形、多边形或梭形的大的不典型种植部位中间滋养细胞聚集，呈片巢状浸润肌层，穿插在肌纤维之间（图 3-1-3-18~3-1-3-24），在肿瘤周边部位为典型的分开而并不显著破坏平滑肌纤维的浸润性生长模式。肿瘤细胞可单个或成组浸润并分隔平滑肌纤维，但很少将其破坏，且浸润肌层的肿瘤细胞可呈梭形，这种浸润性生长模式是该肿瘤的特点之一。

• 肿瘤细胞呈多边形或梭形，核非型性明显，大小和形状不一，常呈圆形或卵圆形且深染，可有显著的核沟，常有大且曲折的核，有中等量或丰富的嗜酸性、双嗜性或透明胞质，胞质中偶可有空泡（图 3-1-3-24~3-1-3-29）。核分裂象可呈非典型性，数量不一（0~20 个 /10 HPF），一般不多（2~4 个 / 10 HPF）。有些肿瘤细胞胞质丰富，核呈卵圆形、非典型性小，类似蜕膜细胞，为肿瘤性蜕膜细胞样变异型种植部位中间滋养细胞。

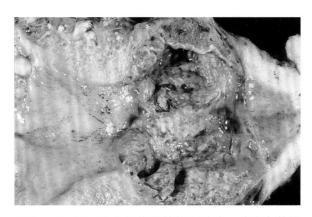

图 3-1-3-16 胎盘部位滋养细胞肿瘤。肿瘤为黄棕色，切面有出血灶（Kraus 教授惠赠）

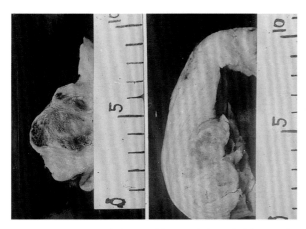

图 3-1-3-17 胎盘部位滋养细胞肿瘤。肿瘤较大，切面有广泛性出血和坏死

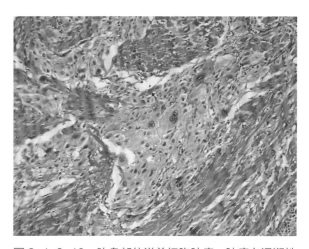

图 3-1-3-18 胎盘部位滋养细胞肿瘤。肿瘤有浸润性边界，肿瘤细胞片巢多由多边形单核肿瘤细胞组成，胞质丰富且呈红染，其中夹杂了一些多核细胞

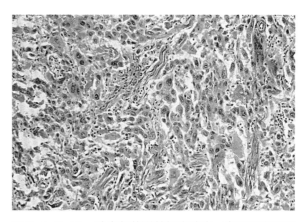

图 3-1-3-19 胎盘部位滋养细胞肿瘤。多边形和卵圆形的肿瘤细胞呈松散、较长的巢状浸润子宫肌层，未引起出血和坏死，肿瘤细胞胞质较丰富且呈红染，核呈卵圆形，大小不一

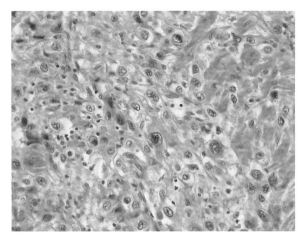

图 3-1-3-20 胎盘部位滋养细胞肿瘤。肿瘤细胞呈不规则团块状浸润子宫肌层，无明显出血和坏死，肿瘤细胞胞质呈淡粉染或透明，核较圆，大小不一

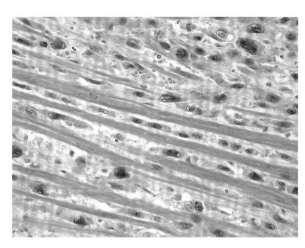

图 3-1-3-22（续） 胎盘部位滋养细胞肿瘤。B. 肿瘤细胞呈梭形或多边形，浸润于肌纤维间，对肌纤维无明显破坏

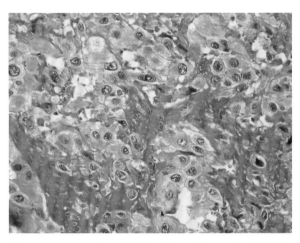

图 3-1-3-21 胎盘部位滋养细胞肿瘤。肿瘤细胞胞质丰富且呈双嗜性，细胞呈多边形和卵圆形，核大小不一，肿瘤细胞间有明显的纤维蛋白样渗出物

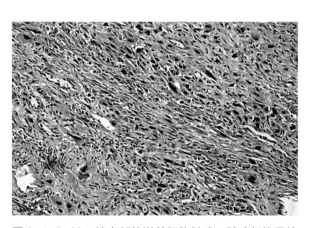

图 3-1-3-23 胎盘部位滋养细胞肿瘤。肿瘤细胞呈梭形，核深染且大小不一，有明显非型性

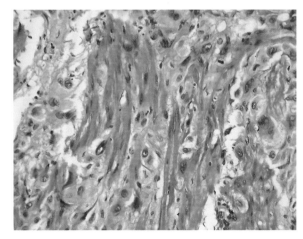

图 3-1-3-22 胎盘部位滋养细胞肿瘤。A. 肿瘤细胞呈多边形和梭形，浸润于肌纤维间

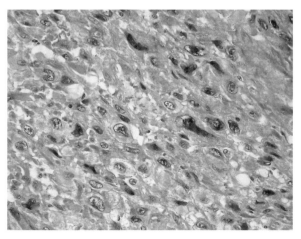

图 3-1-3-24 胎盘部位滋养细胞肿瘤。肿瘤细胞呈胖梭形和多边形，核形状不规则，大小不一

• 胎盘部位滋养细胞肿瘤的其中一个特征是肿瘤组织中有纤维蛋白样物质沉积（图3-1-3-25~3-1-3-29），而另一个特征是肿瘤细胞可从周边向血管腔方向浸润血管壁，最终取代血管壁，衬覆和充填血管腔。纤维蛋白样物质也沉积于血管壁中（图3-1-3-30）。

• 肿瘤中可有少量双核和多核中间滋养细胞，其胞质中可有空泡，在少数肿瘤中，这种多核中间滋养细胞可相当丰富（图3-1-3-31）。

• 肿瘤组织常可发生坏死，甚至出现广泛性坏死（图3-1-3-32）。

• 偶尔，胎盘部位滋养细胞肿瘤可含绒毛膜癌或不典型绒毛膜癌成分（例如，2016年，Alvarez-Goris等报告了1例伴不典型绒毛膜癌的病例），这种情况称为胎盘部位滋养细胞肿瘤伴灶性绒毛膜癌（placental site trophoblastic tumor with foci of choriocarcinoma），或胎盘部位滋养细胞肿瘤和绒毛膜癌混合性肿瘤（mixed placental site trophoblastic tumor and choriocarcinoma），具体使用哪个名称，视这两种肿瘤成分的比例而定。

• 少数胎盘部位滋养细胞肿瘤伴有上皮样滋养细胞肿瘤的组织学特征，显示了两种肿瘤混合的形态学，肿瘤有浸润性生长模式，因这类混合

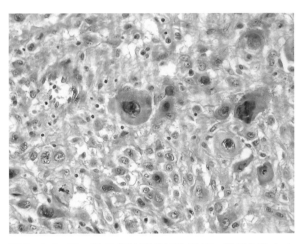

图3-1-3-25　胎盘部位滋养细胞肿瘤。肿瘤细胞大小不一，胞质较丰富，透明或呈双嗜性，核不规则或呈圆形，深染，大小不一

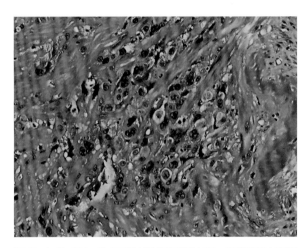

图3-1-3-27　胎盘部位滋养细胞肿瘤。浸润的肿瘤细胞有核非典型性，但并不意味着恶性行为，血管壁有纤维蛋白浸润（右侧）

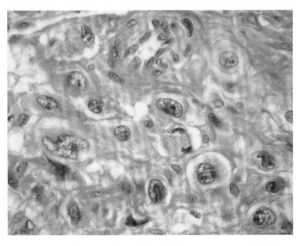

图3-1-3-26　胎盘部位滋养细胞肿瘤。肿瘤细胞核曲折不规则或呈圆形、卵圆形，染色质较粗，有核分裂象

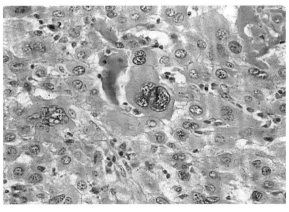

图3-1-3-28　胎盘部位滋养细胞肿瘤。肿瘤细胞胞质丰富且呈红染，有含1个或多个核的肿瘤巨细胞

性肿瘤被报道的病例很少，其生物学行为尚无法确定。

• 子宫内膜可显示蜕膜反应和阿－斯反应，一般无绒毛，但在罕见情况下可有正常绒毛和水泡状胎块绒毛。

免疫组化和分子遗传学

• 单核肿瘤细胞 hPL 染色为阳性，仅少数肿瘤细胞 hCG 染色为阳性，常为多核肿瘤细胞（图 3-1-3-33）。

• 肿瘤细胞有明显的 MUC4、HSD3B1、CK、EMA、Mel-CAM、HLA-G、CD10、GATA3 和 α-inhibin 表达，但罕见 PLAP 表达。

• 肿瘤细胞 Ki-67 增殖指数通常大于 10%（10%~30%），有研究表明平均为 14%（Shih 等，1998）。值得注意的是胎盘部位滋养细胞肿瘤中 NK 细胞和活化的 T 细胞 Ki-67 为阳性，应将之与 IT 区别开。

• 多例 PSTT 有明显的胞膜 PD-L1 染色，提示可能对免疫抑制治疗有反应。

• 胎盘部位滋养细胞肿瘤似乎一直含有 1 条父源性 X 染色体，患者之前曾有过女性胎儿妊娠史。

• 近来，有研究者认为胎盘部位滋养细胞肿瘤和上皮样滋养细胞肿瘤主要发生于女性胎儿的妊

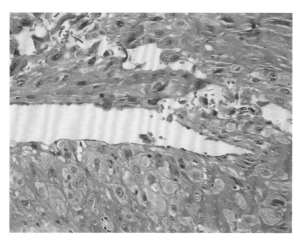

图 3-1-3-29 胎盘部位滋养细胞肿瘤。肿瘤细胞从周围浸润血管壁，伴纤维蛋白样物质渗出

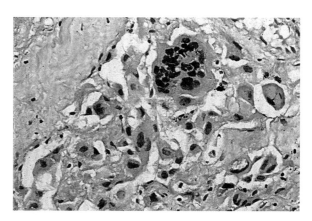

图 3-1-3-31 胎盘部位滋养细胞肿瘤。肿瘤中的多核细胞多含有 2~3 个核，有些可超过 10 个

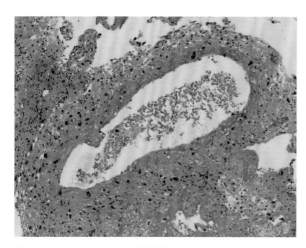

图 3-1-3-30 胎盘部位滋养细胞肿瘤。纤维蛋白样物质取代血管壁

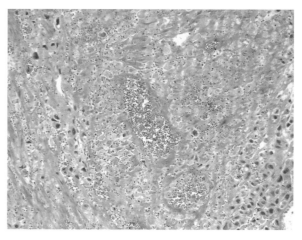

图 3-1-3-32 胎盘部位滋养细胞肿瘤。肿瘤组织发生广泛性坏死，坏死区域中的血管壁被纤维蛋白样物质取代

娠，因此肿瘤基因组中优先需要父源性 X 染色体；但也可发生于男性胎儿妊娠，肿瘤的发生不一定需要父源性 X 染色体（Zhao 等，2016）。

【鉴别诊断】

• 胎盘部位滋养细胞肿瘤需要与绒毛膜癌、上皮样滋养细胞肿瘤、胎盘部位过度反应、胎盘部位结节和其他恶性肿瘤相鉴别。

• 胎盘部位滋养细胞肿瘤与绒毛膜癌的鉴别诊断很重要，因为二者的生物学行为和治疗方式不同。二者的不同点见表 3-1-3-3。

• 胎盘部位滋养细胞肿瘤与上皮样滋养细胞肿瘤的不同点详见本节"上皮样滋养细胞肿瘤"部分。

• 胎盘部位滋养细胞肿瘤与胎盘部位过度反应的不同点详见本节"胎盘部位过度反应"部分。

• 胎盘部位滋养细胞肿瘤需要与上皮样平滑肌瘤相区别。二者的临床表现不同，后者无前者特

征性的血管浸润模式和纤维蛋白样物质沉积，前者种植部位的中间滋养细胞标志物为阳性，而后者平滑肌标志物为阳性。

• 胎盘部位滋养细胞肿瘤还应与透明细胞癌、子宫颈鳞状细胞癌、低分化癌和恶性黑色素瘤等相鉴别。胎盘部位滋养细胞肿瘤有这些肿瘤一般

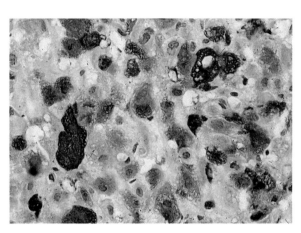

图 3-1-3-33　胎盘部位滋养细胞肿瘤。肿瘤细胞 hPL 染色为阳性

表 3-1-3-3　胎盘部位滋养细胞肿瘤和绒毛膜癌的不同点

特征		胎盘部位滋养细胞肿瘤	绒毛膜癌
临床特征	临床表现	闭经或阴道流血	水泡状胎块后持续性滋养细胞疾病
	血 hCG 水平	升高但不很高	明显增高
	生物学行为	多数具有自限性 少数持续存在或有高度侵袭性	有高度侵袭性
	对化疗的反应	较差	较好
	治疗方式	手术	化疗
病理特征	细胞群	单形性，中间滋养细胞为主	双形性，主要为单核滋养细胞和合体滋养细胞
	边界	浸润性	较规则或扩张
	出血	常为局灶性和随机分布	大块性和中心性
	血管浸润	从周边向管腔	从管腔向周边
	纤维蛋白样物质沉积	存在	一般无
免疫组化染色	hCG	一般少数细胞呈阳性，恶性者可呈弥漫阳性	呈弥漫阳性
	hPL	一般为弥漫阳性	少数细胞呈阳性
	Ki-67 增殖指数	<30%	>40%

缺乏的血 hCG 水平升高表现，有特殊的子宫肌层分隔肌纤维的浸润模式和血管浸润模式，肿瘤细胞 hPL 和 HSD3B1 呈阳性，而 HNF-β、p40 和黑色素细胞标志物呈阴性，有别于上述其他肿瘤。

• 胎盘部位滋养细胞肿瘤与胎盘部位结节的不同点详见本节"胎盘部位结节和斑块"部分。

【生物学行为和预后】

• 大多数患者可通过切除子宫治愈，但 25%~30% 可复发，其中 50% 可死于肿瘤。

• 应考虑所有胎盘部位滋养细胞肿瘤具有潜在恶性可能，即使有丝分裂指数很低。

• 肿瘤的常见转移部位为肺、盆腔、阴道和肝，约 6% 的患者有淋巴结受累。

• 转移性和复发性胎盘部位滋养细胞肿瘤一般对化疗反应较差。

• FIGO 分期为最重要的预后因素。

• 有恶性行为的肿瘤常由大片的胞质透明的肿瘤细胞组成。

• 其他与恶性行为相关的组织学特征包括坏死较广泛，肿瘤体积大，肌层浸润深和核分裂象较多，（图 3-1-3-34，3-1-3-35）。有恶性行为的肿瘤细胞核分裂象一般大于 5 个 /10 HPF，也有研究表明单个 HPF 中有 5 个或 5 个以上的核分裂象，核分裂象数量与存活率存在显著相关性，但核分裂象少并不能确保肿瘤为良性，文献中也有核分裂象仅为 2 个 /10 HPF 的恶性病例报告。有研究提示，肿瘤细胞的 Ki-67 增殖指数超过 50% 与恶性行为相关。

• 多数有恶性行为的肿瘤伴下列因素中的至少 1 项：①年龄 >35 岁；②与前次妊娠的间隔时间超过 2 年；③先前足月分娩；④浸润超过子宫肌层内 1/3；⑤临床分期为Ⅲ期或Ⅳ期；⑥ hCG 最高值 >1000 mIU/ml；⑦有广泛坏死；⑧核分裂象 >5 个 /10 HPF；⑨肿瘤细胞有透明的胞质。

• 高 FIGO 分期、前次妊娠在 48 个月或更久以前，以及肿瘤细胞有透明的胞质为非独立性预后差的预测因素。

• 恶性者的化疗效果不如绒毛膜癌的好，手术切除为首选治疗方法。

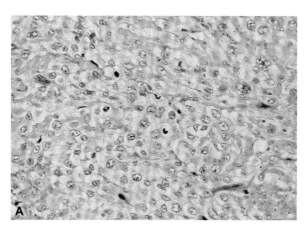
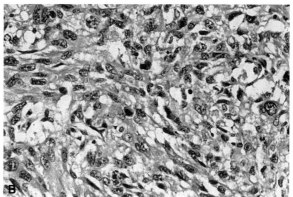

图 3-1-3-34　胎盘部位滋养细胞肿瘤，有恶性行为。A. 有大量透明细胞，核有明显的非典型性且核分裂象多。B. 肿瘤细胞呈梭形，核具有多形性，核分裂象多（中部），部分细胞胞质透明

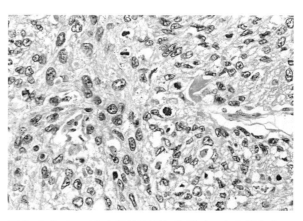

图 3-1-3-35　胎盘部位滋养细胞肿瘤，有恶性行为。肿瘤细胞呈梭形，胞质透明，核分裂象多

三、上皮样滋养细胞肿瘤

【概述】

• 2020 年 WHO 的定义：上皮样滋养细胞肿瘤（epithelioid trophoblastic tumor，ETT）是一种由绒毛膜型中间滋养细胞组成的恶性肿瘤。

• 这是一种不同于胎盘部位滋养细胞肿瘤和绒毛膜癌但类似癌的特殊类型滋养细胞肿瘤，Shih 和 Kurman 于 1998 年首次报道了 14 例，后来他们根据该肿瘤的形态学和免疫组化特点，提出其为绒毛膜型中间滋养细胞肿瘤。

• 该肿瘤最早被称为"不典型绒毛膜癌"，发现于先前有绒毛膜癌并接受了大剂量化疗的患者的肺部（Mazur，1989）。类似的病变也在因水泡状胎块而进行刮宫术的患者的子宫中被发现并被描述，称为"多发性中间滋养细胞结节"（Silva 等，1993），其后类似的病变在先前无妊娠滋养细胞疾病的患者的子宫中被观察到。

• 肿瘤多发生于子宫体、子宫段和子宫颈，少数肿瘤可位于子宫外，如肺，其次为肠道。上皮样滋养细胞肿瘤可罕见地发生在输卵管、卵巢、腹膜、子宫阔韧带、胆囊和附件旁组织。

• 对于子宫中无可证实的滋养细胞病变的子宫外上皮样滋养细胞肿瘤，其起源尚不清楚，可能类似发生于有长潜伏期而无子宫病变的绒毛膜癌。

• 罕见的上皮样滋养细胞肿瘤可表现为肺部包块，而无明显的子宫病变。

• 偶尔，上皮样滋养细胞肿瘤可与绒毛和胎盘部位滋养细胞肿瘤无缝融合。

• 上皮样滋养细胞肿瘤也可见于水泡状胎块后，邻近胎盘部位结节。

• 类似胎盘部位滋养细胞肿瘤，针对上皮样滋养细胞肿瘤的分子研究不多，但未发现染色体有基因组增加或丢失。

• 关于上皮样滋养细胞肿瘤中 Y 染色体成分的研究，文献报道的结果相互冲突。

• 有研究者提出不典型胎盘部位结节为上皮样滋养细胞肿瘤的前驱病变。

【临床表现】

• 患者年龄为 15~48 岁，平均 36 岁。最常见的临床表现为阴道异常出血或月经过多，占 60% 左右，约 1/3 表现为转移性病变。

• 先前的妊娠情况包括足月分娩（68%）、自发性流产（16%）和水泡状胎块（16%），先前的妊娠与肿瘤被诊断时的间隔时间较长，为 1~18 年，平均 6.2 年。

• 在诊断出该肿瘤时，血清 hCG 水平几乎恒升高，但如胎盘部位滋养细胞肿瘤一样为轻到中度升高，一般低于 1000 mIU/ml，少数病例 hCG 水平较高。

• 子宫外上皮样滋养细胞肿瘤患者一般有子宫滋养细胞疾病病史，但文献中有几例子宫外上皮样滋养细胞肿瘤无可证实的子宫滋养细胞疾病病史（Hamazaki 等，1999），其起源不明。

【病理改变】

巨检

• 肿瘤一般为 0.5~4.0 cm 大小，均为孤立或分离的结节状（有的表面可为息肉样）或囊性出血性包块，边界较清楚，一般较深地浸润周围组织。

• 切面为实性或囊性，呈黄白色、浅棕色或棕色，有不等量的出血和坏死，溃疡和瘘管并不少见。

• 约 30% 的病例发生于子宫，其中 50% 在子宫下段和子宫颈，子宫外部位中，小肠和肺占 20% 左右。

镜检

• 肿瘤边界尚清，但至少局灶为浸润性边界（图 3-1-3-36）。

• 肿瘤细胞中等大小，形状一致的单核滋养细胞排列成巢状、条索状和团块状结构，有纤维蛋白样、透明样物质（由胎儿型或成人型纤维连接蛋白和Ⅳ型胶原蛋白组成），与坏死密切相伴（图 3-1-3-37~3-1-3-40）。

• 类似角化物质的伊红染色呈深红色的透明样物质和坏死的碎屑可在肿瘤细胞巢中，也可围绕着细胞巢，并融合成地图样，因此灶性地图样坏死通常比较明显（图 3-1-3-41）。

• 典型者的肿瘤细胞巢中心有一小的血管（图 3-1-3-42），肿瘤中的血管偶可有无定形的纤维蛋白样物质浸润管壁。淋巴细胞常围绕肿瘤细胞巢浸润，肿瘤周围可有蜕膜化间质。

• 肿瘤细胞类似绒毛膜型中间滋养细胞，比细胞滋养细胞大，比胎盘部位滋养细胞肿瘤细胞小，排列紧密，呈上皮细胞样，体积较一致，有较圆而形状一致的核，核染色质细，核仁不明显，有的病例中核可较深染，大小不甚一致且形状有些不规则。肿瘤细胞胞质中等量或较丰富，呈嗜酸性或透明，胞界清楚（图 3-1-3-42~3-1-3-46），有些较小的肿瘤细胞巢中可有较大的肿瘤细胞。

• 血管浸润不常见，一般无胎盘部位滋养细胞肿瘤那种特征性的血管浸润模式。

• 核非典型性一般为中度，核分裂象为 0~9 个 /10 HPF，平均 2 个 /10 HPF。

• 大多数肿瘤中有凋亡小体和凋亡细胞弥漫分布。虽然大多数肿瘤的结构模式较一致，但可有灶性区域类似胎盘部位结节、PSTT 和绒毛膜癌。

• 肿瘤组织中可有钙化，而 PSTT 中一般无钙化。

• 位于子宫颈和子宫下段的肿瘤组织有时可取代表面的黏膜上皮，类似高级别鳞状上皮内病变。肿瘤细胞呈复层排列（2~3 层），体积比鳞状细胞大，有丰富的嗜酸性胞质和大而深染的多形性核（图 3-1-3-47，3-1-3-48）。

• 在育龄期经产妇的原发性肺上皮样滋养细胞肿瘤中，少数病例可类似非小细胞肺癌（Lewin 等，2009）。

• 上皮样滋养细胞肿瘤可与胎盘部位滋养细

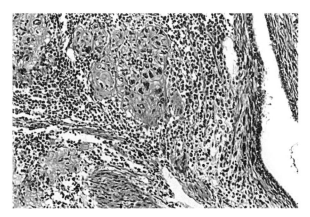

图 3-1-3-36 上皮样滋养细胞肿瘤。肿瘤细胞胞质红染，排列成上皮样细胞巢向周围组织浸润

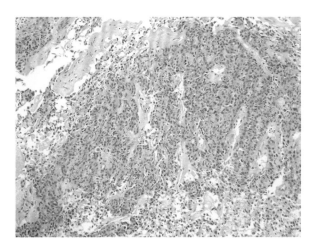

图 3-1-3-37 上皮样滋养细胞肿瘤。肿瘤细胞排列成片巢状和条索状，类似上皮性肿瘤，夹杂着红染的透明样物质

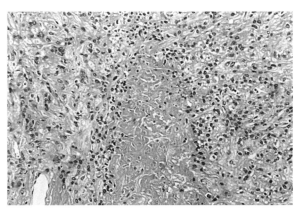

图 3-1-3-38 上皮样滋养细胞肿瘤。肿瘤细胞巢中有坏死和纤维蛋白样物质

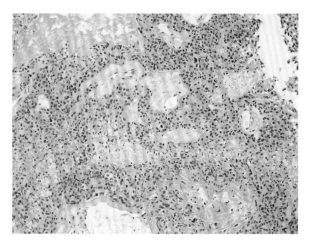

图 3-1-3-39　上皮样滋养细胞肿瘤。肿瘤细胞呈上皮样条索状排列，夹杂着红染的透明样物质

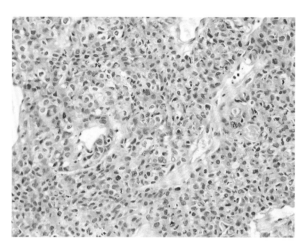

图 3-1-3-42　上皮样滋养细胞肿瘤。肿瘤细胞呈上皮巢状排列，中央常有小血管，胞质红染或透明，核呈圆形或卵圆形

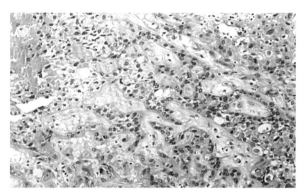

图 3-1-3-40　上皮样滋养细胞肿瘤。肿瘤细胞排列成上皮样条索状，伴纤维蛋白样物质和透明样物质

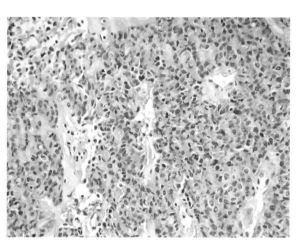

图 3-1-3-43　上皮样滋养细胞肿瘤。肿瘤细胞胞质红染，核不规则或呈卵圆形，其间有纤维蛋白样物质混杂

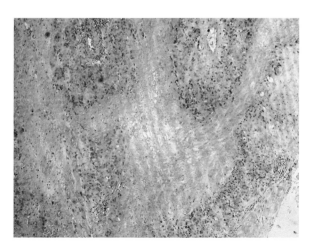

图 3-1-3-41　上皮样滋养细胞肿瘤。肿瘤组织中有地图样坏死

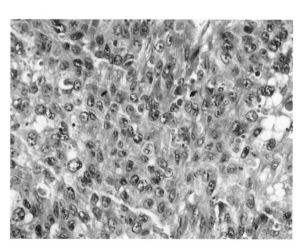

图 3-1-3-44　上皮样滋养细胞肿瘤。肿瘤细胞胞质中等量且红染，核呈圆形或卵圆形，大小不甚一致，有核分裂象

肿瘤和（或）绒毛膜癌同时存在于同一肿瘤中，这类混合性滋养细胞肿瘤的发生由滋养细胞分化异常所致，肿瘤性干细胞（细胞滋养细胞）可分化为种植部位中间滋养细胞，形成胎盘部位滋养细胞肿瘤，也可分化为绒毛膜中间滋养细胞，形成上皮样滋养细胞肿瘤，还可分化为最原始的滋养细胞，形成绒毛膜癌）。

免疫组化和分子遗传学

• 肿瘤细胞弥漫表达 HSD3B1、HLA-G、p63、GATA3（图 3-1-3-49）、cyclin E（核表达）、CD10 和 α-inhibin，少量细胞表达 Mel-CAM 和 hPL，p16 则呈阴性或弱阳性。

• 肿瘤细胞弥漫表达 CK，包括 CK18/19（图 3-1-3-50）和 GATA3。

• 肿瘤细胞的 Ki-67 增殖指数 >10%，平均为 18%（Shih 等，1998）。

• 多数肿瘤有 Y 染色体组缺失，有一项比较基因组杂交研究报道有一未扰乱的基因组缺失。

【鉴别诊断】

• 上皮样滋养细胞肿瘤首先要与胎盘部位滋养细胞肿瘤相鉴别。后者细胞较大、核多形性明显、多核细胞更多，细胞更倾向于排列成较弥漫的片状，有较显著的浸润肌层的生长方式及突出

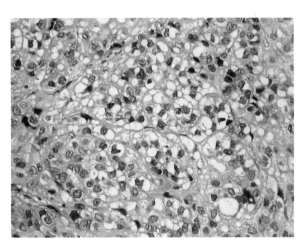

图 3-1-3-45 上皮样滋养细胞肿瘤。肿瘤细胞有中等量的透明胞质，核呈圆形或卵圆形

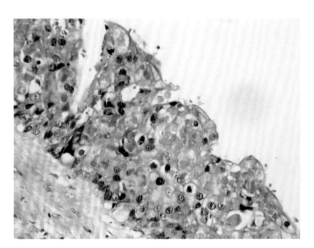

图 3-1-3-47 上皮样滋养细胞肿瘤。子宫颈的上皮样滋养细胞肿瘤可类似子宫颈高级别鳞状上皮内病变

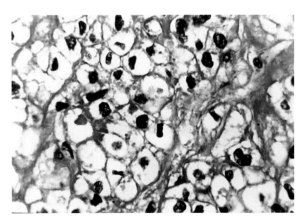

图 3-1-3-46 上皮样滋养细胞肿瘤。肿瘤细胞有较丰富的透明胞质，核深染且不规则

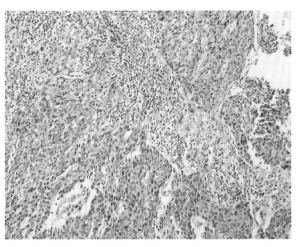

图 3-1-3-48 上皮样滋养细胞肿瘤。子宫颈的上皮样滋养细胞肿瘤可类似子宫颈鳞状细胞癌

和特殊的血管浸润模式，不同于前者的结节状生长模式伴明确的透明样物质。后者的肿瘤细胞 hPL 和 Mel-CAM 染色呈更为明显的弥漫阳性，而 p63 染色呈阴性（表 3-1-3-4~3-1-3-6）（见附录 1）。

• 上皮样滋养细胞肿瘤应与绒毛膜癌相鉴别。前者无后者的单核和多核滋养细胞混合的双相性模式，出血也远无后者明显，肿瘤细胞呈 p63 弥漫阳性，血清 hCG 水平更低（表 3-1-3-2，3-1-3-4~3-1-3-6）。

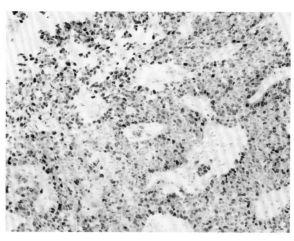

图 3-1-3-49　上皮样滋养细胞肿瘤。肿瘤细胞 p63 呈阳性

• 上皮样滋养细胞肿瘤，特别是发生于子宫颈者需要与鳞状细胞癌相鉴别，其透明样物质易被误认为角化物质。前者的肿瘤细胞巢边界较清，至多为局灶性浸润，常有淋巴细胞围绕；后者鳞状分化更明显，常伴 HSIL，血清 hCG 不升高，肿瘤细胞 p16 和 CK5/6 呈阳性，而 CK18、HSD3B1、HLA-G、CD10、hCG 和 hPL 呈阴性。

• 上皮样滋养细胞肿瘤转移至肺时需与肺鳞状细胞癌相鉴别，除了通过上述免疫组化方式鉴别以外，前者的细胞无细胞间桥，且浸润肺泡时常保留肺泡隔，这与肺鳞状细胞癌不同。

• 上皮样滋养细胞肿瘤与胎盘部位结节的区别为，后者体积小，一般为镜下所见，细胞数量少且伴广泛玻璃样变性，细胞 cyclin E 呈阴性，

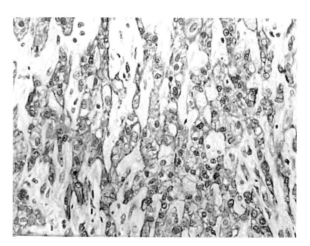

图 3-1-3-50　上皮样滋养细胞肿瘤。肿瘤细胞 CK18 呈阳性，这有助于与鳞状细胞癌相鉴别

表 3-1-3-4　上皮样滋养细胞肿瘤、胎盘部位滋养细胞肿瘤和绒毛膜癌的临床特征比较

临床特征	上皮样滋养细胞肿瘤	胎盘部位滋养细胞肿瘤	绒毛膜癌
临床表现	异常阴道出血	难免性流产	水泡状胎块后持续性妊娠滋养细胞疾病
与最后一次妊娠或妊娠滋养细胞疾病的间隔时间	长短不一，可间隔很久	长短不一，可间隔很久	一般为数月
水泡状胎块病史	14%	5%~8%	50%
血清 hCG 水平	低（<2000 mIU/ml）	低（<2000 mIU/ml）	高（>10 000 mIU/ml）
生物学行为	自限性、持久存在或具有侵袭性	自限性、持久存在或具有侵袭性	如不治疗，则具有侵袭性
化疗效果	不一	不一	好
治疗方式	手术	手术	化疗

注：译自 Blaustein's Pathology of the female genital tract,5ed,edited by Kurman RJ,p1200，Table 24.7.

表 3-1-3-5 妊娠滋养细胞肿瘤的形态学特征

特征	绒毛膜癌	胎盘部位滋养细胞肿瘤	上皮样滋养细胞肿瘤
细胞群	二态，合体滋养细胞和单核滋养细胞	单一，种植部位中间滋养细胞	单一，绒毛膜型中间滋养细胞
细胞大小和形状	不规则，变化大	大且呈多形性	较小，较圆，形态一致
细胞质	嗜酸性或双嗜性，不一	丰富且呈嗜酸性	透明或呈嗜酸性
生长模式	包块边界清楚，中央出血/坏死	单细胞浸润或融合为片状、块状	上皮样巢状、条索状或块状
肿瘤边界	边界较清楚，呈推挤性	呈浸润性	边界较清楚，呈膨胀性
细胞坏死	广泛	通常无	广泛
钙化	无	无	常有
血管浸润	从血管腔到周边	从周边到血管腔	无
纤维蛋白样改变	无	有	有
核分裂象	多，2~22 个/10 HPF	多少不一，0~6 个/10 HPF	多少不一，1~10 个/HPF
伴随绒毛	无	无	无

注：译自 Blaustein's pathology of the Female Genital Tract,7th edi.,Kurman RJ, Ellenson LH, Ronnett BM, Springer, New York, 2019, p13466, table 8.

表 3-1-3-6 子宫滋养细胞肿瘤与非滋养细胞肿瘤的免疫组化比较

标志物	绒毛膜癌	胎盘部位滋养细胞肿瘤	上皮样滋养细胞肿瘤	非滋养细胞肿瘤
hCG	+++	+/−	+/−	+/−
α−inhibin	++	++	++	−
hPL	+	+++	+/−	
PLAP	+/−	−	++	+/−
Mel−CAM	++	+++	+/−	−
CK[a]	+++	+++	+++	+++[b]
EMA	+	++	++	++[b]
p63	+	−	+++	

注：[a] AE1/3。

[b] 仅癌细胞阳性。

译自 Diagnosis of endometrial biopsy and curettings, 2nd edi, edited by Mazur MT. Kurman RJ, Springer, New York, 2009, p84, table 4.4.

Ki-67 增殖指数 <5%。然而，罕见的不典型胎盘部位结节的形态可能介于典型的胎盘部位结节与上皮样滋养细胞肿瘤之间。

• 有些中间滋养细胞肿瘤，特别是在使用化疗后可很难亚分类为 PSTT 或上皮样滋养细胞肿瘤。

• 上皮样滋养细胞肿瘤与胎盘部位过度反应的区别为，后者为镜下病变，常可伴绒毛，细胞

为体积更大且多核的种植部位中间滋养细胞，Ki-67 增殖指数 <1%，hPL 呈阳性，p63 呈阴性。

• 上皮样滋养细胞与上皮样平滑肌瘤的区别为，后者常有较典型的梭形平滑肌成分，肿瘤细胞平滑肌标志物呈阳性，滋养细胞标志物呈阴性。

• 有条索状和玻璃样变性模式的子宫内膜样癌，虽可与有广泛条索状排列和玻璃样变性的上

皮样滋养细胞肿瘤有相似处，但有较典型的子宫内膜样癌成分且滋养细胞免疫组化染色呈阴性。

【分子遗传学】

• 多数肿瘤有 Y 染色体组缺失。

【生物学行为和预后】

• 上皮样滋养细胞肿瘤的生物学行为与胎盘部位滋养细胞肿瘤相似，大多数为良性，约 25% 为临床恶性，有转移，约 13% 的患者死于肿瘤。

• 子宫肿瘤病例行子宫切除术，肺病变病例行相应的肺切除术可达到成功治疗的目的。针对早期病变的刮宫术的治疗效果有待进一步评估。与先前的妊娠间隔时间 >4 年提示预后较差。

• 无转移的患者的生存率几乎为 100%，而有转移者降至 50%~60%。

• 子宫外扩散主要通过血源性途径，但也可罕见地累及盆腔淋巴结。

• 在肿瘤的组织学特征中仅发现高核分裂象（>6 个 /10 HPF）为不良预后因素。

• 与绒毛膜癌不同，多数上皮样滋养细胞肿瘤患者对化疗有部分反应，尽管进行了长期和大剂量化疗，患者仍可出现复发和转移。

• 联合化疗，如 EMA/CO 可成功治疗上皮样滋养细胞肿瘤（Tsai 等，2008）。

四、混合性滋养细胞肿瘤

• 2020 年 WHO 的定义：混合性滋养细胞肿瘤（mixed trophoblastic tumor）是由包括绒毛膜癌、PSTT 和上皮样滋养细胞肿瘤中的 2~3 种肿瘤混合组成的一种妊娠滋养细胞肿瘤。

• 最常见绒毛膜癌与上皮样滋养细胞肿瘤混合，其次为绒毛膜癌和 PSTT 混合及 PSTT 和上皮样滋养细胞肿瘤混合，3 种肿瘤成分混合的情况很少见（仅 2 例报告）。

• PSTT 和上皮样滋养细胞肿瘤混合的肿瘤病

程惰性程度最高，转移性病变多为绒毛膜癌。

五、胎盘部位过度反应

【概述】

• 2020 年 WHO 的定义：胎盘部位过度反应（exaggerated placental site，EPS）是非肿瘤性情况，代表了新近妊娠后种植部位（绒毛外）中间滋养细胞的旺盛增生。

• 胎盘部位过度反应是指胎盘部位有大量增生的中间滋养细胞浸润种植部位的子宫内膜和子宫肌层。这种病变以前称为合体细胞性子宫内膜炎（syncytial endometritis）、超常胎盘部位反应（exaggerated placental site reaction）和良性绒毛膜浸润（benign chorionic invasion）。因其既无炎症也不局限于子宫内膜，所以现在已不使用合体细胞性子宫内膜炎这一名称。

• 因缺乏可靠的定量资料确定妊娠不同阶段滋养细胞的数量和浸润范围，而 EPS 为生理性种植部位过程的一个极端，正常和超常反应的种植部位的区分常由病理医师主观决定。

• EPS 可发生于正常妊娠或妊娠前 3 个月的流产，按美国约翰斯·霍普金斯医院的外检档案计算，在前 3 个月的自发性流产和选择性流产中，其发生率接近 1.6%。

【临床表现】

• EPS 在正常妊娠、流产和水泡状胎块等情况下均可发生，无特殊症状。完全性水泡状胎块的胎盘部位典型地显示了 EPS。

• 在一些产妇中，EPS 可为分娩后子宫收缩不良和出血不止的原因，有时甚至需要切除子宫以止血。

• EPS 在分子遗传学上与胎盘部位滋养细胞肿瘤无关，也无后者恒有的 XX 核型。

【病理改变】

巨检

• EPS 仅有镜下改变，并无肉眼可见的外观特征。不形成包块，发生于子宫、输卵管，可罕见发生于其他子宫外妊娠部位。

镜检

• 病变的特征为种植部位中间滋养细胞广泛浸润子宫内膜和子宫肌层，除了单核细胞外，也可有不少的多核细胞（图 3-1-3-51~3-1-3-57）。

• 胎盘部位过度反应的特征为中间滋养细胞的数量增多和体积略增大，核染色更深，并可有多核中间滋养细胞散布。

• 尽管有中间滋养细胞的广泛浸润，但子宫内膜和子宫肌层的整体结构并未紊乱。例如，子宫内膜的腺体和螺旋动脉被大量的滋养细胞包围和浸润，但未发生坏死；肌层的肌纤维间有大量的滋养细胞条索、细胞巢和单个滋养细胞浸润，无坏死（图 3-1-3-51~3-1-3-57），但可有血管累及。

• 在胎盘部位过度反应的种植部位中，中间滋养细胞与正常胎盘部位的一样，有丰富的嗜酸性胞质和深染且不规则的核，可有多核细胞且常数量较多，核非典型性可类似胎盘部位滋养细胞肿瘤，但核分裂象缺如（图 3-1-3-51~3-1-3-57）。

• 伴水泡状胎块的胎盘部位过度反应的中间滋养细胞的非典型性比不伴者更明显。

• 胎盘部位过度反应可有少量绒毛，所伴随的胎盘绒毛在形态学上无特殊之处。

免疫组化

• EPS 的中间滋养细胞的免疫组化特征也与正常胎盘部位的一样，CK、hPL、Mel-CAM、EGFR 和 E-cadherin 为 阳 性，Ber-EP4、EMA 和 HNK-1 等为阴性。

• 虽有大量的滋养细胞浸润，但 Ki-67 增殖指数 <2%，甚至基本为 0（但其中的淋巴细胞可

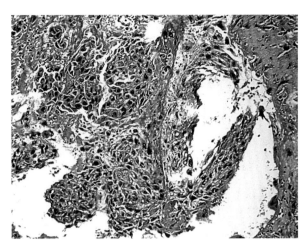

图 3-1-3-51　EPS。早期妊娠，子宫内膜中有大量的中间滋养细胞聚集

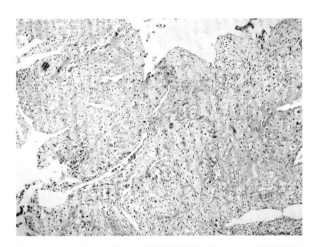

图 3-1-3-52　EPS。早期妊娠刮宫标本中子宫平滑肌间有大量的单核和多核中间滋养细胞浸润

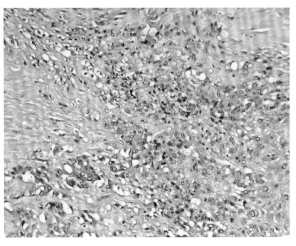

图 3-1-3-53　EPS。晚期妊娠，子宫肌层和子宫内膜交界处有大量的中间滋养细胞

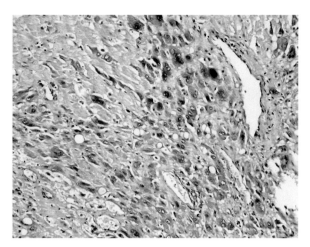

图 3-1-3-54　EPS。子宫内膜中有大量的核呈非典型性的中间滋养细胞

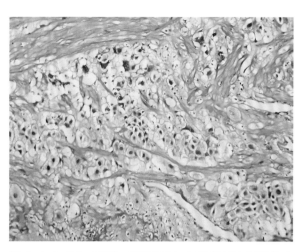

图 3-1-3-56　EPS。晚期妊娠，子宫肌层中浸润的中间滋养细胞巢，无肌层破坏

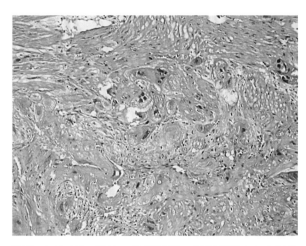

图 3-1-3-55　EPS。晚期妊娠，子宫肌层中有大量的核深染且呈非典型性的中间滋养细胞浸润，无明显的肌纤维坏死

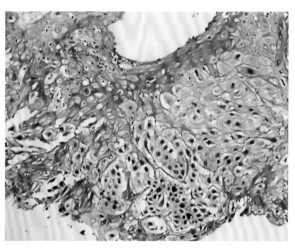

图 3-1-3-57　EPS。晚期妊娠，子宫肌层中浸润的中间滋养细胞巢，无肌层破坏

为阳性）。水泡状胎块恒伴 EPS，但其非典型性更明显，Ki-67 增殖指数也更高（5%~10%）。

- EPS 无 PSTT 的 XX 核型。

【鉴别诊断】

- 最重要的是与胎盘部位滋养细胞肿瘤相鉴别，二者在刮宫标本中很难区分，需结合影像学改变、血 hCG 水平，如果病变仅为镜下病变，缺乏核分裂象，有透明样物质团块将之分隔开，并且与蜕膜碎片和绒毛混合，则提示病变可能为胎盘部位过度反应（表 3-1-3-7）。必要时重复

刮宫可提供有助于鉴别的信息。

- 当病变虽具有 EPS 的特点，却是由滋养细胞组成的融合性包块，或核分裂象较多时，则应考虑病变为胎盘部位滋养细胞肿瘤，胎盘部位滋养细胞肿瘤通常没有绒毛（表 3-1-3-7）。

- 当种植部位中间滋养细胞的 Ki-67 增殖指数超过 10% 时，应首先考虑胎盘部位滋养细胞肿瘤（表 3-1-3-7），因为胎盘部位过度反应的 Ki-67 增殖指数接近 0%。

- 如果不能确定病变是 EPS 还是胎盘部位滋养细胞肿瘤，建议监测 hCG 水平并随访，前者

的 hCG 水平无升高，而后者会升高。

• 偶尔，浸润在子宫肌层中的梭形种植部位中间滋养细胞可类似非典型平滑肌细胞，但其浸润生长方式，伴随绒毛的表现，独特的血管浸润方式，以及 HSD3B1、CK 和 hPL 等标志物呈阳性的免疫组化特征有助于区别二者。

【生物学行为和预后】

• EPS 可能是正常生理过程，刮宫后一般可自行消退。

• 不伴水泡状胎块的 EPS 位不会提高发生持续性滋养细胞疾病的风险，因而不需要特别的治疗，一般也不需要随访。

六、胎盘部位结节和斑块

【概述】

• 2020 年 WHO 的定义：胎盘部位结节（placental site nodule，PSN）和斑块（plaque）是界限清楚的绒毛膜型中间滋养细胞结节和斑块。

• Kurman 等（1999）提出，这是绒毛膜中间滋养细胞起源的良性非肿瘤性病变，是与上皮样滋养细胞肿瘤相对应的非肿瘤性病变。

• 胎盘部位结节可发生于妊娠后，在子宫中存留数年。

• 少数胎盘部位结节和斑块可发生于子宫外，发生于输卵管者最多（异位妊娠的后果），偶见于子宫阔韧带、输卵管旁和卵巢等部位。

【临床表现】

• 患者多为育龄期女性，年龄为 27~45 岁，偶可见于绝经后最初数年的女性。有 1 例甚至发生于 72 岁女性。与最后一次妊娠（水泡状胎块罕见）的间隔时间为 2~108 个月（在一项研究中平均为 36 个月）。

• 这些病变通常偶然被发现，可见于因异常流血而进行刮宫的患者中。有时见于有异常子宫颈细胞者的刮宫标本中。

• 有些患者有治疗性流产史和剖宫产史，有些患者在诊断出该病之前的数年（有时为 4 年）内有输卵管结扎史或水泡状胎块史（Young 等，1990）。

【病理改变】

巨检

• 肉眼观察病变一般不明显，约 25% 的病例有肉眼可见的病变，病变为子宫内膜中边界清楚的黄色圆形小结节或较浅的子宫肌层中浅棕色或出血的小结节或斑块，大小为 1.0~14.0 mm，平

表 3-1-3-7　胎盘部位滋养细胞肿瘤和 EPS 的镜下特点比较

镜下特点		胎盘部位滋养细胞肿瘤	EPS
病变组织量		多少不一，常较多	通常有限
绒毛		缺如	常有，但呈局灶性分布
滋养细胞的类型和生长模式		单相性中间滋养细胞	单相性中间滋养细胞
核分裂象		有，通常不多	无或罕见
核非典型性		中到重度	中度
坏死		通常存在	无
免疫组化	hCG	+	+
	hPL	++++	++++
	Ki-67 增殖指数	通常为 15%	很低或为 0%

均为 2.1 mm。

• 有一项研究报道，胎盘部位结节和斑块发生在子宫颈内膜的约占 40%，发生在子宫内膜的约占 56%，发生在输卵管的约占 4%。

• 有一项研究报道，病变为肉眼可见的约占 25%，最大者为 2.5 cm，倾向于发生在子宫下段、子宫下段稍上部、子宫内膜和子宫颈内膜。

镜检

• 镜下表现为单个或多个边界清楚的圆形或卵圆形的结节样或斑块样少细胞性病变，间质玻璃样变性显著而广泛（图 3-1-3-58~3-1-3-61）。结节位于子宫内膜表面、子宫内膜内或子宫颈内膜浅表间质内，有时可有小叶样边缘或边缘有圆钝的伪足样突起。

• 结节的广泛玻璃样变性间质中有绒毛膜型中间滋养细胞，胞质为嗜酸性、双嗜性（常见于较大的细胞）或透明（常见于较小的细胞），偶可呈空泡状。多数细胞核圆而略不规则，染色质常模糊，呈退变外观，核分裂象罕见或无；少数细胞可有大而不规则或呈分叶状且深染的核，偶可有多核巨细胞（图 3-1-3-60，3-1-3-61），核分裂象罕见或无。

• 结节中的绒毛膜型中间滋养细胞的排列呈不规则簇状、条索状和圆巢状，也有单个细胞弥漫散布的情况。玻璃样变性间质中可有圆的嗜酸性透明小球散布。

• 结节偶可见坏死、囊性变性或钙化，结节或斑块周围有薄层慢性炎症细胞或偶见蜕膜细胞围绕，偶可伴玻璃样变性的绒毛。

• 结节周围的子宫内膜常为增生性或分泌性，通常不是蜕膜。有的结节内可有蜕膜细胞，而其周围的子宫内膜中则无，原因尚不明确。

• 有些胎盘部位结节和斑块的细胞有非典型性，病变更富含细胞且细胞排列更紧密，病变形态介于一般的胎盘部位结节或斑块和上皮样滋养细胞肿瘤之间，大小也介于胎盘部位结节和斑块（通常小于 4 mm）和上皮样滋养细胞肿瘤（一般为数厘米）之间，其 Ki-67 增殖指数也高于一般的胎盘部位结节和斑块，Kurman 等称之为不典型胎盘部位结节（atypical placental site nodule，APSN）（图 3-1-3-62~3-1-3-64）。因此，不典型胎盘部位结节可能为良性胎盘部位结节和斑块向上皮样滋养细胞肿瘤的移行。

• Kaur 等（2015）对有下列 1 项或更多项特征的胎盘部位结节和斑块使用不典型胎盘部位结节这一名称：有细胞学非典型性、细胞增多，有小的黏合灶或条索、有核分裂、核坏死和 Ki-67 增殖指数增高。32 例中 21 例 16 个月内有同

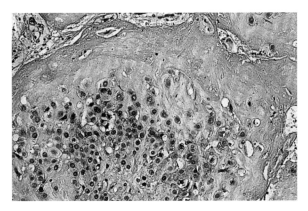

图 3-1-3-58　胎盘部位结节和斑块。玻璃样变性的间质中有绒毛膜型中间滋养细胞

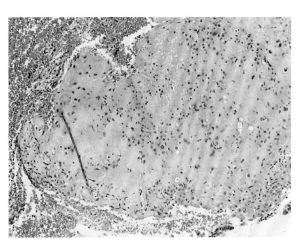

图 3-1-3-59　胎盘部位结节和斑块。玻璃样变性的间质中有核深染、大小不一且不规则的胞质透明的中间滋养细胞

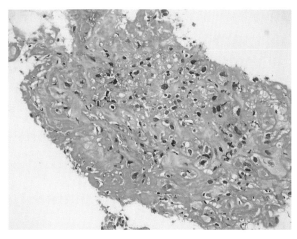

图 3-1-3-60 胎盘部位结节和斑块。玻璃样变性的间质中有核深染、大小不一且不规则的胞质透明的中间滋养细胞

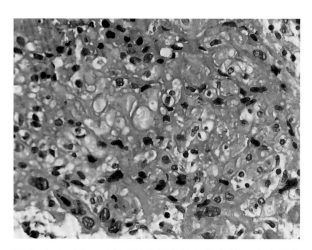

图 3-1-3-63 不典型胎盘部位结节和斑块。玻璃样变性的间质中有丰富的核呈非典型性的中间滋养细胞

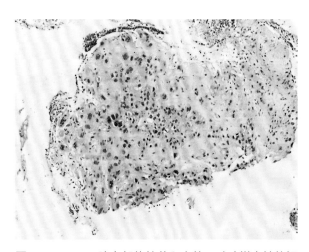

图 3-1-3-61 胎盘部位结节和斑块。玻璃样变性的间质中散布核大小不一的中间滋养细胞

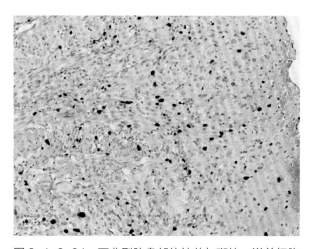

图 3-1-3-64 不典型胎盘部位结节与斑块。滋养细胞 Ki-67 增殖指数约为 10%

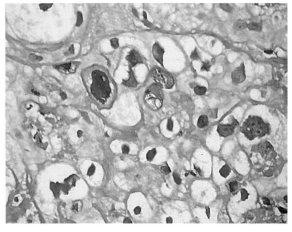

图 3-1-3-62 不典型胎盘部位结节和斑块。结节中的绒毛膜型中间滋养细胞胞质丰富且透明,核有明显非典型性

步或继发的恶性妊娠滋养细胞疾病,但无一例 hCG 水平升高。

免疫组化

• 与绒毛膜型中间滋养细胞相同,结节中的细胞 hCG 罕见呈阳性,而 CK、p63、EMA、PLAP、CD10 和 α-inhibin 等标志物呈阳性。种植部位的中间滋养细胞标志物呈阳性的情况不常见或仅为局灶阳性,例如,hPL 呈局灶阳性,Mel-CAM 仅在少数细胞中呈阳性,MUC4 呈阴性,hCG 呈阴性。

• 胎盘部位结节中细胞的 Ki-67 增殖指数 <5%,不典型胎盘部位结节的为 5%~10%。

- 与上皮样滋养细胞肿瘤不同的是，胎盘部位结节中的细胞不表达 E-cadherin，但不典型胎盘部位结节中的细胞表达。

- Banet 等（2015）报道了 GATA3 在滋养细胞中的表达，GATA3 表达于非肿瘤性发育的滋养细胞（100% 的绒毛滋养细胞、100% 的中间滋养细胞、89% 的细胞滋养细胞和 50% 的合体滋养细胞）、81% 的滋养细胞肿瘤（78% 的绒毛膜癌、85% 的上皮样滋养细胞肿瘤和 71% 的胎盘部位滋养细胞肿瘤）、89% 的正常 / 胎盘部位过度反应及 51% 的胎盘部位结节。

【鉴别诊断】

- 胎盘部位结节和斑块有时可与上皮样滋养细胞肿瘤和胎盘部位滋养细胞肿瘤相混淆，但前者有体积较小（镜下可见）、边界清楚、广泛玻璃样变性，核分裂象不明显等特征，这些特征均不同于后两种肿瘤。困难病例可用免疫组化染色帮助鉴别，特别是 Ki-67 染色（图 3-1-3-65）。

- 在子宫颈活检标本中，胎盘部位结节有时需要与子宫颈鳞状细胞癌相区别。胎盘部位结节边界清楚，有大量玻璃样变性间质围绕无核分裂

象的细胞巢或细胞条索，CK18 和 HSD3B1 呈阳性，p16 呈阴性，Ki-67 增殖指数较低等，这些特征均有别于鳞状细胞癌。

- 胎盘部位结节和斑块与玻璃样变性蜕膜的区别为前者有不同于蜕膜细胞的核大且深染的中间滋养细胞。

- 胎盘部位结节和斑块与胎盘部位过度反应的区别为前者边界清楚，有广泛玻璃样变性，且一般不伴当前或新近妊娠的绒毛。

- 剖宫产后胎盘部位结节样病变（Liang 等，2012）位于子宫前壁剖宫产切口瘢痕处，特征为有一浆膜下囊肿，并有瘘管与子宫腔相通，囊肿和瘘管衬覆细胞类似胎盘部位结节的中间滋养细胞，这些细胞可能来源于剖宫产切口瘢痕内中间滋养细胞的种植。

- 子宫外胎盘部位结节（与异位妊娠相关）有时需要与卵巢门细胞增生相区分，后者细胞核呈圆形或卵圆形，可有明显的核仁，而不像中间滋养细胞那样为扭曲核，且后者胞质中可有 Reink 类晶体，免疫组化染色中，虽然 α-inhibin 呈阳性，但 CK 和 p63 均呈阴性。

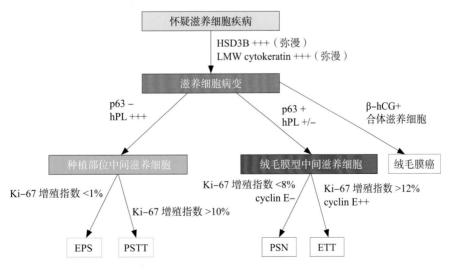

图 3-1-3-65 滋养细胞病变免疫组化鉴别诊断步骤。译自 Blaustein's pathology of the Female Genital Tract, 7th edi., Kurman RJ, Ellenson LH, Ronnett BM, Springer, New York, 2019, p1358, Fig.56.

【生物学行为和预后】

• 胎盘部位结节为良性病变，也无复发或发生持续性滋养细胞疾病的报道，因此进行诊断性刮宫后不需要进一步治疗。

• 2008 年 Tsai 等报道了 1 例胎盘部位结节转化为恶性上皮样滋养细胞肿瘤的病例。

• Kaur 等（2016）报道了 21 例不典型胎盘部位结节和斑块病例中有 3 例随访时发现滋养细胞肿瘤，提出对诊断性刮宫的不典型胎盘部位结节病例应仔细进行临床和放射学检查及较长时间随访。

七、剖宫产后非典型上皮样滋养细胞病变伴囊肿形成

• 剖宫产后非典型上皮样滋养细胞病变伴囊肿形成（atypical post-cesarean epithelioid trophoblastic lesion with cyst formation）是发生于先前剖宫产切口处并形成囊肿的上皮样滋养细胞非典型增生性病变，罕见，文献中仅有几例报道（Fischer，2006；Ismail 等，1995；Liang 等，2012；Zhou 等，2015）。

• 临床表现有下腹持续性疼痛、周期不规则阴道流血或周期性血尿。影像学检查可见子宫下段前方囊性病变，可伴先前剖宫产切口开裂或闭合瘘管，1 例有子宫膀胱瘘。

• 肉眼下，病变为囊性或憩室样包块，位于子宫下段前壁，可延伸至浆膜面。

• 镜下，囊性包块内壁衬覆的非典型上皮样滋养细胞，核大小不一、深染或呈分叶状，胞质丰富且伊红染色呈阳性，类似上皮样滋养细胞肿瘤、胎盘部位结节和平滑绒毛膜的上皮样滋养细胞。这些细胞可向深部生长甚至穿透子宫壁，但不会损毁性浸润周围的子宫壁组织。

• 病变为类似胎膜的先前剖宫产切口开裂处或子宫憩室内壁的滋养细胞增生性病变。

• 免疫组化特征类似绒毛膜型滋养细胞。

• 目前报道的病变在囊肿切除和子宫前壁修补后预后均良好，但由于病例较少，总体预后尚不能确定。

八、未分类的滋养细胞病变

• 罕见情况下，滋养细胞病变与已描述的特异性滋养细胞病变的组织学标准不吻合。例如，肉眼下有水泡状胎块的特征但无异常的滋养细胞增生；病变有异常的滋养细胞增生伴非水泡状胎块性绒毛或无绒毛成分，而无绒毛膜癌或胎盘部位滋养细胞肿瘤的特征。

• 应如实描述这些病变，在明白其意义前不进行特异性分类。

精粹与陷阱

• 在刮宫标本中诊断绒毛膜癌时应非常谨慎，很难仅凭滋养细胞非典型性和血管浸润确诊，因为正常妊娠的胎盘部位也可有这些改变。因此，必须结合病史、血 hCG 水平和影像学检查进行综合分析。

• 水泡状胎块，特别是完全性水泡状胎块，清宫后再次刮宫时子宫内可有滋养细胞残留而不见绒毛。如量少，无广泛性坏死和破坏性生长，应结合血 hCG 水平和影像学检查等判断是否继发绒毛膜癌，勿轻易诊断。

• 刮宫标本中仅见到滋养细胞而无绒毛时，滋养细胞往往有非典型性，且可有血管浸润。这种情况下需将标本全部取材，如确实无绒毛，且滋养细胞量少，仅显示轻微的向合体滋养细胞或细胞滋养细胞分化的表现，血 hCG 水平无显著升高，可将其诊断为单纯滋养细胞，有血管浸润时也不应排除

此诊断。

• 刮宫标本中如果无绒毛，滋养细胞量较多且有合体滋养细胞、中间滋养细胞或细胞滋养细胞分化及浸润和坏死，可诊断为疑似绒毛膜癌的滋养细胞病变（trophoblast suspicious for choriocarcinoma）。

• 在浸润于出血和坏死的肌层或其他组织的无绒毛的合体滋养细胞、细胞滋养细胞和中间滋养细胞混合的丛状片巢中，合体滋养细胞的存在是诊断绒毛膜癌的重要线索。

• 在正常妊娠后的刮宫标本中，单纯滋养细胞或疑似绒毛膜癌滋养细胞的细胞可能继发恶性或转移性滋养细胞疾病，建议随访监测 hCG 水平和进一步检查。

• 镜下见到中间滋养细胞浸润螺旋动脉不能作为诊断肿瘤的证据，因为这种现象在正常胎盘部位中也可发生。

• 胎盘部位过度反应和胎盘部位滋养细胞肿瘤的鉴别通常无法在刮宫标本中做出，需随访和重复进行诊断性刮宫并监测血 hCG 和 hPL 水平（有时胎盘部位滋养细胞肿瘤存在 hPL 阴性的情况），以及进行 B 超和影像学检查以观察子宫内是否有包块等病变。

• 中间滋养细胞肿瘤，特别是上皮样滋养细胞肿瘤，转移到泌尿道时在组织学上可类似尿路上皮癌，而尿路上皮癌转移到女性生殖器官时又可与中间滋养细胞肿瘤相似。近年来，有研究发现 GATA3 可表达于妊娠滋养细胞及其相应肿瘤，这更增加了二者鉴别诊断的困难。

• 有时，在正常妊娠或流产后及先前诊断为妊娠滋养细胞疾病的患者的刮宫标本中，可见到小而少的滋养细胞组成的碎片。如不能清楚区分细胞滋养细胞和合体滋养细胞，或标本中主要为与血凝块相混合的中间滋养细胞，诊断为"非典型滋养细胞，符合持续性滋养细胞疾病"或"非典型滋养细胞，不排除绒毛膜癌或胎盘部位滋养细胞肿瘤"可能较为恰当，细致的临床随访和 hCG 水平监测通常可解决诊断问题。

子宫体的解剖学和组织学

王玲玲　杜静娴　张建民

一、子宫体解剖学

子宫外形呈倒置梨状，切开后子宫腔如倒置的烧杯。子宫肌壁厚，子宫腔狭窄。子宫体分为底部、体部和峡部。底部位于输卵管开口以上，峡部为子宫下段，与子宫颈管相连续，底部与峡部之间为体部（附图1-1）。

子宫由子宫阔韧带、子宫圆韧带和子宫卵巢韧带支持，表面有盆腔腹膜覆盖，位于前面的膀胱和后面的直肠之间。

子宫大部分有腹膜覆盖，子宫后面的腹膜向下扩展超过前面的腹膜，这有助于判断子宫切除

标本的前后侧和左右侧，以及与子宫一起切除的左侧和右侧卵巢及输卵管。子宫圆韧带与子宫的附着点在输卵管和子宫交界处的前下方。子宫卵巢韧带与子宫的附着点在输卵管和子宫交界处的后下方。

子宫的血液供应主要来自两侧髂内动脉的子宫分支，子宫动脉在子宫两侧的子宫阔韧带中与上方的卵巢动脉及下方的阴道动脉吻合。吻合的血管分支进入子宫壁的外1/3后形成一环状血管（弓形动脉），然后发出放射状分支供应较内侧的子宫肌层和子宫内膜。静脉和淋巴管伴随动脉走行但方向相反，最终通过子宫静脉汇入髂内静

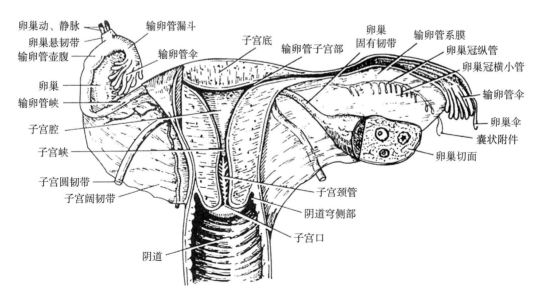

附图1-1　女性内生殖器。女性内生殖器冠状切面图。引自柏树令，应大君.系统解剖学［M］.第8版.北京：北京人民卫生出版社，2013.165.

脉。淋巴回流从子宫浆膜下丛开始，流向盆腔淋巴结和腹主动脉淋巴结。

二、子宫的血管显微解剖学

子宫内膜的充分血液供应源自子宫肌层放射状分布的动脉，这些动脉有规律地穿入子宫内膜形成基底动脉，然后分为水平支和垂直支，前者供应内膜深部的基底层，后者供应内膜较浅部分的功能层。内膜功能层中的小动脉分支呈螺旋状，称为螺旋小动脉，其在功能层中发育和再分支，并与表面上皮下的前毛细血管相连。螺旋小动脉与腺体伴行，在月经周期中长度随其增减，从增生期的较少卷曲到分泌晚期的充分螺旋状卷曲。螺旋小动脉的生长和发育受卵巢类固醇激素和前列腺素的影响。

三、子宫体的组织学

子宫为厚壁空腔器官，子宫壁自内向外由内膜、肌层和外膜（浆膜）组成，肌层占子宫壁厚度的绝大部分。

（一）子宫内膜

1. 子宫内膜的一般组织学组成和特性

子宫内膜是内衬于子宫体腔面的黏膜，由表面上皮、腺体、间质和血管组成，分为基底层和功能层（附图 1-2）。前者为最深层的内膜，与肌层接触，后者包括内膜最表浅的较薄的致密层和内膜中间较厚的海绵层。

子宫内膜组成成分的形态学受性激素的影响，随性激素水平的变化而改变，特别是卵巢性激素。子宫底部两侧的子宫内膜与输卵管内膜接壤，两者突然过渡，偶尔其交界处可位于输卵管内。

峡部与子宫颈管的交界处是子宫颈的解剖学内口，但不一定是其组织学内口。此处由子宫内膜逐渐转变为子宫颈管内膜，即由一种形态的黏膜转变为另一种形态的黏膜，两者的结构往往呈移行状态。这个部位可衬覆子宫颈管内膜（附图 1-3），但其深部却出现发育欠佳的子宫内膜腺体。不要将峡部内膜误认为无活性或无分泌性的子宫内膜。

（1）表面上皮：子宫内膜的表面上皮对女性性激素的敏感性不如腺体和间质细胞。一般为单层立方和柱状上皮。核位于细胞中部或下部，呈

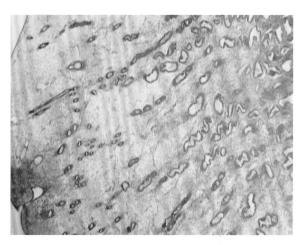

附图 1-2　子宫内膜。功能层对激素敏感，在月经周期中有显著的周期性改变（图左、中和右下），基底层对激素不敏感（图右上）

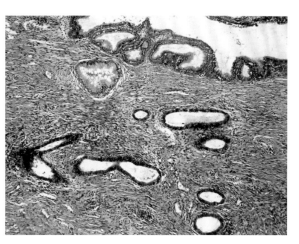

附图 1-3　子宫峡部内膜。腺体对激素敏感性差，间质常略呈纤维性，表面可为子宫颈内膜型黏液上皮（黄受方教授惠赠）

卵圆形，染色质细、密（附图1-4）。在育龄期女性月经脱落后，增生期再生的表面上皮为立方状，到分泌期在孕激素的作用下变为柱状或高柱状。

（2）腺体：子宫内膜的腺体呈单管状，被覆上皮在月经周期中亦发生规律性的变化，腺体大小逐渐增加，腺体的弯曲度也不断增加。子宫内膜最深部基底层的腺体显得较不成熟，对孕激素不敏感，只对雌激素产生反应，此层为基底层，行经时不脱落，而下一周期在雌孕激素作用下由此开始再生、修复和发育，如此周而复始，直至绝经期。基底层腺体相对密度较高，因此刮宫片中的基底层碎片可被误认为增殖症或紊乱性增生。基底层内膜中的螺旋血管壁稍厚，密度稍高，可被误认为息肉碎片。

（3）间质：子宫内膜间质中有两种细胞，即间质细胞和淋巴细胞。

间质细胞，来自多潜能的间充质细胞，间质层在月经周期初很薄，由核呈圆形或椭圆形且胞质极少的间质细胞组成，形态随月经周期改变，其间掺杂着几乎看不见的支持性原纤维网状结构。基底层间质如同腺上皮细胞一样对性激素不敏感，变化不大。

淋巴细胞，正常内膜中可有淋巴细胞及淋巴细胞集聚或有生发中心的淋巴滤泡，一般多见于绝经后内膜的基底层。B细胞（CD20和CD79a呈阳性）约占1%，主要集聚于基底层，功能层中较少见。T细胞（CD3呈阳性）较多，以单个细胞散布于内膜间质，特别是分泌期内膜。在分泌中期和晚期的前蜕膜样化的内膜间质中可见大颗粒淋巴细胞，这是一种胞质含嗜酸性颗粒的细胞，免疫组化染色显示具有T淋巴细胞表型（CD56呈阳性，CD3和CD16呈阴性），并且拥有自然杀伤细胞的功能（附图1-5）。它是大颗粒淋巴细胞系列的成员，来自外周血，出现于月经周期的分泌晚期，而在妊娠早期，其数量最多，之后数量逐渐减少，到足月妊娠期消失，显示其与妊娠的密切相关性，提示其在孕卵着床或滋养细胞侵入和胎盘形成过程中起重要作用。

（4）血管：螺旋小动脉亦受月经周期卵巢性激素的影响。在增生期，螺旋小动脉少，多位于功能层的深部，管壁尚未充分发育，较短而很少卷曲；在孕激素作用下，逐渐生长和卷曲，特别是在分泌晚期，螺旋小动脉管壁已充分发育，向上生长，并达内膜浅层，卷曲程度达到最大限度（附图1-6），顶端的小动脉平滑肌消失并与内膜浅表的前毛细血管融合。

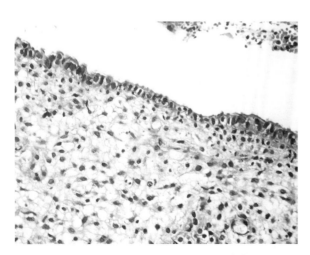

附图1-4 表面上皮。子宫内膜的表面上皮为单层立方或低柱状上皮，核位于细胞中下部，有些细胞表面可有纤毛

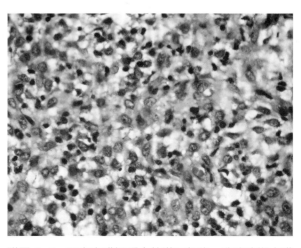

附图1-5 子宫内膜间质中的淋巴细胞。分泌晚期内膜间质细胞增大，呈铺砖状紧密排列，其中有类似分叶核白细胞样的淋巴细胞散布

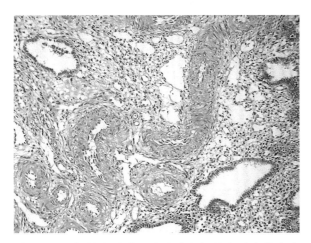

附图 1-6　螺旋小动脉。分泌晚期螺旋小动脉发育充分，管壁较厚，盘曲明显

2. 正常子宫内膜月经周期改变

在下丘脑 - 垂体单元、垂体 - 卵巢单元和卵巢 - 子宫内膜单元的调控下，通过多个反馈环，随着相关激素的浓度变化，子宫内膜的形态发生周期性变化，每个月经周期均有增生期、分泌期和月经期三个阶段，腺体、间质和血管均有相应的形态学改变（附表 1-1）。

（1）增生期

增生期分为早、中和晚增生期三个阶段（附表 1-2）

附表 1-1　排卵的形态学证据

形态学	周期中的天数
腺上皮细胞出现核仁通道系统（电镜）	15~25 天
腺上皮细胞有核下空泡，核呈栅栏状排列	17~18 天
间质水肿伴腺上皮排列为羊齿草状	22~23 天
血管周围和间质前蜕膜变	22~28 天
弥漫性前蜕膜变和腺体坏死 炎症和血管血栓形成	1~2 天
弥漫性炎性渗出 间质细胞聚集（间质球）伴或不伴表面上皮肥大	2~4 天

附表 1-2　增生期的内膜变化

早增生期（第 4~7 天）（附图 1-7）
薄层再生上皮
腺体短且窄，有上皮性核分裂
间质致密，有核分裂（间质细胞呈星形或梭形）

中增生期（第 8~10 天）（附图 1-8）
腺体长而弯曲
表面上皮为柱状
间质不同程度水肿，核分裂常见

晚增生期（第 11~14 天）（附图 1-9）
腺体曲折
腺上皮核呈假复层排列
间质中等致密，生长活跃

注：译自 Diagnosis of endometrial biopsy and curettings, edited by Mazur MT and Kurman RJ, Springer, New York, 2005, p11, Table2.2.

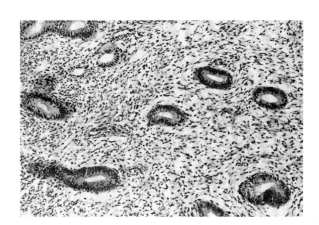

附图 1-7　早增生期。腺体小，呈直管状，腺上皮呈柱状，核呈假复层排列，间质较疏松

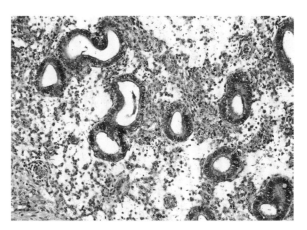

附图 1-8　中增生期。腺体略直或略弯曲，腺腔仍小，间质水肿

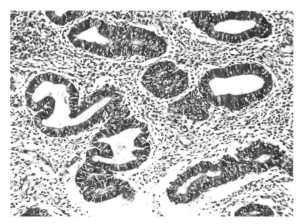

附图 1-9 晚增生期。腺体略弯曲，腺腔增大，腺上皮核呈假复层和深染，间质细胞较密集，胞质仍很少

（2）分泌期

多数研究者将分泌期分为早、中和晚分泌期，但具体划分不尽相同。正因为如此，有研究者不将分泌期分为早、中和晚分泌期，而主张逐日区分（附表 1-3，1-4）。

在孕激素的作用下腺体增生受抑，腺体上皮细胞胞质增多，出现分泌性改变。间质细胞变大，最终成为前蜕膜细胞，间质中的大颗粒淋巴细胞逐渐增多。孕酮似乎对肌层的平滑肌有刺激效应。

附表 1-3　子宫内膜逐日分期的形态学特征

腺体改变
曲折性
核分裂
核定向（假复层或基底位）*
核下胞质空泡*
分泌衰竭（腔内分泌物）*

间质改变
水肿*
核分裂
前蜕膜变*
颗粒淋巴细胞浸润*

注：* 用于将分泌期逐日分期的主要特征。

译自 Diagnosis of endometrial biopsy and curettings, edited by Mazur MT and Kurman RJ, Springer, New York, 2005, p11, Table 2.1.

附表 1-4　分泌期子宫内膜的逐日改变

第 14~15 天为间期，排卵后 36~48 小时无逐日改变（附图 1-10）
早分泌期为第 16~20 天，腺体改变突出
第 16 天　核下空泡（散在的小而不规则的空泡可仅由雌激素引起）（附图 1-11）
第 17 天　规则的空泡——核位于空泡顶端（附图 1-12）
第 18 天　空泡体积变小 　　　　　腺腔内有早期分泌物 　　　　　核接近细胞基底部（附图 1-13）
第 19 天　仍残留少数空泡（附图 1-14） 　　　　　腺腔内有分泌物 　　　　　不呈假复层排列，无核分裂
第 20 天　腺腔内分泌物量达顶峰（附图 1-15）
中分泌期和晚分泌期为第 21~27 天，间质改变突出，有不同程度的分泌衰竭
第 21 天　显著的间质水肿（附图 1-16）
第 22 天　间质水肿达顶峰——间质细胞有"裸核"（附图 1-17）
第 23 天　小动脉周围出现前蜕膜变 　　　　　螺旋动脉明显（附图 1-18）
第 24 天　前蜕膜变更明显 　　　　　间质再次出现核分裂（附图 1-19）
第 25 天　表面上皮下开始出现前蜕膜变 　　　　　颗粒淋巴细胞数量增多（附图 1-20）
第 26 天　前蜕膜变开始融合，腺体呈锯齿状（附图 1-21~1-24）
第 27 天　颗粒淋巴细胞数量增多 　　　　　前蜕膜变融合成片 　　　　　灶性坏死（附图 1-25，1-26）
第 24~27 天　腺体分泌衰竭——腺体曲折，有腔内丛（锯齿状），腔缘不整齐，有不同程度的细胞质内空泡和腔内分泌物（附图 1-27）

注：译自 Diagnosis of endometrial biopsy and curettings, edited by Mazur MT and Kurman RJ, Springer, New York, 2005, p13, Table 2.3.

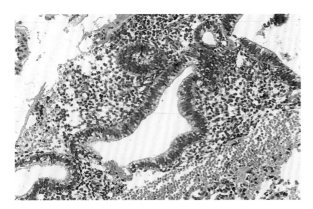

附图 1-10　间期。腺体改变同晚增生期，但有些腺上皮细胞中已出现小的核下空泡

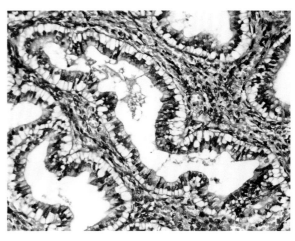

附图 1-13　第 18 天。腺腔增大，腺上皮细胞均有核下空泡，少数细胞有核上空泡，核位于细胞中部，无核分裂

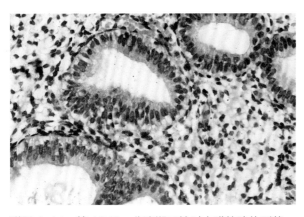

附图 1-11　第 16 天。分泌期开始时内膜的腺体形状、腺体与间质的比值和间质细胞形态同晚增生期内膜，但 50% 以上的腺细胞出现核下空泡

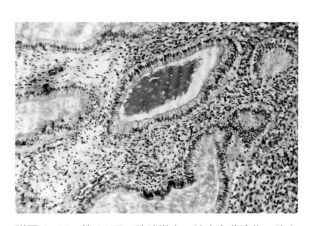

附图 1-14　第 19 天。腺腔增大，腔内有分泌物，腺上皮细胞呈柱状，核向基底部移动

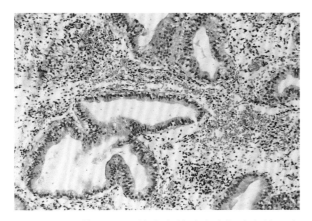

附图 1-12　第 17 天。绝大多数腺上皮细胞有核下空泡，部分腺上皮细胞的核从假复层排列变为单层排列并达细胞中部

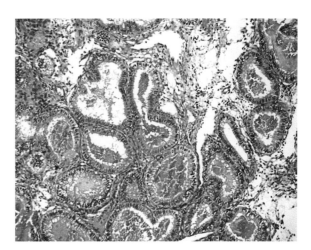

附图 1-15　第 20 天。腺腔较之前略增大，内有分泌物，腺上皮细胞呈柱状，核位于基底部，细胞顶端有些模糊，腺体与间质之比大于 1∶1

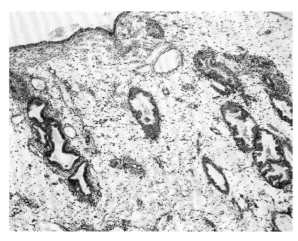

附图 1-16　第 21 天。腺腔扩张，内有分泌物，腺上皮细胞呈低柱状，有的腺体开始有曲折，间质中度水肿，间质细胞小且胞质少

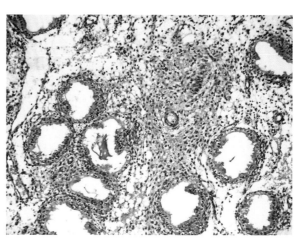

附图 1-19　第 24 天。腺体扩张，腺腔内分泌物开始浓缩，间质水肿，螺旋动脉周围间质细胞增大，胞质增多，前蜕膜细胞排列紧密呈袖套样

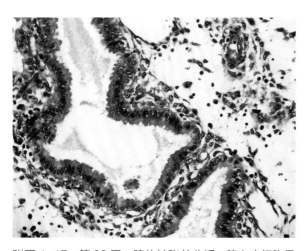

附图 1-17　第 22 天。腺体扩张并曲折，腺上皮细胞呈低柱状，腺体与间质之比小于 1：1，间质水肿显著，间质细胞小，螺旋动脉不明显

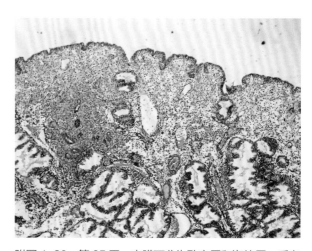

附图 1-20　第 25 天。内膜可分为致密层和海绵层，后者腺体密集，腺腔扩大并曲折呈锯齿状，腺腔内有分泌物；前者螺旋动脉较明显，周围的前蜕膜细胞袖套范围增大

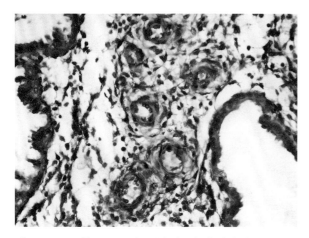

附图 1-18　第 23 天。间质水肿，螺旋动脉壁略增厚，周围间质细胞密度增高，核增大，胞质增多

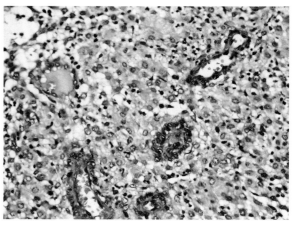

附图 1-21　第 26 天。致密层中的螺旋动脉管壁增厚，周围的前蜕膜细胞排列紧密，呈铺砖状

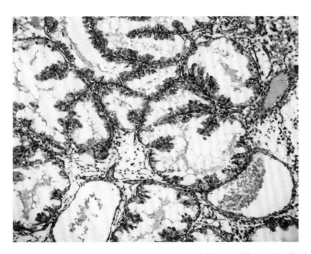

附图 1-22 第 26 天。海绵层中的腺体密集排列呈锯齿状，分泌旺盛

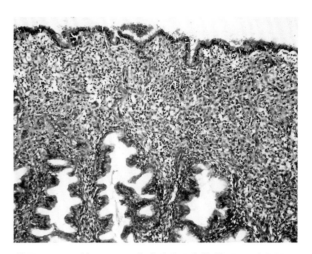

附图 1-25 第 27 天。内膜致密层与海绵层区别明显

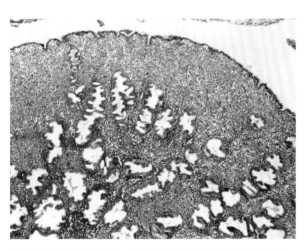

附图 1-23 第 26 天。内膜明确分为致密层和海绵层，致密层中前细胞的分布较之前范围更广泛

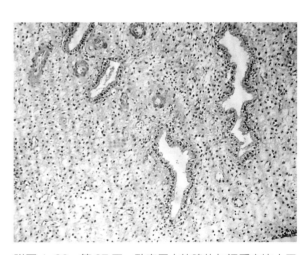

附图 1-26 第 27 天。致密层中的腺体与间质之比小于1：1，腺体周围为呈铺砖状的前细胞，其间有不少颗粒淋巴细胞，腺体形状较简单

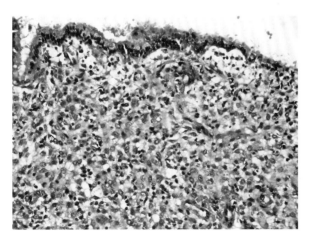

附图 1-24 第 26 天。致密层中的前细胞间有较多颗粒淋巴细胞

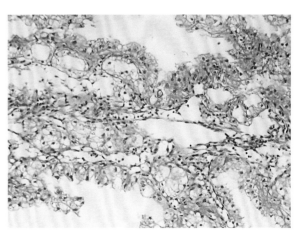

附图 1-27 第 27 天。海绵层中的腺体密集，腺腔不规则，腺体分泌衰竭

3. 月经前期和月经期

由于晚分泌期卵巢黄体退化，雌二醇和孕酮的产生急剧跌落而导致子宫内膜月经发生。孕酮水平的迅速降低使内膜细胞的溶酶体膜失去稳定性，溶酶体酶逸出引起 PGF2α 释放，小动脉因之痉挛，随后发生缺血，伴以中性粒细胞游走入组织退变区，它们释放出的蛋白水解酶与溶酶体酶联合作用，加上螺旋动脉中产生的组织坏死因子和组织缺血产生的自由基等因素，共同造成组织损伤和细胞外基质崩解。

第 28 天（排卵后第 14 天）：内膜厚度减少到 3~4 mm，腺体与间质之比约为 1 : 1。组织学改变为晚分泌期和早月经期的混合，有灶性的前蜕膜变区残留，间质有致密区和退变崩解区，伴以中性粒细胞浸润（附图 1-28）。有的螺旋动脉中含腔内血栓，功能层的小静脉和毛细血管中也有血栓。

月经期：内膜 1~4 mm 厚，腺体和间质均崩解，间质细胞可排列成界线不清晰的小梁状或簇状结构，胞质常很少。腺体的碎片漂浮在出血中，与间质不相连，形状多样，有直管状结构，也有多数上皮乳头状内折的复杂结构，后者有时可与子宫内膜增殖症或癌混淆，特别是有坏死和炎症时（附图 1-29~1-31）。

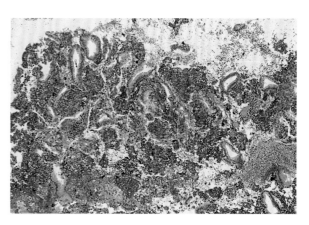

附图 1-29　月经期。内膜出血、坏死和崩解，间质细胞簇集

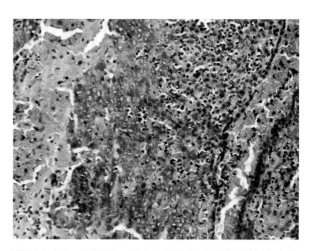

附图 1-30　月经期。出血和坏死的内膜间质中有中性粒细胞浸润，退变的间质细胞呈小梁状排列，类似上皮细胞索

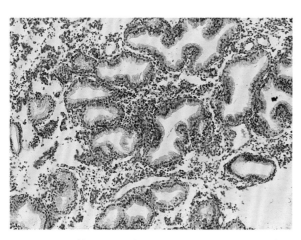

附图 1-28　第 28 天。海绵层间质开始崩解，并有中性粒细胞浸润

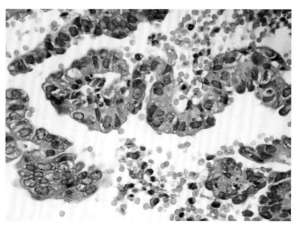

附图 1-31　月经期。出血和坏死的内膜中，崩解的腺体腺上皮可核增大、不规则及深染，勿误认为癌细胞

再生的表面上皮可核大和深染或呈靴钉样，需与子宫内膜上皮内癌相区别（附图 1-32）。这种球状结构也是月经性或非月经性内膜脱落的特征之一。

（二）子宫肌层

子宫内膜下为子宫肌层，两层之间的界限常不规则，不在同一水平线，不规则的子宫内膜下缘可突入浅肌层 1mm 至数毫米，偶可达肌层中部，应在判断子宫内膜腺癌对肌层的浸润时注意这一点（附图 1-33）。

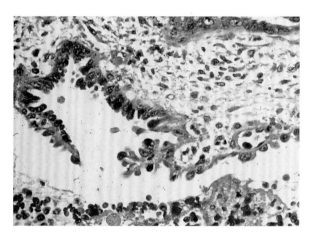

附图 1-32　再生内膜。核增大和深染，部分细胞呈靴钉样 Scully 教授惠赠

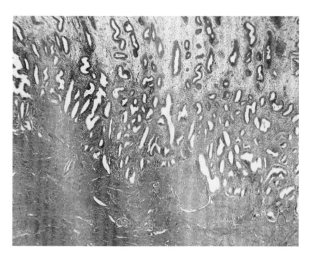

附图 1-33　子宫内膜与肌层交界处。子宫内膜下缘与肌层交界处呈锯齿状，不平坦

子宫肌层绝大部分为平滑肌细胞，也有不少纤维组织和细胞外的胶原纤维及弹力纤维。子宫下段和子宫颈的这些细胞外成分较子宫体的多，而平滑肌则相反。平滑肌细胞免疫组化表型为 vimentin、SMA、calponin、desmin 和 H-caldesmon 等标志物呈阳性，但 CD10 和 CD34 的表达各可达 1/3 左右。有些平滑肌细胞可显示某些 CK（如 AE1/3）和 EMA 阳性。肌层由平滑肌细胞组成的多个纵横交错的平滑肌束构成（附图 1-34），平滑肌层呈环状，但子宫内膜下方的一些平滑肌束为纵向走行。在宫壁的中 1/3 偏外处，可见弓形动脉丛，在评估子宫内膜癌浸润深度时，肌层的动脉血管丛为有用的解剖学标志，累及此处则几乎恒为侵及子宫肌层的外侧 1/2（附图 1-35）。

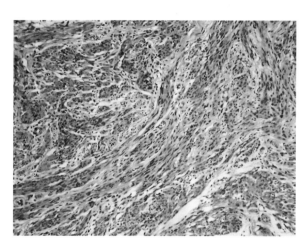

附图 1-34　子宫肌层。肌层由交错的平滑肌束组成

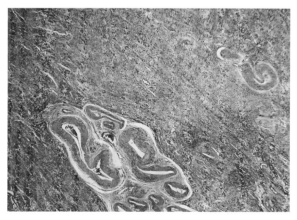

附图 1-35　肌层血管丛。肌层的动脉血管丛为有用的解剖学标志，累及此处则几乎恒为侵及子宫肌层的外侧 1/2

妊娠子宫随孕体的生长而增大，这是由已有的平滑肌细胞肥大还是平滑肌细胞增生所致仍有争议，但事实上两种机制均有参与。

（三）浆/外膜层

子宫体的最外层由腹膜间皮细胞和少量间皮下的疏松结缔组织构成。

附录 2

2020 WHO 子宫体肿瘤分类和 TNM 分期

金 瑞　朱倩倩　张建民

2020 WHO 子宫体肿瘤分类

子宫内膜上皮性肿瘤和前驱病变

	子宫内膜增殖症不伴非典型性
8380/2	子宫内膜非典型增生 / 子宫内膜上皮内瘤变
8380/3	子宫内膜样腺癌
	POLE 超突变型子宫内膜样癌
	错配修复缺陷子宫内膜样癌
	P53 突变型子宫内膜样癌
	非特异性分子改变子宫内膜样癌
8441/3	浆液性癌
8310/3	透明细胞腺癌，非特殊性
8020/3	未分化癌，非特殊性
8323/3	混合性腺癌
9110/3	中肾管腺癌
8070/3	鳞状细胞癌，非特殊性
8144/3	黏液性癌，肠型
9111/3	中肾样腺癌
8980/3	癌肉瘤，非特殊性

瘤样病变

	子宫内膜息肉
	子宫内膜化生
	阿 - 斯反应

子宫特异性间叶性肿瘤

8890/0	平滑肌瘤，非特殊性
8890/0	脂肪平滑肌瘤
8890/0	卒中性平滑肌瘤
8890/0	水肿性平滑肌瘤
8890/0	切割性平滑肌瘤
8890/0	富于细胞性平滑肌瘤
8892/0	平滑肌瘤
8896/0	黏液样平滑肌瘤
8891/0	上皮样平滑肌瘤
8893/0	合胞体性平滑肌瘤
8890/1	平滑肌瘤病，非特殊性
8890/1	静脉内平滑肌瘤
8897/1	恶性潜能未定平滑肌瘤
8891/1	恶性潜能未定的上皮样平滑肌瘤
8896/1	恶性潜能未定的黏液样平滑肌瘤
	恶性潜能未定的梭形细胞型平滑肌瘤
8898/1	转移性平滑肌瘤
8890/3	平滑肌肉瘤
	梭形细胞型平滑肌肉瘤
8891/3	上皮样平滑肌肉瘤
8896/3	黏液样平滑肌肉瘤
8930/0	子宫内膜间质结节
8931/3	低级别子宫内膜间质肉瘤
8930/3	高级别子宫内膜间质肉瘤

8805/3　未分化肉瘤

8590/1　类似卵巢性索肿瘤的子宫肿瘤

8714/0　良性血管周上皮样肿瘤

8714/3　恶性血管周上皮样肿瘤

8825/1　炎性肌纤维母细胞肿瘤

　　　　上皮样肌纤维母细胞肉瘤

上皮和间叶混合性肿瘤

8932/0　腺肌瘤，非特殊性

8932/0　非典型息肉样腺肌瘤

8933/3　腺肉瘤

杂类肿瘤

9473/3　原始神经外胚叶肿瘤，非特殊性

9063/3　生殖细胞肿瘤，非特殊性

9071/3　卵黄囊瘤，非特殊性

9080/0　成熟畸胎瘤，非特殊性

9080/3　未成熟畸胎瘤，非特殊性

形态学编码源于国际肿瘤学疾病分类（International Classification of Diseases for Oncology）第 3 版，第 2 次修订（ICD-O-3.2）[1149]。

行为编码"/0"代表良性疾病；"/1"代表非特异性、交界性和未确定行为；"/2"代表原位癌和Ⅲ级上皮内肿瘤；"/3"代表恶性肿瘤，原发部位；"/6"为恶性肿瘤，转移部位。行为编码"/6"一般未用于癌症注册。

本分类为先前 WHO 分类的改进版，考虑了研究者对这些疾病理解的变化。

子宫内膜肿瘤的 TNM 分期

（ICO-0-3 C 54,O.,1,3,8,9.,C55）

为了进行比较，列出了 T、N 和 M 范畴和定义和相应的 FIGO 分期（附表 2-1）。

分期规则

该分期应用于子宫内膜癌和癌肉瘤（恶性中胚叶混合瘤），应确认癌的组织学亚型和分级，诊断应基于子宫内膜的活检标本。

以下为评估 T、N 和 M 范畴所需的检查。

T 范畴：体检和包括尿路造影术及膀胱镜在内的影像学检查。

N 范畴：体检和包括尿路造影术在内的影像学检查。

M 范畴：体检和影像学检查。

FIGO 分期基于外科分期。而 TNM 分期基于临床和（或）病理学分期。

解剖学亚部位

解剖学亚部位包括子宫峡部（C54.0）、子宫底部（C54.3）和子宫内膜（C54.1）。

区域淋巴结

区域淋巴结包括盆腔［腹下（闭孔、髂内）、髂总、髂外、子宫旁和骶部］淋巴结和主动脉旁淋巴结。

T——原发肿瘤

附表 2-1　子宫内膜原发肿瘤的 TNM 范畴的定义和相应的 FIGO 分期

TNM 范畴	FIGO 分期	定义
Tx		原发肿瘤不能评估
T0		无原发肿瘤证据
T1	I[a]	肿瘤局限于子宫体[a]
T1a	IA[a]	肿瘤局限于子宫内膜或浸润深度小于肌层的一半
T1b	IB	肿瘤浸润肌层深度的一半或以上
T2	II	肿瘤浸润子宫颈间质但未扩散到子宫外
T3	III	局部和（或）区域性扩散

续表

TNM 范畴	FIGO 分期	定义
T3a	ⅢA	肿瘤浸润子宫体浆膜或附件（直接扩散或转移）
T3b	ⅢB	阴道或子宫旁累及（直接扩散或转移）
N1,N2	ⅢC	转移到盆腔或主动脉旁淋巴结[b]
N1	ⅢC1	转移到盆腔淋巴结
N2	ⅢC2	转移到主动脉旁淋巴结有或无盆腔淋巴结转移
T4[c]	ⅣA	肿瘤侵犯膀胱/肠黏膜

注：[a] 仅累及子宫颈内膜腺体的情况应考虑为 Ⅰ 期。

[b] 阳性细胞学应分开报告，不改变分期。

[c] 存在大疱性水肿不足以作为分类为 T4 的充分证据。

N——区域淋巴结

Nx　区域淋巴结不能评估

N0　区域淋巴结无转移

N1　区域淋巴结转移到盆腔淋巴结

N2　区域淋巴结转移到主动脉旁淋巴结，（或不伴）盆腔淋巴结转移

M——远处转移

M0　无远处转移

M1　远处转移（阴道、盆腔浆膜和附件转移除外，包括腹股沟淋巴结以及除主动脉旁淋巴结和盆腔淋巴结外的腹内淋巴结转移）

pTNM 病理学分类

pT 和 pN 范畴相当于 T 和 N 范畴。

pN0　进行组织学检查的盆腔淋巴结切除标本一般包括 10 个或更多淋巴结。如果淋巴结呈阴性，但淋巴结数目未达标准，归类为 pN0

pM——远处转移[*]

pM1　显微镜下证实的远处转移

注：[*]pM0 和 pMX 不是有效的范畴。

G——组织病理学分级

组织病理学分级使用 G1、G2 和 G3（Creasman 等，2006）。

分期组

分期	T	N	M
0 期	Tis	N0	M0
ⅠA 期	T1a	N0	M0
ⅠB 期	T1b	N0	M0
Ⅱ 期	T2	N0	M0
ⅢA 期	T3a	N0	M0
ⅢB 期	T3b	N0	M0
ⅢC 期	T1、T2、T3	N1、N2	M0
ⅢC1	T1、T2、T3	N1	M0
ⅢC2	T1、T2、T3	N2	M0
ⅣA 期	T4	任何 N	M0
ⅣB 期	任何 T	任何 N	M1

子宫肉瘤的 TNM 分期

平滑肌肉瘤、子宫内膜间质肉瘤、腺肉瘤（ICD-O-3 C53，54，54.1，54.2，55）。

为了进行比较，列出了 TNM 范畴的定义和相应的 FIGO 分期（附表 2-2，2-3）。

分期规则

该分期应用于子宫肉瘤，但癌肉瘤除外，因为癌肉瘤已被纳入子宫内膜肿瘤的范围。应有组织学确诊和组织学类型区分病例。

以下为评估 T、N 和 M 范畴所需的检查。

T 范畴：体检和影像学检查。

N 范畴：体检和影像学检查。

M 范畴：体检和影像学检查。

FIGO 分期基于外科分期。而 TNM 分期基

于临床和（或）病理学分期。

解剖学亚部位

解剖学亚部位包括子宫颈（C53.0）、子宫峡部（C54.0）和子宫底部（C54.3）。

肿瘤的组织学类型

平滑肌肉瘤	8890/3
子宫内膜间质肉瘤	8930/3
腺肉瘤	8933/3

区域淋巴结

区域淋巴结包括盆腔［腹下（闭孔、髂内）、髂总、髂外、子宫旁和骶部］淋巴结和主动脉旁淋巴结。

平滑肌肉瘤、子宫内膜间质肉瘤

T——原发肿瘤

附表 2-2　平滑肌肉瘤和子宫内膜间质肉瘤原发肿瘤的 TNM 范畴的定义和相应的 FIGO 分期

TNM 范畴	FIGO 分期	定义
T1	I	肿瘤局限于子宫体 [a]
T1a	IA	肿瘤最大径为 5 cm 或更小
T1b	IB	肿瘤超过 5 cm
T2	II	肿瘤扩散到子宫外，但仍在盆腔内
T2a	IIA	肿瘤累及附件
T2b	IIB	肿瘤累及其他盆腔组织
T3	III	肿瘤浸润腹部组织
T3a	IIIA	累及 1 个部位
T3b	IIIB	累及超过 1 个部位
N1	IIIC	肿瘤转移到区域淋巴结
T4	IVA	肿瘤浸润膀胱或直肠
M1	IVB	远处转移

注：[a] 子宫体和卵巢 / 盆腔同时有肿瘤且伴卵巢 / 盆腔子宫内膜异位症，应分类为独立的原发肿瘤。

腺肉瘤

T——原发肿瘤

附表 2-3　腺肉瘤原发肿瘤的 TNM 范畴的定义和相应的 FIGO 分期

TNM 范畴	FIGO 分期	定义
T1	I	肿瘤局限于子宫体 [a]
T1a	IA	肿瘤局限于子宫内膜 / 宫颈内膜
T1b	IB	肿瘤浸润小于肌层一半
T1c	IC	肿瘤浸润超过肌层一半
T2	II	肿瘤扩散到子宫外，但仍在盆腔内
T2a	IIA	肿瘤累及附件
T2b	IIB	肿瘤累及其他盆腔组织
T3	III	肿瘤浸润腹部组织
T3a	IIIA	累及 1 个部位
T3b	IIIB	累及超过 1 个部位
N1	IIIC	肿瘤转移到区域淋巴结
T4	IVA	肿瘤浸润膀胱或直肠
M1	IVB	远处转移

注：[a] 子宫体和卵巢 / 盆腔同时有肿瘤且伴卵巢 / 盆腔子宫内膜异位症，应分类为独立的原发肿瘤。

N——区域淋巴结

Nx	区域淋巴结不能评估
N0	区域淋巴结无转移
N1	区域淋巴结转移到盆腔淋巴结

M——远处转移

M0	无远处转移
M1	远处转移（除外附件、盆腔和腹部组织）

pTNM 病理学分类

　　pT 和 pN 范畴相当于 T 和 N 范畴。

pM——远处转移 *

pM1　　显微镜下证实的远处转移

　　注：*pM0 和 pMX 不是有效的范畴。

肉瘤分期

Ⅰ 期	T1	N0	M0
ⅠA 期	T1a	N0	M0
ⅠB 期	T1b	N0	M0
ⅠC 期	T1c	N0	M0
Ⅱ 期	T2	N0	M0
ⅡA 期	T2a	N0	M0
ⅡB 期	T2b	N0	M0
ⅢA 期	T3a	N0	M0
ⅢB 期	T3b	N0	M0
ⅢC 期	T1、T2、T3	N1	M0
ⅣA 期	T4	任何 N	M0
ⅣB 期	任何 T	任何 N	M1

　　注：ⅠC 期不用于平滑肌肉瘤和子宫内膜间质肉瘤。

2020 WHO 妊娠滋养细胞疾病分类和妊娠滋养细胞肿瘤 TNM 分期

胡羽丽　朱倩倩　张建民

2020WHO 妊娠滋养细胞疾病分类

瘤样病变

胎盘部位过度反应

胎盘部位结节和斑块

异常（非胎块性）绒毛病变
胎块性妊娠

9103/0　部分性水泡状胎块

9100/0　完全性水泡状胎块

9100/1　侵袭性和转移性水泡状胎块

妊娠滋养细胞肿瘤

9105/3　上皮样滋养细胞肿瘤

9104/1　胎盘部位滋养细胞肿瘤

9100/3　妊娠绒癌，非特殊性

9101/3　绒毛膜癌合并其他生殖细胞成分

形态学编码源于肿瘤性疾病国际分类（International Classification of Diseases for Oncology）第 3 版，第 2 次修订（ICD-O-3.2）[1149]。

行为编码"/0"为良性疾病；"/1"为非特异性，交界性和未确定行为；"/2"为原位癌和Ⅲ级上皮内肿瘤；"/3"为恶性肿瘤，原发部位；

"/6"为恶性肿瘤，转移部位。行为编码"/6"一般未用于癌症注册。

本分类为先前 WHO 分类的改进版，考虑了研究者对这些疾病理解的变化。

妊娠滋养细胞肿瘤 TNM 分期

（ICD-O-3 C58）

下列妊娠滋养细胞肿瘤分类基于 1992 年和 2002 年更新的 FIGO 分期（附表 3-1）。T 和 M 范畴这两个范畴均可用于分期比较。不同于其他部位，N（区域淋巴结）范畴未应用于妊娠滋养细胞肿瘤（附表 3-2）的分期。基于除外疾病解剖学范围因素的预后评分用于确定高危和低危范围的病例，而这些范畴可用于分期分组。

分期规则

该分类应用于妊娠绒癌（9100/3）、侵袭性和转移性水泡状胎块（9100/1）和胎盘部位滋养细胞肿瘤（9104/1）。胎盘部位肿瘤应分开报告。如 β-hCG 水平异常升高，不需要进行组织学鉴别。以上疾病应注明化疗史。

以下为评估 T 和 M 范畴所需的检查和信息。

T 范畴：临床检查、影像学检查、腔镜检查和血清 / 尿 β-hCG 水平检测。

M 范畴：临床检查、影像学检查、血清 / 尿

β–hCG 水平检测。

危险范畴：年龄、先前妊娠类型、与前次妊娠间隔月数、治疗前血清 / 尿 β–hCG 水平、最大肿瘤的直径、转移部位、转移灶数目和化疗失败史，结合以上信息，得出一区分低危和高危病例的预后评分（表 3–1–3–2）。

TNM 临床分期

T——原发肿瘤

附表 3-1　妊娠滋养细胞肿瘤原发肿瘤的 TNM 范畴的定义和相应的 FIGO 分期

TNM 范畴	FIGO 分期 [a]	定义
TX		原发肿瘤不能评估
T0		无原发肿瘤证据
T1	I	肿瘤局限于子宫体 [a]
T2 [b]	II	肿瘤扩散到其他生殖系结构：通过转移或直接扩散到阴道、卵巢、阔韧带、输卵管
M1a	III	转移到肺
M1b [c]	IV	其他远处转移

注：[a] I 期到 IV 期再按预后评分分为 T2A 和 T2B。
　　[b] 生殖系转移（阴道、卵巢、阔韧带、输卵管）分类为 T2。
　　[c] 任何非生殖系累及，无论是直接浸润还是转移，均有 M 范畴描述。

pTNM 病理学分类

pT 和 pN 范畴相当于 T 和 N 范畴。

pM—远处转移 [*]

pM1—显微镜下证实的远处转移

注：[*] pM0 和 pMx 不是有效的范畴。

分期组

I 期	T1	M0 [b]
II 期	T2	M0 [b]
III 期	任何 T	M1a [b]
IV 期	任何 T	M1b [b]

参考文献

Ngan HYS, Bender H, Benedet JL, Jones H, Montrucolli GC, Pecorelli S. FIGO committee on Gynecologic Oncology, Gestational trophoblastic neoplasia. Int J Gynecol Obstet 2002,77:285–287.

附表 3-2：妊娠滋养细胞肿瘤的鉴别诊断

诊断特点	妊娠性绒毛膜癌	生殖细胞起源的非妊娠性绒毛膜癌	非妊娠性体细胞性癌，有滋养细胞分化和异位 hCG 产生	PSTT	ETT	早孕或完全性水泡状胎块滋养细胞增生	EPS 和 PSN
年龄	育龄期（平均：29~31 岁）	常发生于青少年时期	子宫病变较常见于绝经后	20~63 岁（平均：30~32 岁）	15~48 岁（平均：36 岁）	育龄期	育龄期
先前妊娠	终末妊娠，完全性水泡状胎块	与先前妊娠无关	与先前妊娠无关	终末妊娠	终末妊娠	早孕、完全性水泡状胎块	早孕或未期妊娠
与指示妊娠的间隔时间	数月至 14 年（平均终末妊娠后 2 个月，完全性水泡状胎块后 13 个月）	—	—	2 周到 17 年（中位：12~18 个月）	1~25 年（平均 6.2 年）	—	—
临床表现	阴道出血，持续 GTD	附件包块，下腹痛，类似异位妊娠	阴道出血或子宫外出血症状	过期流产、闭经	阴道出血	—	常无症状
治疗前 hCG 水平（mIU/ml）	>10 000	—	—	<1000	<3000	—	不增高
巨检	边界清楚的包块或浸润性出血性包块	边界清楚的包块或浸润性出血性包块	边界清楚的包块或浸润性实性包块	膨胀性或浸润性实性包块	膨胀性实性包块	缺乏包块病变	缺乏包块病变
肿瘤部位	子宫体	多见于卵巢、性腺外中线部位、罕见于输卵管	子宫体、子宫外部位	子宫体	子宫颈、子宫体下段	子宫内膜或异位妊娠部位	多见于子宫内膜，偶见于子宫颈或输卵管
组织学表现	有浸润性肿瘤边界；有广泛出血和坏死；有单核滋养细胞和边缘多核滋养细胞合体成的双层模式；有显著的细胞学非典型性	有浸润性肿瘤边界；有广泛出血和坏死；有单核核滋养细胞和边缘多核滋养细胞合体形成的双层模式；有显著细胞学非典型性；偶可见与其他类型生殖细胞肿瘤并存，彻底取材很重要	有浸润性肿瘤边界；有可识别出分化的癌存在；有显著的细胞学非典型性	有浸润性肿瘤边界；细胞呈片状、巢状和条索状、地图样坏死；癌细胞取代血管壁；肿瘤边界分割开肌层的平滑肌纤维；有中到重度细胞学非典型性	膨胀性肿瘤边界；细胞呈片状、巢状、地图样坏死；透明样物质沉积，植入表面黏膜上皮；有中到重度细胞学非典型性；附近有蜕膜样间质细胞	早孕的滋养细胞无非典型性	边界清楚；核无明显恶性形态

续表

诊断特点		妊娠性绒毛膜癌	生殖细胞起源的非妊娠性绒毛膜癌	非妊娠性体细胞性癌、有滋养细胞分化和异位 hCG 产生	PSTT	ETT	早孕或完全性水泡状胎块滋养细胞增生	EPS 和 PSN
肿瘤细胞		绒毛中间滋养细胞、合体滋养细胞和细胞滋养细胞	绒毛中间滋养细胞、合体滋养细胞和细胞滋养细胞	分化差的散在广产生 hCG 的多核巨细胞	种植部位中间滋养细胞	绒毛膜型中间滋养细胞	种植部位中间滋养细胞	绒毛膜型中间滋养细胞
IHC		合体滋养细胞呈 hCG、hPL、HSD3B1 和 SALL4 弥漫阳性; Ki-67 增殖指数 >90%	合体滋养细胞呈 hCG、hPL、HSD3B1 和 SALL4 弥漫阳性	多核巨细胞 hCG 呈阳性	hPL 和 MCAM 呈弥漫阳性; 散在的多核巨细胞呈 hCG 阳性; Ki-67 增殖指数为 5%~10%; SALL4 呈阴性	p63 呈弥漫阳性; 少量细胞呈 hPL 和 MCAM 阳性; Ki-67 增殖指数 >10%; SALL4 呈阴性	hPL 和 MCAM 呈弥漫阳性; 散在的多核巨细胞呈 hCG 阳性; Ki-67 增殖指数 <5%; SALL4 呈阴性	PSN p63 呈阳性且 hPL、MCAM 和 SALL4 常呈阴性，PSN Ki-67 增殖指数 <5%; APSN Ki-67 增殖指数为 5%~10%; EPS hPL 和 MCAM 呈阳性，Ki-67 增殖指数低 (<1%)，而伴有完全性水泡状胎块者 Ki-67 增殖指数 >5%
STR DNA 基因型		有指示妊娠独特的双亲等位基因	双等位基因（生殖细胞）模式 [a]	双等位基因（体细胞）模式	有指示妊娠独特的双亲等位基因	有指示妊娠独特的双亲等位基因	单精子性或双精子性等位基因	有指示妊娠独特的双亲等位基因

注: APSN—不典型胎盘部位结节; EPS—胎盘部位过度反应; ETT—上皮样滋养细胞肿瘤; GTD—妊娠滋养细胞疾病; IHC—免疫组化; PSN—胎盘部位结节; PSTT—胎盘部位滋养细胞肿瘤; STR—短串联重复。

a 生殖细胞减数分裂后发生的绒毛膜癌可能为纯合子模式。

译自 WHO Classification of Tumours, 5th edition. Female Genital Tumours. WHO, 2020, p. 329-330, Table 7.03.